民族药物高通量筛选新技术

刘庆山 著

中央民族大学出版社

图书在版编目(CIP)数据

民族药物高通量筛选新技术/刘庆山著. —北京:中央民族大学出版社,2008.8
ISBN 978－7－81108－590－7

Ⅰ.民… Ⅱ.刘… Ⅲ.民族医药学——药物筛选—新技术 Ⅳ.R29－39

中国版本图书馆 CIP 数据核字(2008)第 136848 号

民族药物高通量筛选新技术

作 者	刘庆山
责任编辑	李 飞
封面设计	秀琴工作室·舒刚卫
出 版 者	中央民族大学出版社
	北京市海淀区中关村南大街 27 号　邮编:100081
	电话:68472815(发行部)　传真:68932751(发行部)
	68932218(总编室)　　　68932447(办公室)
发 行 者	全国各地新华书店
印 刷 者	北京宏伟双华印刷有限公司
开　　本	787×960(毫米) 1/16 印张:24.5
字　　数	410 千字
印　　数	1000 册
版　　次	2008 年 8 月第 1 版　2008 年 8 月第 1 次印刷
书　　号	ISBN 978－7－81108－590－7
定　　价	48.00 元

版权所有　翻印必究

中央民族大学
少数民族传统医学研究中心
"985工程"学术出版物编审委员会

主 任 委 员：崔　箭
副主任委员：徐斯凡　杨若明
委　　　员：崔　勋　杨万政　金　军
　　　　　　周春祥　黄秀兰　朱　丹

内容简介

高通量药物筛选是体外药物筛选技术的发展与优化，它作为一项实用技术，主要用于创新药物的发现。目前该技术被国际大型医药企业所采用，如辉瑞制药、葛兰素史克、罗氏制药、默沙东、三菱化学等。目前国内的一些大型制药企业也先后采用了高通量药物筛选技术，高通量筛选技术改变了新药发现的模式，加快了新药发现的速度。

对于民族新药的发现，高通量药物筛选技术的应用前景广阔。在中国医学科学院杜冠华教授、中央民族大学崔箭教授的指导下，著者根据自己的工作经验，撰写了《民族药物高通量筛选新技术》，介绍了如何利用高通量药物筛选技术快速开发民族药物，以及民族药物高通量筛选新技术的内容、特点、方法、应用等问题，供有关研究者参考。

全书共分六章，第一章是民族药物高通量筛选新技术的概念、内涵及现状，讨论了民族药物与高通量筛选相结合的前景。第二章介绍了高通量筛选、高信息筛选、高通量ADMET筛选、生物芯片筛选、计算机理性药物设计及虚拟筛选等新技术的特点、用途、方法。第三章是民族药物高通量筛选平台的建设问题，即如何实现筛选新技术。第四章是民族药物高通量筛选新技术在民族药物研究中的实践。第五章是筛选样品的活性评价工作，对民族药物活性样品进行活性确证与分子机制研究。第六章是新药活性确证后如何进行民族新药报批的药理学研究，提供了药理学报批资料格式供参考。

《民族药物高通量筛选新技术》把高通量筛选技术与民族药物研究结合起来，开拓了高通量筛选的新领域。本书注意理论与实践相结合，对实践中出现的问题和现象进行总结和分析，如民族药物样品制备、后基因组芯片制作、芯片中的酶活性保持、样品自身颜色干扰、自身荧光干扰、假阳性、假阴性等问题。书中所述民族药物高通量筛选技术的理论和方法均与国际前沿技术接轨，对国内各类新药研究均有重要参考价值。本专著适合药学、生物制药、生物技术、食品科学等专业的师生阅读，也适合企业研发人员使用。

目 录

第一章 总论 …………………………………………………………… (1)
 第一节 民族药物与高通量筛选概述 ……………………………… (1)
  1. 创新民族医药研究方兴未艾，民族医药产业初具规模 ……… (1)
  2. 民族药物是发现创新药物的优秀资源 ……………………… (3)
  3. 民族药物高通量筛选的重要概念 …………………………… (4)
  4. 民族药物高通量筛选的一般程序 …………………………… (6)
  5. 民族药物采用筛选新技术切实可行 ………………………… (7)
 第二节 民族药物研究应积极采用高通量筛选新技术 …………… (8)
  1. HTS 和 uHTS 技术可提高创新民族药物的发现效率 ……… (8)
  2. HCS 技术可提高创新民族药物筛选的水平 ……………… (10)
  3. 高通量 ADMET 技术在民族新药研究中的优势 …………… (12)
  4. 民族药筛选与后基因组芯片筛选技术 ……………………… (13)
  5. 虚拟筛选有助于定向发现民族新药 ………………………… (14)

第二章 药物筛选新技术概论 ……………………………………… (19)
 第一节 HTS、HCS 与虚拟筛选（IN SILICON）技术 …………… (19)
  1. 高通量药物筛选技术（HTS）介绍 ………………………… (19)
  2. 虚拟筛选技术介绍 …………………………………………… (20)
  3. 民族药高通量筛选模型 ……………………………………… (21)
  4. 民族药高通量筛选技术的优点 ……………………………… (21)

1

5. 高通量筛选技术在不断发展 …………………………………… (22)

第二节　高信息筛选技术 ………………………………………… (23)
　　1. 高信息筛选技术是高通量筛选的发展 …………………………… (23)
　　2. 高信息筛选技术研究进展 ………………………………………… (24)
　　3. 高信息筛选技术的应用 …………………………………………… (28)
　　4. 高信息筛选技术的应用前景 ……………………………………… (29)

第三节　后基因组芯片技术 ……………………………………… (32)
　　1. 蛋白质芯片的理论及技术 ………………………………………… (33)
　　2. 蛋白芯片在生物医学、药学研究中的应用现状 ………………… (35)
　　3. 蛋白芯片在民族药研究等领域中的应用 ………………………… (37)
　　4. 蛋白芯片在医学、民族药学研究中的应用前景 ………………… (40)

第四节　酶芯片技术及其在民族创新药筛选中的应用 ………… (44)
　　1. 酶芯片研究的应用 ………………………………………………… (46)
　　2. 酶芯片的构建形式 ………………………………………………… (46)
　　3. 酶芯片的检测基础 ………………………………………………… (47)
　　4. 酶芯片的应用形式 ………………………………………………… (47)

第五节　高通量 ADME/T 技术简介 ……………………………… (54)
　　1. 药物被机体吸收性质的体外评价方法 …………………………… (56)
　　2. 药物的体内分布评价方法 ………………………………………… (57)
　　3. 药物的体内代谢评价 ……………………………………………… (58)
　　4. 药物排泄特性的评价方法 ………………………………………… (62)
　　5. 药物的体内毒性评价方法 ………………………………………… (62)

第三章　民族药高通量筛选平台的建设 ………………………… (66)

第一节　如何建设民族药高通量筛选平台 ……………………… (66)
　　1. 民族药物活性成分的筛选思路及步骤 …………………………… (66)
　　2. 民族药物复方总体研究方案和技术路线 ………………………… (67)
　　3. 以藏药"五味火绒草散"为例谈样品的准备 …………………… (67)
　　4. 民族药物样品的管理和使用 ……………………………………… (67)

第二节　民族药物 HTS 平台的建设示例 ………………………… (68)
　　1. 抗高血压民族药物筛选平台建设 ………………………………… (68)
　　2. 民族药物的酶抑制剂高通量筛选模型的构建示例 ……………… (70)

第三节　高信息筛选技术平台的建立示例 ……………………… (75)

1. 核受体的哺乳动物单杂交绿色荧光报告基因评价平台构建的背景………（75）
　　2. 单杂交绿色荧光报告基因细胞水平筛选模型构建方案……………（78）
　　3. 单杂交绿色荧光报告基因细胞水平筛选模型构建结果……………（94）
　　4. 单杂交绿色荧光报告基因细胞水平筛选模型构建的讨论…………（110）
　第四节　受体蛋白芯片的制备方法及实践……………………………（112）
　　1. 蛋白质的固相表面固定技术……………………………………（114）
　　2. 提高信号强度的方法……………………………………………（120）
　　3. 数据的采集分析…………………………………………………（122）
　第五节　酶蛋白芯片的制备方法………………………………………（124）
　　1. 材料………………………………………………………………（124）
　　2. 方法………………………………………………………………（124）
　　3. 制备结果…………………………………………………………（125）
　　4. 酶蛋白芯片的质量控制…………………………………………（126）
　　5. 化合物阵列的优化………………………………………………（127）
　　6. 酶蛋白芯片与化合物阵列的应用………………………………（128）
　　7. 讨论………………………………………………………………（129）
　第六节　利用荧光探针底物法建立代谢抑制剂筛选模型……………（131）
　　1. 该筛选模型的背景………………………………………………（131）
　　2. 荧光探针底物法筛选模型的建立方法…………………………（135）
　　3. 荧光探针底物法构建筛选模型的结果…………………………（149）
　　4. 讨论………………………………………………………………（159）
　　5. 结论………………………………………………………………（160）

第四章　民族药物高通量筛选新技术的实践……………………………（166）
　第一节　民族药物高通量筛选所需样品的准备、模型的构建………（166）
　　1. 民族药、草药样品的准备与模型的选择………………………（166）
　　2. 消除民族药提取物中颜色、荧光、溶剂等因素对筛选结果的干扰…（168）
　　3. 利用384孔板建立高通量模型筛选民族药物中的酶抑制剂……（168）
　　4. 模型评价及优化…………………………………………………（169）
　　5. 模型应用情况总结和分析………………………………………（172）
　　6. 本模型应用结果与分析…………………………………………（174）
　第二节　民族药物中受体－配体结合的高通量筛选技术……………（175）
　　1. FP技术介绍——以抗贫血民族药物的发现为例………………（175）

  2. 抗贫血民族药物高通量筛选所需实验材料 …………………… (176)
  3. 筛选模型构建 …………………………………………………… (178)
  4. 高通量筛选模型的应用结果 …………………………………… (181)
  5. 模型讨论 ………………………………………………………… (184)
 第三节 利用细胞模型筛选民族药物中的促神经干细胞活性化合物
    ……………………………………………………………………… (188)
  1. 筛选促神经干细胞增殖民族药物的意义 ……………………… (188)
  2. 实验材料 ………………………………………………………… (192)
  3. 筛选方法 ………………………………………………………… (193)
  4. 民族药筛选结果 ………………………………………………… (195)
  5. 该模型用于民族医药筛选的讨论 ……………………………… (197)
 第四节 虚拟筛选与高信息筛选相结合发现民族药物 …………… (199)
  1. 核受体激动剂筛选的意义与研究背景 ………………………… (199)
  2. 材料和方法 ……………………………………………………… (202)
  3. 结果 ……………………………………………………………… (206)
  4. 讨论 ……………………………………………………………… (218)
 第五节 酶蛋白荧光筛选芯片的药物筛选模型的应用 …………… (222)
  1. 荧光筛选芯片与民族药物筛选理论与实践 …………………… (222)
  2. 酶蛋白芯片制备中的 DNA 重组方法 ………………………… (238)
  3. 制备活性酶蛋白的技术示例 …………………………………… (243)
  4. 转染细胞的鉴定 ………………………………………………… (244)
  5. 蛋白的纯化与鉴定 ……………………………………………… (250)
  6. 酶活性的测定（测活） ………………………………………… (254)
  7. 使用芯片技术进行酶活性分析 ………………………………… (255)
 第六节 民族药物代谢诱导剂的体外高通量筛选技术平台的建设 … (261)
  1. 民族药物代谢诱导剂筛选属于 ADMET 高通量筛选范畴 …… (261)
  2. 材料和方法 ……………………………………………………… (263)
  3. 结果 ……………………………………………………………… (281)
  4. 诱导代谢的民族药物筛选结果与讨论 ………………………… (291)
第五章 民族药物样品的活性确证及评价 ………………………………… (299)
 第一节 藏药红景天苷抗贫血的效果及分子机制 ………………… (299)
  1. 藏药红景天苷研究背景 ………………………………………… (299)

2. 藏药红景天苷抗贫血实验材料 ……………………………… (300)
  3. 藏药红景天苷对血液指标、分子生物学指标的影响 ……… (303)
  4. 红景天苷对血液、分子生物学指标的影响 ………………… (311)
  5. 藏药红景天苷抗贫血评价结果的分析 ……………………… (317)
 第二节　民族药物样品 CUNW 对线粒体蛋白信号通路的影响 …… (321)
  1. 活性样品的背景资料 ………………………………………… (321)
  2. 分子生物学评价所需材料 …………………………………… (322)
  3. 动物实验及 RT – PCR、Western – blot 检测基因和蛋白 …… (322)
  4. 动物及分子生物学评价结果 ………………………………… (327)
  5. 讨论与分析 …………………………………………………… (330)
  6. 小结 …………………………………………………………… (332)
 第三节　样品对线粒体 UCP – 1 含量及分子机制的研究示例 …… (334)
  1. 样品的研究背景 ……………………………………………… (334)
  2. 药理学评价方案 ……………………………………………… (335)
  3. 评价结果 ……………………………………………………… (344)
  4. 药理学评价结果与讨论 ……………………………………… (348)

第六章　民族新药报批（药理学部分） ……………………………… (353)
 第一节　民族新药审批特点及申报资料要求 ……………………… (353)
  1. 民族新药审评的特殊性与统一性 …………………………… (353)
  2. 国家食品药品监督管理局对新药的安全性、真实性加大管理力度 …… (354)
  3. 卫生部及国家食品药品监督管理局对民族药新药药理学研究的要求 …… (356)
 第二节　药理学报批资料的一般格式 ……………………………… (361)
  1. 概述 …………………………………………………………… (361)
  2. 封面格式 ……………………………………………………… (361)
  3. 第二页格式 …………………………………………………… (361)
  4. 第三页及正文格式要求 ……………………………………… (361)
 第三节　药理学报批资料模板——以 CUNW 为例 ……………… (362)
 封面格式 ……………………………………………………………… (362)
 第二页推荐格式 ……………………………………………………… (362)
 目录 …………………………………………………………………… (363)
 正文如下 ……………………………………………………………… (363)
 前言 …………………………………………………………………… (363)

一、注射用 CUNW 冻干粉针剂对糖尿病外周神经的保护作用 ……… (364)
二、注射用 CUNW 影响坐骨神经夹伤后恢复的试验 …………… (369)
三、CUNW 对原代培养大鼠神经细胞损伤的保护作用 …………… (374)
四、CUNW 药效学实验结论 ………………………………………… (377)
五、参考文献 ………………………………………………………… (377)
六、记录保存 ………………………………………………………… (378)
七、附录（照片） …………………………………………………… (378)
后记 …………………………………………………………………… (379)

第一章 总 论

第一节 民族药物与高通量筛选概述

1. 创新民族医药研究方兴未艾，民族医药产业初具规模

中国是一个历史悠久的多民族国家，传统文化积累深厚，各民族在历史上创造了灿烂的医药文化。除中医学、中药学以外，还有藏医药、蒙医药、维医药、傣医药、壮医药以及苗、瑶、彝、侗、土家、朝鲜、回、哈萨克等几十种民族医药学。可以说民族医药是一个巨大的宝库，是中华民族赖以繁衍生息的、也是当代依然有科学生命力的医药卫生资源。

民族药特指中国 55 个少数民族的特色医药，包括藏药（Tibetan - medicine）、蒙药（Mongolian medicine）、回药（Hui medicine）、维药（Victoria medicine）、苗药（Miao medicine）、朝药（Korean - Chinese medicine）等少数民族药物（Minority - medicine）。民族药主要形成于中国少数民族地区，具有独特的理论体系、丰富的临床使用经验，是以医药科学为主体，与少数民族人文社会科学相交融的科学体系。民族药具有独特的文化背景、理论体系及用药特点，是一门独立的科学体系，具有其他医药无法替代的作用，在少数民族地区的防病治病中发挥了重要的作用，是少数民族地区医药卫生保健体系的重要组成部分。以上特点决定了民族药是发现创新药物的巨大宝库，但其研究存在力量薄弱、手段落后、产学研结合不紧密等问题。其中研究手段是民族药研究的最薄弱环节，亟待全体工作者通过不懈的努力，学习并采用新技术而解决。

在国家的扶持下，在中医药管理局的领导下，民族药事业发展迅速。中国民族医药学会是民族药研究开发的组织者和领导者之一，学会多次提出"抢救民族药，保护民族药，把根留住"的学术呼吁。民族医药学会领导指出：发掘整理民族药要采取尊重历史、实事求是、满腔热情、深入细致的态度，有则有之，无则无之，多则多之，少则少之，不轻易否定，不随意拔高。保护民族药主要要保护人才，保护文献文物，保护药材资源，保护民族药文化园区。同时认为民族药必须与时俱进，开拓创新，不抱残守缺，不固步自封，要利用先进的科学技术和现代化手段，促进民族药的发展，竭尽全力提高自己的临床能力为人民造福。只有加强研究、注意保护、不断创新、接轨世界，民族药才能在防病治病、改善经济方面大有作为。

目前国内对民族药加大了研究，形成了一个特色鲜明、组织有序、分工合理的研究群体。我国高水平民族药的专业研究机构包括：中国中医科学院、中央民族大学、中南民族大学、西南民族大学、拉萨大学、西藏民族学院、内蒙古大学、新疆医科大学等单位。

目前民族药物已达8000多种，尤其以藏、蒙、维、彝、傣、瑶、羌、壮和苗等民族药物为代表，形成了各具特色的民族药。历史上有的民族还产生了大量的医药文献，记录了系统的民族药学理论。在实践中运用这些经验和理论指导药物的使用，往往能取得奇特的疗效。

新中国成立后国家组织了《中华本草》藏、蒙、维、傣4个民族药卷的编纂，通过对各个时期的医药文献进行系统整理和分析，共收入藏药396种、蒙药422种、维吾尔药423种、傣药400种，在藏、蒙、维、傣民族药的整理上起到了巨大的作用。目前，《中国民族药志》第一卷收载了39个民族的135种药物，基原种511个；第二卷收载35个民族的120种药物，基原种425个。经过10余年的深入调查，我国少数民族药物品种达到8000多种，其中有藏药材1908种、蒙药材1342种、维药材600余种、傣药材1200种、彝药材1000种、苗药材500余种、壮药材1986种、瑶药材1392种、土家族药材600余种。

近年来，一批民族药企业如雨后春笋发展起来。这些企业最多的时候达到200多个，其中藏药近100个，苗药、彝药等企业100多个，经过GMP改造，目前整合成130个左右，主要生产藏、蒙、维、傣、苗、彝6大类民族药，尤以藏药和苗药发展较快。其中苗药、藏药的产值达20亿元以上，蒙药产值约3亿元。虽然民族药产业发展迅速，但是缺乏创新产品，缺乏能够走向世界的产品，缺乏销售额过亿元的大药。

目前国家为民族药产业提供了良好的环境，为民族药的发展提供了机遇。中国少数民族传统医药是我国各少数民族人民千百年来与大自然斗争中智慧与知识的结晶，有着宝贵的人文、医学、历史传承价值。近年来，少数民族传统医药的继承和发展受到了党和国家的高度关注和重视，为少数民族传统医药事业的发展提供了良好的背景条件。2007年10月，党的十七大报告中指出："要扶持中医药和少数民族传统医药事业发展。"首次明确了少数民族药在医药领域中的地位，把民族药和中药相提并论，共同发展。并提出大力发展少数民族传统医药事业的重大战略。胡锦涛同志在视察青海藏医药资源的开发和民族药产业的发展时指出，对祖先们留下的宝贵的民族药，要"继承下来，发扬光大，为全人类的健康事业做出贡献"。这段讲话明确了中国民族药地位，并指明了发展方向。

民族药的发展和壮大为创新药物的发现打下了良好的基础，为创新药物的发现积累了宝贵资料。但是民族药物还没有摆脱原始的影子，仍然戴着粗糙、落后的帽子，其水平仍然落后于西药、中药及洋中药。民族药的发展任重而道远，需要我们不懈努力。

这些资源应该是我们参与国际竞争的资本，而不应该成为我们创新药物研究的包袱。国外研究人员采用新技术、新思路，研究出一批市场占有率高、疗效好的药物。我们如果在民族药资源的基础上，也放手采用新技术、新经验，必然能赶超日韩的草药、中药产业，使民族医药产业造福全人类。

2. 民族药物是发现创新药物的优秀资源

由于创新药物研究关系人类健康，开发新药不仅有利于减轻痛苦、治愈疾病，还可以产生巨大的经济和社会效益，创新药物的研究和开发已经成为医药领域长期的重要课题。新药研究不仅依赖坚实的基础研究成果，而且依赖药物研究者不断创新，不断采用新技术。新药研究自身具有独特的规律和要求，掌握这些规律和要求，有助于促进创新药物的发现和研究。

根据创新药物的特点等，可以将其分为以下几个主要类型：改变药物应用形式的创新药物、部分创新药、完全创新药。完全创新药又包括：独特的适应证；独特的作用机制；新的靶点；新的结构等形式。

创新药物的主要来源包括：化学合成、生物合成、定向设计、中药、民族药、民间药等。其中民族药资源是创新药的重要来源，但是由于认识不足，其对于新药发现的贡献一直未受到重视，近年来的研究成果表明民族药资源是新药发现的巨大宝库。这是由民族药的特点和历史决定的，也是由民族药的发展状况决定的。

民族药物高通量筛选新技术

改革开放以来，我国在药物研究方面做了大量工作，取得了瞩目的成就，培养了大批专业人才，但是在药物研究策略上仍然是以仿制为主。我国研发的"新药"97%以上是仿制药物。产生这种现象的原因很多，其中在新药筛选方面投入不足、重视不够是主要原因之一。另外，没有科学合理地利用中国传统医药资源也是重要原因。其实重视传统医药研究大有前途，如日本重视研究和挖掘中国的传统医学，从《伤寒论》中挖掘出"救心丹"这种中国特色的药品。该药品的出口额高达1亿美元，超过中国全部中草药的出口额。这一个成功的产品就战胜了中国全部中药的4000多个产品，实在让国人汗颜。

作为一个中草药大国，我国中药市场多年来竟然是贸易逆差，而且还有差距扩大的趋势。据统计，2001年，我国中成药与中药材的进口仍然在增加，增长幅度分别为31.4%、26.4%，中成药出口增长10.5%，当年中成药的逆差高达3.9亿美元。

以上资料告诉我们，我们应该向日本、韩国学习，充分挖掘传统医药宝库。既吸收传统资源优势，又吸收现代技术优点，开发传统医药资源。特别是应该深入研究少数民族传统医药资源，从中开发出优秀的创新药物。

3. 民族药物高通量筛选的重要概念

（1）民族药：是中国少数民族特色医药的简称，主要形成于中国少数民族地区，具有独特的理论体系、丰富的临床使用经验，是以医药科学为主体，与少数民族人文社会科学相交融的科学体系。民族医药具有独特的文化背景、理论体系及用药特点，是一门独立的科学体系。具有其他医药无法替代的作用，在少数民族地区的防病治病中发挥了重要的作用，是少数民族地区医药卫生保健体系的重要组成部分。

（2）民族药样品：通过搜集、提取分离、信息整理等手段，从民族药的药材、复方、成药中得到的可能成为药物的物质，可以是来自于一种药材或复方的几百个样品，也可以是来自于大批民族药材的数万个样品。

（3）药物筛选：就是应用适当的方法，对可以作为药用的物质（在药物筛选中称为样品）的生物活性和药理作用进行检测，根据检测结果评价某一物质的药用价值，为新药研究提供可靠的实验依据。药物筛选是新药研究的最初过程和关键步骤，目的是发现新药、造福人类。

（4）创新药物：通常是指新研制的临床医疗中尚没有的药物品种，其中包括新剂型、新用途、新作用机制和新化合物，可以为临床医疗提供新的具有治疗作用的药物。

（5）高通量药物筛选：是在传统的筛选技术的基础上，应用先进的分子生物学、细胞生物学、计算机、自动化控制等高新技术，建立的一套更适合于药物筛选的技术体系。高通量药物筛选技术是将多种技术方法有机结合而形成的新的技术体系，它以分子水平和细胞水平的实验方法为基础，以微板形式作为实验工具载体，以自动化操作系统执行实验过程，以灵敏快速的检测仪器采集实验数据，以计算机对实验获得的数据进行分析处理，在同一时间内对数以千、万计的样品进行检测，并以相应的数据库支持整个技术体系的正常运转。

（6）超高通量药物筛选：一般将每个工作日检测次数＞10万次、反应体积≤10 μL、在高密度（≥1536孔/板）检测板中进行的药物筛选称为超高通量药物筛选。超高通量药物筛选采用微量化技术、灵敏的信号检测方法、多种板样式、自动化样品传送系统和数据管理系统，因而具快速高效、成本效益比合理的特点。

（7）高信息筛选：又称高内涵筛选（HCS）、细胞水平的高通量筛选，是指在保持细胞结构和功能完整性的前提下，同时检测被筛样品对活细胞形态、生长、分化、迁移、凋亡、代谢途径及信号转导各个环节的影响。高信息筛选技术的核心是多指标、多靶点，即一次实验可以得到样品多靶点、多指标的生物学信息。既可以在单一实验中获取多种活性信息，又可以发现化合物的潜在毒性，这种筛选模式便于研究者综合分析和掌握药物多种信号通路信息和确切机制。

（8）受体蛋白芯片筛选技术：是指把制备好的大量受体蛋白质固定于经化学修饰的玻片、硅片等载体上，蛋白质与载体表面结合，同时仍保留蛋白质的物化性质和生物活性，通过蛋白质芯片技术可以高效地大规模获取样品多方面生物学活性信息。

（9）酶蛋白芯片筛选技术：是指把制备好的大量酶蛋白质固定于经化学修饰的玻片、硅片等载体上，蛋白质与载体表面结合，同时仍保留酶蛋白质的物化性质和生物活性，通过酶芯片技术可以高效地大规模获取药物对多种酶活性的影响。

（10）虚拟筛选技术：又称为药物理性分子设计，包括分子模拟和计算机辅助药物分子设计。即针对重要疾病特定靶标生物大分子的三维结构或定量构效关系（QSAR）模型，从现有小分子数据库中，搜寻与靶标生物大分子结合或符合定量构效关系（QSAR）模型的化合物，进行实验筛选研究。

（11）高通量ADMET技术：是指利用高通量筛选技术对样品的特性提前研究，包括吸收（absorption）、分布（distribution）、代谢（metabolism）、消除和毒性（excretion and toxicity）。早期进行ADMET研究能显著提高先导化合物发现的效率，改进候选药物质量，因此，可以降低药物开发失败的风险。

由以上概念可见，高通量药物筛选的高通量是相对于常规药物筛选技术而言，目前高通量药物筛选技术在不断发展，从微孔板发展到芯片等媒介、从常规的高通量发展到高信息筛选、从药物"活性"筛选技术发展到"活性分布代谢排泄毒性"筛选。所以广义的高通量筛选技术包括：高通量筛选技术（HTS）、超高通量筛选技术（uHTS）、高信息筛选技术（HCS）、高通量ADMET技术、生物芯片技术等。而狭义的高通量筛选技术是指体外采用微孔板对样品的活性进行快速的筛选和评价，本专著各章中均是狭义的概念。

4. 民族药物高通量筛选的一般程序

首先简介民族药物高通量筛选的思路和基本步骤。高通量筛选的前提是具备简单的设备和器材：包括多功能酶标仪，以美国MDs公司的M5型酶标仪或Flexstation3最佳，M5具有专门针对筛选的5个功能模块，软件适于对筛选时的大批量样品进行处理和计算，具备5种检测手段：化学发光检测、紫外检测、偏振光检测、荧光检测、可见光检测。Flexstatione3在以上功能的基础上增加了液体处理系统、自动化稀释系统、8道或16道加样系统。其他公司也有类似产品，InfiniteM200、Thermo Scientific varioskan Flash也适于高通量筛选。其他材料包括24孔、96孔、384孔可见光酶标板、紫外酶标板、透明底黑色荧光板、黑色酶标板、电动移液器等。

建立民族药、民间药样品库是平台能够运转的第一步，就是通过多种方法获取民族药、民间药的大量样品，每个样品都要有提取分离方法信息、生物学信息等。样品的数量要尽可能多。然后才能进行靶点选择、模型构建、评价等步骤，有关步骤可以概括如下：

（1）药材或复方的选择：根据可靠文献和民族医生的经验，选择功效独特、疗效确切、针对重大疾病的药材或复方；

（2）药材或复方的搜集、鉴定，并密封保存样品以备核对；

（3）根据文献和目的制定药材或复方的常规分离或快速提取分离方案；

（4）方案一：采用快速提取装置、快速分离装置制备系列样品，这类设备包括大型旋蒸仪、快速提取仪、中压制备仪、制备型液相等。根据我们的经验：单方样品一般在100个以上，复方在150个以上；方案二：采用常规提取分离手段，得到一系列单体，用于筛选，此方案只需要常规提取分离设备即可。

（5）模型的构建和模型评价（与中药、民间药、西药方法相同，模型见后面章）；

（6）模型的应用和初步筛选；

（7）活性样品的复筛；

（8）活性样品的继续评价：体外评价、体内评价，必要时进行动物整体评价；

（9）样品的结构改造、稳定工艺；

（10）临床前新药研究及报批、临床研究和报批。

5. 民族药物采用筛选新技术切实可行

民族药的研究离不开丰富的积淀和开明的政策，也离不开广阔的思路和正确的方法，更离不开新技术、新学科的发展。国外缺乏丰富的积淀，反而放手采用新技术，促进了西药的发展。我们如果故步自封，拒绝新技术，将会阻碍民族药的发展和成长。所以采用高通量筛选、高信息筛选等先进技术，将推进民族药研究进程，加快创新药物的发现速度，提高药物研究的成功率。

但是应用新技术不要陷入误区，单纯强调新技术的优势，形成了对新技术的依赖或者认为新技术万能的不良现象，或使新技术的应用脱离实际或者面对新技术无所适从等现象。这种现象都直接影响着新药发现和研究的进程。因此，民族药研究者正确认识和恰当运用现代技术是新药研究中应该解决的一个平衡问题。

科学技术的快速发展对医药科学研究提出了大量新的课题，应用高新技术进行医药研究，可以极大地促进医药研究的进程，因此，积极应用新技术，是取得快速进展和获得突破性成果的重要手段。新技术的应用，必然要对传统的认知模式以及思维方式产生影响。充分发挥新技术的作用，及时调整思维方式和研究策略是保证新技术充分发挥作用的基本条件。药物发现的理论和技术已经在被逐渐应用，及时调整我们的研究策略，定能使我国的新药研究事业健康发展，研制出国际公认的创新药物。

参考文献

1. 崔箭,唐丽.中国少数民族传统医学概论[M].北京:中央民族大学出版社,2007,45-133.

2. 诸国本.中国民族药散论[M].北京:中国医药科技出版社,2006,2-223.

3. 陈新谦,金有毅.新编药物学[M].北京:人民卫生出版社,2001,74,33-59.

4. Jan WC, Lin LC, Chen CF, et al. Herb–drug interaction of Evodia retecarpa extract on the pharmacokinetics of theophylline in rats[J]. J Ethnopharmacol, 2005, 102:440-445.

5. Zhang XY, Zhou DF, Su JM, et al. The effect of extract of Ginkgo biloba added to haloperidol on superoxide dismutase in inpatients with chronic schizophrenia[J]. J Clin Psychopharmacol, 2001, 21(1):85-88.

6. 杜冠华.创新药物研究与高通量筛选[J].中国新药杂志,2001,10(8):561-565.

7. 覃道光.民族药与方剂学[M].南宁:广西科学技术出版社,2006,88-90.

8. Zhou Y, Chang SY, Meng XL, et al. Measures of bioavailable serum sex hormone levels in aging Chinese by protein chip. Science in China Ser. C[J]. Life Sciences, 2005, 35(6):551-557.

9. 杜冠华.高通量药物筛选技术进展与新药开发策略[J].中国新药杂志,2002,11(1):31-36.

10. 杜冠华.高通量药物筛选技术[M].北京:化学工业出版社,2006,23.

11. Gao F, Du GH. Application of chemical arrays in screening elastase inhibitors[J]. Comb Chem High Throughput Screen. 2006, 9(5):381–388.

12. 吕秋军.药物筛选技术的研究进展[J].国外医学药学分册,2003,(30):129-134.

第二节 民族药物研究应积极采用高通量筛选新技术

1. HTS 和 uHTS 技术可提高创新民族药物的发现效率

民族药是中华民族优秀传统文化的组成部分，是中华民族"多元一体"文化格局的重要表现。对民族药的继承和发扬，是对民族文化应有的认知和尊重，也是根据人民的意愿对现实存在的传统医药资源的必要开发和合理利用。

民族药在中国有数千年的临床应用,对其进行研究、开发和应用已经具备相当成熟的条件。民族药经过千年的临床实践,其活性、疗效确切,毒副作用小,是发现创新药物的优秀宝库。但随着医学和药学的发展,医药内部竞争加剧,找到高效低毒、机制创新、靶点明确的特效药物并非易事。虽然国内在民族药研究方面做了大量工作,但还没有出现重量级的民族药,其原因是多方面的,其中研究力量薄弱、思路保守、手段落后、脱离主流是主要原因。故采取新技术、新工艺、新手段是民族药发展壮大、走向世界的必由之路。

根据民族药理论多样、品种繁多、资源海量、机制不清的特点,必须借助高通量、高信息药物筛选技术,使民族药在发扬传统优势的基础上,提高疗效、减少毒性、明确靶点,冲出亚洲,走向世界,与世界接轨,主动迎接世界各国的竞争。可以说高通量筛选和细胞水平的高通量筛选(高内涵筛选)是民族创新药发现的高效技术,是民族药走向世界、开创未来的希望所在。

高通量筛选是现代医药研究的要求,过去 150 年里全世界总共发现了约 4000 万个化合物,可能被制备的化合物为 10^{200} 个,有可能成为药物的化合物为 10^{13} 个,真正能够成为药物的化合物则凤毛麟角,药物的发现不亚于大海捞针,对所有化合物进行常规筛选和评价不现实,于是高通量筛选(High throughput screening,HTS)应运而生。

HTS 在 20 世纪 80 年代后期发展起来,属于寻找新药的高新技术,由于该技术的快速、高效等特点,受到国际药物研究机构的极大重视,在出现后短短数年内,就成为新药发现的主要技术手段,被国际大多数医药研究机构和国际著名医药企业的广泛采用,并因此得到快速的发展。

高通量筛选具备传统药物筛选方法不可比拟的速度优势和成本优势,传统的药物筛选方法是采用药理学的实验方法,通过体内、体外的多种实验方法,评价药用样品的药理活性。但是,由于传统的药理实验方法需要消耗大量样品,使用大量实验动物,参加实验的技术人员须具有较熟练的操作技能,而且筛选样品量有限,劳动强度大,不能适应大量样品的筛选。高通量药物筛选是在传统的筛选技术基础上,应用先进的分子生物学、细胞生物学、计算机、自动化控制等高新技术建立的一套更适合于药物筛选的技术体系。高通量药物筛选技术是将多种技术方法有机结合而形成的新的技术体系,它以分子水平和细胞水平的实验方法为基础,以微板形式作为实验工具载体,以自动化操作系统执行实验过程,以灵敏快速的检测仪器采集实验数据,以计算机对实验获得的数据进行分析处理，在同一时间内对数以千、万计的样品进行检测，并以相应的数据库支持整个技术体系的正常运转。高通量筛选的模型包括：①受体结合分析法；②酶活性测定法；③细胞因子测定法；④细胞活性测定法；⑤代谢物质测定法；⑥基因产物测定法等等。

高通量药物筛选的基本特点是对大量样品的随机筛选，这种方式正是发现创新药物的基本要求，因此，高通量药物筛选也就成为发现新药、开发创新药物的主要方式之一。对基于已知作用靶点或药物作用机制的新药研究，也需要定向筛选大量的样品，以求获得高活性的新药。一般来讲，筛选量越大，比较的范围越广，获得品质优异的药物可能性越大。虽然常规方法筛选也能够得到理想的结果，但筛选效率和筛选规模限制了被筛选的样品数量，因此，高通量药物筛选在这类创新药物的研究中具有强大的优势。

在高通量筛选技术的基础上，结合现代研究进展出现了超高通量药物筛选技术、高信息量筛选、药代动力学和毒性的高通量筛选等技术手段，新手段为创新药物的出现插上了翅膀，使创新药物的发现变得相对简单。

一般将每个工作日检测次数 > 10 万次、反应体积 ≤ 10 μL、在高密度（≥ 1536 孔/板）检测板中进行的药物筛选认为是超高通量药物筛选。超高通量药物筛选采用微量化技术、灵敏的信号检测方法、多种板样式、自动化样品传送系统和数据管理系统，因而具有高效、成本效益比合理的特点。检测微量化需解决以下几方面问题：(1) 液体处理系统的精确性；(2) 蒸发效应最小化；(3) 检测灵敏度可变性；(4) 蒸发表面积与体积比增强吸附效应；(5) 试剂的稳定性、酶反应动力学、细胞沉积和存活水平；(6) 完全应用高密度板加样设计。解决上述问题的办法包括改变加试剂的浓度和顺序，添加去污剂（0.01% ~ 0.5%）等，利用统计学方法设计，进行自动化检测优化。

2. HCS 技术可提高创新民族药物筛选的水平

经典的 HTS 是基于孔的单次检测，得到有限的数据，初筛得到的阳性结果需要进一步确认。如今高通量筛选的概念与内涵均有所发展，不仅包括基于微孔板的常规高通量筛选，而且包括高信息筛选（high content screening，HCS），而高信息筛选又称细胞水平的高通量筛选，是基于个体细胞对细胞表型的多次测量，有更多的生物学信息和多个终点的定量资料，可用于筛选和确认先导化合物。因此，HCS 将为民族创新药物的研究提供动力。

第一章 总 论

HCS是体外高通量筛选的发展，其特点是功能提高、多靶点和单靶点均可、准确性提高、提前发现药物的毒性等。这项技术对民族药物的研究有重要推动作用，条件成熟的实验室可以率先实施。

所谓HCS是指在保持细胞结构和功能完整性的前提下，同时检测被筛样品对活细胞形态、生长、分化、迁移、凋亡、代谢途径及信号转导各个环节的影响，其最大特点是可在单一实验中获取大量相关活性信息，并确定样品生物活性和潜在毒性，掌握药物同靶点作用的信号通路信息和确切机制。HCS可采用高分辨率的荧光数码影像系统，是在细胞水平检测多个指标的多元化、功能性的通量化筛选技术，旨在获得被筛样品对固定化或动态细胞产生的多维立体和实时快速的生物效应信息。高信息筛选技术的检测范围包括：靶点激活、细胞分裂及凋亡、蛋白转位、细胞活力（毒性）、细胞迁移、受体内化、细胞周期和信号转导，还可用来监测细胞器以及活性物质释放（一氧化氮、活性氧、胞内钙）等。目前，HCS技术被广泛应用于药靶的确证、样品的初筛和复筛、先导物的验证和优化，尤其适用于受体功能性研究（主要在GPCR受体方面）、药物多靶点研究、癌症的综合研究、多指标形态学观察、激酶级联反应、信号转导途径的研究。文献报道Gurwitz等采用HCS对细胞水平的17种蛋白同时进行了检测，研究药物作用机制。

HCS筛选体系常用技术包括分子克隆和表达，转录因子报告基因系统构建，细胞水平基因重组，荧光标记和检测，离子流检测，载体微量化和荧光影像获取、分析等。

多指标、多靶点是高信息筛选技术的核心。显微荧光成像技术是进行多指标检测的基础，而HCS用细胞株的构建、荧光标记和微载体处置是HCS得以进行的前提条件。多指标、多靶点的检测有助于发现药物作用的新途径，深入认识药物作用的机制。另外也为筛选具有互补的多靶点作用机制的单一治疗药物提供了手段和工具。HCS通过对活细胞进行荧光标记，利用先进的荧光成像技术，可实现对研究对象分子水平的实时动态检测和可视化研究，并可进行自动图像获取和数据量化分析。

由于细胞水平高信息筛选涉及完整细胞，是在活细胞自然条件下研究药物对生命体功能的影响，相对接近体内的生化过程，可以比较准确地了解药物的生物学特性，提供生物相关信息，并可通过一次试验获得多个参数的信息，如可在单一检测中同时评价化合物的有效性、选择性和细胞毒作用，尤其突出的优点是增大了检测容量，提高了检测数据质量，节省了时间，降低了成本。

一般高信息筛选的流程如下：细胞制备和标记，影像获取和分析，数据管理。而其中适当的影像捕获，感兴趣的生物事件的定量，中靶和脱靶的区分（活性和无活性的区分）是需要解决的具体问题。此外需考虑的因素还包括设置适宜的参考/对照分子，细胞株的选择，荧光标记技术，动态或终点读取，影像技术和方法的选择（如广视野的荧光显微成像，共聚焦成像，亮场等），影像分析模块的选择，数据显示和处理等。收集影像是 HCS 数据分析中的第一步。功能强大而操作简单的软件管理系统也是 HCS 能否取得成功的关键之一，通过该系统可进行数据的记录，检索，图像的可视化和数字化检测结果的输出，以及对获取的图像数据的再处理和加工。软件功能应涉及快速检测和大量数据的分析，结果确证，对靶点的确认，基因、蛋白、细胞、疾病与化合物作用结果之间关系的快速发现，开发新的参数，采集和挖掘数据，设计新的检测方法等。

HCS 的主要组件一般有一个白光光源，用于全视野亮场成像，多个波长的荧光滤光片，高分辨率的 CCD 聚焦成像系统，具有 X、Y、Z 三个轴方向定位装置，可用于三维动态立体观测。以上技术提高了筛选的准确性，且可以得到细胞水平和分子水平的大量关键信息。

3. 高通量 ADMET 技术在民族新药研究中的优势

在以高通量药物筛选为主要技术方式进行药物发现的条件下，活性化合物和先导物发现的数量不断增加，为了避免大量先导药物在研究后期被淘汰导致的投资浪费，有必要提前研究先导药物的吸收、分布、代谢、消除和毒性，高通量 ADME/T 评价技术也就应运而生。近年来建立的高通量化合物 ADME/T 评价技术平台，就是为了适应高通量药物筛选的需要产生的，已经形成高通量药物筛选技术的重要组成部分和配套技术。

这项技术在民族新药发现过程中尤其重要，由于民族药物虽然疗效确切，但成分复杂、毒性偏大、代谢不明、分布不准等特性，提取进行 ADMET 评价，有助于发现类药性好的先导药物，为民族医药的振兴做贡献。

药代动力学和毒性的高通量筛选 ADMET 是指利用高通量筛选技术对样品的特性提前研究，包括吸收（absorption）、分布（distribution）、代谢（metabolism）、消除和毒性（excretion and toxicity）。早期进行 ADMET 研究能显著提高先导化合物发现的效率，改进候选药物质量，因此，可以降低药物开发失败的风险。

先导化合物在研究后期可能存在口服吸收不佳、生物转化多态性、配伍用药相互干扰及毒性等缺点，这些缺点可导致药物研发失败，造成前期大量投资浪费。所以对活性化合物或先导化合物进行早期的药物代谢及毒性研究是非常重要的。这种早期研究的目的是为了降低药物研发的巨大后期投入，而对于药物发现阶段大量的活性化合物和先导化合物进行这类研究，就必须采取效率高、成本低的 ADMET 方法。所以，药物发现阶段活性化合物和先导化合物 ADMET 的研究应采用简单快捷和低成本的方法，将不具备"成药性质"的先导物尽早排除在开发过程之外，而将主要精力投入到更具潜力的先导化合物研究中，这是当今国际新药研发的主导趋势。

4. 民族药筛选与后基因组芯片筛选技术

所谓后基因组芯片技术，是相对于基因芯片技术而言的。通过多年的应用，研究者对基因芯片的准确性不满意，且由于基因水平不是机体发挥功能的水平，从基因水平到蛋白水平，还有很大的距离，存在很多未知因素。所以基因芯片用于新药发现并不理想，蛋白芯片技术可能成为更好的筛选技术。近年来，高新技术的不断出现，使传统的药物研究手段不断丰富，不断进步。在药物发现和研究中应用新技术，必然会极大地促进新药的研究进程。

过去的十几年里，DNA 芯片已经为全方位的药物筛选、药理评价、基因研究提供了有力的工具，同时作为疾病检测技术引导了生物医学研究的转变。然而，蛋白质是生物功能的主要执行者，其数量众多，功能多样，是药物作用的主要靶点，如受体、酶蛋白。采用蛋白质芯片分析不同生理病理状态下蛋白质的功能和表达，将会加速对生理过程和疾病机制的理解，找到更有效的疾病治疗策略。随着制备和检测技术的日趋成熟，蛋白质芯片已经成为医药研究中的重要技术平台。该技术与一些重大基础研究计划，如蛋白质组学的基础研究，重大疾病的分子机制研究，生物大分子的结构、功能及相互作用，药物作用机理与创新药物研究，癌症诊断与治疗的研究等密切相关，它为上述研究提供必要的基本信息和依据，成为这些研究的主要技术支撑，能够大大加快上述基础研究的进程。

生物芯片技术是随着人类基因组研究的进展，在最近几年出现的高新技术。包括基因芯片、蛋白芯片、细胞芯片、组织芯片以及其他多种由生物材料制成的芯片，这些芯片技术目前主要用于疾病的诊断和基础研究，由于该项技术可以在有限的空间和实验条件下获得极为大量的生物信息，使研究工作的效率得到极大的提高，受到科学界的重视。由于这些芯片能够反应一定条件下生物信号的改变，目前已经开始应用于高通量药物筛选，极大地增加了药物筛选获得的信息量，表现出强大的技术优势。

由于生物芯片仍在发展阶段，在民族药、草药、民间药的应用还不广泛，在民族新药发现中的实际应用还需要作大量探索性的工作。

国内率先采用后基因组芯片技术进行新药发现的先驱是中国医学科学院药物研究所，该单位的国家药物筛选中心的杜冠华教授带领一批博士攻关，利用蛋白质芯片进行药物筛选取得了一系列进展。他们通过创新的方法，制备了受体、酶的正向筛选和反向筛选芯片，成功应用于高通量药物筛选。蛋白芯片又称蛋白质微阵列（Protein microarrays），属于生物芯片的一种。它是继基因芯片之后又一对人类健康具有重大应用价值的生物芯片。蛋白质芯片技术是指把制备好的蛋白质样品固定于经化学修饰的玻片、硅片等载体上，蛋白质与载体表面结合，同时仍保留蛋白质的物化性质和生物活性，通过蛋白质芯片技术可以高效地大规模获取生物体中蛋白质信息，是蛋白质组研究的重要手段。尽管蛋白质芯片研究起步较晚，但它将对医学以及生物学的发展有很大的推动作用。所以目前国外很多学者，特别是一些国家的政府和研究机构投以大量人力、物力进行蛋白质芯片的开发和应用研究。

5. 虚拟筛选有助于定向发现民族新药

药物理性分子设计始于20世纪60年代，但直到20世纪80年代才应用于创新药物先导物的发现和优化，到20世纪90年代，药物理性分子设计（包括分子模拟和计算机辅助药物分子设计）已作为一种实用化的工具介入到了药物研究的各个环节，并已成为创新药物研究的重要技术之一。据统计，由于分子模拟和计算机辅助药物设计的介入，使得新药研发的平均周期缩短了0.9年，直接研发费用降低1.3亿美元。

虚拟筛选是上述药物设计方法的延伸和推广，可定义为：针对重要疾病特定靶标生物大分子的三维结构或定量构效关系（QSAR）模型，从现有小分子数据库中搜寻与靶标生物大分子结合或符合定量构效关系（QSAR）模型的化合物，进行实验筛选研究。

目前药物理性设计方法主要可以分成两类，即基于小分子的药物设计（ligand - based drug design, LBDD）和基于受体生物大分子结构的药物设计（structure - based drug design, SBDD）。LBDD 主要是通过对现有药物的结构、理化性质与构效关系（SAR）等的分析，建立定量构效关系（QSAR）或药效基团（pharmacophore）模型，预测新化合物的活性；SBDD 则根据受体生物大分子（蛋白质、核酸等）的三维结构（包括实际测得的立体结构如晶体结构、核磁共振（NMR）测定的结构、低温电镜测定的结构和计算机模拟结构），通过理论计算和分子模拟方法建立小分子 - 受体复合物的三维结构模型，预测小分子 - 受体的相互作用，在此基础上设计或寻找与受体结合的新化合物分子。

虚拟筛选是创新药物研究的新方法和新技术，是上述药物设计方法的延伸，已经成为一种与高通量筛选互补的实用化工具，加入到了创新药物研究的工作流程（pipeline）中。虚拟筛选的介入改变了药物筛选的模式，从原先的"体外（in vitro）筛选→体内（in vivo）筛选"变为"虚拟（in silico）筛选→体外（in vitro）筛选→体内（in vivo）"。与传统高通量筛选相比，虚拟筛选具有高效、快速和经济等优势，近年来引起了研究机构和制药公司的高度重视。目前协和药物研究所、中科院上海药物研究所等单位较早采用虚拟筛选技术，研究实力强大，是国内的领军单位。

虚拟筛选应用于先导化合物的发现，可从几十到上百万个分子中，筛选出可能有活性的化合物（hits），大大降低实验筛选化合物数量，缩短研究周期，节约研究经费。目前虚拟筛选中常用的 SBVS 是根据蛋白质晶体结构进行的。

20 世纪 80 年代，Kuntz 等发展了分子对接（docking）方法，一种模拟小分子与生物大分子结合三维结构及其结合强度的计算方法，并发展了第一个分子对接程序——DOCK。此后，在 DOCK 的基础上发展了一系列分子对接方法，如 FleX X、AutoDock、GOLD 和 GAsDock 等。正是基于分子对接，又发展了根据受体三维结构的虚拟筛选方法，并将其并行化，使可进行高通量虚拟筛选。

目前基于分子对接虚拟筛选方法的基本流程为：（1）收集小分子化合物结构信息，组成二维（2D）小分子数据库。对每个小分子进行原子类型和化学键归属，将 2D 结构转变成三维（3D）结构并进行结构和能量优化，组成 3D 小分子数据库；（2）对生物大分子（蛋白质）进行质子化和原子电荷归属,并进行结构优化,确定小分子结合位点,(3)将3D小分子数据库中的每个化合物对接到生物大分子的活性位点,并进行打分,计算小分子－生物大分子的结合强度(结合自由能);(4)根据打分的结果挑选化合物(打分比较高的分子),进行类药性评价,选择化合物进行生物实验。

此外,目前分子对接方法已经由刚性对接(分子对接时不考虑配体和受体的柔性)发展成为可同时考虑配体和受体柔性的分子对接方法。但目前来说,虚拟筛选方法还不完善,仍存在高的假阳性和假阴性率。因此对同一个靶点和同一个样品库,虚拟筛选与实验筛选应互补并结合使用。

如:可以实现RAR受体虚拟筛选,RAR计算机辅助设计和虚拟筛选在SYBYL 7.0软件(Tripos公司)上进行。具体实施方案如下:1)用Sybyl软件创建容量为20,000个筛选中心实体样品化合物的三维小分子数据库;2)查询PBD蛋白质三维数据库,找到RAR受体配体结合域的数据库文件;3)通过理性药物设计(Rational drug design)Tripos 7.0软件包中分子对接软件FLEX X进行对接打分,并结合预测配体空间位阻影响(如电荷,构象,空间定位)的软件FLEX S对三维小分子数据库中化合物进行打分,选择打分高的化合物作为后续高信息筛选样品。所以利用虚拟筛选技术可以加快筛选进程、减轻筛选工作量、印证筛选结果。

虚拟筛选技术还在不断发展,从现有单纯的活性筛选,发展成活性、类药性(吸收、分布、代谢、排泄和毒性,ADME/T)一体化筛选;另一个发展方向是,根据疾病相关基因的调控网络(或途径)进行虚拟筛选,这也是计算系统生物学的重要研究内容。

虚拟筛选应该和实验筛选紧密结合,中国医学科学院药物研究所把虚拟筛选结果和实验筛选结果反复比对、反复调整筛选方案,将虚拟筛选与实验筛选紧密结合,为提高虚拟筛选的准确性做出了很多贡献,积累了很多经验。目前中央民族大学已经建设了虚拟筛选平台,配备了专业服务器、专业软件,有高水平的专业人员从事民族药物的虚拟筛选工作。

参考文献

1.崔箭,唐丽.中国少数民族传统医学概论[M].北京:中央民族大学出版社,2007年版.

2.杜冠华.创新药物研究与高通量筛选.中国新药杂志,2001,10(8):561-565.

3. 杜冠华. 高通量药物筛选技术进展与新药开发策略. 中国新药杂志, 2002, 11(1): 31-36.

4. Ivanov I, Schaab C, Planitzer S, et al. DNA microarray technology and antimicrobial drug discovery[J]. Pharmacogenomics, 2000, 1(2):169-178.

5. 吕秋军等. 药物筛选技术的研究进展. 国外医学药学分册, 2003, (30):129-134.

6. Chen TS, Hansen G, Oren B. Analysis of cellular events using CellCardTM System in cell-based high-content multiplexed assays[J]. Epert Rev Mol Diagn. 2005,5(5):917-829.

7. Gurwitz D and Haring R. Ligand-selective signaling and high-content screening for GPCR drugs[J]. Drug Discov Today, 2003,8:1108 1109.

8. Curtis T, Grant R, Zimmernann. Multi-target lead discovery for networked system[J]. Current drug discovery,2004,9:19-23.

9. Cooper CS. Applications of microarray technology in breast cancer research[J]. Breast Cancer Res,2001, 3 (3):158-175.

10. Frantz GD, Pham TQ, Peale FV Jr, et al. Detection of novel gene expression in paraffin2embedded tissues by isotopic in situ hybridization in tissue microarrays[J]. J Pathol, 2001, 195(1):87-96.

11. Gao F, Du GH. Application of chemical arrays in screening elastase inhibitors[J]. Comb Chem High Throughput Screen,2006, 9(5):381-388.

12. Zhou Y, Chang SY, Meng XL, et al. Measures of bioavailable serum sex hormone levels in aging Chinese by protein chip[J]. Science in China Ser. C, Life Sciences, 2005, 35(6): 551-557.

13. 杜冠华, 周勇. 兴奋剂检测芯片的设计原理及技术研究[J]. 高技术通讯, 2005, 15(3): 77-82.

14. 周勇, 耿美玉, 杜冠华. 蛋白质芯片在药学中的应用[J]. 药学学报, 2004, 39(4): 312-316.

15. Wei BQ, Weaver LH, Ferrari AM, et al. Testing a flexible receptor docking algorithm in a model binding site[J]. J Mol Biol,2004, 337: 1161-1182.

16. Zhang L, Du GH. High content drug screening and its application[J]. Acta Pharmaceutica Sinica, 2005, 40(6):486-490.

17. 张冉, 戴瑛, 程新锐等. 消栓通络方有效成分组抗血栓作用及其机制研究[J]. 中成药,2006, 28(10):1479-1481.

18. Spalding DJ, Harker AJ, Bayliss MK. Combining high-throughput pharmacokinetic screens at the hits-to-leads stage of drug discovery[J]. Drug Discov Today, 2000, 5:70-76.

19. White RE. High – throughput screening in drug metabolism and pharmacokinetic support of drug discovery[J]. Annu Rev Pharmacol Toxico. 2001,40:133-57.

20. Wunberg T, Hendrix M, Hillisch A, et al. Improving the hit – to – lead process: data – driven assessment of drug – like and lead – like screening hits[J]. Drug Discov Today, 2006,11: 175-80.

21. 杜冠华. 高通量药物筛选技术[M]. 北京:化学工业出版社,2006年版.

第二章 药物筛选新技术概论

第一节 HTS、HCS 与虚拟筛选（IN SILICON）技术

1. 高通量药物筛选技术（HTS）介绍

高通量筛选（High throughput screening，HTS）技术是指以分子水平和细胞水平的实验方法为基础，以微板形式作为实验工具载体，以自动化操作系统执行实验过程，以灵敏快速的检测仪器采集实验数据，以计算机对实验数据进行分析处理，同一时间检测数以千万计的样品，并以相应的数据库支持整个体系运转的技术体系。

高通量筛选技术体系的组成：

（1）化合物样品库

化合物样品主要有人工合成和从天然产物中分离纯化两个来源。其中，人工合成又包括常规化学合成和组合化学合成等多种方法。民族药的药材或者复方均可以通过常规的提取分离得到样品，也可以通过快速提取分离手段将每个民族药制备为 100 个以上的样品。样品包括单体、组合物、混合物等形式，样品应该稀释成高中低 3 个浓度保存在微孔板中，方便筛选，生物信息纳入计算机管理。

（2）自动化的操作系统

自动化操作系统，有的人称之为"机器人"，是利用计算机通过操作软件控制整个实验过程。操作软件采用实物图像代表实验用具，简洁明了的图示代表机器的动作。自动化操作系统的工作能力取决于系统的组分，根据需要可配置加样、冲洗、温解、离心等设备以进行相应的工作。

（3）高灵敏度的检测系统

检测系统一般采用液闪计数器、化学发光检测计数器、宽谱带分光光度

仪、荧光光度仪等。

（4）数据库管理系统

数据库管理系统承担4个方面的功能：样品库的管理功能；生物活性信息的管理功能；对高通量药物筛选的服务功能；药物设计与药物发现功能。

（5）高通量筛选模型的构建和管理

常用的筛选模型都在生化水平、分子水平和细胞水平，观察的是药物与分子靶点的相互作用，能够直接认识药物的基本作用机制。

2. 虚拟筛选技术介绍

定义：针对重要疾病特定靶标生物大分子的三维结构或定量构效关系（QSAR）模型，从现有小分子数据库中，搜寻与靶标生物大分子结合或符合QSAR模型的化合物，进行实验筛选研究。虚拟筛选目的是从几十到上百万个分子中，发现有苗头的化合物，集中目标，大大降低实验筛选化合物数量，缩短研究周期，节约研究经费。虚拟筛选被大规模应用于药物活性化合物的发现始于20世纪90年代中期，超级计算机发展，大大促进了虚拟筛选研究，由此发展了虚拟筛选并行算法，实现了虚拟筛选的高通量化。

通过多年努力，虚拟筛选已经成为一种实用化的工具应用于先导化合物的发现，提高获得活性化合物的能力已经逐步被认可。

虚拟筛选结合高通量实验筛选可使阳性率高达5%～30%，远远高于直接进行高通量实验筛选（0.01%～0.1%），因此，近年来虚拟筛选方法发展和在新药研究中的应用受到了广泛的重视。

我国虚拟筛选研究起步较早，发展也较快，与国际上的研究处于同一水平。目前全国已有80余家院校和研究机构建立了药物设计（包括农药设计）研究部门。

但是民族药物进行虚拟筛选难度较大，这是民族药物的多组分、多靶点、多机制理论所决定的。但是民族药物研究仍然须要通过努力，尽可能采用虚拟筛选技术的特长。既然医药的目的是人类健康，是为了治疗或诊断某种疾病，故医药必然有靶点，民族药的靶点可能是单靶点，也可能是多靶点。特别是一些为了治疗某些靶点明确的疾病，必须对靶点进行研究，并结合生物学信息对民族药资源进行虚拟筛选和实验筛选，也许能够发现攻克疑难疾病的良药。在虚拟筛选的基础上，利用细胞生物学和分子生物学技术进行高信息（HCS）筛选会收到更好的效果。

3. 民族药高通量筛选模型

（1）化学水平的高通量筛选：观察样品对化合物的水解、氧化、抗氧化、合成、裂解、还原等反应，判断样品的活性，属于简单快速的筛选模式。

（2）分子水平的药物筛选模型：受体筛选模型、酶筛选模型、离子通道筛选模型、分子构象改变模型、分子体积变化模型。受体筛选模型：指受体与放射性配体结合模型。以受体为作用靶的筛选方法，包括检测功能反应、第二信使生成和标记配体与受体相互作用等不同类型。酶筛选模型：观察药物对酶活性的影响。根据酶的特点，酶的反应底物，产物都可以作为检测指标，并由此确定反应速度。典型的酶筛选包括：适当缓冲液中孵化；控制反应速度，如：温度，缓冲液的pH值和酶的浓度等；需测量产物的增加和底物的减少。

（3）离子通道筛选模型：贝类动物毒素的高通量筛选，其作用靶为Na^+通道上的蛤蟆毒素结合位点，用放射性配体进行竞争性结合试验考察受试样品；用酵母双杂交的方法高通量筛选干扰N型钙通道β_3亚单位与$\alpha_1\beta$亚单位相互作用的小分子，寻找新型钙通道拮抗剂。

（4）细胞水平药物筛选模型：观察被筛样品对细胞的作用，但不能反映药物作用的具体途径和靶标，仅反映药物对细胞生长等过程的综合作用。包括：内皮细胞激活、细胞凋亡、抗肿瘤活性、转录调控检测、信号转导通路、细菌蛋白分泌、细菌生长。

4. 民族药高通量筛选技术的优点

高通量筛选技术与传统的药物筛选方法相比有以下几个优点：反应体积小、自动化、灵敏快速检测、高度特异性。但是，高通量筛选作为药物筛选的方法，并不是一种万能的手段，特别是在中药研究方面，其局限性也是十分明显的。首先，高通量筛选所采用的主要是分子、细胞水平的体外实验模型，因此任何模型都不可能充分反映药物的全面药理作用；其次，用于高通量筛选的模型是有限的和不断发展的，要建立反映机体全部生理机能或药物对整个机体作用的理想模型，也是不现实的。但我们应该相信，随着对高通量筛选研究的不断深入，随着对筛选模型的评价标准、新的药物作用靶点的发现以及筛选模型的新颖性和实用性的统一，高通量筛选技术必将在未来的药物研究中发挥越来越重要的作用。

5. 高通量筛选技术在不断发展

高通量筛选的发展方向：①微量化，超高通量化。到2000年止，国外大多数的制药公司高信息的筛选已经至少达到了1536孔板的规模。尤其是对于荧光方法，目前有报道可以达到每板3456甚至9600孔。应该说微量化技术是实行uHTS的基础。但随着检测体积的减少，对载体微孔板硬度和加样自动化精度要求越来越高，同时对检测系统和数据分析系统也提出了更高要求。②高信息化。利用细胞生物学、报告基因技术等，实现一次实验得到多方面的生物学信息，包括多靶点、多机制、活性、毒性等方面的生物学信息。③均质检测。所谓均质检测是指采用一步加入策略，尽可能省去过滤，离心和冲洗等繁琐的难于自动化的步骤。

高通量筛选已经成为一个大家族，成员包括：常规高通量筛选、高信息筛选、高通量虚拟筛选、生物芯片筛选、高通量ADMET筛选等。

高信息的筛选是体外高通量筛选的发展，是常规技术的一种补充，因为该技术注重药物多方面的活性信息、多机制的影响，同时筛选活性和毒性作用，假阳性率下降，阳性样品在研究后期淘汰率下降。

高信息筛选比常规高通量筛选更能适应民族医药的多机制、多靶点的特点。标准的体外分子水平筛选技术具有快速、微量的特点，筛选结果准确，稳定，易于评价，但其检测模型只能做到对特定靶点的单指标检测，提供化合物对靶点作用的有限信息，无法对化合物的生物活性进行综合评价。因此，常规分子水平的高通量药物筛选技术已不能满足新药发现的需要。而高信息筛选涉及完整细胞，在活细胞的自然条件下研究药物对生命体功能的影响，接近体内的生化过程，可以比较准确地了解药物的生物学特性，提供生物相关信息，并可通过一次试验获得多个参数的高内涵信息。

参考文献

1. 杜冠华. 高通量药物筛选技术进展与新药开发策略[J]. 中国新药杂志, 2002, 11(1):31-36.

2. 李韶菁,杜冠华. 细胞水平的高通量药物筛选技术研究进展[J], 中国药学杂志, 2008, 43(2):84-87,118.

3. 陈苏红,王华. 基于细胞功能的超高通量筛选在化学基因组学药物发现中的应用[J]. 国外医学药学分册, 2002, 29(6):345-348.

4. Sundbreg S. High-throughput and ultra-high-throughput screening: solution- and cell-based approaches[J]. Curr Opin Biotechnol, 2000, 11(1):47-53.

5. Gary JC, Vibian L, Deboroah CL. A cellular dielectric spectroscopy: powerful new approach to label-free cellular analysis[J]. J Biomol Screen, 2004, 9(6):467-479.

6. Kevin RO, ZHANG JH, CHEN TM. Assay miniaturization for ultra-High Throughput Screening of combinatorial and discrete compound libraries: A 9600-well (0.2 Microliter) assay system[J]. J Biomol Screen, 1998, 3(1):55-62.

7. Oleg K, Raull, Priya K. Miniaturization of whole live cell-based GPCR assays using microdispensing and detection system[J]. J Biomol Screen, 2004, 9(3): 186-195.

8. Lindap, Annie G, Patricia K. Homogeneous cell-based fluorescence polarization assay for direct detection of cAMP[J]. J Biomol Screen, 2001, 6(3):75-82.

9. 吕秋军等. 药物筛选技术的研究进展[J]. 国外医学药学分册, 2003, (30):129-134.

第二节　高信息筛选技术

1. 高信息筛选技术是高通量筛选的发展

高信息筛选是体外高通量筛选的发展,该技术与民族创新药物的结合必将带来民族药创新药物研究的新局面。随着生命科学的迅速发展,特别是功能基因组、蛋白质组、代谢组、细胞组、组合化学、组合生物合成等新的研究领域的迅猛发展,使得潜在的药物作用靶点数目和有待筛选的化合物数目显著增多。这些进展对高通量药物筛选提供了良好的条件,同时也对高通量筛选的效率提出了更高的要求,不仅需要更大的筛选规模和筛选速度,同时也要求筛选模型的检测技术能够更快速、全面反应被筛样品的生物活性特征。

高信息筛选比分子水平的筛选更能适应以上需要。经典的体外分子水平筛选技术的检测模型只能做到对特定靶点的单指标检测,提供化合物对靶点作用的有限信息,无法对化合物的生物活性进行综合评价。而高信息筛选涉及完整细胞,其在活细胞的自然条件下研究药物对生命体功能的影响,接近体内的生化过程,可以比较准确地了解药物的生物学特性,提供生物相关信息,并可通过一次试验获得多个参数的高内涵信息。

其特点可以总结为：

多信息、多指标、多靶点、多通道检测。多指标、多靶点、多通道是现今高信息筛选技术的核心，而光显微荧光成像技术是进行多指标检测的基础。通过多指标、多靶点检测有助于发现药物作用的新途径，深入认识药物作用的机制。另外也为筛选具有互补的多靶点作用机制的单一治疗药物提供了手段和工具。

实时动态检测和可视化。通过对活细胞进行荧光标记，利用先进的荧光成像技术，可实现对研究对象的分子水平的实时动态检测和可视化研究，并可进行自动图像分析和数据量化分析。

高信息筛选体系常用技术包括分子克隆和表达技术，转录因子报告系统，荧光标记检测，离子流检测，荧光影像技术和微量化技术，这些相关技术系统的快速发展无疑推动了高信息的筛选技术的发展。到目前为止，靶向细胞因子、生长因子、离子通道和 G-蛋白偶联受体（GPCR）在高信息的功能性检测中都取得了成功的进展。

2. 高信息筛选技术研究进展

2.1 高信息筛选重组技术

重组技术是高信息筛选常用技术手段，经典的方法是通过重组基因在宿主细胞基因组的随机整合定位而产生稳定细胞株。这种重组技术的不足之处在于重组基因的定位不可预测，表达水平受重组位点的影响，基因拷贝数不确定，阳性克隆的产生率低，筛选时间长。而采用游离体载体（episomal vector）克服了上述不足，转染效率高，阳性克隆筛选速度快。

2.2 报告基因技术

该技术是将靶基因连接到细胞上，通过激活或抑制靶基因导致报告基因的表达，再通过比色、荧光或发光的方法进行检测。目前报告基因技术应用更加简便，如荧光素酶（luciferase）和（β-半乳糖苷酶报告基因系统，不需裂解分离可直接均质检测。活体细胞应用较多的报告基因绿色荧光蛋白（GFP），因适于活体细胞检测，被称为生物传感蛋白，它的优点是具有自发荧光，不需其它的底物和辅因子且荧光稳定，另外 GFP 与其它蛋白嵌合，不影响其自身荧光特性。GFP 及其变体作为报告基因适用于实时动态研究体内或细胞水平的蛋白定位和转位、蛋白的降解、蛋白-蛋白的相互作用、细胞骨架动力学、细胞周期，并可检测目的基因表达变化。目前常用的报告基因还有β-内酰胺酶，文献报道通过其水解荧光能量共振转移（FRET）底物 CCF4/AM 来进行定量检测，或作为核因子调节的指示蛋白，常用于受体功能筛选。如细胞转染绿色报告基因后，基因被激活后产生绿色荧光。

在 Cellomics KineticScanI HCS 系统中捕获的不同浓度的阳性化合物在三个通道的图像，蓝色为 1 通道细胞核染色，绿色为 2 通道绿色荧光，反映绿色荧光蛋白的表达，红色为 3 通道，PI 染色，显示细胞毒作用，高倍图像。结果显示阳性化合物在某浓度下，PI 染色，红色明显，显示此剂量下对细胞具有细胞毒作用，而绿色荧光代表化合物是报告基因的激动剂，可诱导绿色荧光蛋白的表达。

2.3 荧光检测分析技术

在细胞筛选中使用荧光技术，不仅可定量读取荧光密度，还可在单次实验中同时获得其他的荧光特性，如荧光寿命、极化、淬灭，提高筛选的有效性，可快速、多参数的评价样品和靶之间的相互作用。

2.3.1 极化荧光（Fluorescence polarization，FP）

FP 是分析生物体系中分子间相互作用的一种技术，它可以根据荧光标记的小分子在游离和与大分子靶标结合两种状态时的极化荧光值不同而加以区分。FP 的最大优点是不用过滤分离游离的荧光标记物，整个反应在均相溶液中进行，检测时间不会影响检测结果，具有高灵敏性、高稳定性和可重复性的特点。该方法操作简便，假阴性或假阳性率低，是一种理想的研究方法。可用于细胞水平的膜受体（如 GPCR）、核受体调节剂的 HTS 筛选，有报道 Linda 等采用该方法用于促肾上腺皮质激素 2α 亚型受体（$CRF2\alpha R$）的功能分析中 cAMP 的直接检测。

2.3.2 荧光共振能量转移（Fluorescence resonance energy transfer，FRET）

FRET 是指非放射性能量在适当能量给予体和接受体之间转移。当给体激发态能量满足光学和空间上的要求时，其能量能有效转移给受体，其给体荧光发射光谱和受体的吸收光谱发生重叠，导致受体发射荧光，而随着供体和受体空间距离的变化，能显著影响能量的有效转移效率，利用这一原理可进行荧光底物设计和人工合成，并用于分子间相互作用分析。

目前细胞筛选常用的β-内酰胺酶（β-lactamse）报告基因检测系统采用

的荧光底物就是基于 FRET 的原理，化学合成底物 CCF4，为一分子头孢菌素联上一分子 7-羟基香豆素和一分子荧光素（fluorescein），当体系无配基激活时，底物完整，激发香豆素导致发射 530 nm 绿光，如加入研究受体的特异性配基，报告基因系统激活，表达 β-lactamse，底物被 β-lactamse 裂解，破坏了 FRET，激发香豆素发射 460 nm 蓝光。如有文献报道将其用于 GPCR 受体-催产素受体（hOTR）的筛选。另有文献报导采用 FRET 原理设计淬灭型底物进行激酶的筛选。

2.3.3 时间分辨荧光能量传递分析法（Time Resolved-Fluorescence Resonance Energy Transfer, TREF or TR-FRET）

TREF 是一种双标记方法，其原理是在长寿荧光镧系复合物和共振能量受体之间的长范围能量传递。TREF 是在液态条件下进行的，不需固定相支持和分离步骤，也不需对试剂进行特殊处理。其优点是通过减少背景，使长期存在的供体和受体信号随时间显示很高的敏感性。目前广泛用于蛋白与蛋白结合分析、受体配体结合分析等。Hugo Albrecht 等利用长寿荧光金属铕作供体成分，用另一个荧光分子 XL665（一个改型别藻蓝蛋白的片断）作为受体进行了 β-分泌酶抑制剂的高信息筛选。

2.4 荧光影像（Fluorescence imaging）技术

涵盖高信息筛选技术、共聚焦显微成像技术、荧光相关光谱技术等。

2.4.1 高信息筛选

所谓高信息筛选是指在保持细胞结构和功能完整性的前提下，同时检测被筛样品对活细胞形态、生长、分化、迁移、凋亡、代谢途径及信号转导各个环节的影响，最大特点是可在单一实验中获取大量相关信息，确定样品生物活性和潜在毒性。高信息筛选是一种应用高分辨率的荧光数码影像系统，在细胞水平上检测多个指标的多元化、功能性筛选技术，旨在获得被筛样品对固定化或动态细胞产生的多维立体和实时快速的生物效应信息。高信息筛选技术的检测范围包括：靶点激活、细胞分裂及凋亡、蛋白转位、细胞活力、细胞迁移、受体内化、细胞毒性、细胞周期和信号转导，还可用来监测细胞器、活性物质释放（一氧化氮、活性氧、胞内钙离子）等。目前，HCS 技术被广泛应用于药靶的证实和药物初筛，尤其适用于诸如 G 蛋白偶联受体功能性研究，药物多靶点研究，癌症的综合研究，多指标形态学观察，激酶级联反应，信号转导途径的研究。Gurwitz 等采用 HCS 对细胞水平的 17 种蛋白同时进行了检测。

其中，CellCard™系统是一种新的多通道（multiplexed）HCS 筛选技术，由 Vitra Bioscience 公司开发，可在 96 孔板单孔中实现对多个细胞系或多靶点的同时检测，是一种基于多通道的全自动影像系统，该系统可在单一检测中应用多参数检测，可定量单一细胞类型中多个细胞内事件或对多个细胞类型实行同时检测，在获得样品活性的同时得到检测样品对不同细胞株上设计的不同靶点的选择性信息。该技术关键点为先进的 CellCard Carrier 微载体技术，允许多种细胞株在 96 孔板的同一孔中进行生长并检测。CellCard 的优点是增大了检测容量，提高了检测数据质量，节省了时间，降低了成本。但该系统对细胞培养的要求很高，培养环境必须适合所有被检细胞株生长。

2.4.2 共聚焦显微成像技术（Fluorescence Confocal Microscope Imaging）

共聚焦显微成像技术采用共聚焦激光微扫描，并结合数字化影像和光稳荧光染料，特别适合于微量、快速的细胞水平生物分子的多荧光标记检测，活细胞和亚细胞影像分析和多维成像如图 2 所示。共聚焦显微光学系统如 EVO-screen 系统，能够做到均质检测，检测体积小而不损失信号质量。目前利用共聚焦的荧光技术有荧光共振能量转移（FRET），荧光寿命显微成像（fluorescence lifetime imaging microscopy，FLIM），光漂白后荧光复现 FRAP（Fluorescent Recovery After Photobleaching），光漂白荧光损失 FLIP（fluorescence loss in photobleaching），FCS（fluorescence correlation spectroscopy）等。

2.4.3 荧光相关光谱（FCS, fluorescence correlation spectroscopy）

FCS 是一种超高通量筛选检测技术，该技术通过共焦镜提供高聚激发光，消除背景可做到单分子检测，其共聚焦光学系统使得对输出信号的微量化分析成为可能，FCS 可评价单个分子的荧光信号，提供荧光粒子的扩散特征信息，可进行多参数、多维荧光检测。FCS 能用来监测分子结合时的相互作用，如进行受体结合分析和其他分子事件。OLEG 等报道了采用 FCS 用于活细胞筛选 G－蛋白偶联受体（GPCR）调节剂，应用 3456 孔板，最小测活体积小于 2 ul。

2.4.4 FLIPR（fluorescent imaging plate reader）

FlIPR[96]和 FLIPR[384]是由 Molecular Devices 公司开发的针对活细胞荧光检测钙流的技术，由于检测荧光信号快速，准确，可达到亚秒级水平，允许短暂信号的检测，尤其适用于钙指示剂检测胞内钙。FLIPR 同样是一种均质、动态、细胞水平的荧光检测方法，可用于胞内钙，钠离子，膜电位和胞内 pH 的检测，但因为靠水冷的氩激光提供激发能量，用冷的 CCD 成像系统检测，受到光源限制，目前应用较多的染料为 Fluo-3/AM 和 calcium green。

2.4.5 FMAT™（Fluometric Microvolume Assay Technology）

是由 PE Bio system 开发、基于荧光发光团 Cy5、以红色的 633 nm 氦/氖激光为光源的多孔板扫描技术，可以有效扣除背景，具有较好的检测灵敏度，也是一种均质的活细胞检测技术。FMAT 技术可以应用在细胞因子调控表达、膜受体（如 GPCR）、核受体、蛋白-蛋白相互作用、蛋白-核酸相互作用的功能性测定研究中。此外还有应用 FMAT 技术改良的 ELISA 一步法的 FLISA 技术。

除上所述，细胞水平新的检测技术还有 Biosignal 公司的 amplified luminescent proximity homogeneous assay Screen（Alpha Screen™）技术，Amesrsham 公司和 Imaging Research Inc 共同开发的 LEADseeker™ Homogeneous Imaging System，用来取代放射性的亲和闪烁分析（SPA）适合的检测，其灵敏度比 SPA 高十倍，Surface Plasmon Resonance（SPR）技术，CLIPR system（Chemiluminescence Imaging Plate Reader）技术，还有纳米颗粒偶联生物分子也被用在细胞水平的超敏生物学检测中。

3. 高信息筛选技术应用

细胞水平的筛选技术在受体功能研究中应用广泛，以 GPCR 受体功能研究为例，目前应用广泛的 Transflour® 技术，其适用于各种 GPCR（Gi，Gs，Gq，$G_{12/13}$）受体功能研究，其原理为不同的 GPCR 受体与配体相互作用时激活特定的 G 蛋白 Gα 亚单元，并导致相关的下游信号的级联激活。而此过程中，均涉及一个胞浆衔接子（adaptor）蛋白 Arrestin，其在几乎所有的 GPCR 受体脱敏过程中发挥作用，Arrestin 蛋白从胞浆转位至胞膜与受体结合形成复合体，随后 GPCR 受体和其特定 G 蛋白解偶联导致受体脱敏。此外 Arrestins 蛋白还介导受体的胞浆内化并与之结合，内化受体或形成颗粒状蛋白散布于胞浆中，重新循环发挥功能（Resensitazation）或在溶酶体中降解。因此利用 Arrestin 蛋白的转位，结合和内化，将报告基因和 Arrestin 蛋白表达成融合蛋白，可作为 GPCR 受体功能研究的指示蛋白，用于高信息筛选。该方法的优点是动态直观，可量化，易操作，且避免了以往 GPCR 受体研究中因不同的受体亚型激活特定的信号通路而需要设计不同的筛选方法，特别是其适用于无配基的孤儿核受体的功能研究。如 Richik N 等利用报告基因 GFP 和 Arrestins 蛋白表达成融合蛋白的稳转 U2OS 细胞系进行加压素受体 V2R 的高信息筛选研究。Yu – Xin Yan 等利用报告基因 β – 半乳糖苷酶的两个互补片段分别结合 GPCR 受体和 Arrestins 蛋白用于细胞水平的 β2 肾上腺素受体和 CXCR2 趋化因子受体筛选。除此之外的细胞水平 GPCR 受体筛选方法仍有诸多报道，如前已述及的检测钙流的 FLIPR 技术，检测信号分子环磷腺苷（cAMP）水平采用基于 FP 和 BRET 原理的筛选方法等。

我国天然产物资源丰富，特别是有效成分具有多靶点的作用特点，可充分发挥现今高信息筛选多指标同时检测的独特优势。新的高信息筛选方法在天然产物活性筛选和评价中得到了充分应用。如有文献报道 Ausseil F 等利用细胞水平的生物发光检测技术，采用人直肠癌细胞系稳定转染分子靶标 4 – 泛素和荧光素酶报告基因，从植物提取物中筛选泛素 – 蛋白酶体通路抑制剂，并同时检测药物的细胞毒作用。Tian H 等采用 FRET 技术建立了一个新的生物传感器蛋白，采用 Hela 细胞作为宿主细胞，当细胞凋亡时，激活蛋白水解酶卡斯帕酶 3（Caspase3），裂解其设计的生物传感器蛋白，引起发射光谱的迁移变化，从中草药中筛选具有抗癌活性的组分。

4. 高信息筛选技术的应用前景

正是因为高信息筛选方法具有其他方法不可比拟的优势，其可视化、动态、自动化、定量、多参数检测等突出特点，使其应用日益广泛，已成为目前药物发现的重要手段，必将对新药研究，尤其是民族创新药物研究和开发提供强有力的技术支持。该技术目前已经广泛应用于临床前药物发现的各个阶段，如靶点的确认、化合物初筛和复筛、先导的发现和优化、靶标化合物毒性评价等。高信息筛选方法的出现，给民族创新药物发现领域带来了新的生机，使得民族药物发现进入到了一个更深的层次。多细胞靶点和多细胞类型的 Multi-plexed HCS 已成为当今高信息筛选技术的主流，如利用 Multiplexed HCS 建立系统细胞生物学信息体系将使药物的功能性研究更加深入，显著缩短早期的药物发现过程，缩短整个药筛周期，促进新药的发现。

细胞水平的高信息筛选体系虽然有诸多优势，但也存在许多亟待解决的问题，如样品的准备和处理、影像获取的自动化、数据的提取、储存和分析、检测成本、信号的精确度等。相信随着相关技术的迅速发展，将会出现更多适用于高信息筛选的检测快速、成本低廉、重现性好、功能强大的新检测技术，使高信息筛选信号更强更稳定，准确度更高，操作更简便，信息量更大，前景更广阔。

参考文献

1. 杜冠华. 高通量药物筛选技术进展与新药开发策略[J]. 中国新药杂志, 2002, 11(1):31-36.

2. 吕秋军等. 药物筛选技术的研究进展[J]. 国外医学药学分册, 2003, (30):129-134.

3. 陈苏红, 王华. 基于细胞功能的超高通量筛选在化学基因组学药物发现中的应用[J]. 国外医学药学分册, 2002, 29(6):345-348.

4. Sundbreg S. High – throughput and ultra – high – throughput screening: solution – and cell – based approaches[J]. Curr Opin Biotechnol, 2000, 11(1):47-53.

5. Gary JC, Vibian L, Deboroah CL. A cellular dielectric spectroscopy: powerful new approach to label – free cellular analysis[J]. J Biomol Screen, 2004, 9(6):467-479.

6. Kevin RO, ZHANG JH, CHEN TM. Assay miniaturization for ultra – High Throughput Screening of combinatorial and discrete compound libraries: A 9600 – well (0.2 Microliter) assay system[J]. J Biomol Screen, 1998, 3(1):55-62.

7. Oleg K, Raull, Priya K. Miniaturization of whole live cell – based GPCR assays using microdispensing and detection system[J]. J Biomol Screen, 2004, 9(3): 186-195.

8. Lindap, Annie G, Patricia K. Homogeneous cell – based fluorescence polarization assay for direct detection of cAMP. J Biomol Screen, 2001, 6(3):75 – 82. Ronald K. Combinatorial biomarkers: from early toxicology assays to patient population profiling[J]. Drug Discov Today, 2005, 10(11):781-788.

9. Curtis T, Grant RZ. Multi – target lead discovery for networked system[J]. Curr Drug Discov, 2004, 19-23.

10. Giuliano KA, Taylor DL. Fluorescent – protein biosensors: new tools for drug discovery[J]. Trends Biotechnol, 1998;16(3):135-140.

11. Zhang L, Du GH. High content drug screening and its application[J]. Acta Pharmaceutica Sinica, 2005, 40(6):486-490.

12. Nandini VH. Live cell imaging in anticancer drug development[J]. Curr Drug Discov, 2004:29-32.

13. Steven R K. Green fluorescent protein(GFP): application in cell – based assays for drug discovery[J]. Drug discovery T, 1999; 4(7): 304-311.

14. Xu ZH, JIANG S. New method of drug screening – High throughput screening[J]. Bulle-

tin of Biology, 2003, 38 (3):7-9.

15. Zhang TT, Du GH. Application of fluorescence polarization – based assay in high throughput screening[J]. Acta Pharmaceutica Sinica,2005,40(4):289-293.

16. Liu WR, Luan XH. Assay theory of high throughput screening and its application[J]. Pharmaceutical Journal of Chinese People's Liberation Army, 2003, 19 (1): 63-66

17. Oren B, Simon G, Pierre T. The Cell CardTM System: A novel approach to assessing compound selectivity for lead prioritization of G Protein – Coupled Receptors [J]. Comb Chem High Throughput Screen, 2005, 8 (4): 293-299.

18. Stefan B, Hans S, Thorsten MA. Ultra – high – throughput screening based on cell – surface display and fluorescence – activated cell sorting for the identification of novel biocatalysts [J]. Curr Opin Biotechnol, 2004, 15: 323-329.

19. Hugo A, PETER Z, ANDREA R. High Throughput Screening of β – amyloid screening inhibitors using Homogenous Time – Resolved Fluorescence [J]. Comb Chem High Throughput Screen, 2004, 7: 745-756.

20. Gurwitz D, Haring R. Ligand – selective signaling and high – content screening for GPCR drugs [J]. Drug Discov Today, 2003, 8: 1108-1109.

21. Chen TS, GEORGE H, OREN B. Analysis of cellular events using Cell CardTM System in cell – based high – content multiplexed assays [J]. Epert Rev Mol Diagn, 2005, 5 (5): 917-829.

22. Park SH, Raines RT. Fluorescence polarization assay to quantify protein – protein interactions [J]. Methods Mol Biol, 2004, 261: 161-166.

23. Liu B, Li S, Hu J. Technological Advances in High Throughput Screening [J]. AM J Pharmocogenomics, 2004, 4 (4): 263-276.

24. Sujath MG. An offline – addition format for identifying GPCR modulators by screening 384 – well compound in the FLIPR [J]. J Biomol Screen, 2005, 10 (1): 46-55

25. Richiik NG, Richard D, Christine C, et al. Quantitative Cell – Based High – Content Screening for Vasopressin Receptor Agonists Using Transfluor Technology [J]. J Biomol Screen, 2005, 10 (5): 476-484.

26. Yu XY, Deborah M, Bonnie P, et al. Cell – based High – Throughput Screening assay aystem for monitoring G Protein – Coupled Receptor activation using β – galactosidase enzyme complementation technology [J]. J Biomol Screen 2002, 7: 452-459.

27. Linda P. Homogeneous cell – based fluorescence polarization assay for the direct detection of cAMP [J]. J Biomol Screen, 2001, 6: 75-82.

28. AnthonyC. A novel high throughput chemiluminescent assay for the measurement of cellular cyclic adenosine monophophate levels [J]. J Biomol Screen, 2000, 5: 239-247.

29. Ausseil F. High – throughput bioluminescence screening of ubiquitin – proteasome pathway inhibitors from chemical and natural sources [J]. J Biomol. Screen, 2007, 12: 106-116

30. Tian H. A high throughput drug screen based on fluorescence resonance energy transfer (FRET) for anticancer activity of compounds from herbal medicine [J]. Br J Pharmacol, 2007, 150 (3): 321-34.

31. Steven AH,. High – content screening moves to the front of the line [J]. Drug Discov. Today, 2006, 11 (19 – 20): 889-894.

32. Richard ME. Functional G Protein – Coulped Receptor assays for primary and secondary screening [J]. Comb Chem High Throughput Screen, 2005, 8: 311-318.

33. 李韶菁, 杜冠华. 细胞水平的高通量药物筛选技术研究进展 [J], 中国药学杂志, 2008, 43 (2): 84-87, 118.

第三节 后基因组芯片技术

基因芯片作为一种高通量的研究手段，在医学领域应用多年，其缺点日益明显。基因到蛋白还有很多环节，其变化仍然不能代表蛋白变化、功能变化，故后基因组芯片（即受体、酶等蛋白质的芯片）代替基因芯片成为药物高通量筛选研究的主力。在过去的十几年里，DNA 芯片为全方位的基因研究提供了有力的工具，同时作为疾病检测技术引导了生物医学研究的转变。然而，蛋白质是生物功能的主要执行者，其数量众多，功能多样，是药物作用的主要靶点。采用蛋白质芯片分析不同生理病理状态下蛋白质的功能和表达，将会加速对生理过程和疾病机制的理解，找到更有效的疾病治疗策略。

近年来，随着制备和检测技术的日趋成熟，蛋白质芯片已经成为医药研究的重要技术平台。Uetz 等使用酵母双杂交系统构建的蛋白质芯片，首次把蛋白质芯片的概念用于全基因组范围内的蛋白质研究。目前研究重点由对整个蛋白质组的观察，转变为对重要功能蛋白的研究。众多实验室和公司使用不同的方法构建了功能多样的蛋白芯片，在生物医药的各个领域展开研究。研究表明蛋白质芯片能够高效的利用抗体抗原反应对疾病进行监控和诊断，很好的确认激酶底物的特异性，快速分析功能多肽及蛋白结合域相关生物分子的相互作用。

本文就蛋白质芯片在生物医学和药学方面的研究进展进行了综述。

1. 蛋白质芯片的理论及技术

蛋白质芯片是将微量蛋白质固定于固相载体，通过高灵敏度读取系统对样品溶液进行分析的新技术。尽管蛋白质芯片是基因芯片的衍生化技术，但其理论的出现却早于基因芯片。缩微化平行微阵配体结合试验的基本原理早在十多年前就被提出。在免疫学实验研究中，Roger Ekins 和他的同事提出了"包围分析物理论"，证明蛋白质芯片非常灵敏，可将体系中 TSH 或 HbsAG 定量至飞摩尔浓度（$1\ fM = 1 \times 10^{-15}\ mol \cdot L^{-1}$）。他们解析了一个只用少量捕捉分子和少量样品的体系，较之用量是其几千倍的体系更为敏感的原因：第一，结合反应是在捕捉分子密度最高、所在区域最小，目标分子数量远高于捕捉分子数量的条件下发生的；第二，结合反应复合物仅位于一个很小的区域，导致局部强信号。因此，蛋白质芯片是以微位点获得强信号，并且不需大量样品。正是由于这一特点，蛋白质芯片技术受到广泛关注。

随着生物芯片技术的发展，蛋白质芯片的制备技术已获得突破性进展，不仅在蛋白质芯片制作方面引入了机器人制作和商品化玻片载体，而且较成功地解决了蛋白质固相表面的固定问题，为蛋白质芯片的进一步发展奠定了基础。蛋白质的载体表面固定是芯片制备的重要环节，直接影响到芯片的质量。软性载体如聚苯乙烯（polystryene）、聚偏二氟乙烯（polyvinylidene fluoride，PVDF）和硝化纤维膜，主要用于传统的生化分析，不能独立用于蛋白质芯片。载体的研究主要着眼于化学和光学性质良好的玻璃显微载玻片。玻片载体适用于大多数实验，主要分三类：3D 结构的玻片，纳米井 2D 玻片和平板玻片。

3D 芯片以平板照相技术将聚丙烯酰胺凝胶垫、琼脂薄膜吸附于玻璃片表面并格式化。这两种材料都可形成高度多孔亲水基质，可在多孔结构上对 DNA、蛋白质、抗体等进行吸附交联。2D 纳米井是由多聚二甲基硅烷（polydimethysiloxane，PDMS）等于玻璃表面构建的，需在玻片表面光刻蚀形成小井或流路。平板玻片较为常用，按活化策略分为三类：以多聚赖氨酸为代表的吸附法，以氨基三甲氧基硅烷（3 - aminopropyltrimethoxysilane，ATPS）连接 1,4 - 苯二异硫氰酸盐（1,4 - phenylene，PDITC）或辛二酸二硫酸盐琥珀酰亚胺酯（Bis - sulfosuccimimidyl，BS^3）等产生醛基化表面、环氧基表面为代表的交联法和以生物素包被、镍 - 次氮基三乙酸（Ni - nitrilotriacetic acid，Ni -

NTA）包被及金包被为代表的方向选择性连接方法。

　　于载体上的自动点样技术主要有：Shalon 和 Brown 等建立的点接触法，这种技术使用泡式点样针，可在 1 cm² 内点 6,500 个点；借鉴于喷墨打印机的喷墨法，这种技术通过压电晶体形式定滴供给，在 1cm² 上可喷射 10000 个点；以及基于 α-stamp（affinity stamp）的软印章技术。

　　蛋白质芯片的基本制备过程包括点样、温育交联、封闭、清洗四个步骤。将得到的蛋白质样品以磷酸缓冲液（PBS）配成 $0.2 \sim 1.0 \, g \cdot L^{-1}$。取 4μl 蛋白质样及 4μl 蛋白质点样液（PPB），以机器人点样。保湿盒内温育 1 h 后，以 $NaCNBH_3$ 溶液还原共价键加固，以 1% BSA 的 PBS 溶液封闭，室温微振 30 min，然后用 PBS 于室温清洗，用于检测。

　　芯片的检测在芯片应用中尤为重要，由于芯片样品信号非常微弱，需要具有高灵敏度的检测方法才能保证芯片检测结果的准确度和精确度。目前常用的蛋白质芯片检测方法如表 1 所示。

表 1　蛋白质芯片常用检测方法

技术名称	检测原理	实际应用
直接检测法		
表面加强激光解析离子化飞行时间质谱（SELDI-TOF-MS）	基质辅助激光解析离子化飞行时间质谱（MALDI-TOF-MS）的衍生化技术。对样品选择性结合，使用 MALDI-TOF-MS 进行质谱分析。	Ciphergen Biosystems 公司检测到纳摩尔级的淀粉样 β 蛋白（Aβ），定量评价了 $Aβ_{40}$ 与 $Aβ_{42}$ 的比例
表面等离子体共振检测技术（surface plasmon resonance, SPR）	载体镀有金或银薄层，监测表面等离子体共振时入射光角度变化以探测生物分子间实时相互作用	Pharmacia Biotech 公司基于 SPR 平台的 Biacore 技术
光学蛋白质芯片	以光学成像技术检测生物分子芯片复合物膜层；光栅技术	内分泌激素的测定

技术名称	检测原理	实际应用
表面加强纳米簇共振蛋白质芯片	以电磁波激发纳米簇,将生物分子相互作用转化为光信号	Mayer C. 等制备的 SEF 和 SEA 芯片
同位素示踪法（isoto-pic tracer method）	同位素标记	FUJI FILM 公司 FLA-3000,可同时检测多种同位素与荧光
化学发光法（luminescence）	生物素标记,亲和素——酶偶联系统催化显色	EverGene 生物技术公司生产的 Lucy 1, 2-Luminometer
胶体银胞质团共振颗粒法	金属纳米颗粒 PRPs 标记	尚无资料
荧光标记法	荧光染料标记	激光共聚焦芯片扫描仪 General Scanning 公司的 ScanArray™ 为代表;CCD 芯片扫描仪 Gememic Solutions 公司的 GeneTac™1000 为代表
半导体探针标记法	半导体纳米晶体标记	尚无资料

2. 蛋白芯片在生物医学、药学研究中的应用现状

2.1 抗原-抗体芯片用于诊断或药理学研究

由于抗体应答是宿主抵御外来分子和微生物入侵的重要机制,抗体-抗原具有高度结合特异性,能够从复杂分子的混合物中分离单一的抗原,这种免疫学反应一直以来就被用作临床检验工具,其应用涉及到自身免疫性疾病、过敏反应、感染及癌症等方面。

2.1.1 疾病诊断

目前临床抗体诊断项目达数百种,检测方法不统一,且检测需要大量血清。蛋白芯片可将多种指标集成,在临床上实现使用微量血清并行检测,提高诊断效率。Robinson 等制备了包含 196 个功能蛋白标志物芯片,检测了包括系统性红斑狼疮和风湿性关节炎在内的 8 种人类自体免疫疾病的血清。目前他们致力研究的新免疫生物芯片,包括 200 余种蛋白、多肽、核酸及蛋白复合物抗原,可用于检测包括 RA、SLE、炎性肌病、硬皮病、原发性胆汁性肝硬化（PBC）、干燥综合征（SS）等多种人类自身免疫性疾病。国内史进方等用蛋白芯片技术对 8 种常规自身抗体检测及进行了评价,其灵敏度和特异性均高于常规方法。Hiller等将94个纯化的过敏原制成阵列，病人的过敏反应通过一次就可检测完成。众多研究报道了使用致敏原阵列对病人样品中IgE分子的检测，这些阵列也包括了非蛋白性的致敏原，如橡胶等。国内胡洁等研制的致敏原特异性IgE检测蛋白芯片，也有较好的灵敏性和特异性，血清稀释128倍仍可检测到抗原特异性IgE的存在。HIV感染的患者联合感染HBV或HCV的情况较为常见。最近，Perrin等开发出了一种联合寡核苷酸和蛋白质的芯片ComboLISA，能够同时检测感染者血清中的HIV、HBV、HCV核酸和相应的抗体。癌细胞的基因突变和多态性决定了癌症标志物的多样性。使用蛋白芯片技术联合检测多种肿瘤标志物，已成为临床医学研究的一项热门趋势。Sun等人制备了12个单克隆抗体的芯片，通过对15,867人进行体检发现16例癌症，进一步确认均为阳性。Zhong等使用蛋白芯片对非小细胞肺癌血清进行了诊断，方法的灵敏度和准确性都达到90%以上。

2.1.2 疾病标志物发现

抗体芯片的应用，不仅为疾病的诊断提供了有力工具，也为新靶点的发现和进一步病因揭示提供了捷径。Robinson等人使用232个髓磷脂蛋抗原蛋白组成蛋白芯片用于寻找慢性脑髓炎中潜在的自体免疫靶点。Quintana等人使用由266各不同抗原制备的蛋白芯片通过IgG自体抗体系统检测鼠I型糖尿病标志物。同时，在癌症标志物研究方面，Gao WM等人将84个抗体固定在芯片上对肺癌病人血清进行检测，发现C－反应蛋白和血清淀粉样物质A表达升，并用于肺癌诊断。通过使用蛋白芯片对于巴西果过敏原结构表型分析发现，螺旋－环状结构是致敏原标志性结构。Saouda等制成了一种抗体芯片检测到了化脓性链球菌（S. pyogenes）的一种外毒素半胱氨酸蛋白酶SpeBS. pyogenes，这一毒力因子可用于此类感染的诊断。

2.1.3 病程监控或药理学研究

有研究表明，50%的乳腺癌，56%的前列腺癌，35%的结肠癌在癌症早期就伴随着蛋白水平微小的变化。但在转移之前，常用的检测方法难以检测，Paweletz等使用蛋白质芯片支持一种前列腺癌进展的假说模型，将癌症进展与Akt磷酸化的降低与ERK磷酸化的升高，以及凋亡途径的压抑联系了起来，可针对癌症病程发展制定不同治疗策略。Combaret等人通过芯片检测到一种神经母细胞瘤标志蛋白SAA，可用于监控预后治疗情况。目前国内外正在探索使用特异性病毒蛋白质制备高亲和力的蛋白质芯片，用于SARS患者和疑似患者的诊断，观察感染 SARS 病毒之后体内特异性抗体的动态变化，帮助监测病情发展。

抗体芯片也被用于阿尔茨海默病、心脏病和脑卒中的临床诊断，及食物和水的安全性检测。

抗体芯片也可以在药理学研究中用于检测药物引起的变化，分析药物的作用机制。

3. 蛋白芯片在民族药研究等领域中的应用

3.1 酶-底物芯片：药物靶点和代谢研究

无论民族药、中药还是西药，均是通过某些药理学机制和靶点发挥着防病治病作用的，其中酶蛋白是药物作用的重要靶点，如果将多种酶蛋白制备成芯片，可以进行药物筛选、生理药理学研究。

3.1.1 药物靶点研究

蛋白激酶引起的蛋白磷酸化是细胞调节过程中的关键环节，激酶的活化引发信号传递，激活细胞内级联反应途径，调节磷脂代谢、钙固定、蛋白磷酸化和转录调控，在多种生理过程中发挥着重要的作用。激酶作为一类重要的药物靶点，对新的激酶和它们的特异底物的研究一直受到重视。不同活性的酶如磷酸化酶，过氧化物酶，半乳糖酶，限制性酶及蛋白激酶已经被用于芯片分析。另外 Cha 等人的研究证明了溶液中的硫酸化反应能够在硫酸转移酶芯片上重现，为芯片上酶活性的研究提供了依据。Chen 等则研究了酶抑制剂对于固定于芯片上的多种磷酸化酶、半胱氨酸蛋白酶、丝氨酸蛋白酶的抑制作用，为酶抑制剂的药物筛选奠定了基础。

与此相反的一种酶芯片策略是将酶底物制成芯片。Kramer 等人将 768 个纯化的蛋白作为底物固定在芯片上，使用蛋白激酶 CK2α 进行检测，最终发现 CK2α 的 21 个潜在的底物。另外一个类似试验制备了 9 mer 多肽底物阵列对酪氨酸激酶 c-Src 底物特异性进行了检测。这样一些研究，加快了对酶生化特性的全方位了解，为药物靶点的发现和信号转导研究提供了帮助。

3.1.2 药物代谢研究

P450 酶对药物修饰后能够产生有效的分子或有毒分子，对于药物的这方面预测显得比较重要。Lee 等人使用了 P450 的两种同工酶 CYP3A4 和 CYP2B6 固定于芯片上，分别与药物环磷酰胺、替加氟及乙酰氨基酚作用后，在芯片顶层培养单层细胞，然后通过检测细胞状态判断药物代谢产物的毒性。这一高通量的方法可以用于小分子药物的 ADME/TOX 研究，在药物研究早期排除一些毒性作用。

3.2 功能性多肽：分子调节机制的确认

近年来大量的研究表明，蛋白间相互作用总是发生在蛋白结合域与其配体蛋白的某个多肽基序间（8-15 氨基酸）。多肽基序的转录后修饰对蛋白相互作用起着重要的调节作用。使用蛋白质芯片有助于这种调节机制的发现和确认。

保守的 α-整合素细胞质基序 KVGFFKR 对于血小板整合素 $α_{IIb}β_3$ 的调节作用很有争议。为了明确这种调节的分子机制，Larkin 等人首先研究了基序 KVGFFKR 与天然蛋白的相互作用。他们将合成的 KVGFFKR 多肽片段标记了生物素，与包括 37200 个重组人类蛋白的高密度蛋白质芯片进行反应，寻找能与之高亲和力结合蛋白质。大量的整合素结合蛋白被发现，其中氯离子通道调节蛋白 ICln 的亲和力最强。研究发现 ICln 蛋白在血小板上的表达量也最高。为深入研究该多肽的分子机制，他们利用低密度蛋白质芯片 SPR 技术（surface plasmon resonance）测定了 KVGFFKR 多肽与 $α_{IIb}β_3$ 的亲和力为 82.2 ± 24.4 nM。接着，KVGFFKR 多肽和 KAAAAAR 对照多肽及另外 18 个筛选呈阳性结合的蛋白作为探针被制成低密度蛋白质芯片用于和血小板裂解液反应，结果发现 KVGFFKR 多肽能够特异性的捕获 ICln 蛋白。实验证明，通过蛋白质芯片可以对大规模的蛋白组进行研究，从总体上找到可能的信号通路相关蛋白，还可对相关蛋白进行确认并对其特点进行详细研究。

3.3 蛋白结合域：药物先导化合物研究和药物检测

蛋白结合域是独立折叠的蛋白区域，是靶蛋白与药物分子相互作用的直接位点，对蛋白结合域的研究实现了对那些完整表达和纯化有困难的蛋白的直接分析，有着重要的药理学意义。

3.3.1 信号转导通路研究

蛋白结合域通过与其配基的短肽基序结合介导了蛋白间的相互作用，完成信号的传递。Espejo 等建立了 WW，酪氨酸激酶 Src 同工酶 2（SH2），SH3 和 PDZ 结合域芯片。使用这些阵列进行分析，确定了结合域对细胞蛋白的结合谱。使用这种方法，他们确认了细胞信号转导分子 Sam68，并发现了另一种信号分子核蛋白 SmB′ 新的结合谱。这种蛋白结合域芯片不仅能够识别蛋白潜在的结合配基，也能够估计因转录后修饰而导致的蛋白配基的结合能力的变化，是研究信号转导途径的有力工具。类似的阵列在 Panomics 公司已经可以得到商业化的产品。

3.3.2 药物先导化合物研究

在药物研究中，分析先导化合物与蛋白的作用最受关注。MacBeath 等人将 FKBP12 蛋白结合域制成微阵列，将合成并作了荧光标记的 3 个小分子化合物与芯片反应，结果显示了与结合域不同的亲和力。此前他们尝试过相反的方法，将小分子化合物固定到玻片上，而标记了 FKBP12 蛋白，同样显示了较好的结合。这两种方法的结合可以为药物靶点的寻找或者已知靶点对活性化合物的发现提供研究策略。

G 蛋白偶联受体是重要的药物靶点，50% 上市药物都是以该受体家族为作用靶点。随着蛋白质芯片技术的兴起，很多实验室为方便 GPCR 的研究，纷纷尝试将这种膜受体固定于玻璃片基或金薄层表面上。Fang 和 Frutos 等人发现，采用 γ-aminopropylsilane 活化的玻片，再固定具有脂质双分子层的 GPCR 有较好的性质，并在此基础上研究了人神经紧张素 I 型受体和肾上腺素受体 $β_{1,2}$，$α_{2A}$ 与相应配基的结合情况，得到的 K_i 值（抑制常数）与文献报道一致。Lars Neumann 等人通过直接以荧光探针标记肾上腺素受体 β2 构象敏感位点，以荧光显微镜实时观测受体激动剂引起的荧光改变，提出了新的药物高通量筛选方法。而 Christoph Birei 和他的合作者们则以生物素将 GPCR 定向的固定于芯片载体上，利用成像系统直接检测 G 蛋白的活性。这些工作为分子药理学和药物研究提供了新的工具。

3.3.3 药物检测

药物检测通常采用分析化学手段，利用核磁共振仪、高效液相和质谱仪等高精度设备对微量样品进行结构及定量分析。相对化学检测法而言，生物检测法一旦达到检测灵敏度要求，就将表现出其基于生物学效应的优越性。国外已有生物公司及实验室将蛋白质芯片引入到药物检测领域，并测定了实验药物的相关参数。例如 J. Lahiri 研究小组利用蛋白质芯片，通过荧光标记受体竞争结合实验测定了样品中扎莫特罗（Xamoterol）等肾上腺受体激动剂的浓度与荧光强度的依赖性关系，获得了可靠结果。本实验室成功地将蛋白质芯片技术应用于体育竞技中的兴奋剂检测，初步建立起兴奋剂检测芯片技术。不仅可以检出样品中已知兴奋剂，也有可能检出未知的新兴奋剂，为反兴奋剂工作提供有力工具。

另一类重要的受体——核受体，作为配基依赖性的转录调节因子，它们主要通过调节基因表达诱导或抑制细胞的增殖、分化和死亡，导致多种生物学效应，并证实它们的异常与多种疾病密切相关。我们制备了雌激素和雄激素受体蛋白结合域芯片，对雌激素或雄激素进行了检测，取得了较好的效果。然而，结合域的结合活性在完整蛋白的其他调控区缺失下会有所改变，在研究相关功能时需要注意。

3.4 蛋白质芯片在中药复方现代药理学研究中的应用

中药复方是中药学的精华组成部分，是中药现代化研究的重要内容之一。尽管利用现代医学手段对中药复方的研究已取得了重要成果，这些研究还远不能解释中药复方在治疗疾病方面的奥妙和机理。利用蛋白质芯片可以在一张芯片上固定大量与待检复方作用机理相关的蛋白（受体、抗体或特异蛋白质）以药理学竞争结合方法检测复方作用的靶点，再将大量所得信息以动物或细胞实验加以验证，使中药复方的药理作用明确化，将有助于中药的推广应用。目前，国内已有人利用基因芯片对中药复方——黄连解毒汤进行了尝试性研究，证明了中药复方发挥作用通过多个靶点，是一个复杂的过程，这种研究方法表现出明显的技术优势。

3.5 蛋白质芯片在毒理学研究中的应用

长期毒性和副作用往往涉及基因的改变和药物的蛋白质多靶点作用。蛋白质芯片可将与药物作用相关的蛋白质制成芯片，对药物进行多靶点检测，有助于在新药开发前期快速全面的了解药物作用靶点，监控毒副作用，减少损失。结合基因芯片研究药物对遗传信息的影响，将取得更好效果。

但是目前这方面的应用仍停留在基因水平。Reilly 等应用芯片研究了给予中毒量醋氨酚的大鼠肝脏中基因表达的调节，发现编码细胞周期调节蛋白、转录因子 LRG 21、细胞因子信号转导（SOCS）2 蛋白，血浆酶原活化抑制分子 1（PAI1）等多种蛋白的基因表达增加了两倍多，提示它们在增加或阻止进一步的肝脏毒性作用中具有潜在的重要性。这一结果可利用蛋白质芯片进一步确认。

4. 蛋白芯片在医学、民族药学研究中的应用前景

使用蛋白芯片替代传统技术有很多优势。简单的阵列技术能够并行的检测

数百种反应。近年来,从使用纯化分析物进行规律性验证的实验,到应用实际复杂样品进行蛋白质组学的研究,蛋白质芯片技术正在走向成熟,其应用涉及到了医药研究的各个环节。样品的微量消耗使它的应用更为广泛,新技术如蛋白质自动表达纯化系统的出现,极大地推动了该技术的发展。

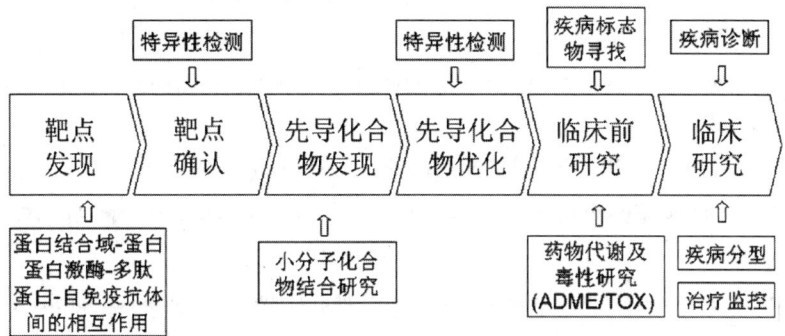

图1 低密度蛋白质芯片在医药领域的应用

Fig. 1 The application of low density protein biochip in medicine

尽管蛋白芯片还面临着诸多挑战,但技术的进步使固定的蛋白能够保持其天然的活性,更多蛋白功能的明确使芯片的内容不断增加,更加敏感的检测方法正在建立,低密度蛋白质芯片在诊断和药物发现中的快速发展,将使更多的民族药研究机构提高研究水平、丰富研究手段、实现研究构想。

参考文献

1. Uetz P, Loic Giot, Cagney G, et al. A comprehensive analysis of protein–protein interactions in Saccharomyces cerevisiae[J]. Nature, 2000, 403(6770): 623-627.

2. Ekins R P. Multi–analyte immunoassay. J Pharm Bio med Anal, 1989, 7(2): 155-168.

3. Cahill Dj. Protein and antibody arrays and their medical applications[J]. J immunol Methods, 2001, 250(1-2): 81-89.

4. Ge h. UPA, a universal protein array system for quantitative detection of protein–protein, protein–DNA, protein–RNA and protein–ligand interactions[J]. Nucleic Acids Res, 2000, 28(2): 33.

5. Guschin D, Yershov G, Zaslavshy A, et al. Manual manufacturing of oligonucleotide, DNA and protein microchips[J]. Anal Biochem, 1997, 250(2): 203-211.

6. Zhu H., klemic J F, Chamg S, et al. Analysis of yeast protein kinases using protein chips[J]. Nat Gente, 2000, 26(3): 283-289.

7. Lin S C, Tseng F G, Huang H M, et al. Microsized 2D protein arrays immobilized by micro-stamps and micro-wells for disease diagnosis and drug screening[J]. Fresenius J Anal Chem, 2001, 371(2): 202-208.

8. Rich R L, Day Y S, Morton T A, et al. High-resolution and high-throughput protocols for mesuring drug/human serum albumin interactions using BIACORE[J]. Anal Biochem, 2001, 296(2): 197-207.

9. Delehanty J B, Ligler F S. Method for printing functional protein microarrays[J]. Biotechniques, 2003, 34(2): 380-385.

10. Koopmann J O, Blackburn J. High affinity capture surface for matrix-assisted laser desorption/ionisation compatible protein microarrays[J]. Rapid Commun Mass Spectrom, 2003, 17(5): 455-62.

11. Senior K. Fingerprinting disease with protein chip arrays[J]. Molecular Medicine Today, 1999, 5(8): 326-327.

12. Rich R L, Myszka D G. Advances in surface plasmon resonance biosensor analysis[J]. Curr Opin Biotechnol, 2000, 11(1): 54-61.

13. Lin B, Qiu J, Gerstenmeier J, et al. A label-free optical technique for detecting small molecule interactions[J]. Biosensors and Bioelectronics, 2002, 17(9): 827-834.

14. Mayer C, Schalkhammer N, Bauer G. Slide-format proteomic biochips based on surface-enhanced nanocluster-resonance[J]. Fresenius J Anal Chem, 2001, 37(2): 1238-1245.

15. Sxhultz S, David R, Smith, et al. Single-target molecule detection with nonbleaching multicolor optical immunolabels[J]. PNAs, 2000, 97(3): 996-1001.

16. Wiese R. Analysis of several fluorescent detector molecules for protein microarray use[J]. Luminescence, 2003, 18(1): 25-30.

17. Bruchez M Jr, Moronne M, Gin P, et al. Semiconductor nanocrystals as fluorescent biological labels[J]. Science, 1998, 281(5385): 2013-2015.

18. Robinson WH, DiGennaro C, Hueber W, et al. Autoantigen microarrays for multiplex characterization of autoantibody responses[J]. Nat Med, 2002, 8(3): 295-301.

19. Shi JF, Gu GH, Chen JQ, et al. Protein chip technology used in examination for eight autoantibodies and its methodological evaluation[J]. J Xi'an Jiaotong University (Medical Sciences), 2005, 26(1): 57-60.

20. Hiller R, Laffer S, Harwanegg C, et al. Microarrayed allergen molecules: diagnostic gatekeepers for allergy treatment[J]. FASEB J, 2002, 16(3): 414-6.

21. Hu J, Zhu YM, Han JX, et al. Diagnosis of serum allergen specific IgE on protein chip[J].

Chin J Derm Vencreol, 2005, 19(5): 314-6.

22. Perrin A, Duracher D, Permt M, et al. A combined oligonucleotide and protein microarray for the codetection of nucleic acids and antibodies associated with human immunodeficiency virus, hepatitis B virus, and hepatitis C virus infections[J]. An Biochem, 2003, 322(2): 148-55.

23. Sun Z, Fu X, Zhang L, et al. A protein chip system for parallel analysis of multi-tumor markers and its application in cancer detection[J]. Anticancer Res, 2004, 24(2):1159-65.

24. Zhong L, Hidalgo GE, Stromberg AJ, et al. Using Protein Microarray as a Diagnostic Assay for Non-Small Cell Lung Cancer[J]. Am J Respir Crit Care Med, 2005.

25. Robinson WH, Fontoura P, Lee BJ, et al. Protein microarrays guide tolerizing DNA vaccine treatment of autoimmune encephalomyelitis[J]. Nat Biotechnol, 2003, 21: 1033-9.

26. Quintana, FJ, Hagedorn PH, Elizur G, et al. Functional immunomics: microarray analysis of IgG autoantibody repertoires predicts the future response of mice to induced diabetes[J]. Proc Natl Acad Sci, 2004, 101(2):14615-21.

27. Gao WM, Kuick R, Orchekowski RP, et al. Distinctive serum protein profiles involving abundant proteins in lung cancer patients based upon antibody microarray analysis[J]. BMC Cancer, 2005, 5: 110.

28. Alcocer MJ, Murtagh GJ, Wilson PB, et al. The major human structural IgE epitope of the Brazil nut allergen Ber e 1: a chimaeric and proteinmicroarray approach[J]. J Mol Biol, 2004, 343 (3):759-69.

29. Saouda M, Romer T, Boyle MD. Application of immuno-mass spectrometry to analysis of a bacterial virulence factor[J]. Biotechniques, 2002, 32(4): 916-23.

30. Paweletz CP, Charboneau L, Bichsel VE, et al. Reverse-phase protein microarrays which capture disease progression show activation of prosurvival pathways at the cancer invasion front[J]. Oncogene, 2001, 20:1981-9.

31. Combaret V, Bergeron C, Brejon S, et al. Protein chip array profiling analysis of sera from neuroblastoma patients[J]. Cancer Letters, 2005, 228: 91-6.

32. Zhang Y. Research development of SARS diagnosis and therapy[J]. World Pharmaceutical newsletter. 2003, 9: 50-1.

33. Cha T, Guo A, Zhu XY. Enzymatic activity on a chip: the critical role of protein orientation[J]. Proteomics, 2005, 5:416-9.

34. Chen GY, Uttamchandani M, Zhu Q, et al. Developing a strategy for activity-based detection of enzymes in a protein microarray[J]. ChemBioChem, 2003, 4(4):336-9.

35. Armin K, Tanja F, Alexandra P, et al. Identification of barley CK2α targets by using the

protein microarray technology[J]. Phytochemistry, 2004, 65(12): 1777-84.

36. Houseman BT, Huh JH, Kron SJ, Mrksich M. Peptide chips for the quantitative evaluation of protein kinase activity[J]. Nat Biotechnol, 2002, 20: 270-4.

37. Xin HW, Wu CX, Li X, et al. Study on differential expression of genes associated with metabolism by cDNA microarry in rat liver treated with berberine chloride[J]. Chinese Pharmacological Bulletin, 2004, 20 (10): 1122-6.

38. Lee MY, Park CB, Dordick JS, Clark DS. Metabolizing enzyme toxicology assay chip (MetaChip) for high-throughput microscale toxicity analyses[J]. Proc Natl Acad Sci, 2005, 102(4): 983-7.

39. Larkin D, Murphy D, Reilly DF, et al. ICln, a Novel Integrin αIIbβ3 - Associated Protein, Functionally Regulates Platelet Activation[J]. JBC, 2004, 279(26): 27286 – 93.

40. Espejo A, Cote J, Bednarek A, et al. A protein-domain microarray identifies novel protein-protein interactions[J]. Biochem J, 2002, 367(3): 697-702.

41. MacBeath G, Schreiber SL. Printing Proteins as Microarrays for high-throughput function determination[J]. Science, 2000, 289(5485): 1760-3.

42. MacBeath G, Koehler AN, Schreiber SL. Printing small molecules as microarrays and detecting protein-ligand interactions en masse[J]. J Am Chem Soc, 1999, 121(34): 7967-8.

43. Bieri C, Ernst O P, Heyse S, et al. Micropatterned immobilization of a G Protein-coupled receptor and direct detection of G protein activation[J]. Nature biotechnology, 1999, 17(11): 1105-8.

44. Zhou Y, Du GH, Geng MY, Lu ZH. Rapid Detection of Anabolic Steroids in Urine by Protein Arrays[J]. Int J Sports Med, 2005, 26: 1-7.

第四节 酶芯片技术及其在民族创新药筛选中的应用

随着基因芯片技术的日益完善，蛋白芯片技术逐渐出现并发展。但监控蛋白质的相互作用并不容易，将 DNA 微阵策略直接应用于蛋白组的研究并不成功。蛋白质不同于核酸，核酸具有相对均一的结构和电性质，而蛋白质具有多样化的化学结构和生物学性质，同时，它还具有多种多样的翻译后修饰。除此之外，在体内不同部位蛋白质的相对丰度相差极大，细胞具有精密的表达调控机制，很难精确地测定某一时间人或动物体内的蛋白量，这也影响了分析和检测的设计。另外，蛋白家族的多样化使它们在大小、化学和结构性质、亲和常数以及细胞内相对丰度等具有极大的差异。除传统 DNA 微阵中存在的问题之外，如何预防蛋白质变性并保持它的构象是将蛋白微阵技术应用于研究的关键问题。蛋白质的微阵分析一直到二十世纪末也未取得很大的进展，早期的尝试主要集中于肽微阵的使用，肽文库主要通过一些原位合成的方法产生，如 SPOT™ 合成、使用平面印刷术的光导向平行合成等。在 2000 年，MacBeath 和 Schreiber 发表了他们的里程碑式的论文，第一次提出了微阵基础的技术应用于高通量蛋白分析的可行性。从那时起，已经出现了更多的微阵基础的蛋白组工具的例子，这些工具允许通过蛋白不同的生物学性质，例如表达、活性和蛋白相互作用对多蛋白进行阐述。现在，微阵不仅成为通过 cDNA 或者 RNA 分析来评估基因表达的主要工具，也已广泛用于蛋白质和小分子文库的筛选。

像 DNA 微阵一样，蛋白微阵的优势主要存在于它可以在单一实验中，使用微量的样品，对于几千个蛋白进行多参数同步测定。现在，一些新的策略已经被应用来操作功能性的生物相容性蛋白微阵。蛋白微阵的表面化学、检测技术以及微阵构建技术的发展已经使这些问题逐渐得到解决，广泛应用于疾病蛋白组的研究，大多数研究集中于各类癌症上。癌症相关蛋白的蛋白微阵研究已经有很多报道，这主要是因为大多数政府项目把资金的很大比例投入在了癌症上。由于玻璃基础的微阵的低花费以及可从 DNA 微阵的构建中汲取很多经验，这种载体的微阵目前仍然主导着市场，也有其它类型的微阵可以得到。随着蛋白芯片技术的发展，人的各种体液中的蛋白都可以通过蛋白微阵技术进行检测，包括血清、滑液和汗。同时，肽和寡聚糖微阵已经被发展用于抗原－抗体和糖－蛋白之间的相互作用。这些研究，尤其是集中于糖类的研究，虽然目前已经取得了肯定的结果，但仍然处于一个早期阶段。通过使用多种多样的蛋白微阵和肽微阵的组合，现在已经成功完成了蛋白酶底物和细胞因子活性的分析以及细菌和毒素的检测。最近，也已经出现了一些关于细胞膜和 G 蛋白偶联受体相关活性的初步研究的报道，但很难排列一个完整的生物膜层（精确模仿自然系统）在固体基质上，这样的膜的平稳性仍然不确定，因为这样的表面很容易被 pH 值、温度、湿度或其它因素的微小改变所影响。目前，蛋白微阵已不仅仅局限于实验研究，它已经逐渐应用于临床和药学，现在已经有蛋白微阵应用于临床治疗、临床诊断、疾病预测、国家安全、药物发现方面的报道。

作为蛋白芯片的一个重要组成部分，酶芯片的研究在近年取得了很大的发展。传统上，酶分析以微孔板形式操作，在每一单一孔中酶和相应底物混合，通过底物转换来确定酶活性。孔功能是作为单个反应室来限制每一个酶分析反应，这样可以预防它与邻近反应的交叉污染。然而，随着蛋白微阵和相关技术的出现，最近的努力已经集中于酶分析的微型化上，但将微孔板中的酶分析转移到微阵形式并不容易，这主要是由于很难将反应产物定位于反应点，同时，酶的活性难以保持。现在已经发展了多种酶芯片形式，可用于酶活性的定量分析，同时，结果具有精彩的可重复性，这些酶分析主要是建立在已知的检测方法如荧光、放射活性和化学发光检测的基础之上。当前，不同的酶活性已经成功地使用酶芯片进行了分析，酶的活性测定和在芯片上进行酶的确定、特性化和动力学测定将成为酶芯片主要的发展方向。

1. 酶芯片研究的应用

酶芯片主要有三种应用：酶活性的分析、酶抑制作用的研究、或未知酶的确定。酶分析不仅可用于检测酶，而且可以根据它们的底物倾向来产生每种酶所特有的指纹特点来确定酶。这样的分析可以发现有潜力作为酶底物的化学实体，同时也有助于酶的催化机制和性质的更好理解，通过酶作用的独特方式可以用来确定一个未知酶。

2. 酶芯片的构建形式

与蛋白芯片相近，酶芯片的构建形式主要有以下几种：

（1）平面芯片：平面芯片是目前应用最多的酶芯片构建形式，常用载体为玻璃玻片，也有以其它介质如硅片等作为载体的报道，在经过表面修饰之后，常见的如醛基化、环氧化等，根据不同的反应形式，可用于蛋白、多肽、抗体或小分子等反应物质的定位，随着技术的发展，导向定位方式已经出现，常用的导向定位主要是基于以下五种原理：

（a）蛋白质 A、G、L 可以识别多种抗体的抗原决定簇，通过这三种蛋白的使用可以实现抗体的定向定位；

（b）链霉亲和素含有生物素的特异性结合位点，通过链霉亲和素建立导向单层，可以实现生物素化蛋白的导向定位；

（c）通过使用糖类来实现对糖有高亲和力的蛋白的特异性定位；

（d）通过将含有次氮基三乙酸（Nitrilotriacetic acid，NTA）的脂质单层转移到沉积于玻片上的金属层上，可以实现含有组氨酸尾蛋白的导向定位。

(e) 通过 mRNA 与蛋白质或多肽之间的共价连接，可以将蛋白质或多肽杂交于相应的 DNA 序列上。

现在已经有报道显示，相对于非定向定位而言，均匀可控的定向定位的蛋白或抗体拥有更高的活性。Cha T. 报道组氨酸标记的重组蛋白可以定向定位于聚乙二醇包被的硅片上并显示比非定向定位的蛋白更高的活性。但也有一些报道显示，以两种方式定位的蛋白的功能的保留并没有明显差异，同时，蛋白的导向定位要求玻片的复杂的预处理。

(2) 三维芯片：如常用的溶胶-凝胶形式（sol-gel），将蛋白或底物等反应物质定位于凝胶内，通过凝胶的三维结构维持蛋白活性，并实现蛋白的高负载，进行酶活性的分析。

(3) 纳米井芯片：对于酶活性分析来说，纳米井芯片是一种理想的芯片形式。纳米井芯片一般是在基质上，如硅片，通过光学或其它技术刻蚀出微孔阵列，微孔的反应体系一般为纳升级，通过电喷洒等技术将样品加入微孔中，进行液相的酶活性微量分析。纳米井芯片的最大问题在于微量液体的蒸发，如何预防并监控微量液体的蒸发是纳米井芯片操作的难点。

(4) 其它类型：在载体上构建甘油微阵列，通过甘油的吸水性能为喷雾溶解于其中的酶和底物营造反应微环境，进行酶活性分析；或直接将含有酶和底物的微液滴混合，进行酶活性的监测。

3. 酶芯片的检测基础

酶芯片的检测基础主要有三种：一种是酶对底物产生直接作用，使底物转化为可检测的产物（如由无荧光的底物转化为荧光产物），第二种是通过酶与带标记的亲和小分子之间（常为酶的小分子抑制剂）的直接结合作用进行酶的检测与分析，第三种一般是通过酶的作用使一种标记小分子结合于另一种固定于载体上的小分子底物上，从而实现酶的检测。第一种常用于酶活性的分析，第二种主要用于酶的特异性与丰度分析，而第三种是激酶和转移酶的常用检测原理。通过荧光、酶联免疫、放射等多种检测策略，水解酶、裂解酶、转移酶、激酶等多种酶活性已经被分析，结果具有精彩的可重复性。

4. 酶芯片的应用形式

(1) 使用酶蛋白微阵进行酶分析

要使用蛋白微阵技术作为高通量酶筛选的平台技术,要解决的关键问题是同步测定定位于同一表面的单个蛋白的活性,同时最小化蛋白之间的交叉污染。像以前提及的,由于微孔板中的每一个孔可以作为一个单独的反应室来限制酶反应,这种反应方式用于酶分析已经是最简便直接的。在蛋白微阵中,几千个蛋白点定位在一个平的表面上。为避免点之间的相互干扰,使微孔板酶分析直接转移到微阵形式,Tan EL 等最近发展了一个新的活性基础策略,允许定位于微阵中的酶的灵敏检测。这个策略主要建立于亲和力基础之上,而非活性基础之上。这种对酶具有亲和力的小分子探针(大多数为酶的小分子抑制剂),通过以一种高度选择性的方式对靶酶进行共价修饰,这些探针易化了蛋白从复杂蛋白组中的确定和纯化。由于探针是用荧光染色预标记的,共价的酶－抑制剂加合物的形成使酶可以被检测。一个最近的研究显示了自杀性抑制剂对定位于微阵上的一系列酶,包括磷酸化酶、半胱氨酸蛋白酶和丝氨酸水解酶的特异性。Cha T 等使用一种 Cu^{2+}-IDA-mPEG–Si 表面作为载体,实现了含有 $6 \times His$ 尾的重组硫酸化转移酶的导向定位,酶活性与在液体环境中相近似。Ouyang Z 等使用质谱技术检测了定位于载体表面的胰酶和溶菌酶水解底物产生的产物,证明了它们的蛋白水解活性。Jung 和 Stephanopoulos 以蛋白微阵形式操作了多酶反应,这种方法被用来优化获得最大催化效能的各种酶的比例。Lee 和它的同事将酶蛋白芯片技术应用于药物代谢酶的研究,通过溶胶－凝胶方式定位 P450 酶,再以更大点样点将原药点样于酶点上,在点样点上层覆盖一层定位于另一载体上的单层细胞,反应一定时间,分析细胞单层中活细胞与死细胞的比值,从而以高通量的方式完成了细胞其础的药物毒性筛选。

(2) 使用肽阵列/底物阵列进行酶分析

肽阵列和小分子底物阵列主要用于确定蛋白酶和其它水解酶、激酶和糖基化修饰酶,现在已经发展了许多微阵基础的蛋白酶确定方法。Kiyonaka et al 通过使用一个用于肽定位的固相支持物,使用包埋在 3D 大分子凝胶中的荧光底物来研究酶活性。Park and Clark 描述了一个方法用于检测水解酶的显色分析。在这个方法中,水解酶被压缩进入溶胶－凝胶微结构中,来创建溶酶阵列(solzyme array),水解反应可以通过一种普遍的指示剂溴百里草酚蓝的颜色改变来监控,这个阵列也可以用于通过使用不同的肽底物来探测酶特异性和抑制作用。Ellman 等最近发展了一个更好的方法,这个方法在以微阵形式进行蛋白酶的高通量确定中很有潜力。它们将肽香豆素衍生物的组合文库位点特异性地定位于肽微阵上，7-氨基-4-甲基氨基甲酸香豆素（7-amino-4-carbamoylmethyl coumarin，ACC）被用作荧光报告子。Zhu Q 等发展了一个相似的方法用于水解酶的高通量确定，这些酶包括酯酶、脂肪酶、蛋白酶和环氧化物水解酶。在这个方法中，一个荧光香豆素衍生物被合适地修改以产生一系列定位于一个玻片上的底物来产生一个小分子阵列。在酶切割底物后，荧光香豆素被释放，因此允许酶活性转化成荧光强度。除这些研究外，Miyake 已经报道了一种方法，可通过使用荧光素尾亲合配体（flurescently tagged affinity ligand）来定量测定芯片上的抑制剂与酶的可逆与不可逆结合。Angenendt P 等将底物点样定位于基质上，通过二次点样将酶点样于点样点上，可用于 HRP（Horseradish peroxidase）、AP（alkaline phosphatase）和 β-galactosidase 等酶活性的分析及检测限的测定，通过多次点样可用于酶抑制剂的筛选。

最早的微阵形式的功能性激酶分析是由 cAMP 依靠的蛋白激酶 A（PKA）催化的肯普肽（Kemptide）磷酸化的例子。Falsey 首先使用肽作为激酶底物，通过 p60c-src 酪氨酸激酶将 p33 整合进入一个定位的多肽中。在最近的一些年中，另一种用于磷酸化肽/蛋白检测的荧光基础的方法也已经变得经济可得到，这主要是利用染料 Pro DiamondTM。Boutell JM 等使用磷酸化位点底物抗体来定量钙调素激酶Ⅱ作用引起的 P53 变异体的磷酸化，观察到的磷酸化结果与预期一致。Houseman BT 将多肽底物定位于基质上，使用放射性标记的 ATP 和酪氨酸激酶 c-Src 进行温孵，确定了激酶的特异性底物。

近年来，糖阵列也已经取得了可喜的进展，用于蛋白-糖相互作用的研究。Houseman BT 使用半乳糖转移酶特异性底物 GlcNAc 构建了糖阵列，在使用半乳糖转移酶处理后，GlcNAc 转化为 LacNAc，可以被选择性血凝素特异性识别，将血凝素用罗丹明标记后，可用于酶活性的分析。Park 等通过将含有马来酰亚胺终端的糖定位于巯基包被玻片上，构建了糖阵列。这些阵列显示了凝集素对于 α-、β-和 N-连接的糖类物质的定性和定量结合。通过蛋白-糖之间的相互作用，其它糖类修饰酶如糖苷酶、激酶和硫酸化酶也可以通过糖阵列进行特性化。

（3）使用抗体微阵进行酶分析

Sasakura 等建立了一个抗组氨酸尾单抗抗体微阵，以定位来自于大肠杆菌的磷酸二酯酶，并通过其特异性抑制剂及底物 cAMP，研究了其活性及调节机制。

(4) 使用 DNA 阵列进行酶分析

Hu Y. 等使用 DNA 阵列技术进行酶活性的基因组范围确定，主要使用了一种命名为"表达显示"（expression display）的技术，这个技术混合了三种不同技术的优势—核糖体阵列、DNA 微阵和活性基础的酶确定。在这个方法中，首先从 cDNA 文库表达蛋白质混合物，通过核糖体阵列，形成 mRNA-核糖体-蛋白质三重复合物，可以确保每个蛋白质成员被连接并被蛋白自身的 mRNA 序列标记。相继的，通过使用小分子探针，只有含有相应酶活性的蛋白质能被选择。然后，通过洗脱蛋白质三重复合物上相应的 mRNA 与 DNA 微阵进行杂交，可以高通量的形式完成这些酶的确定。

(5) 使用液相微环境阵列进行酶分析

Dietrich HR 等使用纳米井芯片分析了乙醇脱氢酶、丙酮酸激酶和烯醇化酶的活性，反应体系为 6.3~8nl，并与 96 孔板酶分析形式进行了比较，说明纳米井芯片适合于酶活性的分析。Angenendt P 等使用纳米井芯片对 β-半乳糖苷酶活性及抑制剂的抑制作用进行了研究，反应体系为 100~1000 纳升，并预测了其在药物高通量筛选中的应用。Torres FE 等建立了一个"焓阵列"（enthalpy arrays）来分析己糖激酶的活性，主要原理是将含酶的液滴与含底物的液滴（每滴约 250nl，含反应缓冲液）混合于检测器上，通过温度的改变确定酶的活性。Dhaval N 和 Ma H 建立了一种新的酶芯片，将每个化合物溶于纳升滴甘油中，并点样于空白玻片上，并使用一个超声喷头将小体积的酶和荧光底物喷雾于每一个反应中心。这种策略的一个明显优点是能够以极小的反应体系操作微型化的高通量液相筛选，不需要板的复杂的预处理。同时，使用这个方法可以精确测定先导化合物的 IC_{50} 值。但是甘油不与现存的化合物文库相容，因为在现存的化合物文库中，化合物一般溶于二甲基亚砜中。

随着后基因组研究的持续发展，可以高通量研究蛋白的工具毫无疑问会变得越来越重要。作为研究的一类重要工具，微阵技术可用于器官全蛋白组的同步分析。酶虽然不是活细胞内最重要的分子，但毫无疑问，它是最有趣的分子。酶也是重要的药物靶点，发展微阵基础的可用于酶活性和抑制的高通量研究技术具有重要的意义。当前，研究者们正致力于以下三个方面：（1）发展新的位点特异性的蛋白定位微阵形式，保持酶功能的完整性；（2）发展以芯片形式检测酶活性的新的检测策略；（3）将酶芯片应用于酶抑制作用的筛选。酶芯片虽然已经取得了一些成功，但仍处于起步阶段。通过与新兴的可用于活细胞内酶活性实时监测技术的整合，在不远的未来，酶芯片一定会成为药物发现中的重要武器。

参考文献

1. Frank R. The SPOT-synthesis technique: Synthetic peptide arrays on membrane supports——principles and applications[J]. J Immunol Methods, 2002, 267(1): 13-26.

2. Fodor SP, Read JL, Pirrung MC, Stryer L, Lu AT, Solas D. Light-directed, spatially addressable parallel chemical synthesis[J]. Science 1991, 251(4995): 767-73.

3. MacBeath G, Schreiber SL. Printing proteins as microarrays for high-throughput function determination[J]. Science 2000, 289(5485): 1760-3.

4. Howbrook DN, van der Valk AM, O'Shaughnessy MC, Sarker DK, Baker SC, Lloyd AW. Developments in microarray technologies[J]. Drug Discov Today, 2003, 8: 642-51.

5. Chiosis G., Brodsky JL. Small molecule microarrays: from proteins to mammalian cells - are we there yet? [J]. Trends Biotechnol, 2005, 23: 271-4.

6. Hanash S. Disease proteomics[J]. Nature 2003, 422(6928): 226-32.

7. Warren EN, Jiang J, Parker CE, Borchers CH. Absolute quantitation of cancer-related proteins using an MS-based peptide chip[J]. Biotechniques 2005, Suppl: 7-11.

8. Moscova M, Marsh DJ, Baxter RC. Protein chip discovery of secreted proteins regulated by the phosphatidylinositol 3-kinase pathway in ovarian cancer cell lines[J]. Cancer Res, 2006, 66(3): 1376-83.

9. Sompuram SR, Vani K, Bogen SA. A molecular model of antigen retrieval using a peptide array[J]. Am J Clin. Pathol, 2006, 125(1): 91-8.

10. Andresen H, Grotzinger C, Zarse K, Kreuzer OJ, Ehrentreich-Forster E, Bier FF. Functional peptide microarrays for specific and sensitive antibody diagnostics[J]. Proteomics 2006, 6(5): 1376-84.

11. Adams EW, Ratner DM, Bokesch HR, McMahon JB, O'Keefe BR, Seeberger PH. Oligosaccharide and glycoprotein microarrays as tools in HIV glycobiology, glycan-dependent gp120/protein interactions[J]. Chem Biol, 2004, 11(6): 875-81.

12. Dyukova VI, Dementieva EI, Zubtsov DA, Galanina OE, Bovin NV, Rubina AY. Hydrogel glycan microarrays[J]. Ana. Biochem, 2005, 347(1): 94-105.

13. Lee SI, Howell SW, Raman A, Reifenberger R. Nonlinear dynamic perspectives on dynamic force microscopy[J]. Ultramicroscopy 2003, 97(1-4): 185-98.

14. Gulmann C, Sheehan KM, Kay EW, Liotta LA, Petricoin EF 3rd. Array-based pro-

teomics: mapping of protein circuitries for diagnostics, prognostics, and therapy guidance in cancer [J]. J Pathol, 2006, 208(5): 595-606.

15. Zhu H, Hu S, Jona G, Zhu X, Kreiswirth N, Willey BM, Mazzulli T, Liu G, Song Q, Chen P, Cameron M, Tyler A, Wang J, Wen J, Chen W, Compton S, Snyder M. Severe acute respiratory syndrome diagnostics using a coronavirus protein microarray[J]. Proc. Nat. Acad Sci USA, 2006, 103(11): 4011-6.

16. Harwanegg C, Hiller R. Protein microarrays for the diagnosis of allergic diseases: state-of-the-art and future development[J]. Clin Chem Lab Med, 2005, 43(12): 1321-6.

17. Reichelt O, Muller J, von Eggeling F, Driesch D, Wunderlich H, Schubert J, Grone HJ, Stein G, Ott U, Junker K. Prediction of renal allograft rejection by urinary protein analysis using ProteinChip Arrays (surface-enhanced laser desorption/ionization time-of-flight mass spectrometry) [J]. Urology,2006, 67(3): 472-5.

18. Albitar M, Potts SJ, Giles FJ, OBrien S, Keating M, Thomas D, Clarke C, Jilani I, Aguilar C, Estey E, Kantarjian H. Proteomic-based prediction of clinical behavior in adult acute lymphoblastic leukemia[J]. Cancer 2006, 106(7): 1587-94.

19. Gosalia, DN, Diamond, SL. Printing chemical libraries on microarrays for fluid phase nanoliter reactions[J]. Proc. Natl. Acad. Sci. U. S. A, 2003, 100: 8721-6.

20. Chen GY, Uttamchandani M, Lue RY, Lesaicherrea ML, Yao SQ. Array-based technologies and their applications in proteomics[J]. Curr. Top. Med. Chem, 2003, 3(6): 705-24.

21. Angenendt P, Lehrach H, Kreutzberger J, Glokler J. Subnanoliter enzymatic assays on microarrays[J]. Proteomics 2005, 5(2): 420-5.

22. Goddard JP, Reymond JL. Recent advances in enzyme assays[J]. Trends Biotechnol, 2004, 22(7): 363-70.

23. Merkel JS, Michaud GA, Salcius M, Schweitzer B, Predki PF. Functional protein microarrays: just how functional are they? [J]. Curr. Opin. Biotechnol, 2005, 16(4): 447-52.

24. Seong SY, Choi CY. Current status of protein chip development in terms of fabrication and application[J]. Proteomics 2003, 3(11): 2176-89.

25. Peluso P, Wilson DS, Do D, Tran H, Venkatasubbaiah M, Quincy D, Heidecker B, Poindexter K, Tolani N, Phelan M, Witte K, Jung LS, Wagner P, Nock S. Optimizing antibody immobilization strategies for the construction of protein microarrays[J]. Anal. Biochem, 2003, 312: 113-24.

26. Soellner MB, Dickson KA, Nilsson BL, Raines RT. Site-specific protein immobilization by Staudinger ligation[J]. J. Am. Chem. Soc, 2003, 125: 11790-1.

27. Cha T, Guo A, Zhu XY. Enzymatic activity on a chip: the critical role of protein orientation[J]. Proteomics, 2005, 5: 416-9.

28. Wilchek M, Miron T. Oriented versus random protein immobilization[J]. J Biochem Biophys Methods,2003, 55: 67-70.

29. Cha T, Guo A, Jun Y, Pei D, Zhu XY. Immobilization of oriented protein molecules on poly(ethylene glycol)-coated Si(111)[J]. Proteomics 2004, 4: 1965-76.

30. Young IT, Moerman R, Van Den Doel LR, Iordanov V, Kroon A, Dietrich HR, Van Dedem GW, Bossche A, Gray BL, Sarro L, Verbeek PW, Van Vliet LJ. Monitoring enzymatic reactions in nanolitre wells[J]. J Microsc, 2003 Dec,212(Pt 3):254-63.

31. Tan EL, Panicker RC, Chen GY, Yao SQ. A proteomic strategy for the identification of caspase-associating proteins[J]. Chem Commun. (Camb), 2005, (5): 596-8.

32. Chen, G. Y, Uttamchandani, M, Zhu, Q, Wang, G., Yao, SQ. Developing a strategy for activity-based detection of enzymes in a protein microarray[J]. Chembiochem, 2003, 4: 336-9.

33. Ouyang Z, Takats Z, Blake TA, Gologan B, Guymon AJ, Wiseman JM, Oliver JC, Davisson VJ, Cooks RG. Preparing protein microarrays by soft-landing of mass-selected ions[J]. Science, 2003, 301:1351-1354.

34. Jung GY, Stephanopoulos G. A functional protein chip for pathway optimization and in vitro metabolic engineering[J]. Science 2004, 304:428-431.

35. Lee MY, Park CB, Dordick JS, Clark DS. Metabolizing enzyme toxicology assay chip (MetaChip) for high-throughput microscale toxicity analyses[J]. Proc Natl Acad Sci USA, 2005, 102: 983-987.

36. Kiyonaka S, Sada K, Yoshimura I, Shinkai S, Kato N, Hamachi I. Semi-wet peptide/protein array using supramolecular hydrogel[J]. Nat. Mater, 2004, 3(1): 58-64.

37. Zhu Q, Uttamchandani M, Li D, Lesaicherre ML, Yao SQ. Enzymatic profiling system in a small-molecule microarray[J]. Org Lett, 2003, 5(8): 1257-60.

38. Eppinger J, Funeriu DP, Miyake M, Denizot L, Miyake J. Enzyme microarrays: On-chip determination of inhibition constants based on affinity-label detection of enzymatic activity[J]. Angew Chem Int Ed Engl, 2004, 43(29): 3806-10.

39. Fukui, S, Feizi, T, Galustian, C, Lawson, AM, and Chai, W. Oligosaccharide microarrays for high-throughput detection and specificity assignments of carbohydrate- protein interactions [J]. Nature Biotechnol, 2002, 10: 1011 1017.

40. Boutell JM, Hart DJ, Godber BL, Kozlowski RZ, Blackburn JM. Functional protein microarrays for parallel characterisation of p53 mutants[J]. Proteomics, 2004, 4:1950-1958.

41. Park S, Lee MR, Pyo SJ, Shin I. Carbohydrate chips for studying high-throughput carbohydrate-protein interactions[J]. J Am Chem Soc, 2004, 126(15): 4812-9.

42. Sasakura Y, Kanda K, Yoshimura-Suzuki T, Matsui T, Fukuzono S, Shimizu T. Investigation of the relationship between protein-protein interaction and catalytic activity of a heme-regulated phosphodiesterase from Escherichia coli (Ec DOS) by protein microarray[J]. Biochemistry, 2005, 44(28): 9598-605.

43. Hu Y, Chen GY, Yao SQ. Activity-based high-throughput screening of enzymes by using a DNA microarray[J]. Angew Chem. Int Ed Engl, 2005, 44(7): 1048-53.

44. Dietrich HR, Knoll J, van den Doel LR, van Dedem GW, Daran-Lapujade PA, van Vliet LJ, Moerman R, Pronk JT, Young IT. Nanoarrays: a method for performing enzymatic assays[J]. Anal. Chem, 2004, 76(14): 4112-7.

45. Angenendt P, Nyarsik L, Szaflarski W, Glokler J, Nierhaus KH, Lehrach H, Cahill DJ, Lueking A. Cell-free protein expression and functional assay in nanowell chip format[J]. Anal. Chem, 2004, 76(7): 1844-9.

46. Torres FE, Kuhn P, De Bruyker D, et al. Enthalpy arrays[J]. Proc Natl Acad Sci USA, 2004, 101(26): 9517-22.

47. Ma H, Horiuchi KY, Wang Y, Kucharewicz SA, Diamond SL. Nanoliter homogenous ultra-high throughput screening microarray for lead discoveries and IC50 profiling[J]. Assay. Drug Dev. Technol, 2005, 3: 177-87.

48. Uttamchandani M, Huang X, Chen GY, Tan LP, Yao SQ. Application of microarrays in high-throughput enzymatic profiling[J]. Mol Biotechnol, 2004, 28(3): 227-39.

49. Yeo DS, Srinivasan R, Uttamchandani M, Chen GY, Zhu Q, Yao SQ. Cell-permeable small molecule probes for site-specific labeling of proteins[J]. Chem Commun (Camb), 2003, 23: 2870-1.

第五节　高通量 ADME/T 技术简介

无论采用什么筛选技术，无论对民族药还是对化学药样品进行筛选，得到的活性样品都需要一系列的研究，特别是临床药理学研究甚为关键。根据国内外药物研究经验，大约90%的先导物在临床实验中失败，当然民族药研究也会遇到这个关键难题，一旦临床研究证实药效不佳或副作用过大会导致前期投入的大量资金灰飞烟灭。其原因主要有三方面：即药效差、毒性大及药代动力学性质较差，其中部分先导物药效差是由于口服生物利用度低或代谢稳定性差造成的，而毒性则可能是由于药物被代谢后产生毒性代谢产物或由于药物与药物在代谢过程中产生相互作用而引起，因此，国内外药物研发人员均逐渐认识到，对先导物的吸收、分布、代谢、排泄及毒性（absorption, distribution, metabolism, excretion and toxicity, ADME/T）等性质进行早期评价，不仅可以提高药物发现的成功率，而且可以降低研发成本，在药物发现过程中起到重要作用。

为了避免由于先导化合物口服吸收不佳、生物转化多态性、配伍用药出现交互反应及毒性等缺点而导致药物研发过程的终止，对活性化合物或先导化合物进行早期的药物代谢及毒性研究是非常重要的。这种早期研究的目的是为了降低药物研发的巨大后期投入，而对于药物发现阶段大量的活性化合物和先导化合物进行 ADME/T 研究，就必须采取效率高、成本低的方法。所以，药物发现阶段活性化合物和先导化合物 ADME/T 的研究应采用简单快捷和低成本的方法，将不具备"成药性质"的先导物及早从开发过程中去除，而将主要精力投入到更具潜力的先导化合物研究中，这是当今国际新药研发的主导趋势。在以高通量药物筛选为主要技术方式进行药物发现的条件下，活性化合物和先导物发现的数量不断增加，高通量 ADME/T 评价技术也就应运而生，近年来建立的高通量化合物 ADME/T 评价技术平台，就是为了适应高通量药物筛选的需要产生的，已经形成高通量药物筛选技术的重要组成部分和配套技术。

高通量 ADME/T 评价主要是应用体外（in vitro）、体内（in vivo）及计算机模拟（in silicon）的方法对先导化合物的口服吸收特征、首过效应、血浆蛋白结合率、透过血脑屏障的能力、代谢稳定性、对药物代谢酶的诱导和抑制、生物转化多态性、药物间相互作用、细胞毒性、代谢产物的活性及毒性等性质进行高通量快速评价。

In vitro 评价技术是目前应用最为广泛的 ADME/T 高通量筛选技术。传统的体外评价技术主要应用离体及在体组织或器官，步骤繁琐且操作困难，仅适用于对少量候选药物的性质进行验证而不适用于对大量的活性先导物进行筛选评价。高通量 ADME/T 体外评价技术主要利用分子水平模型、亚细胞组分水平、细胞水平等多水平模型对活性化合物的 ADME/T 性质进行快速评价。以下就体外 ADME/T 评价方法和技术的应用现状进行阐述。

1. 药物被机体吸收性质的体外评价方法

吸收是指用药后（通常指血管外给药方式）药物进入体内的第一个过程，对于口服给药途径，药物透过胃肠道壁被吸收的能力直接决定了其生物利用度的优劣，此外，药物在经胃肠壁及肝脏进入体循环时是否会被大量代谢而失活，即是否存在首过效应（first pass effect）同样也是影响其生物利用度及生物活性的重要因素。具有较好的吸收及合适的生物利用度是先导化合物成为药物的必要条件之一。

研究化合物口服吸收性质的体外方法有多种，大体可以分为离体组织水平的研究方法和细胞水平方法。离体组织器官水平的方法主要包括外翻肠囊法、外翻肠环法、分离肠粘膜法、Ussing 扩散池、在体循环法等，但这些方法共同的缺陷是耗时并限制了其应用。细胞分子水平的方法是近年发展起来新技术，包括细胞模型及人工膜模型，由于后者可以实现快速、微量和大规模，是最适于高通量筛选的体外吸收特性评价模型。

1989 年，Hidalgo 与 Borchardt 引入了 Caco-2 单层细胞模型用以研究化合物及药物的吸收特性。Caco-2 细胞来源于人结肠癌细胞，在普通的细胞培养条件下自发分化形成极化的单层细胞，经过 2 至 3 周的细胞培养，单层细胞之间即可形成紧密连接，其形态学、标志酶的表达及渗透特征与小肠上皮细胞类似。由于 Caco-2 细胞较好地模拟了小肠上皮细胞且易于培养，可以实现高通量药物吸收特性的评价，已经成为应用最为广泛的吸收性质评价模型。

大量的研究表明药物在 Caco-2 细胞模型中的吸收与其体内的吸收有较好的一致性。Caco-2 细胞含有药物代谢酶，在研究吸收的同时可评价药物经肠道时的首过效应，但 Caco-2 细胞来源于结肠，其代谢酶种类、数量及活性均比小肠上皮细胞低，CYP3A4、CYP3A5 等细胞色素 P450（cytochrome P450, CYP450）高表达的 Caco-2 细胞更适于研究化合物经肠道吸收时的首过效应。此外，也有研究者建立了 Caco-2 细胞与肝细胞的组合系统用以同时研究药物经肠道及肝脏时的首过效应，以预测化合物的生物利用度。

Caco-2 细胞虽易于培养但培养的时间较长，因此在一定程度上限制了其筛选化合物的速度，MD 犬肾（Madin-Darby Canine Kidney, MDCK）细胞是另一种适合于高通量筛选的细胞模型，仅需要培养 3 天即可用于筛选。

人工膜模型的出现使 ADME/T 筛选的通量进一步提高，主要包括固定人工膜（immobilized artificial membrane，IAM）及平行人造膜透性分析（parallel artificial membrane permeation assay，PAMPA）技术。研究表明，用 IAM 所得到的药物吸收性质结果与利用 Caco-2 细胞模型及体内小肠吸收方法所得结果有较高的一致性。PAMPA 则利用固定于 96 孔板的人工磷脂双层膜来评价化合物的吸收性质，并通过检测紫外吸收而进行定量分析，大大提高了评价化合物的通量，成为各大制药公司对化合物的吸收特性进行早期快速评价的重要工具。

Caco-2、MDCK 细胞模型及人工膜模型均无法完全模拟细胞旁途径药物吸收及主动转运，因此部分化合物如小分子量亲水化合物、糖、核苷、小肽等尽管在体外模型中通透性较差，但在体内却可被完全吸收，而透过 Caco-2、MDCK 单层细胞或人工膜能力较强的化合物在体内则可能在药物外排蛋白的作用下其吸收明显降低，因此普通 Caco-2、MDCK 细胞模型及人工膜模型主要适合于研究通过跨细胞被动转运途径的化合物吸收。对于透过 Caco-2 细胞能力差的化合物，可用未完全分化的小肠上皮细胞 IEC-18 或 Caco-2 与 HT-29 的共培养体系进行进一步评价以确定化合物是否能过细胞旁途径被吸收，这两种模型较好的模拟了细胞旁途径的吸收。而多药耐药相关蛋白（multi-drug resistance associated-protein，MRP）、P-糖蛋白（P-glycoprotein，P-gp）、胆管多特异性有机阴离子转运体（canalicular multispecific organic anion transporter，cMOAT）等药物外排蛋白高表达的 Caco-2 及 MDCK 细胞可用于生物利用度较低的化合物的吸收机制研究。

此外，还有多种其他类似小肠上皮细胞的模型如 MDCK，TC-7，HT29-MTX，2/4/A1 可用于药物被机体吸收的机制研究。

2. 药物的体内分布评价方法

药物的分布是指药物被机体吸收进入体内后，通过血液循环运送到到机体的各个组织器官，在机体各组织和器官中药物的含量多少就反映了药物的分布情况。

2.1 血浆蛋白结合率

进入血液大循环的药物只有处于游离状态时才具有生物活性，因此血浆蛋白结合率的体外预测将为之后的研究提供重要参数，并且血浆蛋白结合率高的药物之间会互相竞争结合血浆蛋白，当同时使用二者时会造成其中结合率相对较低的药物的游离浓度大大增加，从而可能会引起严重的不良反应，因此血浆蛋白结合率是评价活性化合物成药特性的重要参数，也是需要进行早期评价的特性之一。

目前用于研究药物与血浆蛋白相结合的体外方法主要有平衡透析法、超滤法、凝胶过滤法。平衡透析、超滤和凝胶过滤的特点都是将与蛋白结合的药物和未结合的药物分开，从而便于衡量药物与蛋白的结合率。

通常药物是小分子，而血浆蛋白是大分子。平衡透析法采用半透膜将药物和蛋白分在两个小室内，只有小分子可以透膜，达到平衡后测定两室内药物的浓度，即可计算出化合物的血浆蛋白结合率；超滤法采用超滤膜，固定于离心管中部将离心管分成两室，药物与蛋白混合液加在上室内，通过离心，使没有与蛋白结合的药物分子进入到下室，而蛋白分子以及与蛋白结合的药物分子仍留在上室，从而达到分离的目的；凝胶过滤是通过凝胶渗透层析将蛋白与游离的小分子药物分离开的方法。

2.2 血脑屏障透过率

对于作用于中枢神经系统的药物，良好的血脑屏障透过率是必要的特性，评价化合物是否可以透过血脑屏障，是评价药物能否发挥中枢作用的重要指标。

体外研究药物透过血脑屏障能力的主要方法为通过培养的细胞模拟血脑屏障以筛选药物，所采用的细胞主要为脑微血管内皮细胞，包括牛脑血管内皮细胞、人脑原代血管内皮细胞、SV-40永生化大鼠脑血管内皮细胞、永生化小鼠脑血管内皮细胞等，此外还可利用其他的细胞系如MDCK细胞、ECV304/C6细胞、Caco-2细胞等来进行评价，但这些方法与实际血脑屏障的一致性尚需要进一步评价。

3. 药物的体内代谢评价

药物的代谢是指药物被机体摄入后，在代谢酶的作用下所发生的化学结构的变化。化合物在体内的代谢过程常分为两相，第Ⅰ相包括氧化、还原及水解反应，进入体内的化合物可通过被氧化（或加氧）反应而产生-OH、-COOH等水溶性基团，也可通过还原反应而产生极性较大的基团，经过第Ⅰ相反应的化合物不但水溶性增大，而且更有利于发生第Ⅱ相反应。第Ⅱ相为结合反应，第Ⅰ相反应的产物（代谢物）与内源性高水溶性物质如葡萄糖醛酸、硫酸根等结合而生成高亲水性的分子，从而有利于其排泄。

药物代谢与否决定了药物的代谢稳定性、药物的相互作用以及药物的毒性等。一个理想的候选药物应能够被吸收入血,在体内停留充分的时间并在此期间发挥药理活性,同时与其他药物无相互作用,之后被药物代谢酶代谢后清除出体外,而且药物自身及代谢产物不产生任何毒副作用。

代谢稳定性决定了药物代谢速率,代谢过快则血药浓度难以维持在有效水平上;代谢偏慢会导致半衰期增加而容易达到中毒浓度。而药物对代谢酶的抑制或诱导作用,则可能导致药物间的相互干扰,影响同时服用不同药物的血药浓度,从而造成其他同服药物的药效丧失或毒性增加,产生代谢性药物-药物相互作用。近几年已有多个药物因引起药物-药物相互作用而被撤出市场(Table 2)。

Table 2. Drug Withdrawals Due to DDIs.

Drug	Indication	Year of withdraw
Suruvidine	HIV protease inhibitor	1993
Terfinadine	antihistamine	1998
Mibefradil	calcium channel blocker	1998
Astemizole	antihistamine	1999
Cisapride	gastric reflux	2000
Levacetylmethadol	analgesic	2001
Cerivastatin	cholestrol lowering	2001
Repaglinide *	Anti-diabetic	2003 *

* safety warning added

高通量体外代谢评价技术主要利用分子水平模型(如重组 CYP450 酶)、亚细胞组分水平模型(如肝微粒体)及细胞水平模型(如动物及人源细胞,转基因细胞)等对活性化合物的代谢性质进行快速评价。肝脏是药物的主要代谢器官,在体外研究中,肝细胞及肝微粒体、细胞质部分、S9 部分、肝切片和分离的肝实质细胞均可用于药物代谢研究。

3.1 用于代谢研究的各水平模型

3.1.1 分子水平模型 主要是指基因重组 P450 酶系,即采用基因工程及细胞工程,将调控 P450 酶表达的基因整合到大肠杆菌或昆虫细胞,经细胞培养,表达高水平的 P450,纯化后可获得较纯的单一 P450 同功酶。基因重组 P450 酶系因其具有分子水平的优势在药酶诱导特异性和选择性研究上优于其他的体外方法,并可为药物与酶结合点的相互作用研究提供更多的信息。基因重组 P450 酶系还可促进对人 P450 酶系功能和特异性的研究,导致其更方便的应用于药物的高通量筛选。因其结果的具体性和科学性更强,故适合研究药物代谢领域微观化和细节化的问题,更有利于指导相关领域的工作,但其实验成本较高,有碍方法的广泛开展。

3.1.2 亚细胞组分水平模型 应用最广的亚细胞组分水平模型为微粒体模型,其主要特点为:(1)肝微粒体的分离、纯化及代谢原理目前已研究得较深入,酶制备简单,低温下可长时间保存;(2)代谢条件容易控制,易于大量操作;(3)代谢体系较纯净,便于代谢物的分离和纯化;(4)便于积累代谢物样品供结构研究;(5)代谢过程快,结果的重现性较好。由于以上特点,肝微粒体法广泛用于药物代谢转化研究。肝微粒体中包含了大部分 I 相酶,其中最重要的是以 CYP450 为主要成分的微粒体混合功能氧化酶系统,在用肝微粒体进行研究时需重组体外代谢体系,如加入相应的辅助因子 NADPH。CYP450 种类及各种亚型的相对含量受动物的种属、性别及诱导剂等因素的影响,实验时可根据目的选择某种诱导剂提高药物的某种特定代谢方式。微粒体不含胞溶酶,II 相反应的酶除尿苷二磷酸葡萄糖醛酸转移酶外大都是胞溶的,肝微粒体不适用于研究 II 相反应。

此外,肝细胞质部分、S9 部分(肝匀浆 9000 g 离心后所得上清)也可用于代谢研究,细胞质部分含用非微粒体型的氧化酶系及 II 相酶系,S9 部分基本包含所用的代谢酶系,因此二者作为微粒体模型的补充,可以达到不同的要求。

3.1.3 细胞组分水平模型 主要是指肝细胞体外温孵法,同肝微粒法相似,也是以制备的肝细胞辅以氧化还原型辅酶,在模拟生理温度及生理环境条件下进行生化反应的体系,适于研究蛋白及 mRNA 水平药物代谢酶的诱导,在评估药物代谢过程中药物-药物间相互作用时,该方法得到广泛的应用。但肝细胞制备技术复杂,目前以胶原酶灌注技术为主。但体外肝细胞活性仅能维持 4 小时,不利于储存和反复使用。为了解决肝细胞活性体外维持时间短的问题,减少新鲜肝组织的消耗,尤其是目前人肝细胞的应用越来越普及,Hengstler 等研究出了优化的肝细胞冷冻技术,同新鲜肝细胞相比,经过该技术冷冻储藏的肝细胞,其活性为新鲜肝细胞的 80% 以上,而其 I 相、II 相代谢酶的活性 >60%,因而该冷冻的肝细胞可用于温孵时间不超过 8 小时的代谢研究,亦可用于药酶的诱导研究，但该技术仍需进一步优化。

肝细胞体外温孵法同肝微粒体法相比在代谢物生成、体外代谢清除等研究方面有许多相似性，但针对于具体药物，它们在代谢物种类、生成主要代谢物及所反映的药代特性上存在着程度不同的质或量的差异。在药物代谢酶诱导研究中，肝细胞体外温孵法占主导地位，且随着肝细胞冷冻技术的发展，因其体外活性维持时间短而造成应用受限的状况也会不断的改善。

3.2 代谢稳定性的评价方法

用于研究先导物代谢稳定性的方法包括重组 CYP450 酶、微粒体、肝细胞质部分、S9 部分及肝细胞模型，其中微粒体模型的主要特点为易大量操作，便于积累代谢物样品供结构研究，且代谢过程快，结果的重现性较好，因此应用也最为广泛。代谢稳定性研究可在 96 孔板上进行，将微粒体或肝细胞与供试药物共同孵育，然后用 LC-MS 对药物进行定量分析，可得出药物的代谢率，还可对一系列结构相关的化合物进行测量，对代谢中间物进行研究。

3.3 CYP450 酶抑制的评价方法

用于研究先导物抑制 CYP450 性质的方法包括重组 CYP450 酶、微粒体及肝细胞模型，其中利用重组 CYP450 酶对化合物抑制 CYP450 性质进行高通量评价的方法已被广泛采用。此方法将化合物与单一的重组 CYP450 酶及特异性底物共同温孵，利用荧光法检测底物代谢量以反映酶活性。微粒体及肝细胞模型可用于对以上所得结果的确证。

3.4 CYP450 酶诱导的评价方法

在药物代谢酶诱导研究中，肝细胞体外温孵法占主导地位。在 96 孔板上进行人肝细胞长期单层培养，当代谢酶表达稳定后，加入药物进行孵育，然后用不同酶的特异性底物检测代谢酶的活性以反映酶的量，也可用定量 PCR 的方法来衡量基因表达变化，但速度较慢。由于在 20 世纪 90 年代发现 CYP450 的诱导主要是由多个核受体介导的，因此化合物激动核受体的能力可以反映其诱导 CYP450 的能力，基于此原理的筛选方法成为评价药物诱导 CYP450 的重要方法。共转染报告基因系统即为基于此原理的重要方法之一，例如将孕烷受体（pregnane X receptor, PXR）表达质粒和荧光酶或碱性磷酸酶的报道质粒共转染于真核细胞株中，在报道质粒的上游含有 PXR 反应元件（重复 DR3 基序），外源性配体结合 PXR 后，将激活报道基因的表达，由此可成功地建立一种基于 CYP450 诱导机制的活性检测系统。利用地塞米松、利福平等药物研究表明，其检测系统与传统的肝细胞培养有很好的一致性，是检测药物和其他外源物诱导 CYP3A4 活性的可靠手段。

在本实验中作者利用异源表达的 PXR 及荧光标记的共激活子建立了一种荧光偏振的分析检测方法，若化合物可以激动 PXR，则会促进 PXR 与共激活子的结合，这样共激活子由一个小分子多肽变成了一个大分子量复合物，其荧光偏振值会由低变高，基于此原理可以评价化合物是否为 PXR 的激动剂。

4. 药物排泄特性的评价方法

在对 ADME/Tox 性质进行评价的方法中，用于评价排泄的方法最少，目前还没有合适的体外模型用于评价化合物的排泄特点。

5. 药物的体内毒性评价方法

药物毒性是药物的一个至关重要的性质，也是最难以筛选的性质。药物产生毒性的原因非常复杂，除了药物自身的毒性特性外，也可能是种属特异性或组织特异性产生的，或是多种其他因子共同作用的结果，有时需要长期服用才能出现毒性。

要在简单的体外模型中考虑到所有的影响因素是不太可能的，由于药物毒性很多体现在肝毒性，而且药物代谢会改变药物的毒性，因此经常使用分离的肝细胞进行毒性试验。也有其他体外模型用于肝外毒性试验，如眼、肾和皮肤，这些试验可以为衡量药物安全性和人服用中毒剂量的中毒表现等提供数据。这些细胞毒性筛选模型基本都是将药物与细胞共同孵育一段时间，然后检测细胞的活性，或是检测一些其他指标。细胞活性可通过多种方法来检测，如基于线粒体活性的 MTT 法、中性红染色法、基于细胞膜完整的酶释放测量。其他测试指标还有对分化细胞 DNA 合成或所有种类细胞的 RNA、蛋白合成检测，以及针对自由基毒性的 GSH（谷胱甘肽）检测。许多其他的检测方法则要依赖于具体试验来确定。

参考文献

1. Roberts SA. Drug metabolism and pharmacokinetics in drug discovery[J]. Curr Opin Drug Discov Devel, 2003, 6:66-80.

2. Singh SS. Preclinical pharmacokinetics: an approach towards safer and efficacious drugs

[J]. Curr Drug Metab,2006, 7:165-82.

3. Wunberg T, Hendrix M, Hillisch A, Lobell M, Meier H, et al. Improving the hit-to-lead process: data-driven assessment of drug-like and lead-like screening hits[J]. Drug Discov Today, 2006,11:175-80.

4. Kassel DB. Applications of high-throughput ADME in drug discovery[J]. Curr Opin Chem Biol, 2004. 8:339-45.

5. Lin J, Sahakian DC, de Morais SM, Xu JJ, Polzer RJ, Winter SM. The role of absorption, distribution, metabolism, excretion and toxicity in drug discovery[J]. Curr Top Med Chem,2003. 3:1125-54.

6. Ekins S, Ring BJ, Grace J, McRobie-Belle DJ, Wrighton SA. 2000. Present and future in vitro approaches for drug metabolism[J]. J Pharmacol Toxicol Methods 44:313-24.

7. Engman HA, Lennernas H, Taipalensuu J, Otter C, Leidvik B, Artursson P. CYP3A4, CYP3A5, and MDR1 in human small and large intestinal cell lines suitable for drug transport studies[J]. J Pharm Sci. 2001,90:1736-51.

8. Lau YY, Chen YH, Liu TT, et al. Evaluation of a novel in vitro Caco-2 hepatocyte hybrid system for predicting in vivo oral bioavailability[J]. Drug Metab Dispos. 2004,32:937-42.

9. Kotecha J, Shah S, Rathod I, Subbaiah G. Relationship between immobilized artificial membrane chromatographic retention and human oral absorption of structurally diverse drugs[J]. Int J Pharm. 2006, 1,111-2.

10. Taillardat-Bertschinger A, Carrupt PA, Barbato F, Testa B. Immobilized artificial membrane HPLC in drug research[J]. J Med Chem. 2003,46:655-65.

11. Kerns EH, Di L, Petusky S, Farris M, Ley R, Jupp P Combined application of parallel artificial membrane permeability assay and Caco-2 permeability assays in drug discovery[J]. J Pharm Sci. 2004,93:1440-53.

12. Luo FR, Paranjpe PV, Guo A, Rubin E, Sinko P. Intestinal transport of irinotecan in Caco-2 cells and MDCK II cells overexpressing efflux transporters Pgp, cMOAT, and MRP1[J]. Drug Metab Dispos. 2002,30:763-70.

13. Bohets H, Annaert P, Mannens G, Van Beijsterveldt L, Anciaux K, et al. Strategies for absorption screening in drug discovery and development[J]. Curr Top Med Chem. 2001,1:367-83.

14. Kratochwil NA, Huber W, Muller F, Kansy M, Gerber PR. Predicting plasma protein binding of drugs——revisited[J]. Curr Opin Drug Discov Devel. 2004,7:507-12.

15. Lahoz A, Gombau L, Donato MT, Castell JV, Gomez-Lechon MJ. In vitro ADME medium/high-throughput screening in drug preclinical development[J]. Mini Rev Med Chem. 2006,6:

1053-62.

16. De Buck SS, Sinha VK, Fenu LA, Gilissen RA, Mackie CE, Nijsen MJ. The prediction of drug metabolism, tissue distribution, and bioavailability of 50 structurally diverse compounds in rat using mechanism-based absorption, distribution, and metabolism prediction tools[J]. Drug Metab Dispos. 2007,35:649-59.

17. Reichel A. The role of blood-brain barrier studies in the pharmaceutical industry[J]. Curr Drug Metab. 2006,7:183-203.

18. Garberg P, Ball M, Borg N, Cecchelli R, Fenart L, et al. In vitro models for the blood-brain barrier[J]. Toxicol In Vitro. 2005,19:299-334.

19. Cucullo L, Aumayr B, Rapp E, Janigro D. Drug delivery and in vitro models of the blood-brain barrier[J]. Curr Opin Drug Discov Devel. 2005,8:89-99.

20. Li AP. In vitro experimental models for the blood-brain barrier[J]. Drug Discov Today. 2004,9:204-5.

21. Masimirembwa CM, Bredberg U, Andersson TB. Metabolic stability for drug discovery and development: pharmacokinetic and biochemical challenges[J]. Clin Pharmacokinet. 2003, 42: 515-28.

22. Korfmacher WA. Lead optimization strategies as part of a drug metabolism environment [J]. Curr Opin Drug Discov Devel. 2003,6:481-5.

23. Yan Z, Caldwell GW. Metabolism profiling, and cytochrome P450 inhibition & induction in drug discovery[J]. Curr Top Med Chem. 2001, 1:403-25.

24. Kariv I, Rourick RA, Kassel DB, Chung TD. Improvement of "hit-to-lead" optimization by integration of in vitro HTS experimental models for early determination of pharmacokinetic properties[J]. Comb Chem High Throughput Screen. 2002,5:459-72.

25. Ansede JH, Thakker DR. High-throughput screening for stability and inhibitory activity of compounds toward cytochrome P450-mediated metabolism[J]. J Pharm Sci. 2004,93:239-55.

26. Kafert-Kasting S, Alexandrova K, Barthold M, Laube B, Friedrich G, et al. Enzyme induction in cryopreserved human hepatocyte cultures[J]. Toxicology. 2006,220:117-25.

27. Ringel M, von Mach MA, Santos R, Feilen PJ, Brulport M, et al. Hepatocytes cultured in alginate microspheres: an optimized technique to study enzyme induction[J]. Toxicology. 2005, 206:153-67.

28. Jenkins KM, Angeles R, Quintos MT, Xu R, Kassel DB, Rourick RA. Automated high throughput ADME assays for metabolic stability and cytochrome P450 inhibition profiling of combinatorial libraries[J]. J Pharm Biomed Anal. 2004,34:989-1004.

29. Miller VP, Stresser DM, Blanchard AP, Turner S, Crespi CL. Fluorometric high-throughput screening for inhibitors of cytochrome P450[J]. Ann N Y Acad Sci. 2000, 919:26-32

30. Hewitt NJ, Lechon MJ, Houston JB, Hallifax D, Brown HS, et al. Primary hepatocytes: current understanding of the regulation of metabolic enzymes and transporter proteins, and pharmaceutical practice for the use of hepatocytes in metabolism, enzyme induction, transporter, clearance, and hepatotoxicity studies[J]. Drug Metab Rev. 2007,39:159-234.

31. Luo G, Cunningham M, Kim S, Burn T, Lin J, et al. CYP3A4 induction by drugs: correlation between a pregnane X receptor reporter gene assay and CYP3A4 expression in human hepatocytes[J]. Drug Metab Dispos. 2002,30:795-804.

32. Smith DA, Obach RS. Metabolites and safety: What are the concerns, and how should we address them? [J]. Chem Res Toxicol. 2006,19:1570-9.

第三章 民族药高通量筛选平台的建设

第一节 如何建设民族药高通量筛选平台

1. 民族药物活性成分的筛选思路及步骤

如前所述，我国民族药博大精深，是创新药的优秀宝库，无论民族药的单方还是复方，无论植物药还是动物药，都包含着中华少数民族的智慧，凝聚着少数民族千年的经验。民族药单方药材由于生长环境、地质土壤、基因特性等方面的特殊性，往往含有结构新颖、功效独特的成分，值得深入筛选和研究。民族药复方是传统用药的特色，它不仅有完整的组方理论和严格的组方要求，而且是临床和民间使用民族药的最基本形式。所以，民族药的筛选思路和步骤如下：

（1）药材或复方的选择：参考可靠文献和民族医生的经验，选择功效独特、疗效确切、针对重大疾病的药材或复方；

（2）药材或复方的搜集、鉴定，并密封保存样品以备核对；

（3）根据文献和目的制定药材或复方的快速提取分离方案；

（4）方案一：采用快速提取装置、快速分离装置制备系列样品，单方一般在100个以上，复方在150个以上；方案二：采用常规提取分离手段，得到一系列单体，用于筛选；

（5）模型的构建和模型评价（与中药、民间药、西药方法相同，模型见后面章）；

（6）模型的应用和初步筛选；

（7）活性样品的复筛；

（8）活性样品的继续评价：体外评价、体内评价，必要时动物整体评价；

（9）样品的结构改造、稳定工艺；

(10) 临床前新药研究及报批、临床研究和报批。

2. 民族药物复方总体研究方案和技术路线

有效成分组研究的基本步骤如下所示：首先用现代快速分离技术将复方按照极性分成多个组分，然后根据复方的功能主治，建立多个相关的药理模型，在体外进行多靶点筛选，综合评价后找出有效成分，按照在原复方中的含量比例进行组合，形成新的复方，最后采用整体动物模型，验证新组合的复方，并与原方进行比较。

3. 以藏药"五味火绒草散"为例谈样品的准备

样品可以是来自于大批民族药的上万种样品，也可能是一个单方或复方中提取分离得到几百个样品。第一种方法适于规模较大的研究机构，后一种方式适应面较广，适于大批普通研究单位，在此重点介绍。

为了便于读者理解，我们以"五味火绒草散"为例说明如下：该方是《蓝玻璃》、《新编藏药配方》等经典著作记载之验方，清热消炎，用于镇痛、解热，治疗淋巴结肿痛症状。

配方：火绒草 30g、山矾叶 30g、洪连 35g、小檗中皮 30g、轮味棘豆 35g。

该复方的提取工艺流程如下所示，依次用石油醚、乙醇、水提取，分别得到相应的产物，其中对石油醚、乙醇部分继续分离分别得到 100 个左右的样品。

4. 民族药物样品的管理和使用

现在以复方为例探讨高通量筛选在民族药中的应用前景。单方的研究比复方研究相对简单，既可以通过常规提取分离得到单体和纯品，纳入样品库进行高通量筛选，也可以通过快速提取分离等技术得到多组分纳入样品库进行研究，常规样品制备技术本节不再赘述，下面重点对民族药复方进行快速活性筛选和新剂型开发。

应用现代手段对民族药复方进行研究，有利于深入认识传统的民族药理论和提高临床用药效果。同时，通过对民族药复方的研究，可以开发出大量临床应用更方便、效果更理想的新药剂型。但是目前的民族药复方研究主要存在以下几点问题：①民族药复方产品的疗效问题；②民族药复方有效成分和作用的物质基础；③民族药复方产品的质量控制；④民族药复方的作用机制和组方机理。这些问题的存在，制约着民族药现代化的发展速度。

在总结民族药现代化长期研究经验的基础上，结合实际经验，对结果进行综合分析。对民族药复方有效成分组的研究，有利于全面认识民族药理论和民族药复方多成分、多靶点的治疗模式，摆脱目前民族药复方的简单化研究方式，使民族药复方的研究更符合民族药组方理论。同时也可以用现代医学理论解释民族药复方的作用和作用机制，促进传统民族药理论的发展。这是提高民族药制剂质量标准和质量控制水平的基础。在民族药复方中认识了其中的有效成分，就可以有针对性地进行含量监控，保证制剂中有效成分的含量，使质量监控具有明确的目的性，真正实现保证临床疗效的质量控制目的。因此，民族药复方有效成分组的研究将成为民族药现代化研究的核心内容。

基于此理论，通过 HPLC 快速分离技术得到复方中的大量成分和组分，每一成分和组分的生物学信息及分离条件由计算机管理，得到的成分或组分则纳入样品管理体系，用于高通量筛选或药理学评价。

与高通量筛选技术相结合，根据民族药复方的适应症和功能主治，建立多个体外药物筛选模型，对其成分进行多方面生物活性的筛选，然后在此基础上，经过对筛选结果的综合评价，判断有效成分，组成新的复方制剂。

第二节　民族药物 HTS 平台的建设示例

1. 抗高血压民族药物筛选平台建设

如前所述，筛选的样品可以从民族药的单方或复方中取得。取得方法与中药、民间药、植物药的样品制备方法相似，可以是常规的提取分离，也可以是快速提取分离。

药物筛选的第一步工作就是利用现代技术建立稳定的筛选模型，筛选具有药理学活性的样品。民族药提取物可能含有色素等，模型的建立难度更大，需要反复摸索、不断调整。建立模型的过程包括：找靶点、查文献、勤实验、自动化等步骤。所谓找靶点就是无论想发现哪种药物，都要有的放矢，找到恰当的靶点。如高血压的靶点可以是钙离子、钙通道、肾素、利尿相关机制等大量靶点。研究过程中首选新确定的、机制较新的、专一性强的靶点。如我们以肾素为靶点，筛选其抑制剂，希望能够从提取物中发现新型抗高血压药。为了便于读者了解，方案介绍如下：

①基本思路：为了从少数民族药样品中发现抗高血压成分，利用微孔板和样品处理机器人建立了稳定的抗高血压模型。原发性高血压在我国和世界大部分地区都是常见病、多发病，其中以肾素-血管紧张素系统（Renin angiotensin system，RAS）为靶标的抗高血压药物是世界研究的热点，在过去十多年，此方面的研究取得了长足的进展。基础和临床研究所得的资料表明，RAS不仅是存在于血液循环的激素系统，而且也存在许多局部组织中，在相应的器官、组织、细胞的功能调节中起着重要作用。

以肾素-血管紧张素系统为靶标的抗高血压药物主要关注靶点为血管紧张素转化酶（Angiotensin converting enzyme，ACE）和血管紧张素Ⅱ（AngiotensinⅡ，ATⅡ），针对此两个靶点的药物为ACE抑制剂与ATⅡ的Ⅰ型（AT_1）受体的阻断剂，均已上市，且为抗高血压的一线用药。

ACE是一种二肽外切酶，使无活性的十肽ATⅠ转变成具有血管收缩、抗利尿、促进增生的八肽ATⅡ；它还使缓激肽失活。ATⅡ作用于AT_1受体引起心脏兴奋性升高、血管收缩、醛固酮分泌等生物效应，导致血压升高；还可以促进原癌基因（c-fos，c-myc）的表达，引起心脏血管的增生和重构。ACE抑制剂作用于ACE抑制ATⅡ的生成，AT_1受体的阻断剂通过阻断ATⅡ的经典生物学作用，最终引起血管扩张，抑制增生。但大量的临床试验和基础研究发现，ATⅠ生成ATⅡ除了ACE途径外，还有非ACE途径，如糜蛋白酶途径，尤其在组织中明显。AT_1受体的阻断剂只是阻断AT_1受体介导的作用，还有AT_2、AT_3和AT_4受体介导的作用存在。由此提示若以RAS上游蛋白水解酶作为靶点，作用可能更特异和完全。

肾素（Renin）是RAS上游的关键酶，是一种专一性较强的蛋白水解酶，仅作用于它的特殊底物血管紧张素原，将N-末端亮氨酸-缬酸之间（Leu-Val）的键断开，留下一个去掉四肽的血管紧张Ⅰ，因此肾素也许是RAS中更特异的靶点。

肾素是RAS激活的上游限速酶，肾素抑制剂从源头阻断RAS激活，从而抑制RAS激活的生物学效应，产生RAS被抑制的治疗作用。因此肾素抑制剂可能是针对RAS的更特异药物；再者肾素抑制剂虽然已进行大量的研究，目前还没有这方面药上市,这给我们提供了更好的机会。

②实验原理:肾素检测方法分检测肾素浓度和肾素活性两方面。肾素浓度检测方法有直接放射免疫法、直接化学发光免疫法及酶联免疫法,但不能反映肾素活性;肾素活性检测有酶动力学放射免疫法和新进出现的基于分子内荧光淬灭的荧光分析法。酶动力学放射免疫法操作烦琐,有污染,温育3h,肾素活性最低检测限才能达到 0.33 ng·ml^{-1}·h^{-1},不适合高通量药物筛选。

基于荧光共振能量转移的分子内荧光淬灭荧光分析法的底物的一般结构为 F-X-Q,F 为荧光集团,X 为插入肽,Q 为荧光淬灭集团。底物被酶催化裂解,释放出带有 F 集团的肽段和 Q 集团的肽段,通过测定连接有 F 集团的肽段的荧光信号强弱,反映肾素活性。

因为肾素有种属特异性,故选用人肾素及其作用底物为筛选模型靶点。人肾素底物为人血管紧张原,含 14 个氨基酸,其序列为:

人血管紧张原:Asp-Arg-Val-Tyr-Ile-His-Pro-Phe-His- Leu-Val -Ile-His-Asn
(序列中带阴影的方框为肾素的作用位点)

肾素最小识别和剪切底物为八肽,据此设计其荧光标记底物。本实验检测方法欲以 Paschalidou 报道设计的荧光法为基础进行,其荧光标记底物设计为:

DNP-Lys-His-Pro-Phe-His- Leu-Val -Ile-His-L-Amp

2. 民族药物的酶抑制剂高通量筛选模型的构建示例

样品的准备同前,在此基础上,建立酶抑制剂的高通量筛选模型,即可以对民族药中酶抑制剂进行筛选。

2.1 民族药物的作用靶点——以谷胱甘肽 S 转移酶(GST)为例

谷胱苷肽-S-转移酶(glutathione S-transferase,简称 GST)是一种具有解毒作用的酶蛋白,它作为一种具有多种生理功能的药物代谢酶参与机体的解毒作用,可以催化还原型谷胱苷肽(glutathione,简称 GSH)与亲电子药物(X)共价结合成 GS-X 复合物,再转运出体外而解毒。此外,GST 也可使肿瘤细胞对某些化疗药物的抗药性升高,导致化疗失败。

GST 是肿瘤多药耐药的靶点,其抑制剂可能对抗肿瘤多药耐药。利用高通量筛选技术从民族药资源中寻找创新药物是一个有意义的工作。

模型构建,根据文献,GST 酶抑制剂活性的测定原理是:以 1-氯-2,4-二硝基苯（CDNB）、还原型谷胱苷肽（GSH）为底物，在谷胱苷肽转移酶的作用下，生成复合物 CDNB-SG，该复合物在 340 nm 下呈现最大的吸收值。

$$\text{Cl-C}_6\text{H}_3(\text{NO}_2)_2 + \text{GSH} \xrightarrow{\text{GS}} \text{SG-C}_6\text{H}_3(\text{NO}_2)_2 + \text{HCl}$$

（CDNB-SG）

GST 酶活性与反应前后光吸收值的变化（OD）呈线形关系，通过测定加入样品前后酶活性的变化即可测得样品对 GST 酶的抑制活性。

2.2 测活溶液的制备

测活缓冲液：0.1mol/L PBS，pH6.5。

人源 GST 酶储液的制备：取 4mg 干酶粉，加入 4.1 ml 测活缓冲液、0.82 mgBSA 和 4.1ml 的甘油，于 -20 ℃冻存备用。活性测定时，用测活缓冲液稀释 6 倍后使用。

CDNB 工作液的制备：称取 20.24 mgCDNB 粉末，加 2 ml 无水乙醇溶解，配制成 50 mmol/L 的 CDNB 储液，测活时用测活缓冲液稀释成浓度为 3 mmol/L 的工作液。

GSH 工作液的配制：准确称取 5.0mgGSH 白色粉末，加 6.51ml 测活缓冲液配制成浓度为 2.5 mmol/L 的 GSH 工作溶液（用前临时配制）。

GST 酶活力测定方法的建立和优化：

在 96 孔板上分别固定一种底物的浓度，研究 CDNB 或 GST 浓度的变化与酶活性的关系。在最佳底物浓度条件下，观察不同的反应温度与酶活性的关系，在此基础上确定酶的加入量与酶反应曲线的线形范围。

2.3 GST 酶抑制的筛选

在 96 孔板的样品测定孔中，分别加入 2 μl 的待测样品、3 mmol/L CDNB 底物工作液 45 μl、酶液 30 μl，对照孔和空白孔分别以 2 μl DMSO 和 30 μl 测活缓冲液代替酶液，其余与样品孔相同。30 ℃保温 15 分钟，各孔中加入浓度为 2.5 mmol/L 的 GSH 底物工作液 25 μl，使反应体系中 CDNB 和 GSH 的终浓度分别为 1.8 mmol/L 和 1.5 mmol/L。离心 2 分钟并振摇混匀，测定各孔在 340 nm 波长处的吸光度（OD1），30 ℃保温 30 分钟后，再测定各孔在 340 nm

波长处的吸光度（OD2）。

样品对 GST 酶抑制率的计算公式为：

$$抑制率（\%）= \frac{(OD2\text{-}OD1)_{对照孔} - (OD2\text{-}OD1)_{样品孔}}{(OD2\text{-}OD1)_{对照孔} - (OD2\text{-}OD1)_{空白孔}} \times 100\%$$

取抑制率大于 50% 的样品为阳性样品。

2.4 实验结果

GST 酶活力测定方法的建立和优化：

反应体系中 CDNB 浓度对酶活力的影响：保持反应体系中其他组分浓度不变，改变底物 CDNB 的工作液浓度观察其对酶促反应体系的影响，见 Fig.1。结果表明，GST 酶的活力随 CDNB 浓度的增加而增加，CDNB 工作液的浓度在 3 mmol/L 以上时，酶活力达到最大，因此，选择底物 CDNB 工作液的浓度为 3 mmol/L。

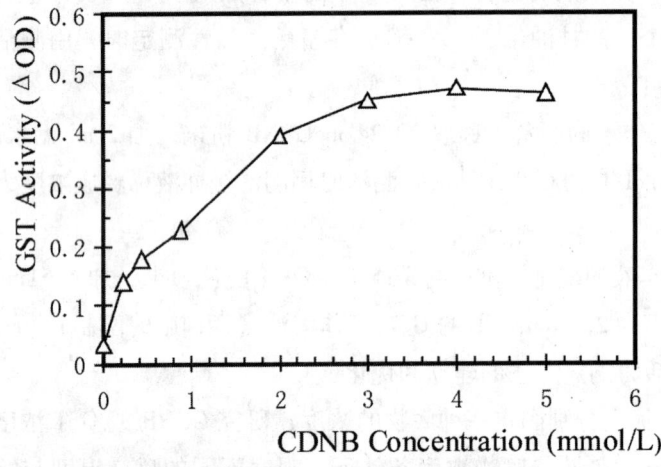

Fig.1 The effect of CDNB concentration on GST activity

反应体系中 GSH 浓度对酶活力的影响：维持反应体系中其他组分的浓度不变，改变底物 GSH 工作液的浓度观察其对酶促反应体系的影响，见 Fig.2。结果表明，GST 酶的活力随 GSH 工作液浓度的增加而增加，GSH 工作液的浓度在 2.5 mmol/L 以上时，酶活力呈现最大值，因此，选择底物 GSH 的工作液的浓度为 2.5 mmol/L。

第三章 民族药高通量筛选平台的建设

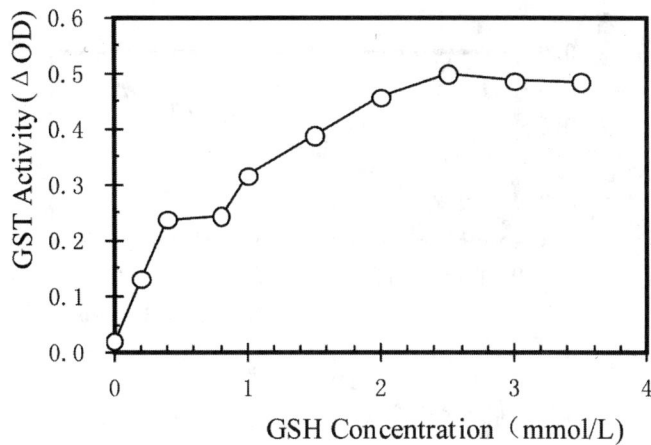

Fig. 2 The effect of GSH concentration on GST activity

反应体系温度对酶活力的影响：在反应体系中保持上述选定的各组分的浓度不变，观察反应体系温度对酶促反应体系的影响，见 Fig. 3。结果表明，用该方法测定 GST 酶的活力，30℃时达到最大值随着温度的升高有逐渐增加的趋势，在37℃和42℃测得的酶活力有较大的下降，其原因可能是在较高的温度下由于 GSH 的氧化破坏加大，导致所测得的酶活力的值降低，因此根据上述结果选定测活的温度为 30℃。

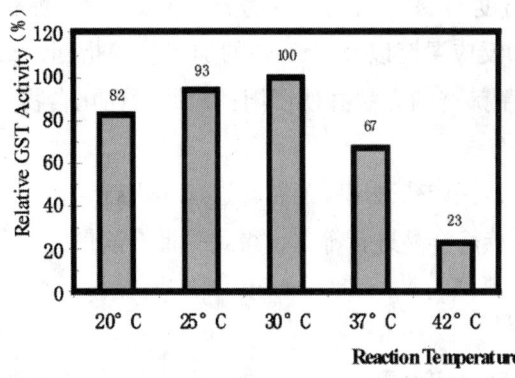

Fig. 3 The effect of reaction temperature on the GST activity

GST 酶反应曲线：在上述最佳底物浓度和最佳反应温度条件下，通过改变 GST 酶的加入量测得的 GST 酶活曲线见 Fig. 4，由图可见，GST 酶液的加入量在 0-30μl 范围内呈较好的线性关系，相关系数 $r = 0.9931$，因此选定反应体系中 GST 酶的加入量为 30 μl。

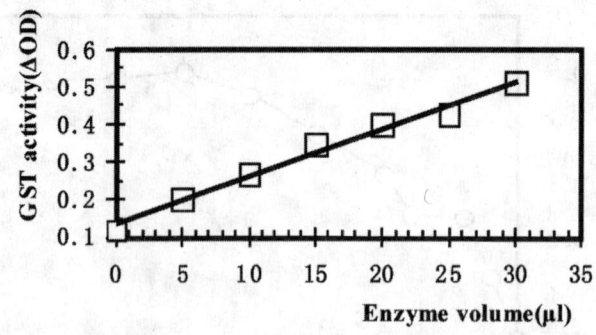

Fig. 4 The enzyme activity curve

2.5 已知GST抑制剂阳性化合物对酶促反应体系的验证

用已知GST抑制剂阳性化合物二氢斛皮素对酶促反应体系进行了验证，结果显示其对筛选体系可以产生剂量依赖的抑制关系，从而确定了该筛选模型的可行性。除了上述的以CDNB和GSH为底物的比色法外，常用的GST酶的活性的测定方法还有荧光底物法、滴定法、重叠氮法、氰化物法、对硝基酚法等。我们通过对上述各种测定方法中所使用的试剂成本、操作简易程度、灵敏度和准确度等优缺点的比较，确定了以CDNB和GSH为底物的比色法为基础来建立GST酶抑制剂的高通量筛选方法，通过对CDNB和GSH浓度与酶活性的关系以及反应温度与酶活性关系的考察，确定了反应体系中底物CDNB、GSH的最佳浓度和反应温度以及GST酶的加入量等指标，最终建立了一个适用于96孔板高通量筛选的方法并使用阳性对照活性化合物对该模型的进行了可行性验证。

以上案例说明，民族药采用高通量筛选切实可行，在我们的实践中，通过本模型对数万个民族药样品进行筛选，得到一批有前景的化合物、混合物。

参考文献

1. 邓红艳. 谷胱苷肽-S-转移酶与肿瘤耐药机制的探讨[J]. 中国医药情报,1999;5(2):75-76.

2. 李韶菁,杜冠华. 由一株放线菌产生的对谷胱甘肽转移酶具有抑制作用的活性化合物的研究[J]. 中国抗生素杂志, 2007, 32(7):400-402.

3. William H. Habig, Michae J Pabst, William B Jakoby,Glutathione S-Transferase[J]. The Jounal of Biological Chemistry, 1974, 249(22):7130-7139.

4. Aoyaji T, Aoyama T, Kojima F et al, Benastatins a and b, new inhibitors of glutathione s-

stransferase produced by Streptoymces sp. M1384-DF12.1. Production, isolation, physico-chemical properties and biological activities[J]. J Antibiotics. 1993, 45(9):1385 -1390.

5. Aoyama T, Kojima F, Yamazaki T et al. Benastatins c and d, new inhibitors of glutathione s-stransferase produced by Streptoymces sp. M1384-DF12. Prodution, isolation, structure determination biological activities[J]. J Antibiotics. 1993,46(5):712- 718.

6. William H, Habig, William B Jakoby. Asaay for differentiation of gultathione S-transferase [J]. Methods in Enzymology, 77, 398-405.

7. 李韶菁, 杜冠华. 细胞水平的高通量药物筛选技术研究进展[J], 中国药学杂志, 2008, 43(2):84-87.

8. 张冉, 刘泉, 申竹芳, 杜冠华. 应用α-葡萄糖苷酶抑制剂高通量筛选模型筛选降血糖中药[J]. 中国药学杂志,2007, 10(33):112-115.

第三节 高信息筛选技术平台的建立示例

1. 核受体的哺乳动物单杂交绿色荧光报告基因评价平台构建的背景

民族药的样品得到以后，就进入筛选阶段。该阶段关键性的工作是建立稳定可靠的高通量筛选模型，模型的建立和评价工作量非常大，根据我们的体会，如果真正的筛选时间是一周，模型的构建和评价时间至少是4-6周，其中不包括所需文献的查找和材料的准备。所以筛选模型的建立是高通量筛选的难点，也是实验成功的关键，其工作量是真正筛选工作的4-6倍。

现在以我们曾经进行的工作为例，介绍模型构建的全套程序，包括资料准备、设备准备、模型构建、模型评价等步骤。本模型是以核受体为靶点，对大批民族药材中的样品进行高通量筛选，以寻找民族药、草药中的活性物质。

核受体最初是通过对已知激素生理作用的分析发现的，后研究者就以DBD片段作为探针通过酵母双杂交系统与DNA文库杂交寻找新的核受体，由此发现了一些新的核受体。通过这种方法发现的核受体多数没有证明其生理性配体，故称为"孤儿核受体"（Orphan Nuclear Receptor, ONR），即是指尚未发现其天然配体的一类核受体。肝X受体（Live X receptor, LXR）和法尼醇X受体（Farnesoid X receptor, FXR）均属于ONR，其与过氧化物酶增殖物激活受体（peroxisome proliferator-activated receptors PPARs）等又称为代谢性孤儿核受体，LXR、PPARs和FXR均可通过与RXR形成异源二聚体，作为人体内源性物质的关键感受器而调节体内物质稳态和代谢平衡，三者作用协同，又相互制约，形成复杂的调控网络，在体内行使重要的生理功能。

生理条件下，人体内胆固醇、脂肪和糖的代谢处于平衡状态，一旦这种平衡被打乱，则将导致包括糖尿病、高血脂、高胆固醇血症、高血压、动脉粥样硬化、冠心病和肥胖症等代谢紊乱性疾病、神经退行性疾病等多种疾病的发生。随着生活节奏的日益加快和生活方式的改变，代谢紊乱性疾病日益加剧，已经严重威胁人类的生命和健康。LXR和FXR已被证明参与体内的糖类、脂类、胆固醇等从生物合成到排泄的代谢全过程，在调节机体代谢稳态中起关键的作用。因此将异二聚体型孤儿核受体LXR和FXR作为药物新靶点开发非固醇类核受体激动剂、拮抗剂已经成为药物研发领域的热点，受到越来越多的关注。

典型的核受体蛋白质一级结构从N端到C端一般包括A/B、C、D、E和F 5个结构区域。A/B区高度可变，包含一个配体非依赖的转录激活域（AF-1）。C区是核受体最保守的区域，能与特定的DNA应答元件结合，所以又被称为DNA结合结构域（DBD），它决定了核受体作用的特异性。D区是一较短且可变的结构，被称为铰链区，主要参与核受体的转位。核受体中最大的结构域是E区，它能和相应配体发生特异性结合，所以被称为配体结合结构域（LBD），其序列高度保守。E区还包含一个配体依赖性的转录激活域（AF-2），在特异性配体和核受体结合后，AF-2活化并调控相关靶基因的转录表达。另外E区还参与使核受体交联形成同源或者异源二聚体。F区的序列高度可变，其结构和功能目前尚不十分清楚。

LXR最初是用DBD探针杂交的方法从肝cDNA文库中发现的，LXR作为体内胆固醇的感受器，通过转录水平的控制，调节体内胆固醇吸收、转运、储存、分解和代谢等多个环节，维持体内胆固醇、脂肪酸、胆汁酸代谢相对稳态。其可被内源性配体氧化甾醇如24（S）-胆固醇（脑）、22（R）-胆固醇（肾上腺）、25-环氧胆固醇（肝脏）和27-胆固醇（人巨噬细胞）等激活。LXR被证明与体内脂代谢平衡密切相关，可调控编码脂质代谢、脂质运输有关功能蛋白的基因表达，在调节胆固醇和脂肪酸的代谢过程中起关键作用。

LXR主要有两个亚型，为LXRα和LXRβ，LXRα除了在肝脏中表达以外，在其它与脂代谢密切相关的组织如脂肪组织、肾脏、小肠、肺、肾上腺和巨噬细胞也有大量的表达；而 LXRβ 在所有组织中都有表达，最新研究表明，LXRβ 也是糖类在体内的关键感受器，在糖代谢中具有重要的调控作用。另外，配体依赖的 LXR 的激活可通过抑制 NF-κB 及 Apo-1 信号传递，在转录水平抑制巨噬细胞中的炎症因子 TNFα、IL-1β 的产生，从而在抗炎方面起着重要的作用。尤其人 LXR 还可通过作用于自身启动子发挥自调节作用。研究表明，LXRα 激动剂具有降胆固醇、降血脂、抗动脉粥样硬化等作用，并具有较好的抗炎作用，对于慢性代谢紊乱性疾病如高血糖、高血脂、高胆固醇、冠心病、神经退行性疾病等有潜在的防治作用。

FXR（PIR14，NR1H4）最初是也是通过基于高度保守的核受体 DNA 结合区设计的寡核苷酸、利用酵母双杂交方法和人的 RXR 配体结合区作钓饵钓出来的孤儿核受体。后研究发现，生理水平的胆汁酸，如鹅脱氧胆酸（chenodeoxycholic acid，CDCA）是 FXR 的内源性配体，因此，FXR 也称为胆汁酸受体，该受体作为胆汁酸感受器，通过调节胆汁酸的合成、分泌以及小肠对胆汁酸的重吸收等途径，在胆汁酸代谢调节中发挥着重要作用。由于胆汁酸的合成是胆固醇降解的主要通路，FXR 在胆固醇的代谢调节中也发挥着重要作用，成为治疗高脂血症的潜在治疗途径。另外，FXR 对脂类及糖代谢也具有重要的调控作用，故该因子也有可能成为调控代谢紊乱的重要靶点，成为治疗心血管病、糖尿病及肝脏疾病等的治疗新靶点。另外，合成的 FXR 激动剂还可促进细胞分化，抑制细胞增殖和诱导凋亡，可作为抗肿瘤（antineoplastic）治疗药物的潜在靶点。

常用的细胞水平核受体激动剂的高通量筛选和评价方法是共转染报告基因方法，例如将 LXR 或 FXR 表达质粒和荧光素酶或碱性磷酸酶等报告基因质粒共转染真核细胞株，且在报告质粒的上游插有特异 NR 反应元件（重复 HRE 基序，如 LXR 为 DR4，FXR 为 IR1）。当外源性配体与 NR 结合后，可激活报告基因的表达，据此可建立核受体活性检测系统。但由于 LXR 和 FXR 等异源二聚体型核受体的响应元件序列相似，共用相同的共激活子，不同核受体的配体激活后，存在内源性核受体之间作用的相互交叉和干扰。

哺乳动物细胞单杂技术是近些年发展起来的主要应用于核受体功能及其配体生理活性筛选和评价的新技术。该技术利用了核受体结构中共有的两个主要结构域：LBD 和 DBD 功能的独立性特点，以及酵母细胞转录因子 GAL4 具有核受体的相似结构，将核受体的 LBD 与酵母细胞转录因子 GAL4 的 DBD 融合，表达成嵌合蛋白，与含有GAL4特异的反应元件的报告质粒共转染，通过测定报告基因的表达从而评价核受体配体激动和拮抗的活性。因为哺乳动物细胞没有酵母GAL4的响应元件，所以不存在内源性核受体之间的相互干扰和交叉效应。检测本底噪音低、特异性强是该技术用于筛选和评价配体活性的最大优点。

我们拟用哺乳动物细胞单杂交技术针对两个潜在药物新靶点，两个代谢相关的异二聚体型（heterodimer nuclear receptor，HD-NR）核受体FXR、LXR，建立高信息筛选及活性评价体系，对植物来源的化合物进行筛选和活性评价。本研究的目的是为了研究和开发新的预防和治疗糖尿病、高血脂、高胆固醇、动脉粥样硬化、肥胖症等各种代谢性紊乱性疾病候选药物，并对筛选活性化合物进行核受体相关机理和药理、毒理研究。

2. 单杂交绿色荧光报告基因细胞水平筛选模型构建方案

2.1 材料

2.1.1 菌种和细胞

A. E. coli, Top 10, genetype [F-, mcrA, Δ（mrr-hsdRMS-mcrBC），φ80ΔlacZΔM15, ΔlacX74, deoR, recA1, AraD139, Δ（ara, leu）7697, galU, galK, λ-, rpsL（streptomycin），endA1, nupG]，由中国医学科学院药物研究所生物合成室惠赠；

B. Vero细胞和HEK293细胞为本实验室保存；

C. CV-1和人正常肝细胞株L02购自上海细胞所；

2.1.2 载体

A. pGEM-T, pBIND, pGL5-promotor, Promega, Madison, WI, USA；

B. pEAK12-EGFP由医科院基础所蒋澄宇实验室惠赠；

C. phrGFP-C Catolog 240035, Stratagene, USA；

2.1.3 试剂及溶液

A. 琼脂糖，BD Biosciences, San Jose, CA, USA；

B. Agarose Gel DNA Purification Kit, TaKaRa, 大连；

C. IPTG及X-gal, Promega, USA；

D. DL2000 marker, DL15,000 marker, 限制性内切酶 *Bam*HI, *Not*I, TaKaRa, 大连；

第三章　民族药高通量筛选平台的建设

E. 高保真 KODplus 聚合酶，TOYOBO CO., LTD, OSAKA, JAPAN；

F. T4 DNA 连接酶，Invitrogen；

G. 脂质体转染试剂 FugeneHD, 04709705001, Roche, USA；

H. 质粒小提和大提试剂盒，TIAGEN；

I. 质粒提取溶液；

J. Solution I：50 mM 葡萄糖，25 mM Tris-HCl（pH 8.0），10 mM EDTA（pH 8.0）；

K. Solution II：0.2 M NaOH，1%（w/v）SDS；

L. Solution III：3 M 乙酸钠（pH 5.2），2 M 乙酸；

M. 琼脂糖凝胶电泳缓冲液；

N. 50×TAE（1L）：242 g Tris，57.1 ml 乙酸，100 ml 0.5 mol/l EDTA（pH8.0）；

O. 6×上样缓冲液：0.25%溴酚蓝，0.25%二甲苯青 FF，50%甘油，4℃保存；

P. T0901317 Sigma T2320, (St. Louis, MO, USA)；

Q. Chenodeoxycholic acid (CDCA), Sigma C9377, (St. Louis, MO, USA)；

R. 细胞培养用 dimethyl sulfoxide (DMSO), Sigma (St. Louis, MO, USA)；

S. 报告基因荧光素酶活性测定体系

a) 荧光素酶活性测定 10×储备液（Luciferase assay system）；

b) 10×基本缓冲液；Tricine 300 mmol/L；醋酸镁 80 mmol/L，EDTA 2 mmol/L，pH7.0；

c) 10% Triton X-100：10 ml Triton X-100，加入 90 ml 的超纯水溶解；

d) 25 mmol/L 荧光素（Luciferin, Promega）：用 5×缓冲液将荧光素溶解，-80℃保存；

e) 150 mmol/L ATP（Sigma：用超纯水将 ATP 溶解后，-80℃保存；

f) 50 mmol/L CoA（溶液：Promega）用超纯水将 CoA 溶解后，-80℃保存；

g) 荧光素酶活性反应体系（on 96-well plate）。

10×基本缓冲液	600 μl
10% Triton X-100	600 μl
β-巯基乙醇	42 μl
150 mM ATP	60 μl
50 mM CoA	60 μl
25 mM Luciferin	120 μl
ddH$_2$O	4518 μl
Total	6000 μl

2.1.4 培养基

A. LB 液体培养基

Bactopeptone（Difco，Detroit，MI，USA） 10 g

yeast extract（Difco，Detroit，MI，USA） 5 g

NaCl 10 g

加 900 ml 双蒸水，5 M NaOH 调整 pH 值至 7.0，加双蒸水至 1000 ml，在 15 psi 下高压蒸汽灭菌 20 min，保存于 4℃备用。

B. 含有琼脂的 LB 培养基及 LB 平板

LB 培养液配制完成以后，向 1000 ml 培养液中加入 15 g 琼脂，在 15 psi 下高压蒸汽灭菌 20 min，在无菌环境中，取培养基 30 ml 直接铺于直径 9 cm 培养皿中，待培养基凝固后，于 4℃倒置保存备用；

氨苄抗性 LB 平板：将含有琼脂的 LB 培养基高压灭菌后降温至 50~60℃，加入 0.1%（v/v）的 100 mg/ml Amp（Merck，Germany），之后铺板；

蓝白斑筛选用平板：将含有琼脂的 LB 培养基高压灭菌后降温至 50~60℃，加入 1‰（v/v）的 100 mg/ml Amp，1‰（v/v）24 mg/ml IPTG（溶于蒸馏水中），0.22 μm 滤膜过滤除菌，保存于-20℃（Merck，Germany），2‰（v/v）20 mg/ml X-gal（溶于二甲基甲酰胺中），避光保存于-20℃（Amersco Inc.，USA），混匀，之后铺板。

C. 哺乳动物用细胞培养基

DMEM 高糖和 RPMI1640 培养基 Gibco/Invitrogen（Carlsbad，CA）；

国产胎牛血清（杭州四季青）和进口胎牛血清（FBS），Hyclone（Logan，UT））；

G418 Gibco/Invitrogen（Carlsbad，CA）。

2.1.5 实验耗材和设备

A. Allegra™ X-22R Centrifuge, Beckman, USA;

B. Spectra Max M5 酶标仪, Molecular Devices, USA;

C. GENIUS PCR 仪, TECHNE, UK;

D. T9-GD-78 紫外透射仪, 上海天呈科技有限公司;

E. LAS-3000 Imaging System, Fujifilm, Japan;

F. CO2 培养箱, SANYO, Japan;

G. 无菌 96 孔细胞培养板, Costar, USA;

H. 96 孔白色生物发光板, PE, USA;

I. Spectra Max M5 酶标仪, Molecular Devices, USA;

J. Topcount 多功能检测仪, PE, USA。

2.2 核受体的哺乳动物单杂交报告基因评价体系构建原理

拟采用哺乳动物细胞单杂交技术建立细胞水平异二聚体型核受体评价体系,用于核受体功能及其配体生理活性的筛选和评价。首先建立哺乳动物细胞所用表达载体,将 LBD 与酵母细胞转录因子 GAL4 的 DBD 融合表达成嵌合蛋白,与含有 GAL4 特异反应元件的荧光素酶报道质粒共转染哺乳动物细胞,通过测定报告基因的表达水平,来评价核受体配体激动的活性。然后进一步在此基础上,采用绿色荧光蛋白作为报告基因,构建以酵母单杂交原理为基础的高信息筛选模型。因其具有通用性,可用于异源二聚体型核受体(或细胞因子)的高信息筛选和功能评价体系。

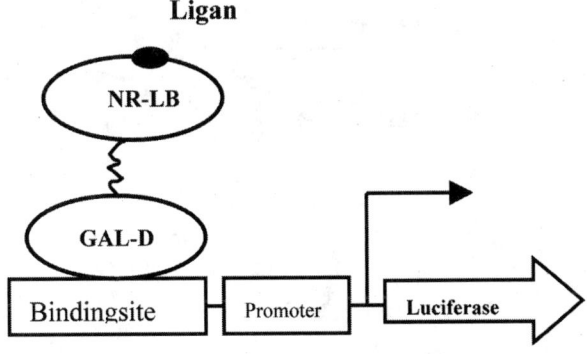

Fig. 5 Theory of mammalian one-hybrid cellular reporter assay

2.3 荧光素酶乳动物单杂交细胞体系构建技术路线

利用 RT-PCR 技术从肝组织的总 RNA 中扩增 LXR 或 FXR 的 LBD 基因片断，将其与酵母转录因子 GAL4 的 DNA 结合域连接构建杂合的融合表达载体 pBIND-LXR-LBD 或 pBIND-FXR-LBD，并同带有 5×GAL4 的特异响应元件和荧光素酶报告基因的 pG5luc 载体，共转染入哺乳动物细胞。构建具体路线如下：

A. 扩增 LXR 全长目的基因序列并连接 T-A 克隆载体 pGEM-T

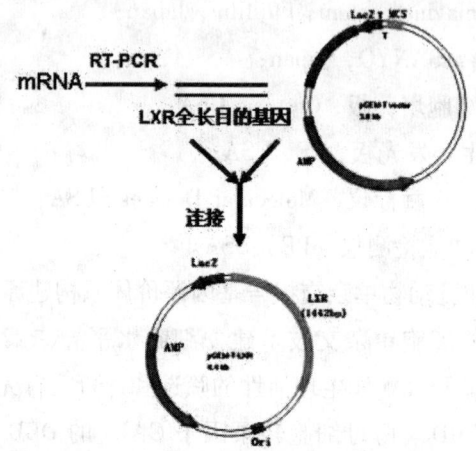

B. 扩增有双酶切位点的 LXR-LBD 目的基因序列并连接 T-A 克隆载体

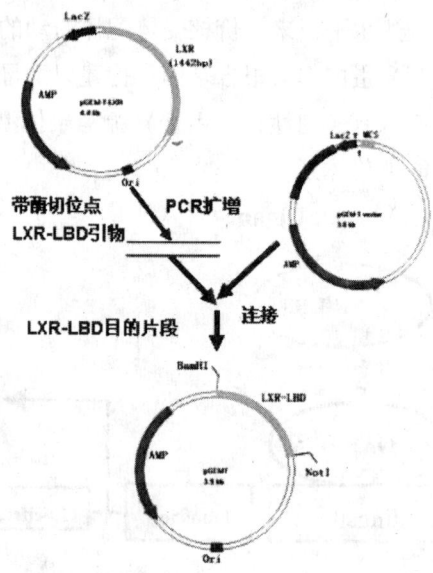

C. 双酶切连接构建表达载体 pBIND 并与 pG5luc（含有 5 个串联重复的 GAL4 响应元件和萤火虫荧光素酶（Renilla luciferase）基因编码框）共转染哺乳动物细胞。

第三章 民族药高通量筛选平台的建设

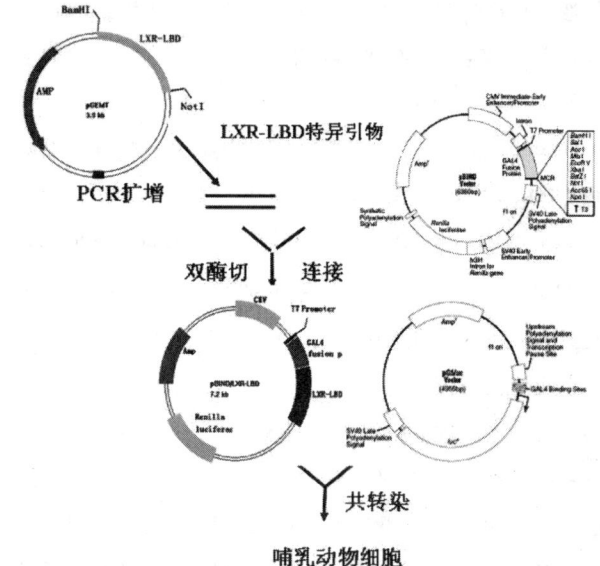

Fig. 6 Protocol of mammalian one-hybrid cellular reporter assays for HD-NR.

2.4 pBIND/LXR-LBD 和 pBIND/FXR-LBD 质粒构建表达方案

取 LXR 和 FXR 表达丰富的人肝脏组织，提取总 RNA。逆转录及扩增反应后，得到 LXR 和 FXR 全长目的基因片段。将 PCR 产物纯化，连接到 pGEM-T 载体，于 *E. coli* 中扩增。设计有酶切位点且保证读码框正确的特异引物，扩增 LXR 和 FXR 的 LBD 目的片段，再将 PCR 产物纯化，用 *Bam*HI 和 *Not* I 双酶切，再次连接到 pGEM-T 载体后，亚克隆至 pBIND（Promega，USA）中，进行全菌 PCR 鉴定酶切鉴定并经测序鉴定正确后，转化到 Top10 细胞中，大提质粒后用于高信息筛选和评价。

2.5 人 LXRα 和 FXR 序列分析及引物设计

2.5.1 人 LXRα 和 FXR 基因序列分析

A）从 Genebank 检索到人 LXRα 完整 mRNA 序列如下图（NR1H3，NM_005693，Homo sapiens orphan nuclear receptor LXR mRNA, complete cds. CDS：36-1379，Fig. 7）。其中加粗的为起始密码子和终止密码子，下划线部分为所选 LXR 配体结合域编码基因序列，经 Primer 5.0 酶切位点分析无引物所带 *Bam*H I 及 *Not* I 酶切位点。

1 cagtgccttg gtaatgacca gggctccaga aagagatgtc cttgtggctg ggggcccctg

61 tgcctgacat tcctcctgac tctgcggtgg agctgtggaa gccaggcgca caggatgcaa

121 gcagccaggc ccagggaggc agcagctgca tcctcagaga ggaagccagg atgccccact
181 ctgctggggg tactgcaggg gtggggctgg aggctgcaga gcccacagcc ctgctcacca
241 gggcagagcc cccttcagaa cccacagaga tccgtccaca aaagcggaaa aaggggccag
301 cccccaaaat gctggggaac gagctatgca gcgtgtgtgg ggacaaggcc tcgggcttcc
361 actacaatgt tctgagctgc gagggctgca agggattctt ccgccgcagc gtcatcaagg
421 gagcgcacta catctgccac agtggcggcc actgccccat ggacacctac atgcgtcgca
481 agtgccagga gtgtcggctt cgcaaatgcc gtcaggctgg catgcgggag gagtgtgtcc
541 tgtcagaaga acagatccgc ctgaagaaac tgaagcggca agaggaggaa caggctcatg
601 ccacatcctt gcccccagg cgttcctcac cccccaaat cctgcccag ctcagcccgg
661 aacaactggg catgatcgag aagctcgtcg ctgcccagca acagtgtaac cggcgctcct
721 tttctgaccg gcttcgagtc acgccttggc ccatggcacc agatccccat agccgggagg
781 cccgtcagca gcgctttgcc cacttcactg agctggccat cgtctctgtg caggagatag
841 ttgactttgc taaacagcta cccggcttcc tgcagctcag ccgggaggac cagattgccc
901 tgctgaagac ctctgcgatc gaggtgatgc ttctggagac atctcggagg tacaaccctg
961 ggagtgagag tatcaccttc ctcaaggatt tcagttataa ccggaagac tttgccaaag
1021 cagggctgca agtggaattc atcaacccca tcttcgagtt ctccagggcc atgaatgagc
1081 tgcaactcaa tgatgccgag tttgccttgc tcattgctat cagcatcttc tctgcagacc
1141 ggcccaacgt gcaggaccag ctccaggtgg agaggctgca gcacacatat gtggaagccc
1201 tgcatgccta cgtctccatc caccatcccc atgaccgact gatgttccca cggatgctaa
1261 tgaaactggt gagcctccgg acgctgagca gcgtccactc agagcaagtg tttgcactgc
1321 gtctgcagga caaaaagctc ccaccgctgc tctctgagat ctgggatgtg cacgaatgac
1381 tgttctgtcc ccatattttc tgttttcttg gccggatggc tgaggcctgg tggctgcctc
1441 ctagaagtgg aacagactga gaagggcaaa cattcctggg agctgggcaa ggagatcctc
1501 ccgtggcatt aaaagagagt caaagggt

Fig. 7 Homo sapiens orphan nuclear receptor LXR mRNA sequence.

B) 从 Genebank 检索到人 FXR 完整 mRNA 序列如下图（NR1H4，NM_005123，Homo sapiens orphan nuclear receptor FXR mRNA, complete cds. CDS：354-1772，Fig. 8）。其中加粗的为起始密码子和终止密码子，下划线部分为 FXR-LBD 编码基因序列，经 Primer 5.0 酶切位点分析无引物所带 *BamH*I 及 *Not* I 酶切位点。

1   acgagactct ctcctcctcc tcacctcatt gtctccccga cttatcctaa tgcgaaattg

第三章 民族药高通量筛选平台的建设

```
  61 gattctgagc atttgtagca aaatcgctgg gatctggaga ggaagactca gtccagaatc
 121 ctcccagggc cttgaaagtc catctctgac ccaaaacaat ccaaggaggt agaagacatc
 181 gtagaaggag tgaaagaaga aaagaagact tagaaacata gctcaaagtg aacactgctt
 241 ctcttagttt cctggatttc ttctggacat ttcctcaaga tgaaacttca gacactttgg
 301 agttttttt gaagaccacc ataaagaaag tgcatttcaa ttgaaaaatt tggatgggat
 361 caaaaatgaa tctcattgaa cattcccatt tacctaccac agatgaattt tcttttctg
 421 aaaatttatt tggtgtttta acagaacaag tggcaggtcc tctgggacag aacctggaag
 481 tggaaccata ctcgcaatac agcaatgttc agtttcccca agttcaacca cagatttcct
 541 cgtcatccta ttattccaac ctgggtttct accccagca gcctgaagag tggtactctc
 601 ctggaatata tgaactcagg cgtatgccag ctgagactct ctaccaggga gaaactgagg
 661 tagcagagat gcctgtaaca aagaagcccc gcatgggcgc gtcagcaggg aggatcaaag
 721 gggatgagct gtgtgttgtt tgtggagaca gagcctctgg ataccactat aatgcactga
 781 cctgtgaggg gtgtaaaggt ttcttcagga gaagcattac caaaaacgct gtgtacaagt
 841 gtaaaaacgg gggcaactgt gtgatggata tgtacatgcg aagaaagtgt caagagtgtc
 901 gactaaggaa atgcaaagag atgggaatgt tggctgaatg cttgttaact gaaattcagt
 961 gtaaatctaa gcgactgaga aaaatgtga agcagcatgc agatcagacc gtgaatgaag
1021 acagtgaagg tcgtgacttg cgacaagtga cctcgacaac aaagtcatgc agggagaaaa
1081 ctgaactcac cccagatcaa cagactcttc tacattttat tatggattca tataacaaac
1141 agaggatgcc tcaggaaata acaaataaaa ttttaaaaga agaattcagt gcagaagaaa
1201 attttctcat tttgacggaa atggcaacca atcatgtaca ggttcttgta gaattcacaa
1261 aaaagctacc aggatttcag actttggacc atgaagacca gattgctttg ctgaaagggt
1321 ctgcggttga agctatgttc cttcgttcag ctgagatttt caataagaaa cttccgtctg
1381 ggcattctga cctattggaa gaaagaattc gaaatagtgg tatctctgat gaatatataa
1441 cacctatgtt tagttttat aaaagtattg gggaactgaa aatgactcaa gaggagtatg
1501 ctctgcttac agcaattgtt atcctgtctc cagatagaca atacataaag gatagagagg
1561 cagtagagaa gcttcaggag ccacttcttg atgtgctaca aaagttgtgt aagattcacc
1621 agcctgaaaa tcctcaacac tttgcctgtc tctgggtcg cctgactgaa ttacggacat
1681 tcaatcatca ccacgctgag atgctgatgt catggagagt aaacgaccac aagtttaccc
1741 cacttctctg tgaaatctgg gacgtgcagt gatgggatt acaggggagg ggtctagctc
1801 cttttctct ctcatattaa tctgatgtat aacttccttt tatttcactt gtacccagtt
1861 tcactcaaga aatcttgatg aatatttatg ttgtaattac atgtgtaact tccacaactg
```

85

1921 taaatattgg gctagataga acaactttct ctacattgtg ttttaaaagg ctccagggaa

1981 tcctgcattc taattggcaa gccctgtttg cctaattaaa ttgattgtta cttcaattct

2041 atctgttgaa ctagggaaaa tctcattttg ctcatcttac catattgcat atattttatt

2101 aaagagttgt attcaatctt ggcaataaag caaacataat ggcaacagaa aaaaaaaaaa

2161 aaaaaaaaaa aaaaaaaaaa aaaaaaaaaa aaaaaaaaaa aaaaaaaaaa aaaaaaaa

Fig. 8 Homo sapiens orphan nuclear receptor FXR mRNA sequence.

2.5.2 RT-PCR 扩增 LXR 和 FXR 全长编码序列用引物设计

LXR　　Sense：5′-GTAATGACCAGGGCTCCAGAAAG-3′

Anti-sense：5′-GTCTGTTCCACTTCTAGGAGGCAG-3′

FXR　　Sense：5′-CAGGGCCTTGAAAGTCCATCTCTG-3′

Anti-sense：5′- CATCACTGCACGTCCCAGATTTCA-3′

2.5.3 pBIND 表达载体用 LXR-LBD 和 FXR-LBD 引物设计及制备

LXR-LBD Sense：5′- CGGGATCCgtATGCGGGAGGAGTGTGTC，下划线部分为 *BamH* I 酶切位点。在起始密码子前加入 gt 以保证读码框的正确。

Anti-sense：5′-ATAAGAATGCGGCCGCTCATTCGTGCACATCCAGA-3′，下划线部分为 *Not* I 酶切位点。

FXR-LBD Sense：5′- CGGGATCCgt ATGGGAATGTTGGCTGAATG -3′，下划线部分为 *BamH*I 酶切位点。

Anti-sense：5′-ATAAGAAT GCGGCCGCCTGCACGTCCCAGATTTCAC-3′，下划线部分为 *Not*I 酶切位点。

引物由上海生工生物工程技术服务有限公司合成。

2.6 人肝组织 cDNA 及 LXR 和 FXR 全长基因的制备：RT-PCR

2.6.1 实验材料的准备

塑料制品（包括枪头、eppendorf 管等）的处理。

配制 0.1% DEPC（v/v）（Sigma-Aldrich Co., USA），将塑料制品逐个浸泡其中，其中小枪头需要吸管打入 DEPC 水，过夜，然后于 15 psi 高压蒸汽灭菌 20 min，再烤干备用。同时将剩余 DEPC 水高压灭菌，用于配制其他试剂。

玻璃制品：包括匀浆器、研钵、离心管等。

泡酸过夜，用双蒸水洗净后包锡纸于 180℃ 烘烤 5 小时，备用。

2.6.2 人肝组织总 RNA 提取

从中国协和医科大学肿瘤医院病理科获得人肝脏组织，使用 Trizol（invitrogen, San Diego, CA, USA) 抽提总 RNA，操作如下：

人肝脏组织 200 mg
↓
加 2 ml Trizol
↓
匀浆，转至 Eppendorf 管，每管 1 ml
↓
颠倒混匀 10 下，室温 5 min
↓
每管加入氯仿 0.2 ml
↓
颠倒混匀 15 秒，室温 10 min
↓
4℃，12000×g 离心 10 min
↓
转上层水相于另一 Eppendorf 管中
↓
加 0.5 ml 异丙醇，混匀室温 10 min
↓
4℃，12000×g 离心，10 min
↓
弃上清
↓
加冰预冷的 75% 乙醇（用 DEPC 水配）1 ml，充分涡旋振荡
↓
4℃，7500×g 离心，5 min
↓
弃上清，风干
↓
溶于 20 μl DEPC 水中，-70℃ 保存备用

2.6.3 RNA 鉴定

A. 电泳

取 RNA 进行琼脂糖凝胶电泳，观察 rRNA 5S、18S、28S 比值的变化，mRNA 大部分泳动速度介于 18S 和 28S 之间。如果 28S∶18S = 2∶1，就表明 mRNA 片段较为完整。

B. 紫外分光法

核酸的最大吸收波长是 260 nm，其 OD_{260}/OD_{280} 比值相对固定，DNA 的比值为 1.8，而 RNA 的比值为 2.0。蛋白质的最大吸收波长 280 nm，因此，可以通过测定在 260 nm 和 280 nm 的紫外线吸收值的比值（A_{260}/A_{280}）判断核酸的纯度。

吸取 1 μl RNA 样品，用灭菌 DEPC 水稀释后，置 96 孔 UV 板中，分别测定 OD_{260} 和 OD_{280} 值。

2.6.4 FXR 和 LXR 全长 cDNA 第一条链的合成

使用反转录酶（SuperScript III Reverse Transcriptase, Invitrogen, San Diego, CA, USA）对所提取的 RNA 进行反转录，以合成 cDNA 第一条链。按以下步骤操作：

A. 于无 RNase 的 PCR 管中加入下列试剂：

0.5 μg（1μl）随机引物（Promega, Madison, WI, USA）

1 μl（10 mM）dNTP（Promega, Madison, WI, USA）

1 μg（2μl）肝总 RNA

加入灭菌的 DEPC 水 9μl 而使终体积为 13μl。

B. 将 PCR 管于 65℃保温 5 min，立即置冰上 3 min。

C. 将 PCR 管短暂离心以使内容物汇集到管底。

D. 在 PCR 管中加入下列试剂：

4μl 5X First-Strand Buffer

1μl 0.1 M DTT（Merck, Germany）

1μl RNasin RNase Inhibitor（40 units/μl）（Promega, Madison, WI, USA）

1μl of SuperScript III RT（200 units/μl）

将内容物混匀，置室温下 5 min，之后于 50℃保温 60 min。反应完毕后于 70℃加热 15 min，以终止反应。加入 1μl（2 units）RNase H 37℃消化 20 min 以除去与 cDNA 结合的 mRNA，从而得到 cDNA 第一条链，-20℃保存备用。

2.6.5 LXR 和 FXR 全长目的基因片段 PCR 扩增

反应体系：

cDNA 模板	4μl
10 × KOD Plus buffer	5μl
2 mM dNTPs	5μl
25 mM MgSO$_4$	2μl
primer (10 μM/each)	1.5μl
KOD-Plus (1unit/μl)	1μl
ddH$_2$O	31.5μl

总体积为50μl

PCR反应条件为：94℃预变性4 min，94℃变性60 s，55℃退火60 s，68℃延伸60 s，30个循环后，68℃延伸10 min，4℃保温。PCR产物以1.0%的琼脂糖凝胶电泳检测。

2.6.6 琼脂糖凝胶电泳

将PCR扩增产物与DNA电泳上样缓冲液按5：1比例混合，在含0.5μg/ml EB的1%琼脂糖凝胶上电泳（恒压100V，1小时）。紫外灯下观察电泳结果，从琼脂糖凝胶上切下目的DNA条带用于回收。

2.6.7 PCR产物的回收

使用Agarose Gel DNA Purification Kit (TaKaRa，大连)对PCR产物进行纯化回收，用一干净的刀片切下含有目的DNA条带的凝胶条（≤100 mg），将凝胶条转移至微量离心管中，加入300μl DR-I Binding Buffer，75℃振荡水浴6 min，至凝胶完全溶解后，加入DR-I Binding Buffer量1/2体积量DR-II Binding Buffer，均匀混合。将胶液转移到Spin Column中，8,000 × g离心1 min。以500μl Rinse A wash solution洗涤Spin Column，以700μl Rinse B wash solution再次洗涤Spin Column，10,000 × g离心1 min彻底去掉wash solution，将Spin Column放入一个新的离心管中，加入30μl Elution buffer，室温放置2 min，10,000 × g离心1 min，离心管中的液体即为回收的DNA片段，-20℃保存备用。

2.7 T-A克隆

2.7.1 回收PCR产物加入A尾

反应体系：

胶回收PCR产物 (LXR 或 FXR)	7μl
10 × Taq PCR buffer + Mg$_2$Cl	1μl

2.5 mM dNTP mix   1μl
Taq Polymerase (5 unit/μl)   1μl
总体积为   10μl

反应条件为70℃加热30 min

2.7.2 PCR产物与T载体的连接

将已加A尾的LXR或FXR片段与pGEM-T vector（Promega, Madison, WI, USA）用Ligation Buffer进行连接，反应体系如下：

2X Rapid Ligation Buffer, T4 DNA Ligase   5μl
pGEM-T Vector (50ng)   1μl
PCR product   3μl
T4 DNA Ligase (3 Weiss units/μl)   1 μl
Deionized water   up to a final volume of 10μl

将内容物混合均匀，短暂离心，置室温下1 h，然后于4℃反应过夜。

2.7.3 转化及蓝白斑筛选

2.7.3.1 大肠杆菌感受态制备

A. 挑取Top10大肠杆菌（由生物合成室程克棣教授组赠送）单克隆，置于已含有5 ml培养基的培养管内，37℃振摇（160 rpm）过夜活化，次日取菌液1 ml接种于含有100 ml LB培养基的三角培养瓶中，37℃振摇培养2~3h，至OD_{600}为0.6，取出培养瓶，冰浴10 min；

B. 将菌液转移至冰预冷50 ml无菌离心管中，于4℃4000 rpm离心10 min，弃去上层培养液，将管倒置于滤纸上1 min，以使最后残留的培养液流尽；

C. 加入15 ml冰预冷的0.1 M $CaCl_2$重悬菌体，冰浴10 min；

D. 4℃，4000 rpm离心10 min，弃去上清液；

E. 加入3 ml冰预冷的0.1 M高压灭菌$CaCl_2$，轻轻重悬菌体，取200 μl用于转化，在剩余细胞中加入终浓度为15%的甘油，贮存于-80℃。

2.7.3.2 转化及蓝白斑筛选

A. 将上述的连接产物加入到200μl新鲜制备的感受态细胞中，冰浴30 min；

B. 42℃热激活90 s，迅速置于冰浴中2 min；

C. 加入800μl无抗生素的LB培养基，37℃振摇（150 rpm）复苏培养

1.5 h；

D. 8000 rpm 离心 1 min，将菌甩到底部，加 200 μl 液体 LB 培养基重悬菌体；

E. 细菌接种，将 200 μl 细菌悬液涂布于含有 IPTG 及 X-gal 的蓝白斑筛选用 LB 培养基平板表面，倒置平板于 37℃培养 12-16 小时；

F. 将平板放置于 4℃数小时，充分显色。

2.7.3.3 阳性克隆鉴定和序列分析

A. 挑取白色较小单克隆菌斑，接种于 10 ml 含有 100μg/ml Amp 的 LB 培养基中，37℃振摇（180 rpm）培养过夜；

B. 取 10 μl 菌液进行 PCR 鉴定，PCR 反应体系与 cDNA 的 PCR 扩增条件相同；

C. 取 1 ml 菌液进行测序，测序反应由 Invitroge 中国英洁公司完成。

2.8 pGEM-T/LXR 和 pGEM-T/FXR 质粒提取

A. 将测序后证明序列正确的菌种接种于 50 ml LB 培养基（含 100μg/ml Amp）中，37℃振摇培养过夜；

B. 将菌液分装入 1.5 ml eppendorf 管中，4℃下 12000 × g 离心 30 秒，弃上清，将管倒置于卫生纸上数分钟，使液体流尽；

C. 菌体沉淀重悬浮于 100μl 溶液 I 中，需剧烈振荡，室温下放置 5 min；

D. 加入新配制的溶液 II 200μl，盖紧管口，快速温和颠倒 eppendorf 管数次，以混匀内容物，冰浴 5 min；

E. 加入 150μl 预冷的溶液 III，盖紧管口，并倒置离心管，温和振荡 10 秒，使沉淀混匀，冰浴 5 min，4℃下 12000 × g 离心 10 min；

F. 上清液移入干净 eppendorf 管中，加入等体积的酚/氯仿（1：1），振荡混匀，4℃下 12000 × g 离心 5 min；

G. 将水相移入干净 eppendorf 管中，加入 2 倍体积的无水乙醇，振荡混匀后置于-20℃冰箱中 20 min，然后 4℃下 12000 × g 离心 10 min；

H. 弃上清，将管口敞开倒置于滤纸上使所有液体流出，加入 1 ml 70%乙醇洗沉淀一次，4℃下 12000 × g 离心 5 min；

I. 吸除上清液，将管倒置于滤纸上使液体流尽，室温干燥 10 min；

J. 将沉淀溶于 20μl TE 缓冲液（pH 8.0，含 20μg/ml RNaseA）中，储于-20℃。

2.9 表达质粒 pBIND 用 LXR-LBD 和 FXR-LBD 目的基因片段 PCR 扩增反应体系：

pGEM-T/LXR or pGEM-T/FXR	1 μl
10 × KOD-Plus buffer	5 μl
2 mM dNTPs	5 μl
25 mM MgSO$_4$	2 μl
primer (10 μM/each)	1.5 μl
KOD-Plus (1 unit/μl)	1 μl
ddH$_2$O	34.5 μl
Total	50 μl

PCR 反应条件为：94℃ 预变性 4 min，94℃ 变性 45 s，60℃ 退火 45 s，68℃ 延伸 45 s，30 个循环后，68℃ 延伸 10 min，4℃ 保温。PCR 产物以 1.0% 的琼脂糖凝胶电泳检测。

以下其他步骤如 PCR 产物的回收，T-A 克隆，蓝白斑筛选，pGEMT/LXR-LBD 和 pGEMT/FXR-LBD 阳性克隆的筛选、鉴定和序列测定，质粒提取方法同上。

2.10 pBIND 表达载体的构建及转化

2.10.1 pGEM-T/LXR-LBD 和 pGEM-T/LXR-LBD 质粒转化和提取（同上质粒提取方法）

2.10.2 pGEM-T/LXR-LBD 或 pGEM-T/FXR-LBD 质粒和 pBIND 质粒双酶切及连接

A. 酶切反应体系如下：

10 × K buffer	2 μl
pGEM-T/L-LBD（或 pGEM-T/F-LBD）或 pBIND	3 μl (0.5 μg)
*Bam*H I	1 μl
Not I	1 μl
ddH$_2$O	up to 20 μl

酶切产物经 1.0% 琼脂糖凝胶电泳后，分别回收 860 bp（LXR-LBD）、854 bp（FXR-LBD）和 3.1 kb 目的片段。

B. LXR-LBD（或 FXR-LBD）与 pBIND 酶切产物的连接，反应如下：

2 × ligation buffer　　　　　　　　　　　　　　　5 μl

50 ng/μl LXR-LBD（或 FXR-LBD）cDNA	2 μl
100 ng/μl pBIND vector fragment	2 μl
T4 DNA ligase（3 Weiss units/μl）	1 μl

16℃过夜反应。

转化和序列测定

制备 Top10 E. coli 感受态（方法同前），将上述连接产物转化感受态细胞，将转化后复苏的细胞铺于 Amp 平板，37℃倒置培养 12~16 h，挑取单克隆菌斑接种于 Amp 抗性的 LB 培养基中，振荡培养，取菌液送公司测序鉴定。

2.11 质粒的大量提取

按照 TIAGEN 说明书进行 pBIND/LXR-LBD、pBIND/FXR-LBD 和 pG5LuC 质粒大量提取，测 260 nm 和 280 nm 的 OD，进行质粒的定性和定量。用于共转染哺乳动物细胞。

2.12 细胞培养

L02 细胞、Vero 细胞和 CV-1 细胞用含 10% 胎牛血清、1×10^5 U/L 青霉素和 100 mg/L 链霉素的 PRMI 1640 培养基，HEK293 细胞用含 10% 进口胎牛牛血清、1×10^5 U/L 青霉素和 100 mg/L 链霉素的 DMEM 高糖培养基。37℃，5% CO2 培养箱中培养。

2.13 瞬时转染和报告基因检测

将长至对数生长期的细胞以 1×10^5 个/mL 细胞数接种于 96 孔板，24 h 后，将培养液换成含 10% 胎牛血清的无双抗的 PRMI 1640 培养基，用 Fugene HD 将两种重组质粒，即报告质粒和表达质粒共转染入细胞中。12 h 后加入不同浓度的药物诱导，DMSO 作为空白对照。给药 24 h 后，于 Spectra Max M5（Molecular Devices）和 Topcount 上利用 Luciferase Assay System 检测细胞中荧光素酶的活性。阳性对照药孔与空白 DMSO 孔的荧光素酶活性值的比值为表达上调倍增数。（每板设置四个阳性与空白平行孔）

2.14 核受体高信息细胞模型构建的初步摸索

我们在荧光素酶哺乳动物细胞单杂交体系构建完成的基础上，进行了核受体高信息筛选模型的构建。我们拟用哺乳动物单杂交原理，使用绿色荧光蛋白作为报告基因，构建适用于异源二聚体型核受体 LXR 和 FXR 的高信息细胞筛选体系。

LXR 和 FXR HCS 构建具体技术路线

人工合成 5×GAL4 的响应元件,并将其插入带有绿色荧光蛋白报告基因的载体 pEAK-EGFP 上游构建报告质粒 pEAK-EGFP-GAL4,用于核受体高信息报告基因载体的构建。载体中带有嘌呤霉素抗性,可单独用于稳转细胞株的筛选。原理如 Fig. 9。

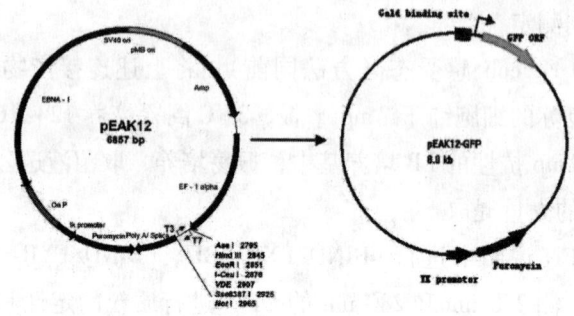

Fig. 9 The theory of reporter plasmid construction about HCS

①将已构建的顺转表达载体 pBIND-LXR-LBD 加入 G418 抗性。原理如 Fig. 10。

②将 pEAK-EGFP-GAL4 报告基因载体和 pBIND-LXR/G418 共转染到哺乳动物细胞中,通过嘌呤霉素和 G418 抗性筛选出整合有共转染质粒的稳转细胞株,用于 HCS 筛选。

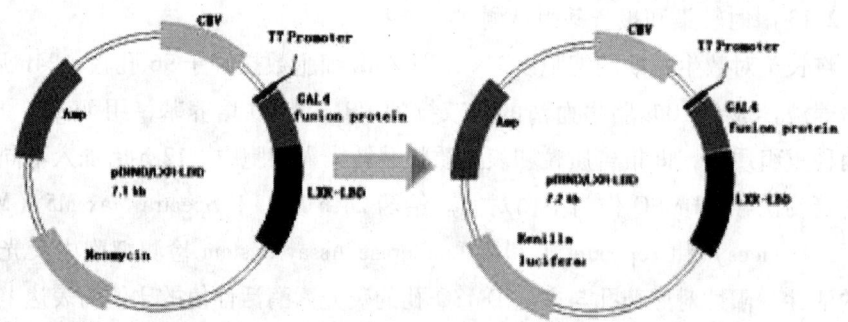

Fig. 10 The theory of expression plasmid construction about HCS

3. 单杂交绿色荧光报告基因细胞水平筛选模型构建结果

3.1 异二聚体型核受体哺乳动物细胞单杂交筛选和评价体系的建立

3.1.1 pBIND/LXR-LBD 和 pBIND/FXR-LBD 质粒构建

我们取 LXR 和 FXR 表达丰富的人肝脏组织,提取总 RNA。逆转录及扩增反应后，得到 LXR 和 FXR 全长目的基因片段。将 PCR 产物纯化，连接到 pGEMT 载体，于 E. coli 中扩增。设计有酶切位点且保证读码框正确的特异引物，扩增 LXR 和 FXR 的 LBD 的目的片段，再将 PCR 产物纯化，用 BamH I 和 NotI 双酶切，再次连接到 pGEM-T 载体，再经亚克隆酶切连接到 pBIND（Promega，USA）中，进行全菌 PCR 鉴定和酶切鉴定，将经鉴定和测序正确后的克隆子，提取质粒转化到 Top10 细胞中，最后大提质粒用于高信息筛选和评价体系。

3.1.1.1 总 RNA 的提取

取人肝组织 200 mg，提取总 RNA，琼脂糖电泳检查结果如 Fig. 11-A 所示，28S 和 18S 条带清晰，且 28S 亮度约为 18S 的 2 倍，OD_{260}/OD_{280} 为 1.8-2.0 之间，说明所提取的总 RNA 有较高的纯度和完整性。

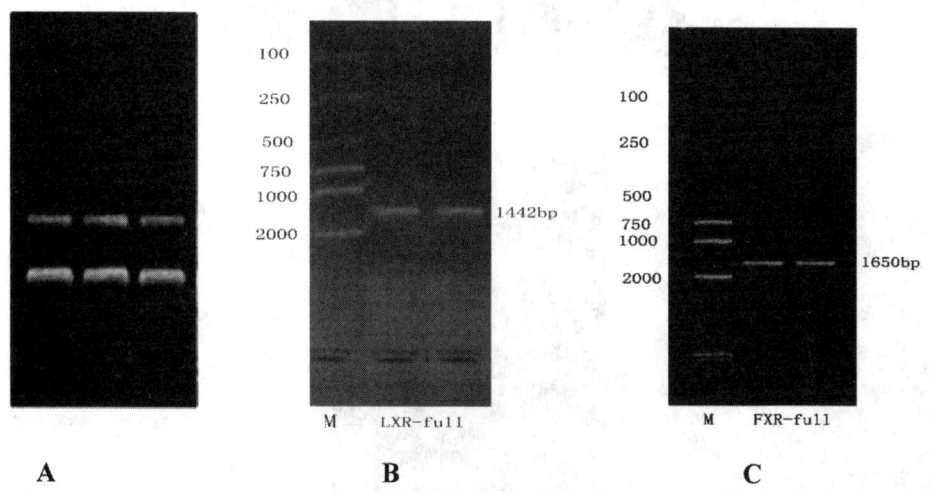

Fig. 11 (A) RNA extraction from human liver. (B) PCR amplification of LXR complete cDNA. (C) PCR amplification of LXR complete cDNA.

3.1.1.2 LXR 和 FXR cDNA 的获得

以人肝组织总 RNA 为模板采用扩增 CDNA 特异外引物经 RT-PCR 获得了长度均在 1000-2000bp 之间的单一特异性扩增片段，与理论值基本相符。LXR 为 1442bp（包含全长 CDS 编码序列 1344bp），而 FXR 为 1650bp（包含 CDS 编码序列 1418bp）（Fig. 11-B，C）。

3.1.1.3 蓝白斑筛选及序列测定

将 PCR 得到的 cDNA 片段与 pGEM-T 载体连接后转化 Top10 E. coli，进行

蓝白斑筛选，挑白斑后，接种于 50 ml 培养基振摇培养，取 10μl 菌液进行 PCR 鉴定，将鉴定为阳性的菌液提取质粒，送测序。测序结果经拼接得到克隆全序列。证明 LXR 和 FXR 全长目的片段已经正确连接到 pGEM-T 载体上。PCR 鉴定结果如图所示（Fig. 12），测序报告略。

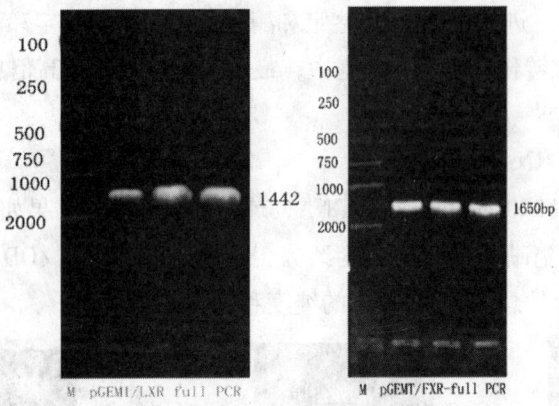

Fig. 12 Positive clone PCR identification A）pGEMT/LXR and B）pGEMT/FXR

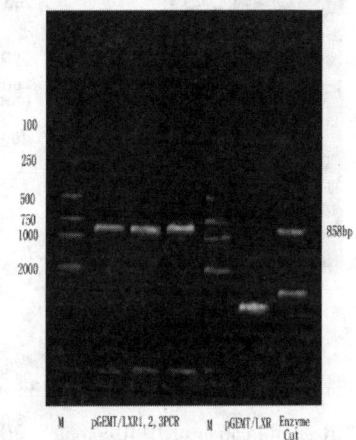

Fig. 13 Identification of positive recombinant clone by
PCR and restriction enzyme cut pGEM-T/LXR-LBD.

3.1.1.4 LXR-LBD 和 FXR-LBD 的获得

提取测序正确的 pGEMT/LXR 和 pGEMT/FXR 质粒，并分别以二者为模板以带酶切位点的 LXR-LBD 和 FXR-LBD 引物扩增后，PCR 产物经过胶回收，回收产物连接 pGEM-T 载体，构建成 pGEM-T – LXR-LBD 克隆载体。连接产物经过转化，从氨苄抗性平板上挑取单菌落，进行全菌 PCR 鉴定，获得长度在

750~1000 bp 的一条特异性扩增片段，与理论值 858bp（LXR-LBD）和 852bp（FXR-LBD）大小相符（Fig.13,14）。提取质粒后进行 BamH1 和 KpnI 双酶切鉴定，结果如图所示（Fig.13,14），并将酶切鉴定的阳性克隆送测序。（测序报告略）

BLAST 核苷酸序列比对分析证明，克隆得到的 cDNA 片段与人的 LXR-LBD（Genebank，NM_005693），具有 99% 同源性；根据报道 LXR 基因存在多态性，而 FXR-LBD 具有 100% 的同源性，将重组质粒分别命名为 pGEM-T/LXR-LBD 和 pGEM-T/FXR-LBD。

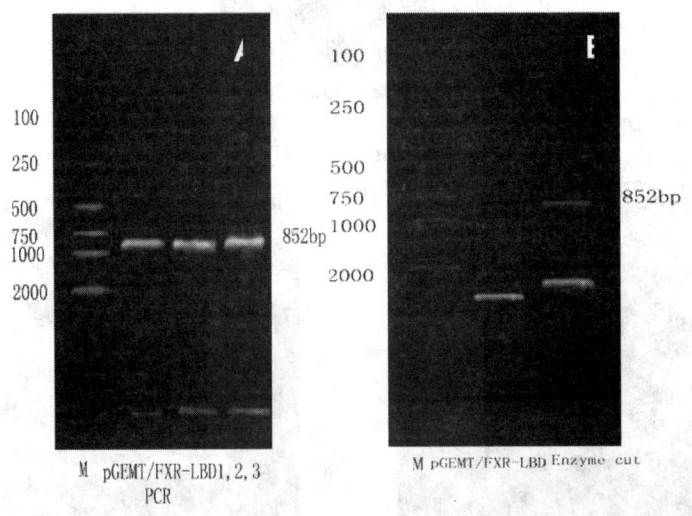

Fig.14 Identification of positive recombinant clone byPCR and restriction enzyme cut of pGEM-T/FXR-LBD. right: PCR left: restriction enzyme cut.

3.1.1.5 重组质粒 pBIND/LXR-LBD 和 pBIND/FXR-LBD 的构建

用 BamH I 和 Not I 对质粒 pGEM-T/LXR-LBD 和 pGEM-T/FXR-LBD 分别进行双酶切，获得 LXR-LBD 和 FXR-LBD 基因，再与同样双酶切的 pBIND（Fig.15）连接，构建重组表达质粒 pBIND/LXR-LBD 和 pBIND/FXR-LBD，将连接产物转化大肠杆菌 Top 10，菌液 10μl 用特异 LBD 引物进行 PCR 鉴定，结果如图（Fig.16），提取质粒利用 BamH I 和 Not I 双酶切进行鉴定（Fig.16），结果说明 LXR-LBD 和 FXR-LBD 基因已经连接到表达载体 pBIND 上，DNA 测序结果表明，LXR-LBD 和 FXR-LBD 基因已经正确插入表达载体，且读码框架正确。证明成功构建了 pBIND-LXR（-LBD 和 pBIND-FXR-LBD 表达质粒。

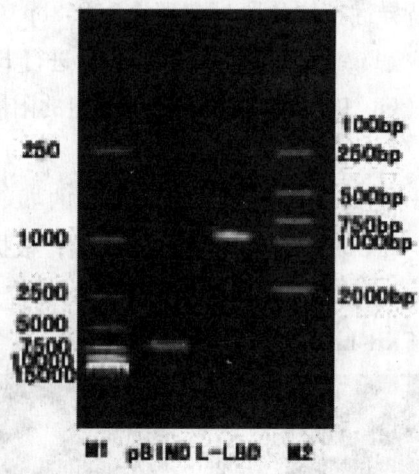

Fig. 15 restriction enzyme cut of pGEMT/LXR-LBD. and pBIND

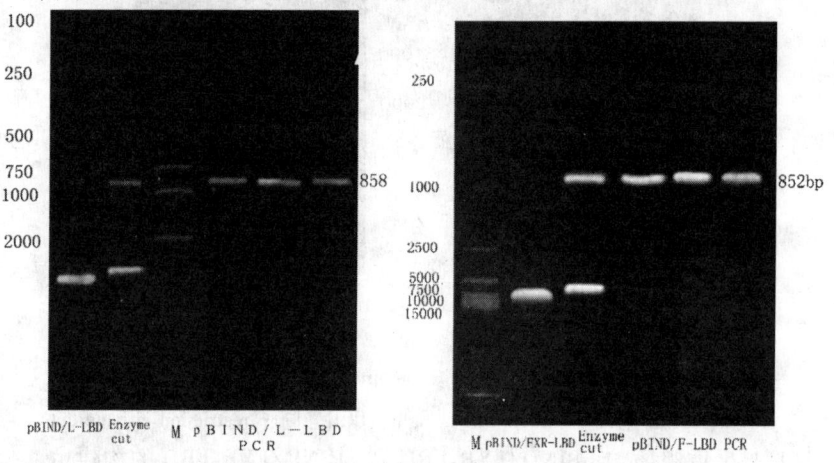

Fig. 16A. Identification of positive recombinant clone by PCR and restriction enzyme cut of pBIND/LXR-LBD; B. Identification of positive recombinant clone by PCR and restriction enzyme cut of pBIND/FXR-LBD. A) PCR B) restriction enzyme cut.

3.1.2 哺乳动物细胞单杂交系统筛选和评价体系的优化

细胞共转染效率与脂质体的量，转染质粒 DNA 的总量，两个质粒之间的比例以及转染的宿主细胞都有关系。为了达到最佳的转染效果，本研究对 LXR 和 FXR 筛选评价体系转染条件进行了优化。

3.1.2.1 优化96孔板中转染用 FugeneHD 脂质体的量

转染宿主选择为 HEK293 细胞，依照脂质体转染说明书推荐的 96 孔板的

细胞数为 1×10^5 个/mL 加入 5μl/孔的脂质体复合物的用量，每板按照 100 孔计算为 500 μl 脂质体复合物，分别设置脂质体量与质粒总量的比值 3∶2，4∶2，5∶2，6∶2，7∶2 和 8∶2 (μl/μg)，参照文献选定用 10 M 的 T0901317 作为 LXR 模型阳性对照，而 10μM 的 CDCA 作为 FXR 的阳性对照。

具体操作步骤：将 HEK293 细胞以 1×10^5 个/mL 细胞数接种细胞于 96 孔板，24 h 后，将培养液换成含 10% 胎牛血清的无双抗的 PRMI 1640 培养基，用 FugeneHD 将重组质粒 pBIND-LXR-LBD 分别与 pGL5-promotor-GAL4 共转染入细胞中。12h 后加入不同浓度的药物诱导，DMSO 作为空白对照。给药 24 h 后，于 Spectra Max M5 (Molecular Devices) 荧光素酶检测模块中检测细胞中荧光素酶的活性，并计算药物对荧光素酶相对空白的诱导倍增数 (Fold induction)。

结果如 Fig. 17，可以看出以 96 孔板为细胞培养载体，进行细胞转染，所用脂质体剂量与转染效率有一定关系，随着脂质体量的增加荧光素酶的活性相对增加，从成本考虑设置脂质体量与质粒总量的比值 4∶2，5∶2 较适宜。

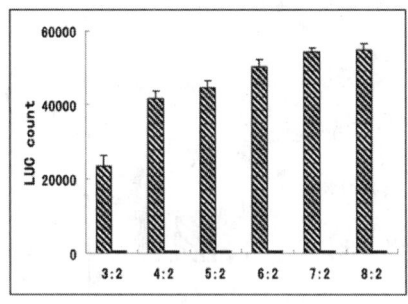 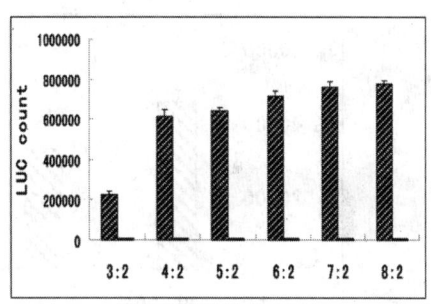

A. B.

Fig. 17 The transactivation effect of positive control with the different ratio of Fugene HD and the total plasmid DNA from 3∶2 to 8∶2。

A. LXR-positive control T0901317；B. FXR positive control CDCA

3.1.2.2 报告质粒与表达质粒的比例优化

固定每个转染的质粒 DNA 量不变，改变报告质粒与表达质粒之间的分子比例进行优化，两个质粒的比例分别选定为 20∶1，10∶1，5∶1，2.5∶1，1∶1，1∶5，仍用 10 M 的 T0901317 作为 LXR 模型阳性对照，而 10μM 的 CDCA 作为 FXR 的阳性对照，转染活性的研究结果如 Fig. 18 所示。

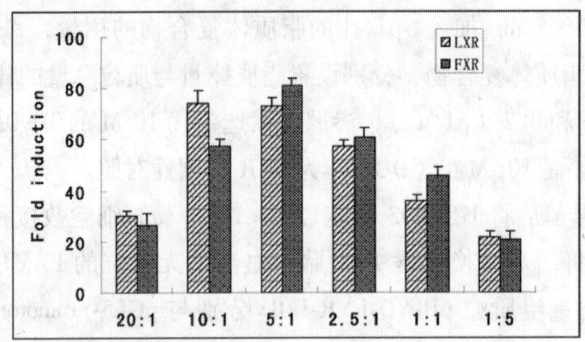

Fig. 18 The transactivation effects of 10μM T0901317 at the different

molar ratios between the reporter and the expression vector of

20:1, 10:1, 5:1, 1:1, 1:5, and 1:10 at Fugene：DNA Rario 4:1

结果表明，LXR 报告质粒与表达质粒的比例为 10:1 时荧光素酶的诱导倍增活性最高，FXR 报告质粒与表达质粒的比例为 5:1 时荧光素酶的诱导倍增活性最高。LXR 选择 5:1 或 10:1，FXR 选择 5:1 为宜。

3.1.2.3 转染宿主细胞的选择

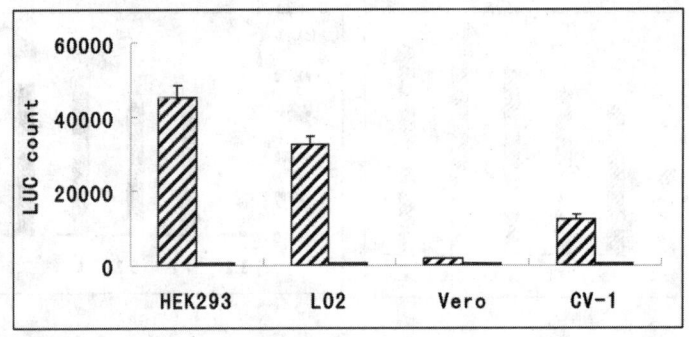

Fig. 19 The transactivation effects of 10μM T0901317 at the different cell lines.

由于宿主细胞的不同，相同的转染条件下，转染的效率可能会存在差异，因此我们根据文献报道，选择核受体研究常用宿主细胞株人胚肾细胞 HEK293，人正常肝细胞株 L02，绿猴肾细胞株 CV-1 和 Vero，对其作为宿主细胞的转染效率进行评价，我们在 LXR 模型上利用相同的 1μM 的阳性对照 T0901317 在已优化的转染条件的基础上对此 4 个细胞株进行了转染，在四个细胞株上的荧光素酶活性结果见 Fig. 19，阳性对照化合物 T0901317 和 CDCA 在 HEK293 和 CV-1 的剂量依赖曲线结果见 Fig. 20。

第三章 民族药高通量筛选平台的建设

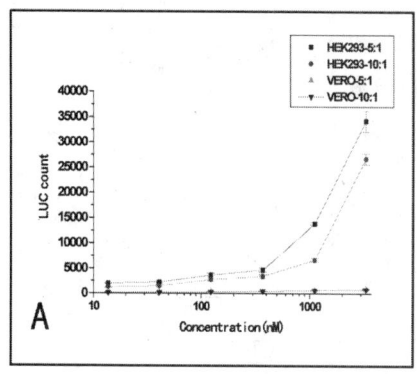 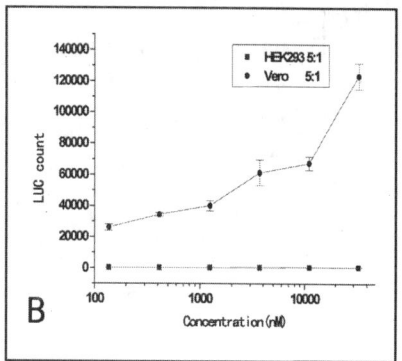

Fig. 20 The different transfection efficiency at cell line HEK293 and Vero
    A. postive control T0901317on. LXR cell-based assay
    B. positive control CDCA on FXR cell-based assay

四种细胞株的转染效率结果表明，人胚肾 HEK293 最好，人肝细胞 L02 次之，绿猴肾细胞 CV-1 和 Vero 较差。

3.1.3 核受体哺乳动物单杂交筛选评价体系的验证和仪器灵敏度的评价

利用 96 孔板经过优化的转染条件，我们对本筛选评价体系中的两个模型进行稳定性和灵敏度的评价，T0901317 和 CDCA 分别作为 LXR 和 FXR 的阳性药物。T0901317 的浓度从 100 μM 作 10 倍梯度稀释，CDCA 从 100 μM 作 3 倍梯度稀释，在细胞转染 24 小时后加入不同浓度的药物诱导，DMSO 作为空白对照。给药 24 h 后，测定方法同前，通过 Topcount 和 M5 reader 利用 Luciferase Assay System 检测细胞中荧光素酶的活性。阳性药的荧光素酶的活性值与空白 DMSO 孔的荧光素酶活性值的比值为表达上调倍增数。

我们利用 LXR 的阳性对照对 Topcount 和 MD 仪器的敏感度进行评价，10 μM 的 T0901317 的荧光素酶读值虽然在 Topcount 和 MD 仪器相差两个数量级，但最大诱导倍增数相差不多，LXR 最大上调倍增数（信噪比）分别为 127 和 66 倍，相差不到两倍，因此可选择在 MD 上检测，满足检测灵敏度要求。结果如 Fig. 21。

从结果 Fig. 21 可以看出阳性药在 LXR 和 FXR 模型上都表现出较好的量效关系。LXR 最大上调倍增数（信噪比）分别为 127 和 66 倍，EC_{50} 为 127 nM（Topcount）和 104 nM（M5）。CDCA 对 FXR 显示了非常好的激动活性，最大的上调倍增数（信噪比）为 74.5 倍，说明模型具有很高信噪比和灵敏度，CDCA 的 EC_{50} 为 3.43 μM。

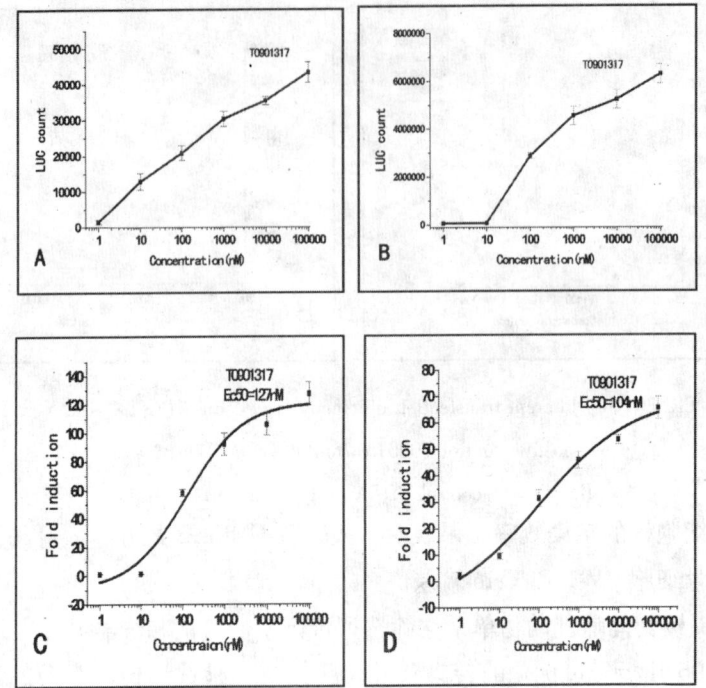

Fig. 21 The dose-dependent curve of T0901317 on cell-based HTS of LXR.
A. Luciferase count on Topcount. B. Luciferase count on MD.
C. The fold induction induced on Topcount. D. The fold induction induced on M5

3.1.4 LXR 和 FXR 高信息筛选和体系的评价

用已建立并优化的 LXR 和 FXR 核受体筛选体系对植物来源的个样品进行筛选。化合物采用 B 浓度（1 mg/ml）无菌样品：样品中取 2 μl/孔加入 100 μl 体系中，筛选用样品终浓度为 50 μg/ml。

样品筛选具体方案：

将 HEK293 细胞以 3×10^5 个/mL 细胞数接种细胞于 96 孔板，24 h 后，将培养液换成含 10% 胎牛血清的无双抗的 PRMI 1640 培养基，用 FugeneHD 脂质体转染试剂将重组表达质粒和报告质粒共转染入细胞中。6 h 后加入不同浓度的药物诱导，DMSO 作为空白对照。给药 24 h 后，于 Topcount 和 MD 中采用 Luciferase Assay System 检测细胞中荧光素酶的活性。筛选出的活性化合物活性评价 Ec_{50} 曲线符合药物筛选要求。FXR 统计也有类似结果，满足 Z' 因子的要求（略）。这些数据说明本研究所建立的筛选模型具有很好的稳定性。

为了检测筛选过程中模型的稳定性，在筛选的每个样品板中设置四个平行的阳性药 TO901317 作对照,以及四个与样品中含量相同 DMSO (<0.5%) 作为空白对照。利用阳性对照和空白的比值计算信噪比 (S/N = ave. control signal/ave. blank signal),以及评价模型稳定性的参数 Z′因子对模型的稳定性进行评价。按以下公式计算 z′因子 (Zhang et al, 1999),来评估系统的稳定性。信噪比和 z′因子统计结果如 Fig. 22 和 Fig. 23。

$$Z' = \frac{(AVGcontrol-3SDcontrol) - (AVGblank+3SDblank)}{(AVGcontrol-AVGblank)}$$

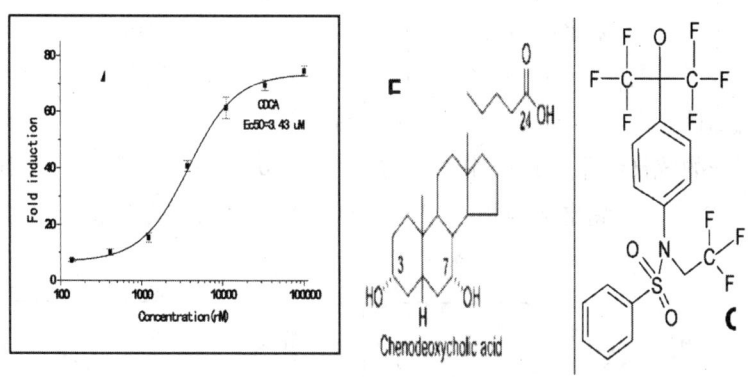

Fig. 22 A. The dose-dependent curve of CDCA on cell-based HTS of FXR. B. The structure of FXR agonist CDCA. C. the structure of LXR agonist TO901317.

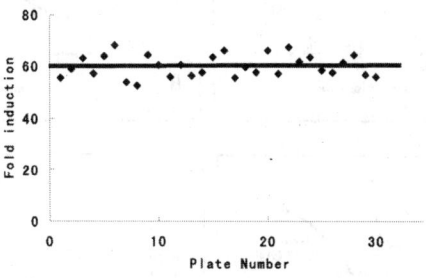

Fig. 23 The S/Ns of 96-well cell based LXRα HTS

民族药物高通量筛选新技术

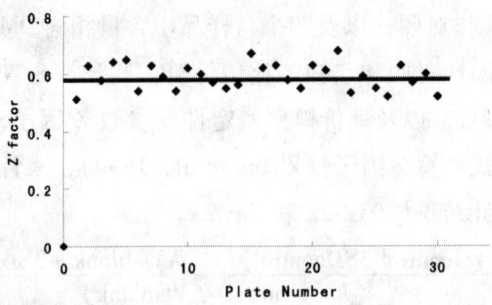

Fig. 24 The z'factors of 96-well cell based LXRα HTS

从结果可以看出，30 个样品筛选板中得到的 10 μM 的 T0901317 与 DMSO 的信噪比都保持在 55-70 之间。Fig. 24 是对每板中利用四个空白和四个对照得出的 z' 因子的统计结果。从图中可以看出所有 30 个被筛选板中的 z' 因子值分布 0.5－0.7 之间，满足 z' 因子大于 0.5 的要求，表明该方法符合高通量筛选要求。

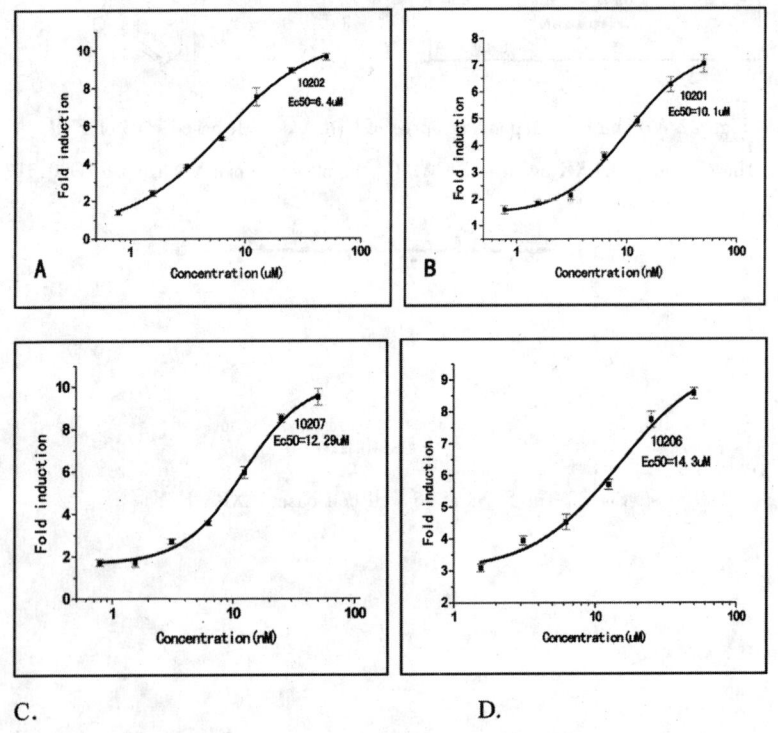

Fig. 25 The dose-dependent curve of compounds on cell-based HTS of LXR. A. 10201；B. 10202；C：10206；D：10207

核受体哺乳动物单杂高信息筛选方法可排除内源性干扰,假阳性、假阴性率低,特异性好。使用优化后的筛选体系对样品库中天然产物库进行肝 X 受体机动活性筛选评价,发现四个具有 LXR 激活作用的化合物,编号为 10201,10202,10206,10207,采用三倍梯度稀释,评价化合物的活性,发现化合物具有好的剂量依赖关系,10201,10202,10206,10207 半数有效剂量(EC50)分别为 10.1,8.4,14.3,12.29μM。

3.2 核受体高信息筛选体系的初步建立

3.2.1 核受体高信息筛选体系报告质粒的构建

将人工合成 5 个串联重复的 GAL4 响应元件插入到带有增强型绿色荧光蛋白 EGFP 的 pEAK12-EGF 载体中,构建筛选体系中的报告质粒 pEAK12-EGFP-GAL4,再将其转入哺乳动物细胞中,通过载体上的嘌呤霉素抗性筛选整合有 GAL4 响应元件和绿色荧光蛋白报告基因的细胞株高敏感的细胞株。

3.2.1.1 带有 EGFP 报告基因的 pEAK-EGFP 载体(嘌呤霉素抗性)通过质粒测序和酶切位点分析,在启动子上游多克隆位点区选择合适的酶切位点。pEAK-EGFP 载体 EGFP 编码区上游酶切位点分析和测序的多克隆位点的位置见 Fig. 25,酶切位点分析的结果见 Fig. 26,测序报告略。

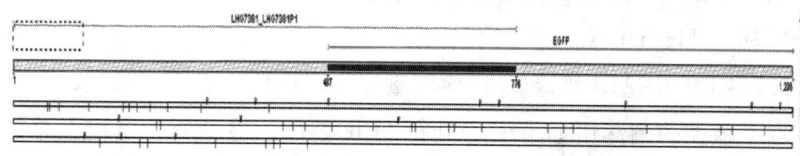

Fig. 25 The location of MCS on pEAK12-EGFP

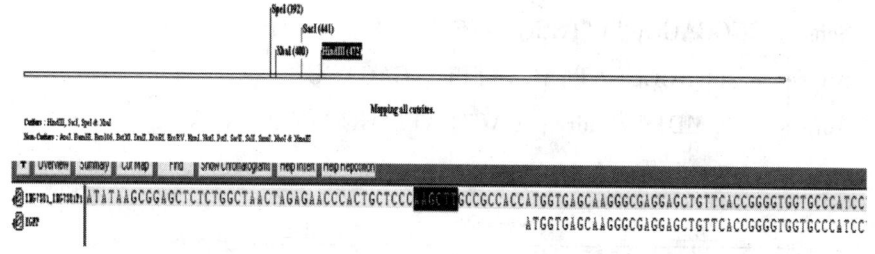

Fig. 26 The enzyme cut analysis of MCS on pEAK12-EGFP

根据分析和测序结果选择可用双酶切位点 HindIII 和 XbaI,图中阴影部分为 HindIII 酶切位点,上游 72bp 处为 XbaI 酶切位点。

3.2.1.2 5个串联重复的GAL4响应元件的合成

人工合成 5×GAL4 响应元件（GAL4 Binding Sites，CGG AGTACTGTCC T）单链，序列选自 pG5luc 载体中的 five GAL4 binding sites（18120），并在两端加入酶切位点 HindIII 和 XbaI，通过 PCR 方法合成寡核苷酸双链（Takara）。寡核苷酸双链序列如下：

1　CGGAGTACTG TCCTCCGAGC GGAGTACTGT CCTCCGACTC GAGCGGAG- TA CTGTCCTCCG GCCTCATGAC AGGAGGCTCG CCTCATGACA GGAGGCT- GAG CTCGCCTCAT GACAGGAGGC
61　ATCGGAGTAC TGTCCTCCGC GAATTCCGGA GTACTGTCCT CCG TAGC- CTCATG ACAGGAGGCG CTTAAGGCCT CATGACAGGA GGC

3.2.1.3 将合成双链序列接入克隆载体 pMD-T 载体中

反应体系为

　　Insert DNA　　　　　　　2 μl（200ng）
　　pMD19-T Vector DNA　　　1 μl（50ng）
　　H2O　　　　　　　　　　2 μl

再加入 Ligation Solution 5 μl，16℃保温 30 分钟，转化 E. coli JM109 cell（TaKaRa DNA Ligation Kit D6022）。

3.2.1.4 pMD-GAL4 克隆 PCR 检测鉴定和阳性质粒 DNA 的提取

挑取平板上的菌落用如下引物进行 PCR 鉴定，检测所含质粒汇总插入片段的长度大小，pMD-GAL4 菌落中含有目的大小片段插入。

PCR 鉴定和测序引物序列：

Sense：CGCCAGGGTTTTCCCAGTCACGAC

Antisense：GAGCGGATAACAATTTCACACAGG

Antisense（pMD18 vector）：CACTCATTAGGCACCCCAGG

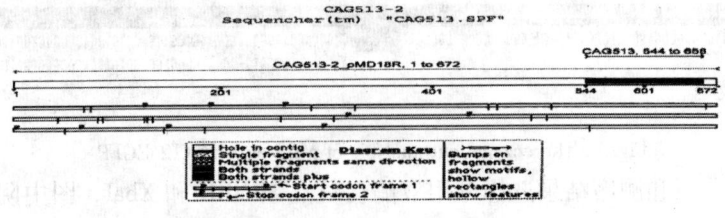

Fig. 27 The location of MCS on pMD-Gal4

取插入正确的质粒 DNA 提取并测序,pMD-GAL4 测序位点如 Fig. 27,酶切位点分析如 Fig. 28,测序报告略。结果表明,pMD19 克隆载体中含有目的 DNA 片段且含有正确的双酶切位点 HindIII 和 XbaI。

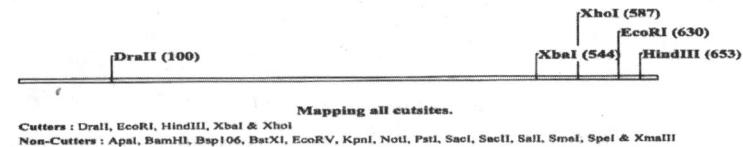

Fig. 28 The enzyme cut analysis of MCS on pMD19-Gal4

3.2.1.5 pMD-GAL4 5×GAL4 的 DNA 小片段亚克隆到 pEAK12-GFP 表达载体 pMD-GAL4 质粒和 pEAK12-GFP 质粒双酶切及连接

酶切反应体系如下:

10 × K buffer	2μl
pMD-GAL4 或 pEAK12-GFP	3μl (0.5μg)
HindIII	1μl
XbaI	1μl
ddH$_2$O	up to 20μl

酶切产物经 1.0% 琼脂糖凝胶电泳后(Fig. 29,30),分别切胶回收约 115 bp Insert DNA 和 pEAK12-GFP 目的片段。

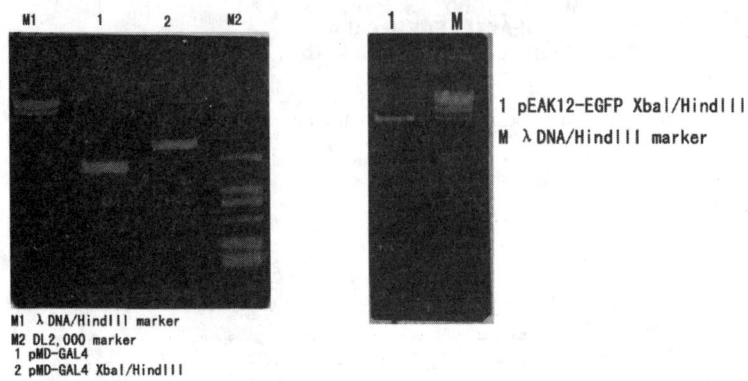

Fig. 29 (left). Restriction enzymatic cut of pMD-GAL4 recombinant clone plasmid.
Fig. 30 (right). Restriction enzymatic cut of pEAK12-EGFP recombinant clone plasmid.

GAL4 小片段 cDNA 与 pEAK12-GFP 的连接,反应如下:

2 × ligation buffer   5 μl

50 ng/μl 小片段 cDNA   2 μl
100 ng/μl pEAK12-GFP vector fragment   2 μl
T4 DNA ligase (3 Weiss units/μl)   1 μl
16℃过夜反应。

3.2.1.6 转化和序列测定

制备 JM109 E. coli 感受态（方法同前），将上述连接产物转化感受态细胞，将转化后复苏的细胞涂布 Amp 平板，37℃倒置培养 12-16 h，挑取单克隆菌斑接种于 Amp 抗性的 LB 培养基中，振荡培养，提取质粒后进行酶切鉴定（Fig. 31）和测序鉴定。pEAK-EGFP-GAL4 测序位点如 Fig. 32，酶切位点分析如 Fig. 33，测序报告略。

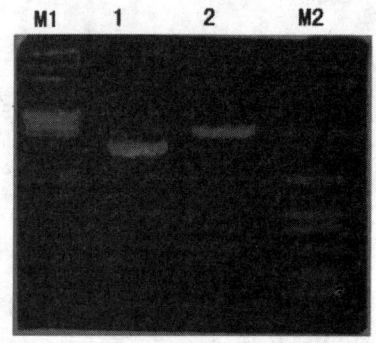

Fig. 31 Identification of positive recombinant clone by restriction enzyme cut of pEAK-EGFP-GAL4

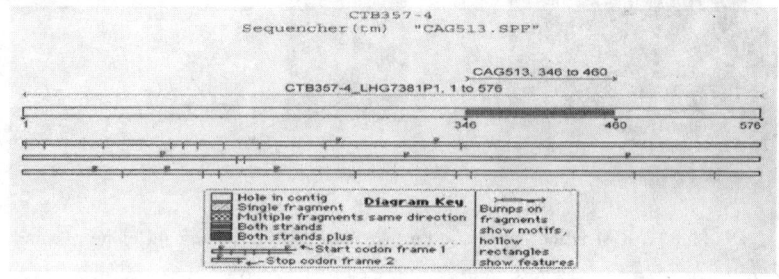

Fig. 32 The location of MCS on pEAK-EGFP-GAL4

第三章 民族药高通量筛选平台的建设

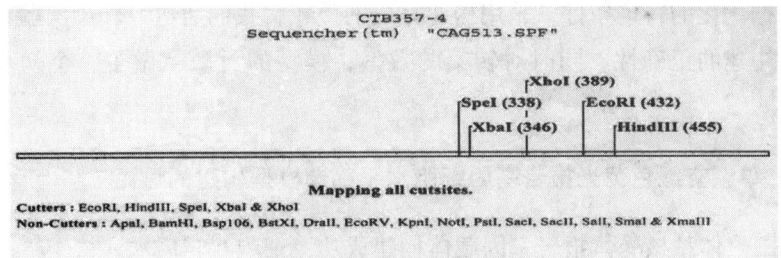

Fig. 33 The enzyme cut analysis of MCS on pEAK-EGFP-GAl4

结果表明成功构建了插入了 5 × GAL4 的 DNA 小片段的报告基因载体 pEAK12-EGFP-GAL4。

3.2.2 高信息筛选宿主细胞的选择

除了构建靶向核受体的质粒和检测方法外，构建核受体 HCS 体系的另一个关键是选择合适的宿主细胞，由于不同的细胞株对质粒和脂质体的敏感度不同，直接影响筛选的灵敏度。我们仍采用 HEK293、CV-1 和 L02 细胞株进行评价，同时也对脂质体和质粒的比例，转染时间等 HCS 体系构建中转染的条件进行了摸索。结果如 Fig. 34 所示。

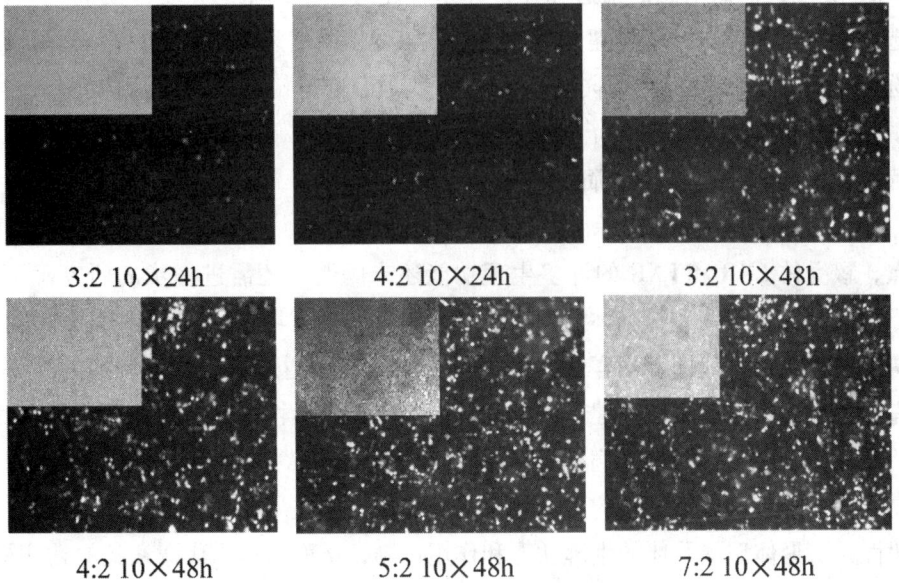

Fig. 34 The GFP expression in HEK293 with the transfection of plasmid phrGFP-C

3.2.3 高信息筛选构建质粒的验证

根据优化的转染条件，采用构建完成的质粒，我们通过共转染实验，验证了质粒构建的正确性。同时对转染的效率，模型的灵敏度做了一个初步的评价。

4. 单杂交绿色荧光报告基因细胞水平筛选模型构建的讨论

异二聚体型核受体报告基因载体构建成功，细胞双转后加入核受体的调节剂可看到明显的绿色荧光表达；人肝 L02 细胞和 HEK293 适合核受体转染，转染效率相对高，贴壁好，非转染肝细胞可评价细胞毒，可以作为核受体 HCS 的宿主细胞；转染试剂毒性较小，采用 8:2 比例未见明显细胞毒性，从转染效率和成本考虑，在进行 L02 细胞转染时，选用脂质体和质粒的比例为 6:2 或 5:2 （μl/μg），若选用 HEK293 细胞，脂质体和质粒的比例选择 4:2，报告质粒和表达质粒的比例为 10:1；转染时间应为 48-72 h 为佳。该模型的最大优势在于适合具有异源二聚体特性的核受体和细胞因子调节剂的筛选与活性评价。

本研究利用哺乳动物细胞单杂交技术建立了与代谢紊乱疾病相关核受体 LXR 和 FXR 的高信息的筛选和评价体系，并对基于细胞的核受体的高信息筛选模型中的质粒进行了构建和条件摸索。核受体高信息筛选的优点是在保证筛选体系灵敏度和稳定性的同时，可采用多通道进行检测，并使筛选简单，直观，自动化，且不使用荧光素酶底物和昂贵的 CoA 等辅因子，因而大大提高筛选效率和质量，并节省筛选费用。

新的药物作用靶点给新药发现提供了新的机遇，但作为新的药物作用靶点，核受体 LXR 和 FXR 的许多生理功能还未阐明，还需进一步的研究确证。不同的异源二聚体型核受体虽然有着各自独特的生理功能特性，但它们之间在调控脂代谢、糖代谢、固醇代谢的平衡方面其实是通过形成相互调控的网络，有协同也有拮抗。本研究建立的核受体药物筛选与活性评价体系，以及筛选到的活性化合物不仅为糖尿病、心脑血管疾病（如动脉粥样硬化）、肥胖症以及癌症等多种疾病提供了新的先导化合物，并通过该先导化合物可进一步阐明代谢性异二聚体型核受体的生理功能和作用机制，从而为揭示代谢紊乱的致病机制以及相关药物研发打下良好的基础。

传统草药中蕴含丰富的心血管病治疗成分，提取和筛选有效成分并确定其作用靶点，是我国民族医学中一个巨大潜力和发展前途的研究方向。另外，已发现的代谢性核受体内源性配基均为小分子脂溶性化合物,均来源于食物,我们采用植物来源的化合物作为筛选样品来源,其结构具有多样性,可能更易于发现新的核受体激动剂和调节剂。我们利用已建立的高信息筛选体系对植物来源的纯化合物库 880 个样品进行了筛选。10201、10202、10206、10207 是利用 LXR 激动剂筛选模型筛选得到的激动剂,除一个结构尚未确定外,另外三个为 CUN01 的四聚体类化合物,其对 LXR 的激活作用具有一定的选择性,除对 FXR 有弱的激动活性外,对 RAR、PPARα/β/γ 没有活性。这些活性化合物的 LXR 激动活性为首次发现,可将其作为先导化合物,进一步进行 LXR 作用机制的研究。

参考文献

1. Giguere V. Orphan nuclear receptors:from gene to function[J]. Endocr Rev, 1999, 20(5):689-725.

2. Daniel J P, Stephen DT,Wenzhen Ma,et al. Cholesterol and Bile Acid Metabolism Are Impaired in Mice Lacking the Nuclear Oxysterol Receptor LXRa[J]. Cell, 1998, 93: 693-704.

3. Makishima M. Nuclear receptors as targets for drug development:Regulation of cholesterol and bile acid metabolism by nuclear receptors[J]. J Pharmacol Sci, 2005, 97(2): 177-183.

4. Niesor EJ, Flach J, Lopes-Antoni I, et al. The nuclear receptors FXR and LXRalpha: potential targets for the development of drugs affecting lipid metabolism and neoplastic diseases. Curr Pharm Des[J]. 2001, 7(4):231-59.

5. Tomohiro Yoshikawa, Hitoshi Shimano, Michiyo Amemiya-Kudo. Identification of Liver X Receptor-Retinoid X Receptor as an Activator of the Sterol Regulatory Element-Binding Protein 1c Gene Promoter. Mol Cell Biol, 2001, 21(9):2991 3000.

6. Repa JJ, Mangeldorf DJ. The role of orphan nuclear receptors in the regulation of cholesterol homeostasis[J]. Annu Rev Cell Dev Biol,2000,16:16459-16481.

7. Daniel S O. Nuclear Receptor Signaling in the Control of Cholesterol Homeostasis: Have the Orphans Found a Home? [J]. Circ Res,2004;95:660-670.

8. Bryan A L,Sean B J,Robert W, et al. Autoregulation of the Human Liver X Receptorα Promoter[J]. Mol Cell Biol, 2001,21(22):7558-68.

9. Cao G, Liang Y, Jiang X C, et al. Liver X receptors as potential therapeutic targets for multiple diseases[J]. Drug News Perspect. ,2004,17(1):35-41.

10. Derek J P, Steven G B, Randy K B, et al. Bile Acids: Natural Ligands for an Orphan Nu-

clear Receptor[J]. Science,1999,284:1365-1368.

11. Rizzo G,Renga B,Mencarelli A,et al. Role of FXR in regulating bile acid homeostasis and relevance for human diseases[J]. J Curr Drug Targets Immune Endocr Metabol Disord, 2005, 5 (3):289-303.

12. 李烁, 张志文, 管又飞. 胆汁酸受体 FXR 的研究进展生理科学进展[J], 药学学报, 2003, 34(4):314-318.

13. Peter AE, Heidi RK,et al. BAREing it all: the adoption of LXR and FXR and their roles in lipid homeostasis[J]. J Lip Res,2002, 43:2-12.

14. Scott G G, Benjamin A T, Christian N P, et al. Multiplexing Nuclear Receptors for Agonist Identification in a Cell-Based Reporter Gene High-Throughput Screen[J]. J Biomol Screen 2003, 8:239.

第四节 受体蛋白芯片的制备方法及实践

蛋白质芯片又称蛋白质微阵列（Protein microarrays），属于生物芯片的一种。它是继基因芯片之后又一对人类健康具有重大应用价值的生物芯片。蛋白质芯片技术是指把制备好的蛋白质样品固定于经化学修饰的玻片、硅片等载体上，蛋白质与载体表面结合，同时仍保留蛋白质的物化性质和生物活性，通过蛋白质芯片技术可以高效地大规模获取生物体中蛋白质信息，是蛋白质组研究的重要手段。尽管蛋白质芯片研究起步较晚，但它将对医学以及生物学的发展有很大的推动作用。所以目前国外很多学者，特别是一些国家的政府和研究机构投以大量人力、物力进行蛋白质芯片的开发和应用研究。

受体是一类介导细胞信号转导的重要功能蛋白，具有识别和结合细胞外生物分子以及介导信号转导的特性，主要包括核受体和膜受体。核受体由经典的类固醇受体、甲状腺受体、维甲酸受体、维生素 D3 受体以及为数众多的孤独受体组成。作为配基依赖性的转录调节因子，它们通过调节基因表达诱导细胞的增殖、分化和死亡，导致多种生物效应。甾体激素等脂溶性激素大都发现于上世纪初期，但直到 1966 年，由于 Jensen 等合成了氚标记的配基雌二醇，才第一次证实靶组织中存在能与雌激素特异性结合的蛋白质，即雌激素受体，使甾体激素作用机制的研究进入到分子水平。20 世纪 70 年代以来，其他一些核受体也相继被证明，并出现了用放射性配基结合测定的方法和生物化学的方法来研究核受体。进入 20 世纪 80 年代，由于分子生物学技术的进步，核受体的研究获得了长足的进步。1985 年糖皮质激素首先被克隆成功，随后其他主要的核受体也相继克隆成功。这些受体的克隆成功标志着对核受体研究新时期的到来。目前，核受体的研究热点包括核受体的三维结构、核受体的信号转导和调节基因表达的机制、包括孤独受体在内的核受体的生理作用等，而且由于多种核受体的配基还具有药理作用，因此对临床治疗以及新药的开发具有重要意义。

膜受体位于细胞表面，是具有跨膜结构的膜结合蛋白，能够与肽类激素、神经递质和各种细胞因子等结合，诱导细胞内信号转导，调节细胞功能。膜受体主要包括离子通道受体、G 蛋白耦联受体和信号转导受体，是药物作用的主要靶点，约 50% 的上市药物作用于这类受体。对于该类受体的新药研究一直是药物发现的热点面对众多的受体蛋白和化合物库，以放射性同位素为探针的受体结合试验一直用于药物的筛选。大部分同位素探针使用的是 ^{3}H 或 ^{125}I 标记的受体配基的衍生物。使用这一类衍生物，需要采用特殊的设备并且要严格的操作以避免放射性污染。而且必须进行复杂的过滤操作用于分离未与受体结合的放射性配基，易对信号产生系统误差。为了克服这些问题，本文建立了一种能够用于新药发现和临床检测用的受体蛋白质芯片配基结合反应方法。该方法具有使用荧光配基，适用于多种膜受体反应，易于分离未与受体结合的荧光配基等特点。尽管已有大量关于蛋白质—DNA，抗原—抗体，蛋白质结合域—蛋白质，酶—底物相互作用的蛋白质芯片的研究报道，但用于新药发现的，适用于多种受体的配基竞争结合试验蛋白质芯片方法研究尚少。本研究以重组的雄激素受体结合域、阿片受体、肾上腺素受体为例，在多糖表面制备成核受体和膜受体蛋白芯片用于激素及其类似物的高通量检测。

蛋白芯片技术的基本原理是将各种蛋白质有序地固定于固相载体上，然后，用标记了特定荧光生物分子与芯片作用，经漂洗将未能与芯片上的蛋白质互补结合的成分洗去，再利用激光共聚焦扫描技术，测定芯片上各点的荧光强度，通过荧光强度分析蛋白质与生物分子之间相互作用的关系，由此达到测定各种蛋白质功能的目的。为了实现这个目的，首先必须通过一定的方法将蛋白质固定于合适的载体上，同时能够维持蛋白质的天然构象，也就是必须防止其变性以维持其原有特定的生物学活性。检测结果发现，使用琼脂糖膜的荧光最强，其次是 BS^3 和多聚赖氨酸修饰玻片，DMS 修饰片基最弱。封闭试剂的测试，发现1% BSA 具有很好的封闭作用。另外，在微区域内提高蛋白的浓度或纯度可以有效的提高信号值。由于生物细胞中蛋白质的多样性和功能的复杂性，开发和建立具有多样品并行处理能力、能够进行快速分析的高通量蛋白芯片技术将有利于简化和加快蛋白质功能研究的进展。

1. 蛋白质的固相表面固定技术

1.1 蛋白质吸附的驱动力

在多年的蛋白芯片技术的研究过程中，研究者为寻找合适的物质作为蛋白的载体进行了不懈的探索。70多年以前 Nelson 和 Grifin 发现转化酶吸附到活性炭上时仍保持酶切活力。这种蛋白质通过非共价方式吸附到不溶性支持物上的普遍现象的证明，被看作一个研究与应用领域的兴起。

为使蛋白吸附于固相表面，网络自由能必须被改变，这一能量改变来源于熵或焓。例如，在吸附时大量的蛋白表现出构像的改变，在这一过程中经常丧失有序结构。因此在蛋白构像有序时熵很小，这一过程包括熵的获得，这就为吸附提供了驱动力。

从焓的观点来看，任何吸引蛋白质表面的相互作用都可能提供吸附的能量。其中最重要的是疏水作用力和静电相互作用。表面的疏水性越强对蛋白的吸附能力就越强；相应的，蛋白质所含疏水基团越多就越容易与表面相互作用。Malmsten 等的实验证明了这一点，他们考察了 Z-protein 的吸附发现，插入疏水片段后对疏水表面的吸附上升，而在亲水及 PEG 修饰的硅片上无吸附。同时缓冲液中加入 $CaCl_2$ 后静电相互作用增强，吸附能力上升。当然，氢键、酸碱性或特殊相互作用在某个系统也会起到重要作用。蛋白质表面行为的大量实际应用，具有巨大的经济潜力，这方面的研究一直受到关注。

1.2 片基的活化材料选择

目前，蛋白质和其他生物聚合体的表面行为在生物医药应用范围内变得越来越重要。例如高通量筛选经常要求基于固相的生物传感器，模拟受体——药物相互作用。而且，在固相诊断和体外治疗方面，特异性底物捕获是在低水平的非特异性状态下进行，要求提高信噪比，就需要将捕捉蛋白高效的固定于固相表面。以下介绍了蛋白质固定技术的原理并对几种常用材料作了测试。

1.2.1 玻片的多聚—L—赖氨酸处理

1.2.1.1 材料：

玻片	60 片
玻片架	2 个（每个容纳 30 块玻片）
玻片槽	6 个（容量 350 ml）
ddH$_2$O	5 L
NaOH	70 g
95% 乙醇	420 ml
多聚 – L – 赖氨酸	70 ml
PBS（组织培养级）	70 ml
真空烤箱	115℃
玻片盒	1 个

1.2.1.2 方法：

1）玻片置于玻片架上，再将玻片架放入玻片槽内；

2）配清洗液：将 70 gNaOH 溶于 280 ml 的 ddH$_2$O 中，然后加入 420 ml 预冷的 95% 乙醇，总体积 700 ml。搅拌直至溶液变清澈。若变混浊，则冰冻降温。

3）将清洗液倒入上述玻片槽，盖上盖。在轨道振荡器浸泡振荡至少 2h。

4）迅速把玻片架，转移到盛有新鲜 ddH$_2$O 的玻片槽内，将玻片架浸入水中，快速上下晃动，漂洗后取出，重复 4 次，每次都应换新鲜的水，已彻底去除残余微量 NaOH – 乙醇。其中第 2 次和第 4 次清洗时，分别在振荡器上振荡 5 min。

注意：玻片洗干净后尽可能少的暴露于空气中，以免表面沾上灰尘影响包被和打印。

5）配制多聚 – L – 赖氨酸溶液：在 560 ml 的水中加入 70 ml 多聚 – L – 赖氨酸和 70 mlPBS。

6）将玻片转移到多聚赖氨酸溶液中振荡 15 min。

7）把玻片转移到盛有 ddH$_2$O 的新玻片槽里，上下振荡漂洗 5 次。

8）将玻片架以 800 r/min 离心 5 min，转移到空玻片槽内，加上盖放入真空烤箱内。

9）在烤箱中，45℃ 干燥 10 分钟。

10）将玻片保存在密闭的玻片盒内，周围放入干燥剂（预处理的玻片至少放置三周才能用于打印）。

11）打印玻片前，检查多聚赖氨酸涂层是否透明均一，测试打印已确定质量（预处理的玻片可存放半年以上）。

1.2.2 苯二异硫氰酸法

1.2.2.1 材料：玻片，聚丙烯容器。

1.2.2.2 方法：

1）玻片的硅烷化：在 NaOH 中处理玻片过夜，然后用 H_2O、1% HCl 洗涤，再用水冲洗，在含有 3% 的氨丙基－三甲氧基硅烷（APTS）的 95% 甲醇溶液硅烷化 15 min，再以 100% 甲醇洗涤，N_2 干燥，110℃烘烤 15 min。

2）酰化反应：将上述玻片浸入下述溶液中 2 h。

1 mmol 4－硝基苯－氯甲酸盐（或 81μl 丙烯酰氯）	192 mg
二异丙基乙胺（DIEA）	171μg
无水二氯乙烷	30 ml

反应 2h 后，在二氯乙烷中彻底清洗干燥。

3）氨化反应：将上述酰化玻片浸入溶于 30ml 不含氨的二甲基甲酰氨（DMF）的 1mmol 氨化物溶液中过夜。（使用丙烯酰氯时，时间延长 24h）氨化物包括：

四亚乙基五胺（tetraethylenpentamine）	223μl
1,4－二－（3－氨丙氧基）丁烷	213μl
4－氨甲基－1,8－辛氨	187μl
4,7,10－三草酸根－1,13－十三碳二胺 (4,7,10-trioxa-1,13-tridecandiamine)	219μl
N,N－二甲基－1,6 己二胺	173μl
2－（2－氨乙氧基）乙醇	100μl
Jeffamine130［O,O′-Bis（2-aminopropyl-polypropyleneglycol）］	242μl
氨基－1,2—丙二醇	7μl

氨化反应后，依次用 DMF、甲醇、丙酮洗涤烘干。

4）检测：氨化后，用 DMF 洗涤浸于以 2 ml DMF 溶解的 0.05% 溴酚蓝中 2 min，用 DMF 和乙醇洗涤，通常根据颜色强度计算所固定的氨基数目。

5）表面活化：在含 273 mg DMS（hylsuberimidate）的 40 ml $NaHCO_3$ 饱和溶液中孵育 1h 以活化表面，然后用水、丙酮洗涤、干燥。

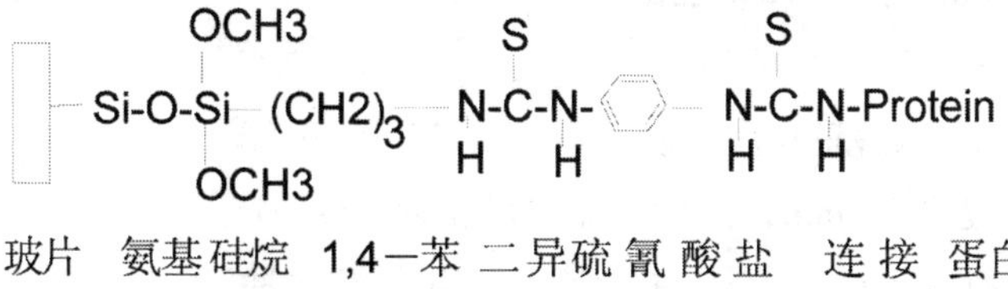

玻片　氨基硅烷　1,4-苯 二异硫氰酸盐　连接　蛋白

图 2.1

1.2.3 醛基化表面（ATPS-BS^3）：

1.2.3.1 材料：

a：ATPS（aminopropyltrimethoxysilane）

b：BS^3（bis-sulfosuccinimidyl suberate）

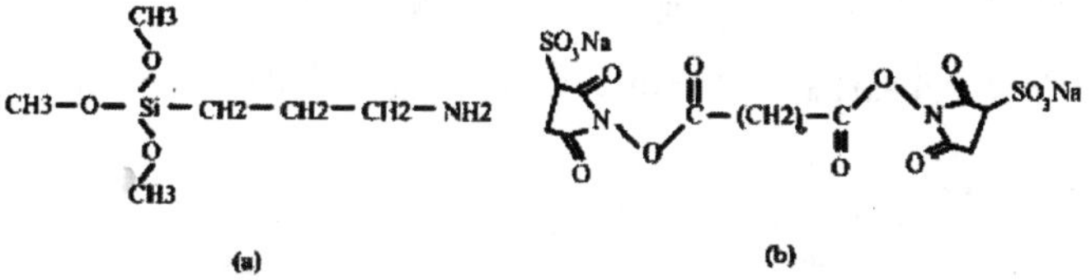

图 2.2

1.2.3.2 方法：

1）玻片的清洗：先将玻片放入1：10 稀释了的去污剂的温水中，以超声处理5min，然后用蒸馏水多次冲洗，再以100%的HPLC级甲醇冲洗。洗净的玻片放于烘箱内以45℃烘干。

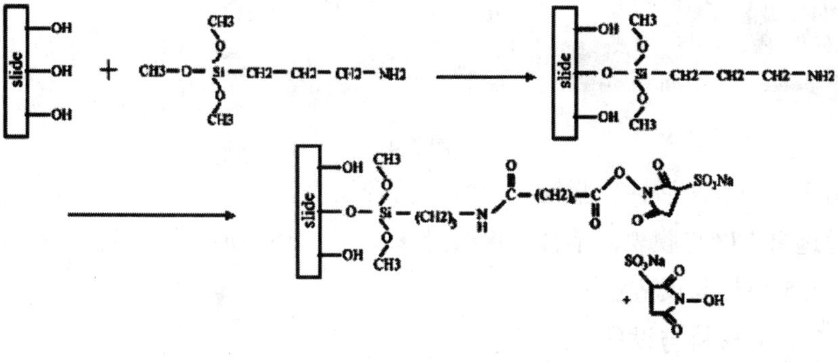

图 2.3

2）氨基化：将玻片浸入第一层包被液（APTS 中）（5% 体积比，乙醇溶

液）处理 10 min，再以 95% 乙醇洗涤，放于空气中干燥，然后于真空烘箱内 80℃加热 2h。

3）醛基化：氨基化后的玻片浸入第二种包被液——BS³ 中（5 mg BS³/ml PBS）室温下浸泡 20 min，然后在无尘烘箱内以 37℃干燥 15 min。完成。

4）制好的活化玻片与蛋白连接后，以蒸馏水冲洗 6h，蛋白连接保持良好。可在干燥条件下保存 6 周。反应式：

1.2.4 琼脂糖凝胶包被玻片

1.2.4.1 材料：高纯度琼脂糖，$NaIO_4$

1.2.4.2 方法：

方法 1：1% agarose 溶液于纯水中准备，并倒至玻片表面，条件为 70℃ (2.0 ml/slide)。待凝后与空气中或干燥剂中干燥，干燥后的玻片可马上储藏或在 agarose 活化后用于点样。通常以 20 mM $NaIO_4$ 溶液活化。玻片浸入有 $NaIO_4$ 液的小浴槽中室温温育 30 min，然后以蒸馏水冲洗，干燥，至水分完全挥干。

方法 2：

终浓度 10 mM $NaIO_4$ 加入熔化的 agrose 中，然后 agarose 溶液倒至 slianed 玻片上。凝结后，玻片浸入蒸馏水中，3h 后干燥。

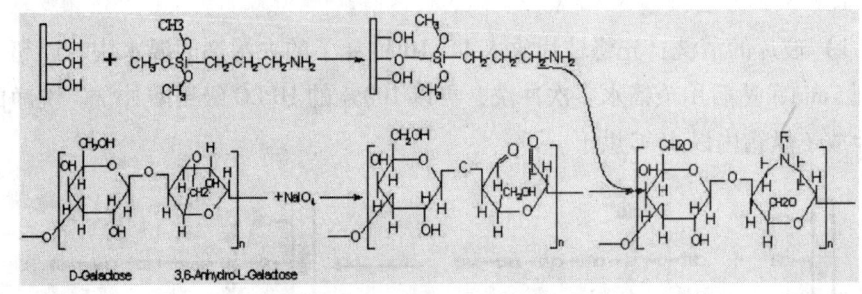

图 2.4

图 2.4 一步法活性琼脂糖膜与蛋白结合反应。在 $NaIO_4$ 氧化琼脂糖后，蛋白质通过希夫碱与膜表面结合，再通过 $NaCNBH_3$ 还原形成稳定的共价键。

1.2.5 点样与反应

1.2.5.1 材料与设备

接触式点样机器人 Dy-2003 中国科学院电工所，荧光显微镜 Olympus IX71，孵箱，氮气，干燥器，湿度反应盒。雄激素受体，FITC-T（见第一节）

1.2.5.2 方法

1）受体蛋白制剂在冰上融化。

注意：枪头插入管底排液，不得搅动，吸、排时要缓慢，以防剪切力破坏蛋白结构。

2）点样：取 5 μl 蛋白样品，加入样品板中，选用特制大号开缝钢针点样。

3）于保湿盒内 4℃加强结合 30 min 后，以 4℃预冷的 ddH$_2$O 清洗 3 次备用。于氮气中可保存数周。

4）加入 5 μl 荧光配基反应缓冲液，于保湿盒内 27℃孵育 0.5 h，以 ddH$_2$O 清洗 3 次。

5）反应完毕的蛋白点，使用氮气吹干，以荧光显微镜检测。

蛋白点样缓冲液：50 mM TRIS-HCl, 1 mM CaCl$_2$, 10% glycerol, PH 7.4

蛋白结合缓冲液：50 mmol/L Tris（HCl, pH7.4, 10 mmol/L, MgCl$_2$, 1 mmol/L EDTA, 10% glycerol PH 7.6

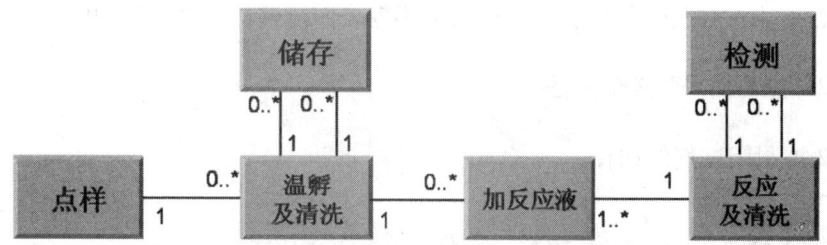

图 2.5

结果与讨论：荧光显微镜检测结果如下，使用琼脂糖膜的荧光最强，其次是 BS[3] 和多聚赖氨酸修饰玻片，DMS 修饰片基最弱。

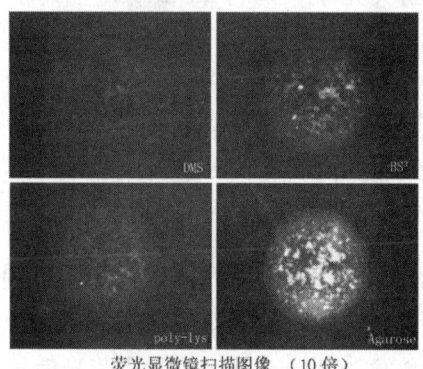

荧光显微镜扫描图像（10 倍）

图 2.6 不同活化表面对蛋白的固定效果

根据结果推测，由于琼脂糖膜形成多孔网状结构，能够吸附并结合多层蛋白，底部片基的疏水性和活化的醛基在一定程度上加强了对蛋白的结合。而且多孔结构具有很强的保水性，蛋白能够最大程度的保持天然构像。（图 2.7）

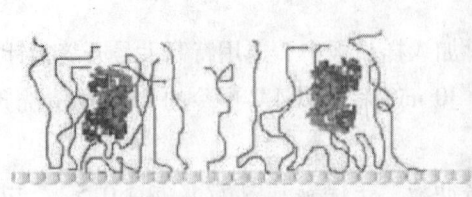 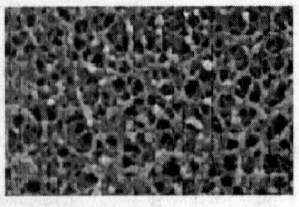

图 2.7 琼脂糖修饰表面示意图

多聚赖氨酸修饰表面带正电，仅对等电点偏负的蛋白具有较强的吸附能力。BS^3 修饰表面能够与蛋白温和的反应，且具有较长的结合臂，易于与蛋白结合，但由于 BS^3 分子在片基修饰时形成常见的自组装单层，所以仅可结合单层蛋白。DMS 表面相比之下，与蛋白反应强烈，会破坏蛋白的空间结构，导致蛋白失活。由此可见，使用琼脂糖修饰的多糖表面能够达到理想的固定效果。

2. 提高信号强度的方法

2.1 封闭试剂的选择

2.1.1 材料

琼脂糖活化片基，L-Histidine，L-Glutamic，EDTA，arginin，non-fat milk，gelatin，bovine serum albumin。

人类重组阿片受体 μ，PerkinElmer 公司（lot 2039）。

荧光配基：纳洛酮荧光素，购自 Invitrogen 公司（product number，N-1384）。

2.1.2 方法

1）取一张芯片，片基上划分 A、B 两个区域，使用阿片受体蛋白在每个区域点制 6 个复点，B 区域加入 50μl 含 1% 上述测试物的蛋白封闭缓冲液，A 区域加入 50μl 结合缓冲液作为对照，5 min 后使用清洗缓冲液清洗，分别加入浓度为 1 nM 纳洛酮荧光探针结合缓冲液 50μl，于 37℃ 温孵 30 min，然后使用 PBST 溶液（PBS 缓冲液 + 0.05% 吐温 20）清洗 3 次，每次 5 min。在芯片扫描仪内，使用 488 nm 激发，532 nm 滤光片收集荧光信号。

2）更换受体，使用雄激素受体和雌激素受体进行点样。分别加入浓度为

1 nM 睾酮和雌二醇荧光探针结合缓冲液 50μl。反应及检测同上。

2.1.3 结果与讨论

由图 2.8-2.10 可见，受体芯片在加入 1% BSA 封闭试剂时，荧光背景值明显降低，而对于点阵的信号强度无显著影响。雌激素受体点阵的荧光背景值降低效果更为显著。

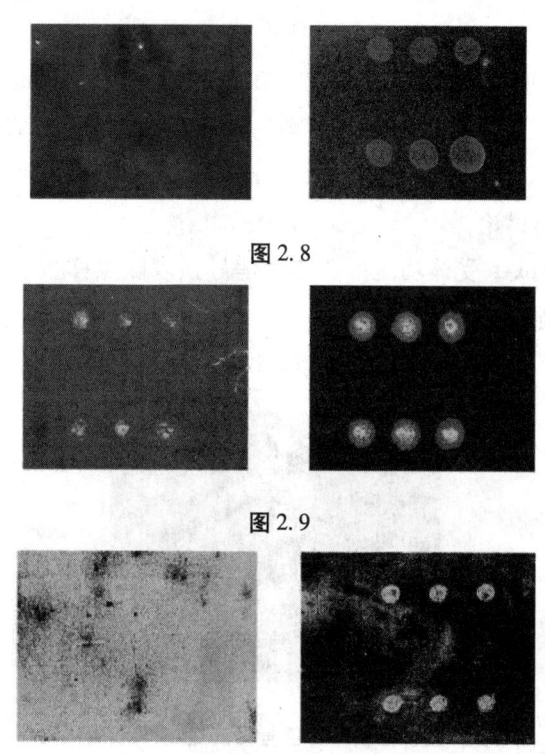

图 2.8

图 2.9

图 2.10

由结果分析，琼脂糖的多孔结构对标记配基的非特异性吸附在很大程度上增加了背景值，降低了芯片的灵敏度。通过对于 L-Histidine，L-Glutamic，EDTA，arginin，non-fat milk，gelatin，bovine serum albumin 等常用封闭试剂的测试，发现 1%BSA 具有很好的封闭作用。由于雌激素受体荧光配基包含 BSA 桥，因此 BSA 封闭试剂对于该受体阵列背景降低有更好的抑制效果。而且由于 BSA 桥的引入，使受体的荧光配基制备更为简化，能够在一定程度上扩大受体的研究范围。

2.2 信号受体浓度依赖性检测

2.2.1 材料与设备

接触式点样机器人 Dy-2003 中国科学院电工所

共聚焦微阵列扫描仪共聚焦微阵列扫描仪 Scanarray-3，中国科学院光电所

孵箱，氮气，干燥器，湿度反应盒

氧化低密度脂蛋白受体-1（lox-1）（实验室制备表达），Dil-LDL（根据文献标记）

2.2.2 方法

分别使用不同浓度的 lox-1（2，1，0.5，0.25，0.125 mg/ml），在芯片片基上点制 6 个复点（5×6 阵列），温孵后加入封闭缓冲液封闭 5 min，加入浓度为 0.04 mg/ml Dil-LDL，反应后，532 nm 激发，620 nm 检测。

2.2.3 结果与讨论

下图所示，Lox-1 受体功能蛋白芯片信号强度随点样蛋白浓度的增加而增强。对照组无明显荧光信号。

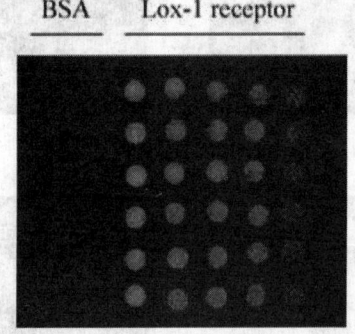

图 2.11 Lox-1 受体功能蛋白芯片信号强度随点样蛋白浓度的增加而增强

由结果可见，在微区域内提高蛋白的浓度或纯度可以有效的提高信号值，同时也说明，在实验中，应该保证蛋白样品的纯度以避免不同蛋白量不同而带来的信号改变。

3. 数据的采集分析

3.1 使用荧光显微镜对于蛋白固相反应进行分析

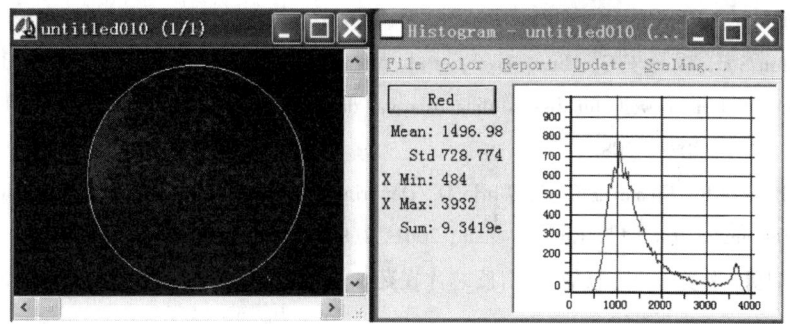

图 2.12

由图可见，荧光显微镜能够给出蛋白反应的微观图像，同时通过自带分析软件得到荧光的积分值。其不足之处在于难以分析密度较高的点阵。

3.2 使用激光共聚焦扫描仪分析软件

目前商品化的共聚焦扫描仪都配有分析软件，其基本分析方法如图2.13：芯片扫描仪得到的最初结果是一张彩色图像，扫描仪附带的图像分析软件可以将荧光强度转换成相对荧光值（RFU），各点的背景值被自动减掉。微阵列点由蓝色逐渐向绿色、黄色、红色及白色变化代表荧光强度的增加。

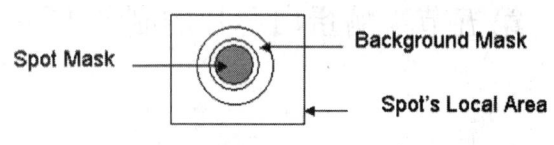

图 2.13

DNP 为 2,4-dinitrophenyl

L-Amp 为 L-2-amino-3-(7-methoxy-4-coumaryl) propionic acid

底物被肾素水解后，释放的 Val -Ile-His-L-Amp 具有强荧光。淬灭效率94%，最低检测限 60 pM。

参考文献

1. Bodovitz S, Joos T and Bachmann J. Protein biochips: the calm before the storm[J]. DDT, 2005, 10(4):283-7

2. Matthew A. Cooper. Advances in membrane receptor screening and analysis[J]. J Mol Recognit. 2004; 17: 286 – 315.

3. Guschin D, Yershov G, Zaslavshy A, et al. Manual manufacturing of oligonucleotide, DNA

and protein microchips[J]. Anal Biochem, 1997, 250(2): 203-211.

4. Lin S C, Tseng F G, Huang H M, et al. Microsized 2D protein arrays immobilized by micro-stamps and micro-wells for disease diagnosis and drug screening[J]. Fresenius J Anal Chem, 2001, 371(2): 202 – 208.

5. Benters R, Niemeyer C M, Whrle D. Dendrimer-Activated solid supports for nucleic acid and protein microarrays[J]. Chembiochem, 2001, 2(9): 686 – 694.

6. 周勇，耿美玉，杜冠华.蛋白质芯片在药学中的应用[J].药学学报，2004, 39(4): 312-316.

7. Zhou Y, Du GH, Geng MY, Lu ZH. Rapid Detection of Anabolic Steroids in Urine by Protein Arrays[J]. Int J Sports Med, 2005, 26: 1-7.

8. 高峰，杜冠华.弹性蛋白酶抑制剂筛选用蛋白质芯片和化合物阵列的设计与应用[J].高技术通讯. 2006, 16(6),624-628.

9. 高峰. 药物筛选酶蛋白芯片的设计和制备[J]，中国知网博士学位论文,2006,9,10.

10. 刘庆山.促神经干细胞增殖化合物的筛选及药理学评价.中国知网博士学位论文，2007,9,12.

第五节 酶蛋白芯片的制备方法

1. **材料**

1.1 仪器：Spectra Max M5 酶标仪，Molecular Devices 公司；DY-2003 生物芯片点样仪，中国电工研究所；UMAX Astra 4600 扫描仪，中国台北。

1.2 试剂：猪胰弹性蛋白酶和多肽底物 N-Succinyl-L-alanyl-L-prolyl-L-alanyl-4-nitroanilide（N-Suc-Ala-Pro-Ala-pNA）购自 Sigma 公司；溴酚蓝（Bromochlorophenol blue, BPB）购自上海 SSS 试剂有限公司；琼脂糖购自上海生物工程技术有限公司，Tris 购自华美生物工程有限公司。

2. **方法**

2.1 点样针点样量的测定

精密称取溴酚蓝溶于 pH8.8 Tris⁻HCl 缓冲液中，分别配制成 0.4、0.08、0.016、0.0032 mg/ml 溶液，各取 30μl 加入 384 孔板中，于波长 380 nm 处测

定吸光度，绘制标准曲线。

取空白载玻片，分别使用500μm和300μm点样针进行点样，点样溶液为10 mg/ml溴酚蓝溶液，每点样针均点阵点样一次及重复点样三次的5×5阵列各一，点样完成后，晾干，分别取50μl Tris⁻HCl缓冲液进行冲洗，吸干，各吸取30μl置于384孔微板孔中，测定吸光度。根据吸光度与标准曲线进行换算，或最终测定点样针的点样体积，计算公式为：

点样体积（nl）=（OD_{380} +0.0021）×0.05×10^6 /（25×10×4.0957）

2.2 点样量的优化

两支直径分别为300μm和500μm的点样针用于点样底物溶液。酶浓度为3.86μM，33.6mM 底物，3.73mM BPB，pH8.8，温孵于20℃，分别于0、0.5、1、2、3、4h时测定各点光密度并计算Ratio值。

3. 制备结果

3.1 点样针的点样量

从结果中可以看出，300μm和500μm的点样针的点样量均在纳升级（Fig.1，Tab.1）。

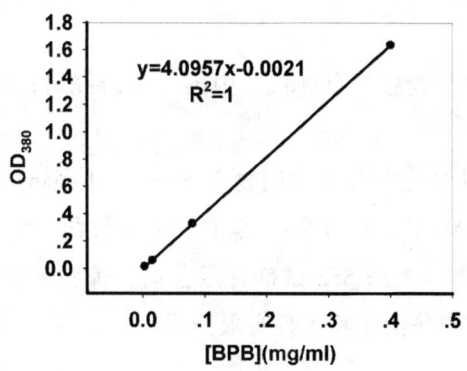

Fig.1　Standard curve of BPB.

Tab. 1　Spotted volumes of pins with various diameters

	Pin with 300μm diameter		Pin with 500μm diameter	
	once	three times	once	three times
Spotted volume (nl)	1.91	7.43	6.21	18.90

3.2 点样量和反应时间对显色的影响

从 Fig.2 中可以看出，使用不同点样针进行点样，结果不存在明显差异，说明点样体积对反应的显色并没有明显影响。

4. 酶蛋白芯片的质量控制

在芯片条件优化之后，我们考察了酶蛋白芯片的稳定性（温孵时间和暴露时间），绘制了酶活性的标准曲线，并通过测定 z' 值考察了芯片的均一性。

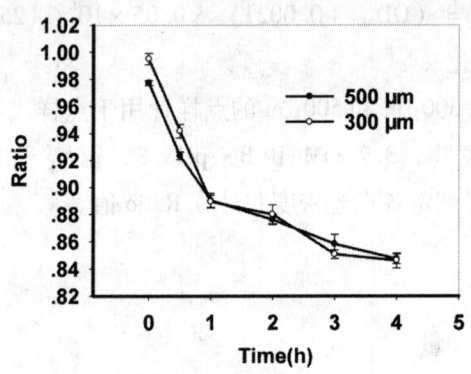

Fig. 2 Time-dependent curve of effect of the spotted volume on color. (the mean ± SEM, n = 3)

4.1 实验材料

仪器：DY-2003 生物芯片点样仪，中国电工研究所；UMAX Astra 4600 扫描仪，中国台北。

试剂：猪胰弹性蛋白酶和多肽底物 N-Succinyl-L-alanyl-L-prolyl-L-alanyl- 4-nitroanilide（N- Suc-Ala-Pro-Ala-pNA）购自 Sigma 公司；溴酚蓝（Bromochlorophenol blue, BPB）购自上海 SSS 试剂有限公司；琼脂糖购自上海生物工程技术有限公司，Tris 购自华美生物工程有限公司。

4.2 实验方法

（1）温孵时间和反应时间对显色的影响

使用 7 张玻片来考察不同温孵时间对显色的影响。蛋白酶膜形成以后，7 张玻片分别被温孵 0、1、2、4、6、8、12h，点样。3.86μM 弹性蛋白酶，33.5mM 底物，3.73mM BPB，pH8.8，温孵于 20℃，分别于 0、0.5、1、2、3、4h 时扫描，测定各点光亮度并计算 Ratio 值。

（2）暴露时间和反应时间对显色的影响

六张玻片被操作来测试暴露时间对显色的影响。在点样之前，六张已经形成蛋白酶膜的玻片分别被放置于点样环境中 0、2、4、6、8、10 h，酶浓度为 3.86μM，33.6mM 底物，3.73 mM BPB，pH 8.8，温孵于 20℃，分别于 0、0.5、1、2、3、4 h 时测定各点光密度并计算 Ratio 值。

（3）弹性蛋白酶标准曲线的绘制

绘制弹性蛋白酶标准曲线，酶浓度分别为 0.8、0.4、0.2、0.1、0.05、0 mg/ml，底物浓度为 33.5 mM，BPB 为 3.73 mM，pH 8.8，温孵于 20℃，分别于 0、0.5、1、2、3、4 h 时测定各点光密度并计算 Ratio 值，并转化为 Ratio 差值，以更准确地评估酶活性。

（4）动力学常数的测定

为测定弹性蛋白酶的动力学常数，我们操作了下列实验。首先，我们测定了产物量和颜色改变范围之间的关系，颜色改变范围被定义作 ratio 差值，ratio 差值等于反应前各点样点的 ratio 值与反应不同时间各点样点 ratio 值的差值。底物浓度为 1、2、4、8 mM，弹性蛋白酶 3.86μM，温孵，分别于 0、1、2、3、4 h 时扫描并分析。在 2 h 时颜色改变范围最大，说明底物已完全被转化为产物，我们选择此时间点进行曲线的绘制。底物量可以通过底物浓度与点样体积进行计算，相应底物量为 0.0188、0.0376、0.0754、0.1508μM（Figure 15a）。然后，更高的底物浓度被选择来绘制双倒数曲线，底物浓度分别为 4、8、16、32 mM. 。以 1/V 为纵坐标，1/[S] 为横坐标，所得直线纵轴截距为 $1/V_{max}$，横轴截距为 $-1/K_m$，斜率为 K_m/V_{max}（Figure 15b）。消耗的底物量可以通过第一条直线方程、点样体积及颜色改变范围进行计算，酶量可以通过点样点面积与孔面积的比值、酶浓度、酶体积进行计算。

（5）z'值的测定

为测定这一方法的 z'值，我们共在 3.86 μM 酶溶液包被形成的蛋白酶膜上点样 80 点，底物浓度为 33.6mM，BPB3.73mM，20℃温孵 2h，扫描，计算各点样点 ratio 值。

Z' = 1-3 × (SDsignal + SDbackground) / (Mbackground – Msignal)

5. 化合物阵列的优化

在酶蛋白芯片构建成功之后，我们开始在蛋白芯片上操作化合物阵列，首先，我们对化合物阵列进行了优化，由于化合物文库的主要溶媒是 DMSO，我们测定了 DMSO 对显色的影响。

实验材料

（1）仪器：DY-2003 生物芯片点样仪，中国电工研究所；UMAX Astra 4600 扫描仪，中国台北。

（2）试剂：猪胰弹性蛋白酶和多肽底物 N-Succinyl-L-alanyl-L-prolyl-L-alanyl- 4-nitroanilide（N- Suc-Ala-Pro-Ala-pNA）购自 Sigma 公司；溴酚蓝（Bromochlorophenol blue，BPB）购自上海 SSS 试剂有限公司；琼脂糖购自上海生物工程技术有限公司，Tris 购自华美生物工程有限公司；西维来司钠由药物所冯文化教授惠赠。

优化方法：

DMSO 和反应时间对显色的影响

由于待筛选的化合物样品溶于 DMSO/NS 中，我们测定了 DMSO 浓度对显色的影响。在蛋白酶膜形成之后，分别在膜上点样 10%、1%、0.1%、0% 的 DMSO/NS 溶液，于 DMSO 点样原位点点样底物溶液，酶浓度为 3.86μM，底物33.6mM，BPB 3.73mM，温孵，分别于 0、0.5、1、2、3、4h 时扫描玻片并分析。

6. 酶蛋白芯片与化合物阵列的应用

在完全确定了反应条件之后，我们使用酶蛋白芯片和化合物阵列进行了弹性蛋白酶抑制剂的筛选。

6.1 实验材料

仪器：DY-2003 生物芯片点样仪，中国电工研究所；UMAX Astra 4600 扫描仪，中国台北。

试剂：猪胰弹性蛋白酶和多肽底物 N-Succinyl-L-alanyl-L-prolyl-L-alanyl- 4-nitroanilide（N- Suc-Ala-Pro-Ala-pNA）购自 Sigma 公司；溴酚蓝（Bromochlorophenol blue，BPB）购自上海 SSS 试剂有限公司；琼脂糖购自上海生物工程技术有限公司。

6.2 点样的主要参数：

初筛：点样针直径 300μm，使用四针同时点样，点样间距为 300μm，化合物点样一次，每个化合物样品只操作一个拷贝点，底物沉积三次，在 2cm × 2.4cm 分隔栏内，共点样 6 张 96 孔板计 480 个化合物样品；

复筛：点样针直径 300μm，使用一针点样，点样间距为 300μm，化合物点样一次，每个化合物样品操作三个拷贝点，底物沉积三次。

7. 讨论

初步建立了一种可以应用于药物筛选的蛋白芯片方法。首先，通过经典的 384 孔板方法和点样方法，我们确定了底物浓度和点样点的蓝色光亮度具有良好的线性关系，说明芯片方法可以作为经典的 384 孔板方法的代替方法。作为基质的琼脂糖可以很好地保持酶的活性，经测定，在暴露于点样环境 10 h 内固定于基质上的弹性蛋白酶活性没有明显的改变，这对于使用芯片进行药物筛选是很重要的，因为点样是一个耗时的过程，尤其是化合物阵列的点样，每更换一个化合物都要进行点样针的清洗、吹干，再进行下一个化合物的点样，酶活性的长期保存是筛选成功的关键所在。在酶芯片的基本条件优化之后，我们绘制了弹性蛋白酶的标准曲线，结果显示了良好的剂量反应关系。作为检测酶特性的关键参数，酶的动力学常数少被测定，由于双倒数曲线的绘制需要明确反应消耗的底物量，我们首先绘制了一条标准曲线用于底物量与点样点蓝色光亮度之间的换算，在本条标准曲线中，低浓度的底物被点样于蛋白酶膜上，以使底物完全反应，然后再使用高浓度的底物进行点样以绘制双倒数曲线，参与反应的酶量通过加入的总酶量和点样点的面积（根据点样针直径进行换算）占蛋白酶膜的总面积的比值进行估算，最终测得的 Km 值 (7.31 mM) 与文献报道的结果 (5.2 mM) 相近，说明酶活性无明显改变。在酶芯片构建完成之后，我们测定了用于检测一个方法是否适用于药物高通量筛选的关键参数 z′因子，结果显示 z′值大于 0.5，说明这种方法可以应用于药物的高通量筛选。在酶芯片构建成功之后，我们开始在蛋白酶膜上构建化合物阵列，阳性药西维来司钠对弹性蛋白酶活性抑制作用的标准曲线被测定，结果显示了良好的量效关系。但由于芯片方法毕竟不同于常规的 384 孔板方法（在固定体积的液相体系中进行反应），在加入酶活性抑制剂西维来司钠后，我们以测定了这个总反应体系的精密度，结果显示了良好的可重复性。在药物筛选完成后，我们使用 384 孔板方法测定了筛选出化合物的 IC_{50} 值，得到两个活性较好的化合物，说明使用芯片方法进行药物筛选是可行的。

为验证以酶活性为基础的直接显色策略应用于微阵检测的可行性，本研究使用一个显色多肽作为底物来间接反应酶活性。与目前微阵分析中常用的荧光检测技术相比，直接显色检测策略最明显的不足是灵敏度明显低于荧光检测策略，但这种策略也拥有一些优势：使用显色检测具有均匀的低背景，不会对检测过程造成明显的影响，而在使用荧光检测技术时，常常会受到基质的自发荧光的干扰；显色检测的反应结果可以长期保存，它的结果也更加直观，肉眼可以直接观察到强抑制剂的作用；同时，显色检测所使用的普通扫描仪是经济可得到的，适合于大多数实验室。

研究中所使用的指示剂 BPB 的主要作用是提高灵敏度，便于结果的扫描分析。反应直接产生的黄色产物在扫描之后不是特别清晰，加入 BPB 后易化了点样点的定位，使检测更加精确。当本方法用于不同的酶系统产生不同颜色的产物时，可以根据需要选择不同颜色的指示剂用于结果的检测，当酶催化底物产生深颜色底物时，可以不加入指示剂直接进行检测，简化操作过程。

以前报道的显色微阵的检测原理主要是建立在免疫酶偶联反应基础之上（间接显色策略），酶充当做无色底物产生有色产物，常用的酶主要是 HPR（horseradish peroxidase）和 AP（alkaline phosphatase）。这种方法具有很高的灵敏度，但是操作复杂，同时，反应中所需的液相温孵过程也使这种方法不适用于酶的药物筛选。

使用芯片技术进行药物筛选的一个主要限制是假阳性的出现，这主要由两个因素导致。第一个因素是一些待筛选的化合物本身带有一定的颜色，而本研究使用的是显色策略，这会对结果的检测造成一定的干扰，导致假阳性的出现。但是由于点样体积只有 2 nl，这个分析不会明显被化合物本身的颜色干扰。第二个因素是化合物的粘度。高粘度的化合物会影响点样针的点样，同时，化合物粘度的差异也会导致化合物点样体积的差异。但是 DMSO 溶解化合物的精彩能力使这个因素对于筛选的影响弱化，最后，我们可以在 384 孔板中排除这个因素所导致的假阳性。

本芯片方法的另一局限性是二次点样。酶结合底物之后会水解底物释放产物，常用于微阵研究的温孵方法不适用于本分析，二次点样对于建立于活性基础上的蛋白酶抑制剂的筛选是必要的。随着技术的发展，二次点样已经得到了精彩的可重复性。

总体上，本研究所建立的酶芯片和化合物阵列已经为酶抑制剂的高通量筛选提供了一个微型化的、有效的平台，也说明酶和底物之间的直接显色策略可以用于微阵的检测。同时，这种方法在理论上也适合于使用荧光底物进行荧光检测,可以应用荧光底物进行酶抑制剂的筛选。

参考文献

1. Feng Gao, Guan-hua Du. Application of chemical arrays in screening elastase inhibitors. Comb Chem High Throughput Screen. 2006, 9(5):381-8

2. William P Janzen, Methods in Molecular Biology: High throughput screening methods and protocols. Humana press, 2002; 190: 23.

3. Paweletz CP, Charboneau L, Bichsel VE, et al. Reverse phase protein microarrays which capture disease progression show activation of pro-survival pathways at the cancer invasion front. Oncogene 2001; 20: 1981-9.

4. zhou Y, Du GH, Geng MY, Lu ZH. Rapid Detection of Anabolic Steroids in Urine by Protein Arrays. Int J Sports Med, 2006.

5. Zhou Y, Chang SY, Meng XL, Yu HF, Wang LN, He JG, Zhang BH, Zhang JT, Du GH. Measures of bioavailable serum sex hormone levels in aging Chinese by protein chip. Science in China Ser. C Life Sciences, 2005, 35(6): 551-557.

6. 刘庆山. 促神经干细胞增殖化合物的筛选及药理学评价[J]. 中国知网博士学位论文, 2007, 9, 12.

7. 高峰(杜冠华教授指导). 药物筛选酶蛋白芯片的设计和制备[J]. 万方数据博士学位论文, 2006, 8, 12.

第六节 利用荧光探针底物法建立代谢抑制剂筛选模型

1. 该筛选模型的背景

民族药对CYP450的抑制是产生药物-药物相互作用的另一个主要原因。当某种药物抑制CYP450活性时,被这种CYP450代谢的其他药物的代谢也被抑制,从而导致这些药物的血浆浓度增加,血浆药物浓度水平的增加在临床上往往会产生毒性作用。因此,在药物发现阶段及早地预测一种化合物是否抑制某种或多种CYP450,对于评价此化合物的开发前景或在药物上市后预测可能发生的药物-药物相互作用方面有重要意义,从而可以提高新药开发成功率或增强临床用药安全性。

化合物或药物抑制 CYP450 的机制可分为可逆性抑制、不可逆性抑制及准不可逆性抑制。可逆性抑制是最常见的抑制方式，也是临床上由 CYP450 抑制而产生药物-药物相互作用的主要机制，可逆性抑制可分为竞争性抑制、非竞争性抑制及反竞争性抑制。而准不可逆性抑制及不可逆性抑制则都是由于产生了活化的代谢产物而造成的，不可逆性抑制是指化合物经过酶促反应后转变为反应性极强的中间体（reactive intermediate），能与 CYP450 的血红素基团或蛋白氨基酸序列发生不可逆共价结合而抑制酶活性，由于此过程是通过正常的酶促反应机制而使酶抑制，故又称基于酶促反应机制的抑制（mechanism based inhibition）或自杀性抑制（suicide inhibition）；而在准不可逆性抑制中，活化的中间体虽然不与 CYP450 共价结合，但却与之形成代谢中间体-P450 复合物（metabolic intermediate-P450 complex，MI-P450 complex），尽管 MI-复合物不能破坏 CYP450 的结构，但此复合物非常稳定，复合物中的 CYP450 无法参与其他化合物的代谢，只有在新 CYP450 合成后酶的活性才会恢复，因此，在实际应用过程中准不可逆性抑制也可称为不可逆性抑制。

在上世纪 90 年代早期及之前对于化合物或药物抑制 CYP450 性质的评价主要采用微粒体或肝细胞。但此评价体系存在较多不足之处，首先，从某个个体制备得到肝微粒体并用其对化合物进行评价后，所得到的数据并不能外推到人群中的其他个体，这主要是由于不同个体之间肝脏 CYP450 表达量有较大差异；此外，有些化合物主要在肝外组织被代谢，而肝及肝外组织的 CYP450 之间存在较大差异；第三，人肝组织难以获得，且提取纯化及重组 CYP450 代谢体系有一定难度；第四，在微粒体或肝细胞中多种 CYP450 同时存在，并且 CYP450 是底物特异性最低的酶，因此，要在肝微粒体或肝细胞中检测某种特定 CYP450 的活性是非常困难的。异源表达蛋白技术的发展使 CYP450 的大量获得成为可能，可用于 CYP450 的异源表达体系包括哺乳动物细胞、酵母、细菌（*E. coli*）、病毒/昆虫细胞等。

酵母及 *E. coli* 表达系统与哺乳动物细胞及昆虫细胞表达系统相比，其产量高，技术条件、培养环境则要求较低，且诱导表达所需时间较短，因此，适合于大量表达蛋白用于高通量化合物评价。用酵母及 *E. coli* 表达系统表达 CYP450 时均需要共表达 NADPH-CYP450 还原酶（NADPH-cytochrome P450 reductase，CPR），而目前基因组内含有重组 CPR 基因的酵母菌种的构建使得用酵母表达系统进行 CYP450 表达更有优势，且与 E. coli 表达系统相比，不需要进行 N 端修饰即可进行高水平表达（Table 1）。因此，我们拟采用基因组内含有重组 CPR 基因的酵母表达系统表达人体内参与药物代谢的主要代谢酶 CYP1A2、CYP2D6、CYP2C9、CYP2C19 及 CYP3A4，并用于评价化合物是否抑制 CYP450。

Table 1. Advantages and Disadvantages of Recombinant Expression Systems for Human P450s

Factors	Expression system			
	Yeast	Mammalian cells	Baculovirus/insect cells	Bacteria (E. coli)
Cultivation time to product harvesting	Days to a week	Weeks	Days to a week	Hours to days (usually 1-2 days)
Expression level	Medium	Low to Medium	High	High
Technical demand for culture	Low	High	Medium	Low
Expense (cost) for culture	Low	High	High	Low
Requirement of ALA supplemen-tation for holoenzyme production	Not necessary	Not necessary	Usually required	Usually required
Endogenous monooxygenase system	Contain endogenous P450 and CPR	Contain endogenous P450 and CPR, b5	No significant endogenous P450, CPR or b5	No P450, CPR or b5
Requirement of co-expression with mammalian CPR for catalytic activity	Needed, Endogenous CPR may couple poorly with recombinant P450.	Not necessary	Co-expression with mammalian CPR is needed	Needed, Rat CPR is preferred than human type.

Factors	Expression system			
	Yeast	Mammalian cells	Baculovirus/ insect cells	Bacteria ($E.\ coli$)
Requirement of N-terminal sequence	Not necessary	Not necessary	Not necessary	Usually necessary
Post-translational modifications: O-linked glycosylation, phosphorylation	Yes	Yes	Yes	No

在获得 CYP450 的基础上，检测 CYP450 活性时最关键的是特异性探针底物的选择，在长期 CYP450 研究过程中研究者已发现了不同 CYP450 的较特异的底物，但需要用 HPLC 分离检测这些化合物或药物及其代谢物，因此，评价化合物的通量受到极大限制。而荧光底物的发展则有效的解决了这个问题，荧光探针底物及代谢物检测方便，不需要 HPLC 分离，且可在多孔板中进行检测 (Table 2)。

总之，利用异源重组表达的 CYP450 和可产生荧光代谢产物的荧光底物进行代谢研究成为评价民族药、化合物抑制 CYP450 性质的最方便、快速、通量最高的方法。因此，本实验以 CYP2C19 为例构建 CYP450 及 CPR 在酵母中的共表达体系，并利用 CYP2C19 的较特异的荧光底物建立可用于筛选 CYP2C19 抑制剂的高通量评价方法。

Table 2. Fluorometric Substrates of CYP450, Metabolites, and Their Properties

Substrate	Acronym	Metabolite	Ex	Em
Resorufin benzyl ether	BzRes	Resorufin	530	590
7-Ethoxy-3-cyanocoumarin	CEC	7-Hydroxy-3-cyanocoumarin (CHC)	410	460
7-Ethoxyresorufin	ER	Resorufin	530	590
Coumarin	Cou	7-Hydroxycoumarin (HC)	390	460
7-Ethoxy-4-trifluoro methyl-coumarin	EFC	7-Hydroxy-4-trifluoromethyl coumarin (HFC)	410	538
Dibenzylfluorescein	DBF	Fluorescein	485	538

Substrate	Acronym	Metabolite	Ex	Em
7-Methoxy-4-trifluoro methylcoumarin	MFC	7-Hydroxy-4-trifluoromethyl coumarin（HFC）	410	538
7-Benzyloxy-4-trifluoro methylcoumarin	BFC	7-Hydroxy-4-trifluoromethyl coumarin（HFC）	410	538
3-O-methylfluorescein	OMF	Fluorescein	485	538
3-［2-（N，N-Diethyl-N-methylamino）ethyl］-7-methoxy-4-methylcoumarin	AMMC	（3-［2-（N，N-diethyl-N-methylammonium）ethyl］-7-hydroxy-4-methylcoumarin）（AHMC）	390	460
7-Methoxy-4-（aminomethyl）coumarin	MAMC	7-Hydroxy-4-（aminomethyl）coumarin（HAMC）	390	460
7-Benzyloxyquinoline	BQ	7-Hydroxyquinoline（HQ）	410	538

2. 荧光探针底物法筛选模型的建立方法

2.1 材料

2.1.1 菌种：

酿酒酵母菌种（*Saccharomyces cerevisiae* strain）WHT 由法国 Louis Pasteur 大学 Werck-Reichhart 教授惠赠；WHT 是将 W303-1B（*MATa*；*ade*2-1；*his*3-11，-15；*leu*2-3，-112；*ura*3-1；*trp*1-1）的 CPR 基因敲除而用同源重组的方法替换为菊芋（Jerusalem artichoke，*Helianthus tuberosus*）的 CPR 基因，启动子更换为半乳糖诱导型（galactose-inducible）的 *GAL*10-*CYC*1 启动子。

E. coli，Top 10，genetype ［F-，mcrA，Δ（mrr-hsdRMS-mcrBC），φ80ΔlacZΔM15，ΔlacX74，deoR，recA1，AraD139，Δ（ara，leu）7697，galU，galK，λ-，rpsL（streptomycin），endA1，nupG］，由医科院药物研究所生物合成室惠赠。

2.1.2 载体

pGEM-T vector, Promega, Madison, WI, USA；

pYeDP60 酿酒酵母表达载体由法国 Louis Pasteur 大学 Werck-Reichhart 教授惠赠；pYeDP60 含有 *URA*3 和 *ADE*2 的选择标记，上下游分别为 galactose-inducible *GAL*10-*CYC*1 启动子及 *PGK* 终止子（Fig. 1）。

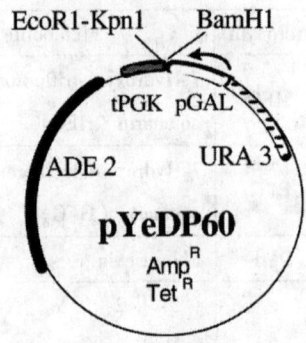

Fig. 1 Structure of the pYeDP60 vector with cloning sites

2.1.3 试剂及溶液

A. Bacto casamino acids & YNB, Difco, Detroit, MI, USA;

B. adenine & tryptophan, Merck, Germany;

C. D-glucose, D-galactose, lithium acetate (LiAc), polyethylene glycol 4000 (PEG 4000), Lyticase from *Arthrobacter luteus* & Salmon sperm DNA, Sigma-Aldrich Co., St. Louis, MO, USA;

D. 10 × YNB: 100 ml H_2O 溶解 13.4 g YNB, 0.22 μm 滤膜过滤除菌, 4℃储存;

E. 10 × D-glucose (20% D-glucose): 100 ml H_2O 溶解 20 g D-glucose, 0.22 μm 滤膜过滤除菌;

F. 10 × D-glactose (20% D-glactose): 100 ml H_2O 溶解 20 g D-galactose, 0.22 μm 滤膜过滤除菌;

G. 10 × TE buffer, 0.1 M Tris-HCl, 0.01 M EDTA, pH 7.5;

H. 10 × LiAc, 1 M LiAc pH 7.5 (adjust with HAc);

I. 50% PEG 4000 in water (autocalve ONCE only 或过滤除菌);

J. 40% PEG/TE/LiAc solution, 8 ml 50% PEG, 1 ml 10 × TE, 1 ml 10 × LiAc;

K. 1 × TE/LiAc solution, 1 ml 10 × LiAc, 1 ml 10 × TE, 8ml water.

L. 酵母微粒体提取所用缓冲液

TE buffer: 50 mM Tris-HCl, pH 7.4, 1 mM EDTA;

TEK buffer: 0.1 M KCl in TE;

TEM buffer: 71 mM 2-mercaptoethanol in TE;

TMS buffer：1.5 M sorbitol, 20 mM Tris-MES, pH 6.3, 2 mM EDTA；

TES buffer A：1.5 M sorbitol in TE；

TES buffer B：0.6 M sorbitol in TE；

TSG buffer：0.6 M sorbitol, 20% glycerol (by vol) in TE；

TEG：20% (by vol) glycerol in TE；

其他试剂及溶液同第前。

2.1.4 培养基

A. LB 培养基：1% Bactopeptone, 0.5% yeast extract, 1% NaCl, 固体加 1.5%琼脂, 5M NaOH 调整 pH 值至 7.0, 在 15 psi 下高压蒸汽灭菌 20 min, 保存于 4℃备用；

B. SGI minimal medium：6.7 g/L yeast-nitrogen base without amino acids (YNB) (Difco, Detroit, MI, USA), 20 g/L glucose, 10 g/L Bacto casamino acids (Difco), 40 mg/L DL-tryptophan (Merck, Germany), 固体培养基加入 20 g/L agar；

C. YPG medium：10 g/L yeast extract (Difco), 10 g/L bactopeptone (Difco), 20 g/L glucose；

D. YPGA medium：10 g/L yeast extract (Difco), 10 g/L bactopeptone (Difco), 20 g/L glucose, 20 mg/L adenine (A)；

E. YPL medium：10 g/L yeast extract (Difco), 10 g/L bactopeptone (Difco), 20 g/L galactose (L), 20 mg/L adenine；

2.1.5 设备：同前。

2.2 人 CYP2C19 酵母异源表达方案设计

本研究拟建立一种评价化合物是否抑制人 CYP450 的高通量筛选平台，以判断化合物的"成药性"或指导临床安全用药。异源重组表达的人 CYP450 是研究所需的必要条件之一，因此我们拟建立一个可表达人类主要的药物代谢酶 CYP1A2、CYP2D6、CYP2C9、CYP2C19 及 CYP3A4 的异源表达体系。

CYP450 代谢系统主要存在于微粒体中，由三部分组成：CYP450、黄素蛋白（NADPH-CYP450 还原酶，CPR）及磷脂（磷脂酰胆碱），其中 CPR 负责将 NADPH 所提供的电子传递给 CYP450，而磷脂则有助于电子传递，CYP450 所催化的反应可用下式表示：

$$NAD(P)H + O_2 + RH + H^+ = NAD(P)^+ + ROH + H_2O$$

民族药物高通量筛选新技术

因此，CPR 是 CYP450 代谢体系必不可少的。当用异源表达系统表达人 CYP450 时，需要共表达 CPR 而重组 CYP450 代谢体系，目前基因组内含有重组 CPR 基因的酵母菌种的构建使得用酵母表达系统进行 CYP450 表达更有优势。首先，不需要构建 CPR 共表达体系，使表达系统的建立更加容易操作；其次，酵母表达系统具有自身的代谢酶体系，因此也可以将外源基因所表达的 CYP450 及 CPR 输送至内质网（微粒体），因此只需提取酵母微粒体即可用于实验研究，而省去了蛋白分离及纯化的繁琐步骤；此外，酵母表达系统还具有表达量高，蛋白可进行翻译后修饰及表达 CYP450 不需进行 N 端改造等优势，因此，酵母表达系统是最适于进行多种 CYP450 大量表达的异源表达系统之一。本实验将以 CYP2C19 为例进行 CYP450 酵母表达方法的研究并用于 CYP450 抑制剂的筛选。

酿酒酵母菌种（*Saccharomyces cerevisiae* strain）WHT 及表达载体 pYeDP60 由法国 Louis Pasteur 大学 Werck-Reichhart 教授惠赠。采用酵母细胞的异源功能互补筛选阳性转化克隆，其原理是具有某种营养缺陷型的酵母突变株在缺少该营养的培养基不能生长，但若将含有互补功能基因的表达载体（已插入外源目的基因 cDNA）转化到该突变株中后，则该表达质粒能够表达与此缺陷型互补的蛋白，即可恢复该突变株的生长，同时也可筛选得到阳性转化子。WHT 是将 W303-1B（*MAT*a；*ade*2-1；*his*3-11，-15；*leu*2-3，-112；*ura*3-1；*trp*1-1）的 CPR 基因敲除而用同源重组的方法替换为菊芋（Jerusalem artichoke，*Helianthus tuberosus*）的 CPR 基因而得到的菌种，CPR 的启动子更换为半乳糖诱导型（galactose-inducible）的 *GAL*10-*CYC*1 启动子。WHT 是尿嘧啶（uracil）及腺嘌呤（adenine）缺陷型酵母菌，即在缺乏尿嘧啶或腺嘌呤的培养基中不能生长。而载体质粒 pYeDP60 则含有 *URA*3 和 *ADE*2 选择性标记，分别编码用于尿嘧啶和腺嘌呤合成的乳清苷酸脱羧酶（orotidine-5′-phosphate decarboxylase）基因（*URA*3）和磷酸核糖胺咪唑羧化酶（Phosphoribosylamino- imidazole carboxylase）基因（*ADE*2），因此，转入的 WHT 酵母菌可以在尿嘧啶和腺嘌呤缺陷的培养基中生长。

取人肝脏组织，提取总 RNA。逆转录及扩增反应后，得到 1473bp 的目的基因片段。将 PCR 产物纯化，连接到 pGEM-T 载体，于 *E. coli* 中扩增。经测序确认，用 *Bgl* II 和 *Kpn* I 双酶切，连接到 pYeDP60 中转化到 WHT 酵母菌中，采用酵母细胞的异源功能互补筛选出转化子。用半乳糖诱导 WHT 表达人

CYP2C19，提取酵母微粒体，并用荧光底物检测酶的活性。质粒构建过程如下（Fig. 2）：

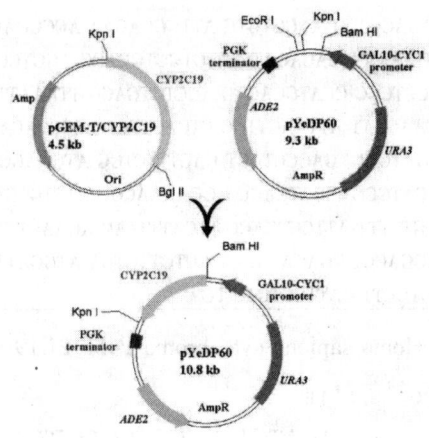

Figure 2. Construction of yeast expression vector of human CYP2C19.

2.3 人 CYP2C19 序列分析及引物设计
2.3.1 人 CYP2C19 基因序列分析

从 Genebank 检索到人 CYP2C19 完整 mRNA 序列如下图（NM_ 000769，Homo sapiens cytochrome P450, family 2, subfamily C, polypeptide 19 (CYP2C19), mRNA, complete cds. CDS：11473. Fig. 3），所编码的人 CYP2C19 全长序列含有 490 个氨基酸。经 Primer 5.0 分析 CYP2C19 基因序列中没有 *Kpn* I 酶切位点，但含有 *Bam*H I 酶切位点，因此使用 *Bam*H I 的同尾酶 *Bgl* II 进行酶切。

```
1    ATGGATCCTT TTGTGGTCCT TGTGCTCTGT CTCTCATGTT TGCTTCTCCT TTCAATCTGG
61   AGACAGAGCT CTGGGAGAGG AAAACTCCCT CCTGGCCCCA CTCCTCTCCC AGTGATTGGA
121  AATATCCTAC AGATAGATAT TAAGGATGTC AGCAAATCCT TAACCAATCT CTCAAAAATC
181  TATGGCCCTG TGTTCACTCT GTATTTTGGC CTGGAACGCA TGGTGGTGCT GCATGGATAT
241  GAAGTGGTGA AGGAAGCCCT GATTGATCTT GGAGAGGAGT TTTCTGGAAG AGGCCATTTC
301  CCACTGGCTG AAAGAGCTAA CAGAGGATTT GGAATCGTTT TCAGCAATGG AAAGAGATGG
361  AAGGAGATCC GGCGTTTCTC CCTCATGACG CTGCGGAATT TTGGGATGGG GAAGAGGAGC
421  ATTGAGGACC GTGTTCAAGA GGAAGCCCGC TGCCTTGTGG AGGAGTTGAG AAAAACCAAG
481  GCTTCACCCT GTGATCCCAC TTTCATCCTG GGCTGTGCTC CCTGCAATGT GATCTGCTCC
541  ATTATTTTCC AGAAACGTTT CGATTATAAA GATCAGCAAT TTCTTAACTT GATGGAAAAA
601  TTGAATGAAA ACATCAGGAT TGTAAGCACC CCCTGGATCC AGATATGCAA TAATTTTCCC
661  ACTATCATTG ATTATTTCCC GGGAACCCAT AACAAATTAC TTAAAAACCT TGCTTTTATG
721  GAAAGTGATA TTTTGGAGAA AGTAAAAGAA CACCAAGAAT CGATGGACAT CAACAACCCT
```

139

```
781  CGGGACTTTA TTGATTGCTT CCTGATCAAA ATGGAGAAGG AAAAGCAAAA CCAACAGTCT
841  GAATTCACTA TTGAAAACTT GGTAATCACT GCAGCTGACT TACTTGGAGC TGGGACAGAG
901  ACAACAAGCA CAACCCTGAG ATATGCTCTC CTTCTCCTGC TGAAGCACCC AGAGGTCACA
961  GCTAAAGTCC AGGAAGAGAT TGAACGTGTC ATTGGCAGAA ACCGGAGCCC CTGCATGCAG
1021 GACAGGGGCC ACATGCCCTA CACAGATGCT GTGGTGCACG AGGTCCAGAG ATACATCGAC
1081 CTCATCCCCA CCAGCCTGCC CCATGCAGTG ACCTGTGACG TTAAATTCAG AAACTACCTC
1141 ATTCCCAAGG GCACAACCAT ATTAACTTCC CTCACTTCTG TGCTACATGA CAACAAAGAA
1201 TTTCCCAACC CAGAGATGTT TGACCCTCGT CACTTTCTGG ATGAAGGTGG AAATTTTAAG
1261 AAAAGTAACT ACTTCATGCC TTTCTCAGCA GGAAAACGGA TTTGTGTGGG AGAGGGCCTG
1321 GCCCGCATGG AGCTGTTTTT ATTCCTGACC TTCATTTTAC AGAACTTTAA CCTGAAATCT
1381 CTGATTGACC CAAAGGACCT TGACACAACT CCTGTTGTCA ATGGATTTGC TTCTGTCCCG
1441 CCCTTCTATC AGCTGTGCTT CATTCCTGTC TGA
```

Figure 3. Homo sapiens cytochrome P450 2C19 sequence.

2.3.2 引物设计及制备过程

上游引物 Sense：（5'-G<u>AGATCT</u>ATGGATCCTTTTGTGGTCCTTG-3'），下划线部分为 *Bgl* II 酶切位点。

下游引物 Anti-sense：（5'-GG<u>GTACC</u>TCAATGATGGTGGTGATGATGGACAGGAATGAAGCACAG-3'），下划线部分为 *Kpn* I 酶切位点。

引物由上海生工生物工程技术服务有限公司合成。

2.4 人肝组织 cDNA 及 CYP2C19 基因的制备：RT-PCR

2.4.1 人肝组织总 RNA 提取及反转录：同前，略。

2.4.2 目的基因片段人 CYP2C19 cDNA 的 PCR 扩增

反应体系为：

First strand cDNA	2 μl
Sense primer (10 μM)	1 μl
Anti-sense primer (10 μM)	1 μl
10 × PCR buffer	5 μl
2.5 mM dNTP mix	4 μl
Ex Taq (5 unit/μl) (TaKaRa, 大连)	1 μl
ddH$_2$O 36 μl	总体积为 50 μl

PCR 反应条件为：94℃预变性 4 min，94℃变性 40 s，52℃退火 40 s，72℃延伸 1 min，30 个循环后，72℃延伸 10 min，4℃保温。PCR 产物以 1.0% 的琼脂糖凝胶电泳检测。使用 Agarose Gel DNA Purification Kit（TaKaRa，大连）对 PCR 产物进行纯化回收。

2.5 T-A 克隆

2.5.1 PCR 产物与 T 载体的连接

将扩增得到的 CYP2C19 cDNA 与 pGEM-T vector（Promega, Madison, WI, USA）用 Ligase 进行连接，反应体系如下：

2X Rapid Ligation Buffer, T4 DNA Ligase	5μl
pGEM-T Vector（50ng）	1μl
PCR product	3μl
T4 DNA Ligase（3 Weiss units/μl）	1 μl
Deionized water up to a final volume of	10μl

将内容物混合均匀，短暂离心，置室温下 1 h，然后于 4℃ 反应过夜。

2.5.2 转化及蓝白斑筛选

D. 制备 Top10 大肠杆菌感受态，将连接产物转化感受态细胞，并进行蓝白斑筛选，挑取白色较小单克隆菌斑，接种于 10 ml 含有 100μg/ml Amp 的 LB 培养基中，37℃振摇（180 rpm）培养过夜；

E. 取 2μl 菌液进行 PCR 鉴定，PCR 反应体系与 cDNA 的 PCR 扩增条件相同；取 1 ml 菌液进行测序，测序反应由 Invitrogen 中国英洁公司完成。将测序证实序列正确的菌提取质粒用于表达载体的构建。

2.6 表达载体的构建

2.6.1 GEM-T/CYP2C19 及 pYeDP60 质粒的双酶切

酶切反应体系如下：

10 × T buffer	2μl
pYeDP60（或 pGEM-T/CYP2C19）	3μl（0.5μg）
*Bam*H I（*Bgl* II）	1 μl
Kpn I	1μl
ddH$_2$O	up to：20μl

酶切产物经 1.0% 琼脂糖凝胶电泳后，分别回收 900 bp 和 9.3 kb 目的片段。

2.6.2 线性 CYP2C19 cDNA 与 pYeDP60 的连接

连接反应如下：

2 × ligation buffer	5 μl
50 ng/μl CYP2C19 cDNA	2 μl

100 ng/μl pYeDP60 vector fragment   2 μl
T4 DNA ligase (3 Weiss units/μl)   1 μl

16℃过夜反应。

将连接产物转化 Top 10 E. coli 感受态细胞，利用 pYeDP60/CYP2C19 的 Amp 抗性标记筛选阳性转化子，并用 PCR 反应进行鉴定，之后大量提取 pYeDP60/CYP2C19 质粒用于 WHT 酵母菌的转化。

2.7 表达载体质粒 pYeDP60/CYP2C19 转化 WHT 酵母感受态细胞

2.7.1 WHT 酵母感受态的制备

采用 LiAc 法制备 WHT 酿酒酵母感受态，方法如下。

挑取 WHT 酵母单菌落，接种于 20 ml YPGA 液体培养基中，30℃振摇 (200 rpm) 培养过夜，至 OD_{600} 值为 1~2（1~2×10^7 cells/ml）；

取菌液转接于 50 ml YPGA 培养液中，细胞终浓度约为 2×10^6 cells/ml，30℃振摇 (200 rpm) 培养 3~5 h，至细胞数约为 2×10^7 cells/ml；

室温下 3000×g 离心 5 min 收集细胞，用 25 ml 无菌蒸馏水洗涤细胞，离心收集细胞后重悬于 1 ml 无菌蒸馏水中转移至 1.5 ml eppendorf 管中；

室温下 12000×g 离心 30 s 收集细胞，将菌体重悬于 1 ml 1×TE/LiAc 溶液（1 ml 10×LiAc，1 ml 10×TE，8ml water），12000×g 离心 30 s，弃上清，将菌体重悬于 1×TE/LiAc 至终体积 500μl，细胞浓度约为 2×10^9 cells/ml，这些细胞可即用于转化，也可置于液氮中快速冷冻后于 -80℃ 保存备用。

2.7.2 表达载体质粒 pYeDP60/CYP2C19 转化 WHT 酵母感受态细胞

采用 LiAc 法转化 WHT 酿酒酵母感受态细胞。

A. 将鲑鱼精 DNA（Salmon sperm DNA）溶于 1×TE buffer（2 mg/ml），于 4℃ 搅拌 1~2 h，用前于沸水浴中加热 5 min，立刻置冰浴中骤冷，使之成为单链 DNA，以利于转化质粒的进入细胞；

B. 取 50 μl（1×10^8 cells）WHT 酵母感受态细胞，pYeDP60/CYP2C19 质粒加入 1 μg，单链鲑鱼精 DNA 50 μg（2 mg/ml，25μl）

C. 加入 300μl 40% PEG/TE/LiAc solution（8 ml 50% PEG，1 ml 10×TE，1 ml 10×LiAc），充分混匀；

D. 30℃ 温孵 30 min；

E. 42℃ 热休克 15 min；

F. 12000×g 离心 30 s 收集细胞，将菌体重悬于 1 ml 1×TE/LiAc 溶液，

取 200μl 涂布 SGI 培养板（ura 及 ade 缺陷）；

G. 30℃孵箱内温孵培养 3～4 d，至酵母菌落长出。

2.7.3 阳性 WHT 酵母转化子的 PCR 鉴定

挑取单克隆转化子，30℃振摇（200 rpm）培养至 OD_{600} 值为 0.5～1，取 1 μl 进行 PCR 鉴定。

PCR 反应体系：

酵母菌液模板	1 μl
Sense primer (10 μM)	1 μl
Anti-sense primer (10 μM)	1 μl
10 × PCR buffer	5 μl
2.5 mM dNTP mix	4 μl
Ex Taq (5 unit/μl) (TaKaRa，大连)	1 μl
ddH$_2$O 37 μl	总体积为：50 μl

PCR 反应条件为：95℃预变性 10 min，加入 Taq DNA 聚合酶后，94℃预变性 4 min，94℃变性 40 s，52℃退火 40 s，72℃延伸 1 min，30 个循环后，72℃延伸 10 min，4℃保温。PCR 产物以 1.0% 的琼脂糖凝胶电泳检测。

2.8 WHT 重组酵母菌的诱导表达

挑取 SGI 培养板中阳性转化子，接种于 50 ml SGI 培养基中，30℃振摇（200 rpm）培养 48 h 至静止期；

4000 × g 离心 10 min 收集细胞，将菌体用 25 ml YPL medium（10 g/L yeast extract，10 g/L bactopeptone，20 g/L galactose，20 mg/L adenine）洗涤；

将菌体转接于 250 ml YPL medium 中，30℃振摇（240 rpm）培养 16～18 h 至细胞浓度达到 $2～5×10^8$ cells/ml，4℃ 10000 × g 离心 10 min 收集细胞，立即用于制备酵母微粒体。

2.9 WHT 酵母微粒体的提取及人 CYP2C19 蛋白的鉴定

采用酶消化法制备酵母微粒体，以细胞总数 $5×10^9$ cells 为例。

用 25 ml TEK buffer（50 mM Tris-HCl，pH 7.4，1 mM EDTA，0.1 M KCl）洗涤酵母细胞沉淀物，之后将酵母细胞重悬于 25 ml TEM buffer（50 mM Tris-HCl，pH 7.4，1 mM EDTA，71 mM 2-mercaptoethanol），使细胞浓度达到 $2×10^8$ cells/ml，室温放置 5-10 min；

4000 × g 离心 10 min 收集细胞，将沉淀重悬于 3 ml TMS buffer（20 mM

Tris-MES, pH 6.3, 2 mM EDTA, 1.5 M sorbitol) 中，加入 1 mg 酵母破壁酶 (Lyticase from *Arthrobacter luteus*, >200 unit/mg, Sigma L4025, USA) (预先溶于 5 ml TMS buffer)，于 28℃ 振摇 (130 rpm) 1 h 酶解破壁，7000 g 离心 5 min，沉淀为酵母原生质体 (spheroplasts)，然后按以下步骤于冰上处理酵母原生质体；

用 30 ml TES buffer A (50 mM Tris-HCl, pH 7.4, 1 mM EDTA, 1.5 M sorbitol) 洗涤原生质体，7000 g 离心 5 min 回收；

加入 10 ml TES buffer B (50 mM Tris-HCl, pH 7.4, 1 mM EDTA, 0.6 M sorbitol) 重悬，开始裂解原生质体，首先高速涡旋振荡 2 min，使用超声细胞破碎仪 (BANDELIN) MS70 探头在冰浴上用 50% 功率超声破碎细胞，每次 30 秒，间隔 30 秒冷却，共 2 个循环，之后冰浴 5 min，2000 g 离心 4 min，弃去沉淀中未破碎细胞；

将上清转移至另一离心管中，14000 g 离心 10 min，弃去沉淀线粒体部分；

于上清液中加入 NaCl 和 PEG-4000 至终浓度分别为 0.15 M 和 0.1 g/ml，冰浴 30 min，14000 g 离心 10 min，沉淀即为微粒体，将微粒体重悬于 3 ml TEG buffer (50 mM Tris-HCl, pH 7.4, 1 mM EDTA, 20% glycerol)，于 -80℃ 贮存。

取部分微粒体进行 SDS-PAGE 分析，并用 His-tag 抗体进行鉴定。

2.10 人 CYP2C19 抑制剂高通量筛选方法的建立

2.10.1 人 CYP450 抑制剂高通量筛选方法的原理

CYP450 是一个血红素蛋白超家族，人 CYP450 介导多种内源及外源物的代谢清除及解毒。某种药物对 CYP450 的抑制会造成共用的其他药物的积聚，从而产生药物-药物互作用，此外，药物对 CYP450 的抑制也会影响内源性物质的代谢，因此可能引起内分泌平衡失调。由于检测所有可能配伍使用的药物之间的相互作用是不现实的，因此，需要选择一种代表 (surrogate) 药物来表示与待测化合物同服的药物并反映 CYP450 的活性，这也是所有 CYP450 抑制剂筛选方法的基础。上世纪 90 年代末，采用荧光探针底物并利用微孔板筛选人 CYP450 抑制剂的方法被首次使用，荧光探针底物经 CYP450 代谢后可产生具有荧光的代谢产物 (Fig.4)，非常利于荧光检测，而不需经色谱分离检测，当待测化合物抑制 CYP450 时，荧光代谢产物生成减少，荧光强度降低 (Fig.5)。之后，此方法经过了不断优化，目前已开发出多对 CYP450-荧光探针底物用于 CYP450 抑制剂的筛选（Table 3）。

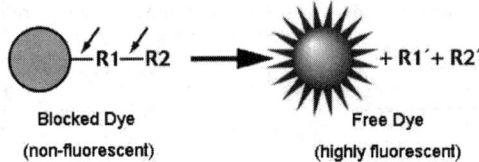

Figure 4. Schematic representation of a fluorogenic CYP450 substrate metabolized to a highly fluorescent product. Arrows indicate the two potential sites for metabolism. Oxidation at either of these sites results in the production of the highly fluorescent metabolite.

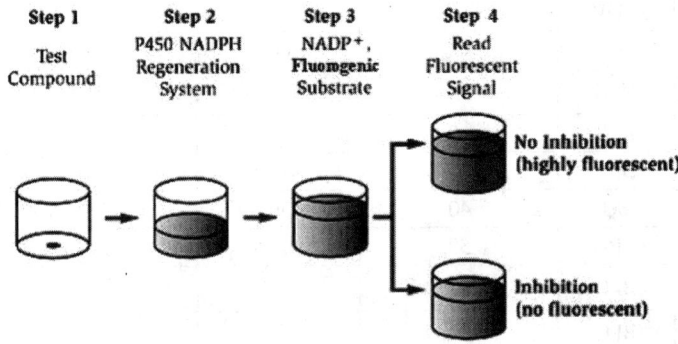

Figure 5. A schematic representation of a fluorescence-based assay performed in a 96-well plate. The test compound is added to the well (step 1) followed by the addition of buffer, an NADPH regeneration system and CYP/CPR (step 2). The reaction is started by the addition of NADP and a fluorogenic substrate, and the reaction mixture incubated at either room temperature or 37C (step 3). The reaction is terminated with the addition of stop solution and fluorescence is read using a 96-well plate reader (step 4).

Table 3. Enzyme/Substrate Pairings and Guidelines for Use

Enzyme	Substrate	Substrate concentration (μM)	Incubation time (min)	Enzyme concentration (nM)	Stop solution
CYP1A1	BzRes	12.5	30	12.5	ACN/Tris
CYP1A2	CEC	2.5	15	1	ACN/Tris
	ER	0.25	3	1.5	ACN/Tris
CYP1B1	BzRes	12.5	15	12.5	ACN/Tris
CYP2A6	Cou	3	10	5	ACN/Tris

Enzyme	Substrate	Substrate concentration (μM)	Incubation time (min)	Enzyme concentration (nM)	Stop solution
CYP2B6	EFC	2.5	30	5	ACN/Tris
CYP2C8	DBF	1	30	20	NaOH
CYP2C9	CEC	15	45	25	ACN/Tris
	MFC	50	45	10	ACN/Tris
	DBF	1	30	10	NaOH
CYP2C19	CEC	6	30	5	ACN/Tris
	DBF	2	30	5	NaOH
	BFC	25	45	25	ACN/Tris
	OMF	2	30	5	NaOH
CYP2D6	AMMC	0.5	30	5	ACN/Tris
	MAMC	7.5	60	10	ACN/Tris
CYP2E1	MFC	100	45	10	ACN/Tris
CYP3A4	BFC	50	30	5	ACN/Tris
	DBF	1	10	1	NaOH
	BQ	40	30	25	ACN/Tris
	BzRes	50	45	25	ACN/Tris
CYP3A5	BFC	50	30	40	ACN/Tris
CYP3A7	BFC	50	45	25	ACN/Tris
CYP19	DBF	0.2	30	2	NaOH
	MFC	25	30	7.5	ACN/Tris

人CYP2C19是人CYP450中负责药物等外源物代谢的重要代谢酶之一，其发现源于20世纪70年代末美芬妥英临床药物不良反应的报道，负责美芬妥英的代谢，又称为S-美芬妥英羟化酶。之后展开的一系列研究发现CYP2C19在群体中呈遗传多态性分布，可以分为强代谢型及弱代谢型，弱代谢型的发生频率带有显著的地域色彩及种族特征。CYP2C19参与多种药物的代谢，如S-美芬妥英、苯巴比妥、丙戊酸（抗癫痫药），奥美拉唑、雷贝拉唑、泮托拉唑（质子泵抑制剂），氯胍、氯二胍（抗疟疾），甲苯磺丁脲（降血糖药），丙米嗪、氯丙米嗪、阿米替林（抗抑郁药），地西泮、去甲地西泮（镇静、催眠药）等。因此，临床上由于CYP2C19的抑制而产生药物-药物相互作用的几率较大，对于这种相互作用的预测有重要意义。

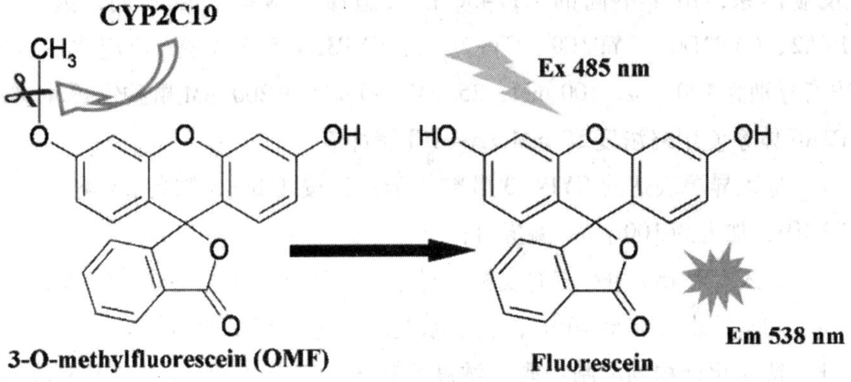

Figure 6. Metabolism of fluorogenic substrate OMF (3-*O*-methylfluorescein)
to fluorescein by CYP2C19.

以 CYP2C19 为例，目前已开发出多个可用于 CYP2C19 抑制剂筛选的荧光探针底物，我们选择 3-*O*-methylfluorescein（OMF）作为底物进行 CYP2C19 进行活性检测及抑制剂筛选。OMF 经 CYP2C19 代谢后脱甲基而成为荧光素（Fluorescein），可以在 Ex 485 nm 下检测 Em 538 nm 荧光，以反映 CYP2C19 的代谢活性（Fig. 6）。

2.10.2 所需试剂及缓冲液

A. 0.5 M 磷酸钾缓冲液，pH 7.4。

B. 20 × Cofactors solution：20 mg/ml NADP（Roche, Basel, Switzerland），20 mg/ml 葡萄糖-6-磷酸（glucose-6-phoshate, G6P）（Sigma-Aldrich Co., USA）及 13.3 mg/ml $MgCl_2$，贮存于-20℃，反应体系中 NADP、G6P 和 $MgCl_2$ 的终浓度分别为 1.3 mM, 3.3 mM 及 3.3 mM。

C. 100 × 葡萄糖-6-磷酸脱氢酶（glucose-6-phosphate dehydrogenase, G6PDH）（Sigma-Aldrich Co., USA）：40 U G6PDH 溶于 1 ml 5 mM 的柠檬酸钠溶液中，反应体系中 G6PDH 的终浓度为 0.4 U/ml。

D. 2 × NADPH-regenerating system mix（用前配制）：在 50 ml 试管中加入 1.5 ml 0.5 M 磷酸钾缓冲液（pH 7.4），加入 0.3 ml 100X G6PDH 溶液，加蒸馏水补至终体积 15 ml，用前于 37℃预温。

E. 2 × Enzyme/substrate Mix（用前配制，以 10 ml 为例）：

a. 在 15 ml 试管中加入 0.5 M 磷酸钾缓冲液或 Tris-HCl 缓冲液用于配制

2X 反应体系，由于不同的 CYP450 的最适缓冲液盐浓度不同，因此对于 CYP1A2、CYP2D6、CYP2C9、CYP2C19、CYP3A4/5/7 来说，反应体系缓冲液终浓度分别为 100 mM、100 mM、25 mM、50 mM 和 200 mM 磷酸钾缓冲液，而 CYP2A6 体系使用终浓度 50 mM Tris-HCl 缓冲液；

b. 加入异源表达的 CYP450 微粒体蛋白，按 Table 3 制备 2X 溶液，对于 CYP2C19，加入约 100 pmol 酶蛋白；

c. 加入 CYP450 相对应的底物，对于 CYP2C19，加入 OMF 40 nM；

d. 加蒸馏水补充至 10 ml，置于冰上，用前于 37℃ 预温。

F. 待测化合物的配制：取 A 浓度（10 mg/ml in DMSO，约 20 mM）先导物，用 2X NADPH-regenerating system mix 稀释成 0.1 mg/ml（约 200 μM，1% DMSO），作为最高浓度进行倍比稀释。

G. 反应终止液：2 M NaOH 溶液，室温贮存；乙腈/0.5 M Tris（80：20，v/v）。

2.10.3 筛选方法

A. 按 Fig. 7 所示设置 96 孔板中反应体系，在第 1 列孔内加入 150 μl 最高浓度（约 200 μM，1% DMSO）的待测化合物或阳性化合物，在其他所有孔内加入 100 μl 2×NADPH-regenerating system mix；

B. 从第 1 列孔吸取 50 μl 溶液加入到第 2 列孔内，混匀，重复进行 1：3 的稀释直到第 8 列孔，预温至 37℃；

C. 将 100 μl 预温至 37℃ 的 2X Enzyme/substrate Mix 加入到除第 11 和 12 列孔外的所有孔内以起始反应；

D. 37℃ 下进行反应，反应时间参照 Table 3 所示，对于 CYP2C19-OMF，反应时间为 30 min；

E. 反应时间截止后，加入 75 μl 反应终止液（按 Table 3）终止反应，对于荧光素衍生物 OMF 和 DBF，加入强碱 2 M NaOH 后继续在 37℃ 温孵 2 h，使生成的荧光素的酯键水解从而产生更强的荧光信号，在第 11 和 12 列孔内加入 100 μl 2X Enzyme/substrate Mix；

F. 在合适的激发（Excitation, Ex）和发射波长（Emission, Em）下检测 96 孔中的荧光强度，对于 CYP2C19-OMF，Ex 和 Em 分别为 485 nm 和 538 nm。

第三章 民族药高通量筛选平台的建设

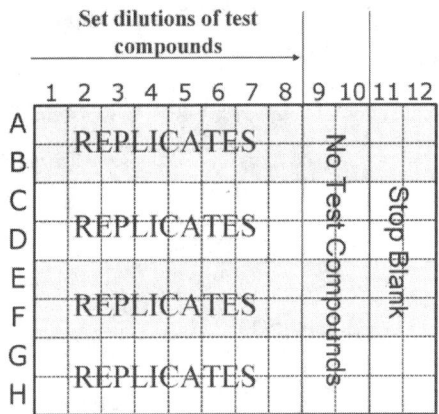

Figure 7. Typical plate set up for a high throughput assay of CYP450 inhibition.

Columns 1-8 are serial dilutions (3-fold) of the test compound or positive control.

Columns 9 and 10 contain no test compound. Columns 11 and 12 are blank controls (STOP solution added prior to initiation of the reaction). Rows A/B, C/D, E/F and G/H are replicates.

3. 荧光探针底物法构建筛选模型的结果

3.1 人 CYP2C19 cDNA 的获得

提取人肝组织总 RNA，制备肝 cDNA，利用人 CYP2C19 的引物经 PCR 扩增获得了一条长度大约为 1500 bp 的特异性扩增片段（Fig. 8），与理论值 1505 bp 相符。

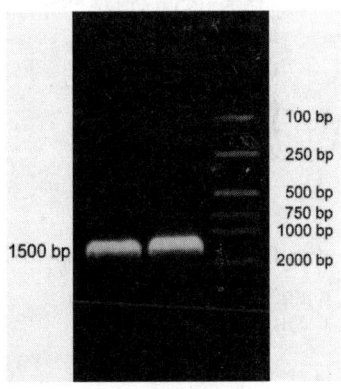

Fig. 8 PCR amplification of human CYP2C19 cDNA.

3.2 蓝白斑筛选及序列测定

149

将 PCR 得到的人 CYP2C19 cDNA 片段与 pGEM-T 载体连接后转化 Top10 E. coli，进行蓝白斑筛选（Fig.9），挑白斑接种于 10 ml LB 培养基（Amp^r）振摇培养，取 2μl 菌液进行 PCR 鉴定（Fig.10），将鉴定为阳性的菌液测序，测序结果如图所示（Fig.11），测序结果经拼接得到克隆全序列，证明目的 cDNA 片段已经连接到 pGEM-T vector 上。

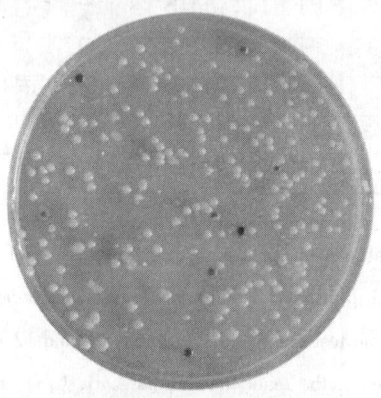

Figure 9. blue/white color screening of recombinant clones.

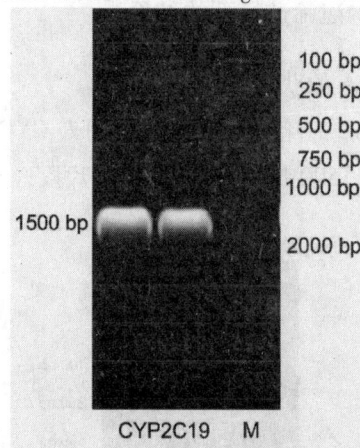

Figure 10. Indentification of positive pGEM-T/CYP2C19 recombinant clone by PCR.

第三章 民族药高通量筛选平台的建设

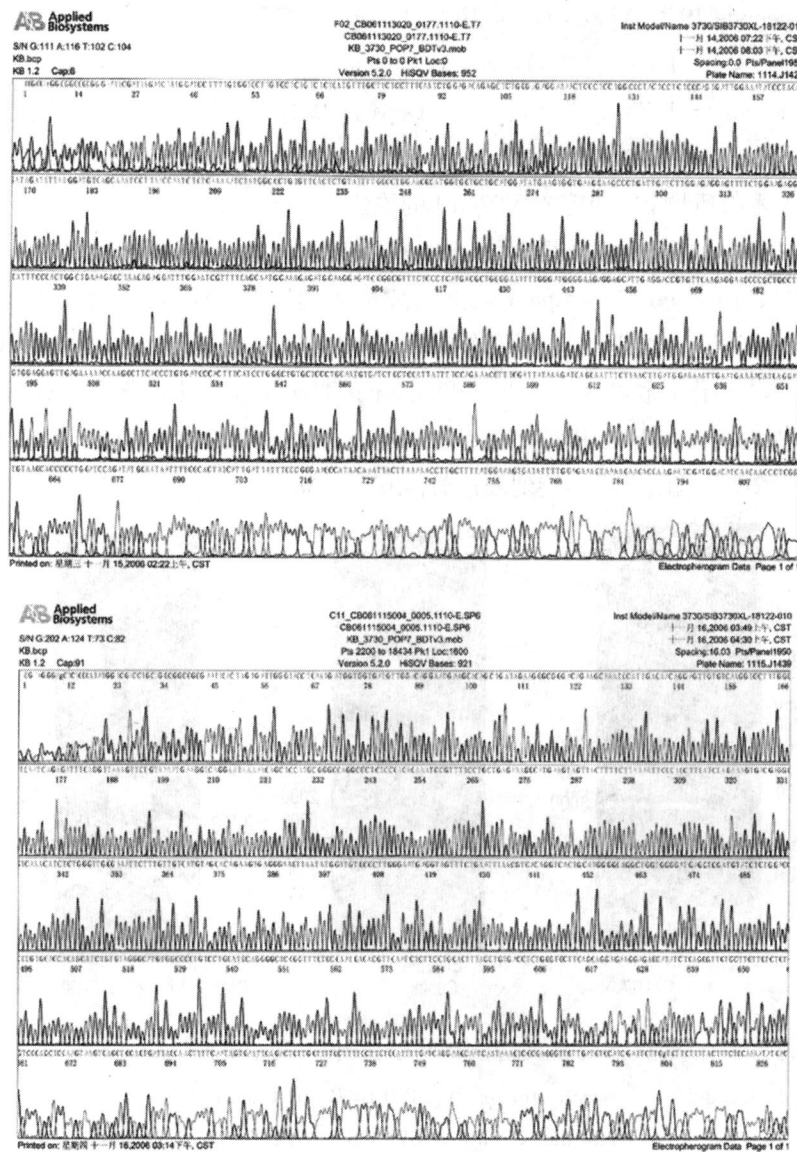

Figure 11. Cloned sequence of pGEM-T/CYP2C19.

BLAST 比对分析证明，本文克隆得到 cDNA 片段与人的 CYP2C19 mRNA 具有 100% 的同源性（GenBank accession number NM_000769），该重组质粒命名为 pGEM-T/CYP2C19，Blast 结果如下：

ref| NM_000769.1| Homo sapiens cytochrome P450, family 2, subfamily

C, polypeptide 19 (CYP2C19), mRNA, Length = 1473.

　　Score = 2721 bits (1473), Expect = 0.0

　　Identities = 1473/1473 (100%), Gaps = 0/1473 (0%)

　　Strand = Plus/Plus

3.3 重组质粒 pYeDP60/CYP2C19 的构建

用 *Bgl* II 和 *Kpn* I 从质粒 pGEM-T/CYP2C19 双酶切下 CYP2C19 cDNA (Fig. 12)，用 *Bam*H I 和 *Kpn* I 双酶切酵母表达质粒 pYeDP60 (Fig. 13)，将 CYP2C19 cDNA 与线性 pYeDP60 连接，构建重组表达质粒 pYeDP60/CYP2C19，将连接产物转化大肠杆菌 Top 10，利用 Amp 抗性筛选阳性转化子，对筛出的转化子提取质粒，用 CYP2C19 的引物对此质粒进行 PCR 扩增鉴定 (Fig. 14)，说明 CYP2C19 基因已经连接到表达载体 pYeDP60 上。

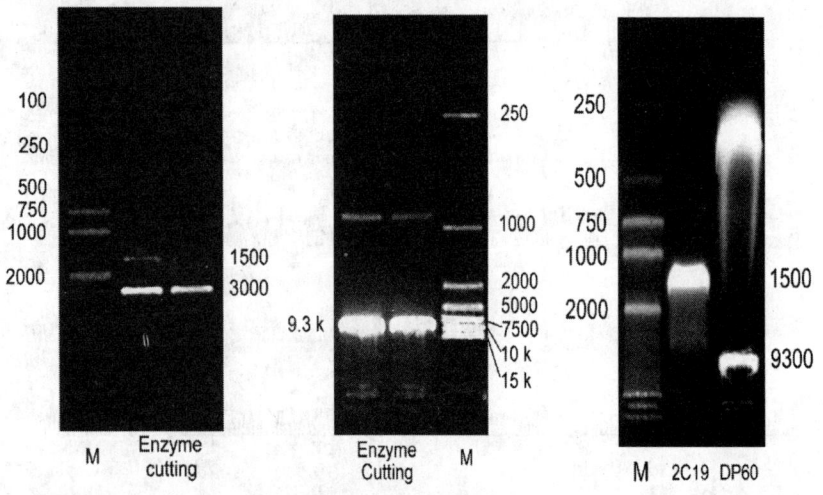

Figure 12 (left). Enzyme cutting of pGEM-T/CYP2C19 by *Bgl* II and *Kpn* I.

Figure 13 (middle). Enzyme cutting of pYeDP60 by *Bam*H I and *Kpn* I.

Figure 14 (right). Indentification of positive pYeDP60/CYP2C19 recombinant clone by PCR.

3.4 重组人 CYP2C19 的诱导表达及鉴定

将 pYeDP60/CYP2C19 质粒用 LiAc 法转化 WHT 感受态细胞，于 SGI 缺陷培养基上 30℃孵育 72 h 至酵母菌落长出 (Fig. 15)，筛选阳性转化子，并用 PCR 反应进行鉴定 (Fig. 16)，将鉴定为阳性的克隆用半乳糖诱导蛋白表达，提取微粒体后用 SDS-PAGE 分析，发现重组子与对照菌相比多出一条约 56 kDa 的蛋白条带，与人 CYP2C19 大小相一致 (Fig. 17)。

第三章 民族药高通量筛选平台的建设

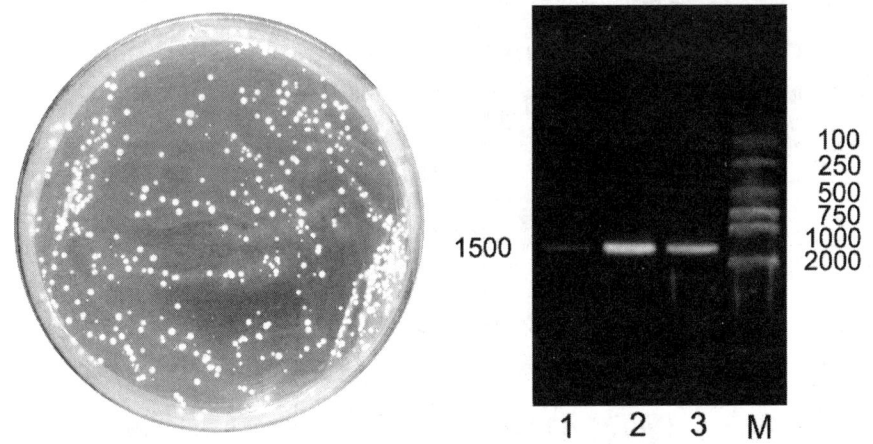

Figure 15 (left). Screening of positive pYeDP60/CYP2C19 yeast transformants by plating on supplemented SGI medium lacking uracil and adenine.

Figure 16 (right). Indentification of positive recombinant clone by PCR of pYeDP60/CYP2C19 in WHT yeast.

pYeDP60/CYP2C19 表达蛋白序列（496 个氨基酸，分子量为 56.78 kDa）：
MDPFVVLVLCLSCLLLLSIWRQSSGRGKLPPGPTPLPVIGNILQIDIKDVSKSLTNLSK
IYGPVFTLYFGLERMVVLHGYEVVKEALIDLGEEFSGRGHFPLAERANRGFGIVFSN
GKRWKEIRRFSLMTLRNFGMGKRSIEDRVQEEARCLVEELRKTKASPCDPTFILGC
APCNVICSIIFQKRFDYKDQQFLNLMEKLNENIRIVSTPWIQICNNFPTIIDYFPGTHNK
LLKNLAFMESDILEKVKEHQESMDINNPRDFIDCFLIKMEKEKQNQQSEFTIENLVITA
ADLLGAGTETTSTTLRYALLLLLKHPEVTAKVQEEIERVIGRNRSPCMQDRGHMPY
TDAVVHEVQRYIDLIPTSLPHAVTCDVKFRNYLIPKGTTILTSLTSVLHDNKEFPNPE
MFDPRHFLDEGGNFKKSNYFMPFSAGKRICVGEGLARMELFLFLTFILQNFNLKS
LIDPKDLDTTPVVNGFASVPPFYQLCFIPVHHHHHH

将 pYeDP60/CYP2C19 诱导表达蛋白经 SDS-PAGE 分析后，用 Anti-His-tag 抗体进行 Western Blotting 分析，检测蛋白是否正确形成了 His-tag，结果表明，阳性转化子经诱导表达后正确形成了 His-tag，说明诱导表达的蛋白具有正确的氨基酸序列（Fig. 18）。

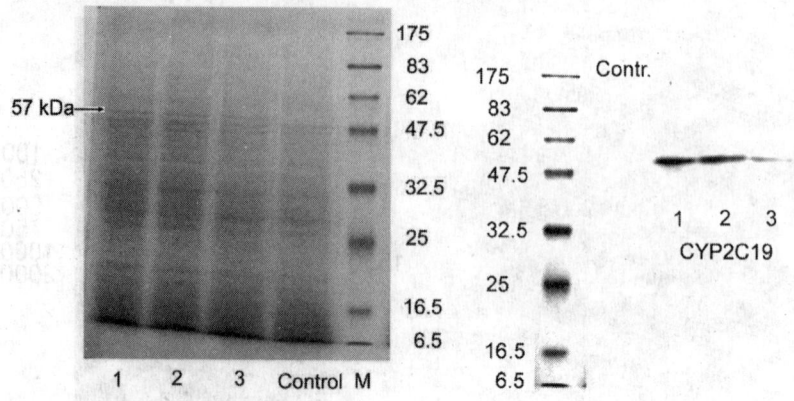

Figure 17 (left). SDS-PAGE analysis of human CYP2C19 expression induced by galactose in WHT yeast cells.

Figure 18 (rightt). Western Blotting analysis of the expression of human CYP2C19 with His-tag by anti-His-tag antibody.

3.5 人CYP2C19抑制剂高通量筛选方法的建立及先导物的评价

利用上述表达得到的人CYP2C19及其荧光探针底物，我们建立了人CYP2C19抑制剂的高通量筛选方法，用于评价化合物对人CYP2C19的抑制作用。以奥美拉唑作为阳性化合物，用上述方法对实验室高通量筛选平台下筛选得到的先导物（Table 1）进行了评价，结果如Figure 19 & Table 4。

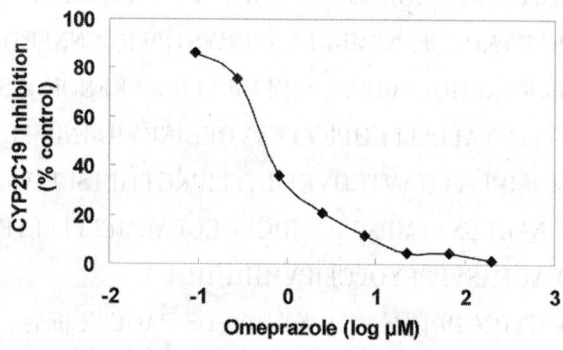

Figure 19. Inhibition of human CYPP2C19 activity by omeprazole using fluorescence assays.

第三章 民族药高通量筛选平台的建设

Table 4. Inhibition of human CYPP2C19 activity by lead compounds using fluorescence assays.

Leads	Inhibition (%)	Leads	Inhibition (%)	Leads	Inhibition (%)	Leads	Inhibition (%)
6294	0.077346	10664	8.835587	13530	-66.8347	15628	8.22612
6291	34.22274	10941	-0.94548	13545	19.22063	15630	-93.1386
6308	-13.7401	11077	-42.388	13556	35.1082	15638	-47.7494
6343	4.887997	11113	1.945266	13560	36.99366	16086	-3.49873
6487	13.48563	11114	41.80051	13569	2.909552	16161	-39.2921
6636	-1.64962	11238	-13.2238	13570	43.25866	16162	33.66653
6665	-14.4408	11644	28.04417	13575	22.13314	16821	-16.9087
6677	1.874472	11804	-3.80495	13599	41.69907	17062	-18.2705
6868	-77.866	12269	20.63926	14096	25.21133	17133	22.57185
7617	38.77726	12285	12.59615	14629	22.2891	17263	41.76247
7623	42.06044	12311	38.06953	14811	45.12257	17372	5.106932
7679	-50.899	12637	27.19146	15168	30.48901	17389	34.06467
7744	5.756128	12815	30.38039	15609	37.82206	17460	-10.3407
10250	-2.81784	12817	34.26627	15610	38.13736	18294	-33.8538
10619	-73.1636	13441	44.67878	15618	37.46534	18450	20.97675
10644	23.70964	13486	44.91589	15619	1.681319	18451	32.65342
10661	35.5355	13514	31.81657	15620	43.90406	18456	2.596154
10663	10.22781	13527	8.630178				

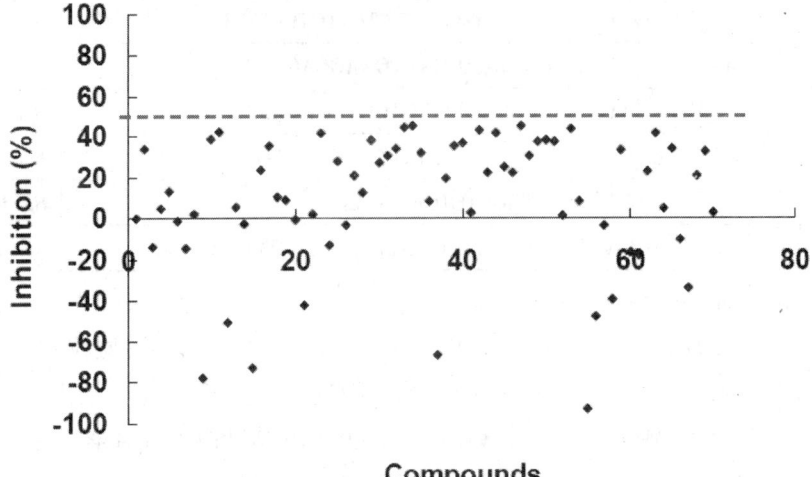

Figure 20. Effects of lead compounds on human CYPP2C19 activity using fluorescence assays. Heterologous recombinant human CYP2C19 (5 nM) were incubated with fluorimetric substrate OMF (2 μM) in the presence of 200 μM lead compounds at a final incubation volume of 200 μl.

利用上述实验测得奥美拉唑的 IC$_{50}$ 约为 1.19 μM，与文献相比，我们得到的 IC$_{50}$ 略低，这可能与异源表达的 CYP2C19 活性差异所引起。利用此方法对实验室的先导物进行了评价，结果表明所评价的 70 个先导物在 200μM 时抑制人 CYP2C19 的能力均不超过 50%，因此它们都不是人 CYP2C19 的抑制剂（Figure 20）。

3.6 化合物对 CYP450 抑制作用高通量评价平台的构建

3.6.1 人 CYP450 的异源重组表达

CYP1A2、CYP2D6、CYP2C9、CYP2C19 及 CYP3A4 是人体内参与药物代谢的主要代谢酶，它们代谢的药物占目前临床用药的 90% 以上。我们已经设计了用于扩增上述 5 个药物代谢酶基因序列的引物（Table 5），并从人肝脏 cDNA 文库中扩增得到其 cDNA。

Table 5. PCR primers used for cloning of human CYP450s

hCYP450	Primer	Enzy.
CYP1A2	S: 5′-GGATCCAAAAAAATGGCATTGTCCCAGTCT-3′	*Bam*H I
	AS: 5′-GGGTACCTCAGTTGATGGAGAAGCGCA-3′	*Kpn* I
CYP2D6	S: 5′-CCGGATCCATGGGGCTAGAAGCACTGGTG-3′	*Bam*H I
	AS: 5′-CGGGAATTCCTAGCGGGGCACAGCACAAAGC-3′	*Eco*R I
CYP2C9	S: 5′-GAGATCTAAAAAAATGGATTCTCTTGTGGTC-3′	*Bgl* II
	AS: 5′-GGGTACCTCAGACAGGAATGAAGCACA-3′	*Kpn* I
CYP2C19	S: 5′-GAGATCTATGGATCCTTTTGTGGTCCTTG-3′	*Bgl* II
	AS: 5′-GGGTACCTCAGACAGGAATGAAGCACAG-3′	*Kpn* I
CYP3A4	S: 5′-AAAGATCTAATGGCTCTCATCCCAG-3′	*Bgl* II
	AS: 5′-AGGAGGTACCTCAGGCTCCACTTACGGTGCCATCCC-3′	*Kpn* I

S, sense primer; AS, anti-sense primer.

我们以 CYP2C19 为例将人 CYP2C19 cDNA 插入到酵母表达质粒 pYeDP60，转化 WHT 酿酒酵母，并在 WHT 酿酒酵母中进行了异源表达。当用 CYP2C19 的荧光探针底物 OMF 检测酵母微粒体中 CYP2C19 活性时发现其活性比文献报道略弱，经重复转化及诱导表达仍得到相同的结果。我们判断这是由于人 CYP450 与 WHT 酵母菌中来源于植物 *Helianthus tuberosus* 的 CPR 偶合较差，CPR 向人 CYP450 提供电子的能力减弱。目前，已有研究者将人 CPR 基因转入酵母基因组，从而得到可以稳定表达人 CPR 的酵母菌株，但这些菌株属于专利菌株，无法在市场上获得，目前实验室正积极与国外进行类似研究的教授联系，以期获得基因组内含有重组人 CPR 基因的酵母表达系统，用于更有效表达人 CYP450。

3.6.2 人 CYP450 荧光探针底物的选择

目前可用于不同的人 CYP450 活性检测的荧光探针底物都已开发出来（Table 3），底物在某种重组 CYP450 作用下代谢产生荧光分子，代谢产物非常易于检测（Table 6），这极大的方便了 CYP450 抑制剂的筛选。

Table 6. Structure of Fluorometric Substrates and Metabolites of CYP450

Substrate		Metabolite	
AMMC		AHMC	
BFC		HFC	
BQ		HQ	
BzRes		Resorufin	
CEC		CHC	
DBF		Fluorescein	

(续表)

EFC		HFC	
MAMC		HAMC	
MFC		HFC	
OMF		Fluorescein	

从以上的实验研究可以看出使用异源重组的人 CYP450 及荧光探针底物以高通量的方式筛选 CYP450 抑制剂是对化合物代谢性质评价的发展趋势，建立以此为基础的代谢性质评价平台也是必然要求。在此平台中最难以获得的是异源表达的 CYP450，酵母逐渐成为最适合于 CYP450 表达的异源表达体系，我们已尝试利用基因组中含有 *Helianthus tuberosus* 的 CPR 基因的 WHT 酵母菌进行主要人 CYP450 的表达，我们相信以后基因组中人 CPR 基因的酵母菌种的获得将更有利于高活性人 CYP450 的表达。在使用荧光探针底物的基础上，我们摸索了利用微孔板（96 孔板）进行高通量 CYP450 抑制剂筛选的方法，这将使评价化合物或先导物抑制 CYP450 性质的通量大大增加。因此，我们已建立起了化合物抑制 CYP450 性质高通量评价的技术平台，在研究材料进一步完善的基础上，将建立起可用于评价化合物抑制多种 CYP450（CYP1A2、CYP2D6、

CYP2C9、CYP2C19 及 CYP3A4 等）性质的完善平台。

4. 讨论

多药联合疗法（multiple drug therapy）是目前临床上经常采用的治疗方式，尤其是对于慢性病患者及有多种并发症的患者。多药联合治疗方法容易导致药物-药物相互作用，表现为一种药物在由于受同服药物的影响而失去治疗作用或发生毒性聚集。由于药物代谢酶的诱导或抑制而造成的药物清除速率的改变会导致药物的血药浓度处于其治疗窗外。尽管药物对药物转运蛋白或 II 相代谢酶的作用也会造成药物-药物相互作用，但 CYP450 的抑制和诱导仍是引起药物相互作用的主要原因。对于化合物抑制 CYP450 性质的早期、快速、高通量评价及筛选已成为新药发现过程中必需的环节之一。

CYP450 抑制剂的筛选方法随着 CYP450 的获得方式及检测方法的发展而不断改进。在上世纪 90 年代早期及之前主要应用肝微粒体及肝细胞进行化合物或药物的体外代谢研究，由于微粒体或肝细胞中含有多种代谢酶包括 I 相酶及 II 相酶，因此要检测某种特定的 CYP450 活性时必须选择特异性的底物，但 CYP450 是一类底物特异性非常低的单氧化酶，在长期 CYP450 研究过程中研究者已发现了不同 CYP450 的相对特异的底物（Table 7），但不同 CYP450 之间仍会有相互影响，并且需要用 HPLC 分离检测这些化合物或药物及其代谢物，因此，评价化合物的通量受到极大限制。

Table 7. Compounds and reactions claimed to demonstrate a high degree of human CYP specificity

CYP	Preferred substrate and reaction	K_m (μM)	V_{max} (nmol/mg/h)
1A2	phenacetin *O*-deethylation	30	800
	ethoxyresorufin *O*-deethylation	0.2	3.6
2A6	coumarin 7-hydroxylation	0.4	50
2B6	4-trifluoro-7-ethoxycoumarin *O*-deethylase	7	20
2C8	taxol hydroxylation	18	50
2C9	tolbutamide methylhydroxylation	400	15
	diclofenac hydroxylation	4	45
	S-warfarin 7-hydroxylation	4	0.5

CYP	Preferred substrate and reaction	K_m (μM)	V_{max} (nmol/mg/h)
2C19	S-mephenytoin 4-hydroxylation	60	5
	omeprazole oxidation	10	6
2D6	debrisoquine 4-hydroxylation	165	2
	dextromethorpan O-deethylation	5	5
	bufuralol 1-hydroxylation	40	12
2E1	chlorzoxazone 6-hydroxylation	40	90
	aniline 4-hydroxylation	15	90
3A4	testosterone (steroid) 6b- hydroxylation	47	25
	midazolam 1-hydroxylation	4	50
	nifedipine dehydrogenation	15	900

CYP450在异源体系中的成功表达使得化合物及药物代谢的研究更加便利。哺乳动物CYP450在异源表达体系中成功表达距今已有20年历史，目前常用表达系统包括细菌（E. coli）、酵母（主要为酿酒酵母）、昆虫细胞及哺乳动物细胞。

应用纯化的重组人CYP450进行抑制剂筛选时不必选择特异性高的底物，同时检测CYP450活性的方法也有很大发展（Table 8）。在HPLC的基础上LC-MS及LC-MS-MS的发展使化合物及其代谢物的检测更加准确迅速，但检测所需时间使其不适用于评价大量化合物；同样放射性同位素检测法也具有较好检测信号，且与LC-MS-MS方法类似的是其探针底物为临床所用药物，可以更准确反应临床实际情况，而放射性材料的处理限制了其广泛应用；用荧光探针底物的方法虽然也有其不足之处，如信号灵敏度易受外界条件影响等，但以其方便、快速、通量高等特点已成为最适合于筛选人CYP450抑制剂的方法。

5. 结论

利用基因组中含有NADPH-CYP450还原酶（CPR）基因的WHT酵母菌进行主要人CYP450的表达，从而解决了需要外源加入CPR的问题。使用异源重组的人CYP450及荧光探针底物以高通量的方式筛选CYP450抑制剂是对药物抑制CYP450性质进行评价的发展趋势，建立以此为基础的代谢性质评价平台也是必然要求。在此平台中最难以获得的是异源表达的CYP450，酵母逐渐成为最适合于 CYP450 表达的异源表达体系，利用基因组中含有 CPR 基因酵母进行 CYP450 表达具有表达量高、可进行蛋白翻译后修饰、无需进行蛋白纯化及无需加入外源 CPR 的优点。

Table 8. Some considerations in the selection of higher throughput CYP inhibition assay format

Name of technology	LC - MS - MS	Radiometric	Fluorescence
Pros	· Substrates are drugs (cf. fluorescent probes) · Good signal to noise	· Robust · No interference from test inhibitor or incubation matrix · Substrates are drugs (cf. fluorescent probes) · Limited data processing · Good signal to noise	· Very rapid analysis with limited data processing · Technology most suited to high-throughput screening
Cons	· Medium-throughput · LC MS system failures/troublshooting · LC MS time is at a premium in discovery laboratorys	· Medium-throughput · radioactivity	· Poor signal to noise is an issue with some probe substrates · Some probes very sensitive to inhibition by DMSO · Probes do not bear structural resemblance or have physicochemical properties of typical drugs
References	63, 64		30, 44

建立了化合物抑制 CYP450 性质的高通量评价技术平台，在研究材料进一步完善的基础上，将建立起可用于评价化合物抑制多种 CYP450（CYP1A2、CYP2D6、CYP2C9、CYP2C19 及 CYP3A4 等）性质的完善平台。在使用荧光探针底物的基础上，我们摸索了利用微孔板（96 孔板）进行高通量 CYP450 抑制剂筛选的方法，这将使评价化合物或先导物抑制 CYP450 性质的通量大大增加，这种方法成为评价化合物抑制 CYP450 性质的最方便、快速、通量最高的方法。

民族药物高通量筛选新技术

建立了药物-药物相互作用的高通量综合评价平台。化合物对 CYP450 诱导和抑制作用是其产生药物-药物相互作用的不良反应的基础，通过检测化合物对 CYP450 诱导和抑制作用可以有效预测其可能发生的药物-药物相互作用，从而从开发行列中去除这些化合物。

对新化学实体（New Chemical Entities, NCEs）的吸收、分布、代谢、排泄及毒性（absorption, distribution, metabolism, excretion and toxicity, ADME/T）等性质进行早期快速评价，是目前药物发现过程中的重要环节，对于提高 NCEs 生物活性、降低不良反应、提高新药开发成功率均具有巨大意义。高通量化合物 ADME/T 评价技术平台，就是为了适应高通量药物筛选的需要产生的，已经成为高通量药物筛选技术的重要组成部分和配套技术。高通量 ADME/T 评价主要是应用体外（in vitro）、体内（in vivo）及计算机模拟（in silico）的方法对先导化合物的口服吸收特征、首过效应、血浆蛋白结合率、透过血脑屏障的能力、代谢稳定性、对药物代谢酶的诱导和抑制、生物转化多态性、药物间相互作用、细胞毒性、代谢产物的活性及毒性等性质进行高通量快速评价。其中，In vitro 评价技术是目前应用最为广泛的 ADME/T 高通量筛选技术。药物对于药物代谢酶的抑制或诱导是临床上产生药物-药物相互作用而引起不良反应的主要原因，对于化合物抑制或诱导 CYP450 性质的高通量评价是必不可少的，我们的研究即针对此目标建立高通量评价综合平台。

本课题组分别建立了用于评价化合物诱导和抑制 CYP450 性质的高通量评价平台，致力于快速、准确且通量高的新技术方法的研究。化合物对 CYP450 诱导及抑制作用的评价平台是对化合物的所有药物代谢及药代动力学性质进行评价过程中的重要部分，对于建立样品库中大量化合物的药动学性质信息库将有很大帮助。此外，在获得异源表达的活性蛋白基础上，分别采用荧光偏振及荧光探针底物的策略进行检测，成功地将荧光检测这一快速灵敏的技术与药物代谢筛选评价研究结合在一起。

目前，对化合物的 ADME/T 性质进行评价及优化的技术正处于快速发展过程中，这些技术的研究及发展将有利于开发活性更高，不良反应更少的新药。

参考文献

1. 刘庆山（杜冠华教授指导）.促神经干细胞增殖化合物的筛选及药理学评价[J].中国

知网博士学位论文,2007,9,12.

2. 张斌. 药物代谢动力学性质评价在新药发现及开发中的应用研究[J]. 2006, 8, 12.

3. 周勇. 耿美玉. 杜冠华. 受体蛋白质芯片技术的建立及在医药研究中的应用[J]. 中国知网博士学位论文数据库, 2007,02,12.

4. Danielson PB. 2002. The cytochrome P450 superfamily: biochemistry, evolution and drug metabolism in humans[J]. Curr Drug Metab 3:561-97.

5. Lin JH, Lu AY. 2001. Interindividual variability in inhibition and induction of cytochrome P450 enzymes[J]. Annu Rev Pharmacol Toxicol 41:535-67.

6. Hutzler M, Messing DM, Wienkers LC. Predicting drug-drug interactions in drug discovery: where are we now and where are we going[J]? Curr Opin Drug Discov Devel. 2005, 8:51-8.

7. Zhang ZY, Wong YN. Enzyme kinetics for clinically relevant CYP inhibition[J]. Curr Drug Metab. 2005,6:241-57.

8. Blobaum AL. Mechanism-based inactivation and reversibility: is there a new trend in the inactivation of cytochrome p450 enzymes[J]? Drug Metab Dispos. 2006,34:1-7.

9. Fontana E, Dansette PM, Poli SM. Cytochrome p450 enzymes mechanism based inhibitors: common sub-structures and reactivity[J]. Curr Drug Metab. 2005,6:413-54.

10. Obach RS, Walsky RL, Venkatakrishnan K. Mechanism-based inactivation of human cytochrome p450 enzymes and the prediction of drug-drug interactions[J]. Drug Metab Dispos. 2007, 35:246-55.

11. Yun CH, Yim SK, Kim DH, Ahn T. Functional expression of human cytochrome P450 enzymes in Escherichia coli. Curr Drug Metab. 2006,7:411-29.

12. Donato MT, Jimenez N, Castell JV, Gomez-Lechon MJ. Fluorescence-based assays for screening nine cytochrome P450 (P450) activities in intact cells expressing individual human P450 enzymes[J]. Drug Metab Dispos. 2004,32:699-706.

13. Pritchard MP, McLaughlin L, Friedberg T. Establishment of functional human cytochrome P450 monooxygenase systems in Escherichia coli[J]. Methods Mol Biol. 2006,320:19-29.

14. Tang W, Wang RW, Lu AY. Utility of recombinant cytochrome p450 enzymes: a drug metabolism perspective[J]. Curr Drug Metab. 2005,6:503-17.

15. Lewis DF. 57 varieties: the human cytochromes P450. Pharmacogenomics 5:305-18.

16. Pelkonen O, Maenpaa J, Taavitsainen P, Rautio A, Raunio H. Inhibition and induction of human cytochrome P450 (CYP) enzymes[J]. Xenobiotica,2004,28:1203-53.

17. Waxman DJ, Chang TK. Use of 7-ethoxycoumarin to monitor multiple enzymes in the human CYP1, CYP2, and CYP3 families[J]. Methods Mol Biol. 2006,320:153-6.

18. Ansede JH, Thakker DR. High-throughput screening for stability and inhibitory activity of compounds toward cytochrome P450-mediated metabolism[J]. J Pharm Sci. 2004,93:239-55.

19. Didierjean L, Gondet L, Perkins R, Lau SM, Schaller H, et al. Engineering herbicide metabolism in tobacco and Arabidopsis with CYP76B1, a cytochrome P450 enzyme from Jerusalem artichoke[J]. Plant Physiol. 2002,130:179-89.

20. Gietz RD, Woods RA. Yeast transformation by the LiAc/SS Carrier DNA/PEG method [J]. Methods Mol Biol. 2006,313:107-20.

21. Krippendorff BF, Lienau P, Reichel A, Huisinga W. Optimizing classification of drug-drug interaction potential for CYP450 isoenzyme inhibition assays in early drug discovery[J]. J Biomol Screen. 2007,12:92-9.

22. Zarn JA, Bruschweiler BJ, Schlatter JR. Azole fungicides affect mammalian steroidogenesis by inhibiting sterol 14 alpha-demethylase and aromatase[J]. Environ Health Perspect. 2003,111: 255-61.

23. Ingelman-Sundberg M. Pharmacogenetics of cytochrome P450 and its applications in drug therapy: the past, present and future[J]. Trends Pharmacol Sci. 2004,25:193-200.

24. Narimatsu S, Yonemoto R, Saito K, Takaya K, Kumamoto T, et al. Oxidative metabolism of 5-methoxy-N,N-diisopropyltryptamine (Foxy) by human liver microsomes and recombinant cytochrome P450 enzymes[J]. Biochem Pharmacol. 2006,71:1377-85.

25. Aklillu E, Oscarson M, Hidestrand M, Leidvik B, Otter C, Ingelman-Sundberg M. 2002. Functional analysis of six different polymorphic CYP1B1 enzyme variants found in an Ethiopian population. Mol Pharmacol 61:586-94.

26. Aklillu E, Ovrebo S, Botnen IV, Otter C, Ingelman-Sundberg M. Characterization of common CYP1B1 variants with different capacity for benzo[a]pyrene-7,8-dihydrodiol epoxide formation from benzo[a]pyrene[J]. Cancer Res. 2005,65:5105-11.

27. Cohen LH, Remley MJ, Raunig D, Vaz AD. In vitro drug interactions of cytochrome p450: an evaluation of fluorogenic to conventional substrates[J]. Drug Metab Dispos. 2003,31: 1005-15.

28. Chu I, Nomeir AA. Utility of mass spectrometry for in-vitro ADME assays[J]. Curr Drug Metab. 2006, 7:467-77.

29. Weaver R, Graham KS, Beattie IG, Riley RJ. Cytochrome P450 inhibition using recombinant proteins and mass spectrometry/multiple reaction monitoring technology in a cassette incubation [J]. Drug Metab Dispos. 2003,31:955-66.

30. Kassel DB. Applications of high-throughput ADME in drug discovery[J]. Curr Opin Chem

Biol. 2004,8:339-45.

31. Yengi LG, Leung L, Kao J. 2007. The Evolving Role of Drug Metabolism in Drug Discovery and Development. Pharm Res.

32. Lin J, Sahakian DC, de Morais SM, Xu JJ, Polzer RJ, Winter SM. The role of absorption, distribution, metabolism, excretion and toxicity in drug discovery[J]. Curr Top Med Chem. 2003,3:1125-54.

33. Wan H, Ulander J. High-throughput pK(a) screening and prediction amenable for ADME profiling[J]. Expert Opin Drug Metab Toxicol. 2006,2:139-55.

34. Williams JA, Bauman J, Cai H, Conlon K, Hansel S, et al. In vitro ADME phenotyping in drug discovery: current challenges and future solutions[J]. Curr Opin Drug Discov Devel. 2005, 8:78-88.

第四章 民族药物高通量筛选新技术的实践

第一节 民族药物高通量筛选所需样品的准备、模型的构建

1. 民族药、草药样品的准备与模型的选择

如前所述，建立民族药、民间药、草药的样品库是平台能够运转的第一步，就是通过多种方法，获得民族药、民间药、草药的大量样品，样品数量尽可能多。且每个样品都要有提取分离方法信息、生物学信息等。然后才能进行靶点选择、模型构建、评价等步骤，有关步骤可以概括如下：

（1）药材或复方的选择：根据可靠文献和民族医生的经验，选择功效独特、疗效确切、针对重大疾病的药材或复方；

（2）药材或复方的搜集、鉴定，并密封保存样品以备核对；

（3）根据文献和目的制定药材或复方的快速提取分离方案；

（4）小规模高通量筛选方案：采用快速提取装置、快速分离装置制备系列样品，单方一般在100个以上，复方在150个以上；

（5）大规模高通量筛选方案：采用常规提取分离手段，得到一系列单体，用于筛选；

（6）模型的构建和模型评价（与中药、民间药、西药方法相同，模型见后面的内容）；

（7）模型的应用和初步筛选；

（8）活性样品的复筛；

（9）活性样品的继续评价：体外评价、体内评价，必要时动物整体评价；

(10) 样品的结构改造、稳定工艺；

(11) 临床前新药研究及报批、临床研究和报批。

以上第（4）条的方案一是小规模的高通量筛选，例如实验室曾对一个改善心血管功能的复方进行研究，对其成分进行筛选，去掉无效成分和毒性成分，得到新的产品，这是民族药开发的捷径。该方共由 11 位中药（川芎、丹参、黄芪、泽泻、三七、槐花、桂枝、郁金、木香、冰片、山楂）组成，是治疗心血管疾病的传统复方。临床上用于主治由于血脂增高、脑血栓引起的精神呆滞、舌质发硬、言语迟涩、发音不清、手足发凉、活动疼痛等症。高脂血症是导致动脉粥样硬化的一个独立危险因素，脂质代谢紊乱可引起血黏稠度增高，血流缓慢，血液中过多的脂质沉积于血管壁，形成粥样斑块，导致动脉粥样硬化的发生。脑部动脉硬化可引起头晕、记忆力减退，甚至痴呆、脑血栓或脑溢血；心脏冠状动脉硬化可引起心慌、胸闷、气短，严重者可导致心肌梗塞。因此，根据消栓通络方的适应症和功能主治，我们将建立与抗动脉粥样硬化相关的体外药物筛选模型。该模型对 138 个样品进行了多模型筛选，从中精选高活性组分。

以上第（5）条的方案属于大规模高通量筛选方案，样品是提前准备的，一般需要历时多年建设的多样化样品库，实验前对各浓度样品进行整理和清点即可；模型构建历时 8 周，得到稳定可靠的高通量筛选模型；上机筛选时间很短，仅历时 2 周；生物信息核对和分析历时 3 周。上机筛选时，共对 71760 个样品（90% 为民间药、民族药、中药天然产物提取物，10% 是化学合成的化合物）进行高通量筛选，根据 IC_{50} 的值，筛选出 27 个活性样品，命中率 0.038%。将初筛出的 27 个活性样品进行梯度复筛，得到 17 个对 XO 抑制作用有较好量-效关系的样品：天然来源的化合物 6 个，合成化合物 1 个，组合化学产物 1 个，天然来源的混合物（粗品）样品 9 个。其 IC_{50} 为：纯品 0.03 ~ 22.4 mg/L，粗品 50.5 ~ 54.0 mg/L，尤其代号为 PCC7-H4（IC_{50} 2.67×10^{-6} mol/L）和 W3631（IC_{50} 9.37×10^{-8} mol/L）的样品有较好活性，值得进一步进行结构-活性分析，以发展为高效、良好选择性的 XO 抑制剂。初筛活性样品来自藏药、苗药、蒙药、维药等，提取方案详见第一章。

以上两个案例提示，构建稳定的模型，对天然的民族药、民间药、西药样品进行高通量筛选可以快速开发民族药物，提高研究效率，有可能发现有前景的先导药物。

2. 消除民族药提取物中颜色、荧光、溶剂等因素对筛选结果的干扰

由于民族药的研究还处于初级阶段，大批样品含有较深的颜色，特别是棕色和黄色最为常见，这些颜色在 HTS 过程中会干扰吸光度的检测，导致筛选结果错误，得到大批假阳性结果，排除这些假阳性样品需要大量实验，耗费大批人力物力。另一方面，颜色干扰可能导致大量活性样品被漏筛，这方面的损失更大，比假阳性更让人惋惜，前面的大量劳动和投资付诸东流。

以上问题必须解决好，否则会影响平台的正常运行和筛选效率。根据我们的经验，这些问题的解决靠以下手段：空白对照、底色扫描、本底扣除、紫外检测、荧光检测等。

空白对照法：在微孔板上增加样品孔，该孔体积与其他孔相同，但不加入试剂。该孔中的吸光度由样品颜色、液体厚度决定。通过扣除颜色的干扰即可纠正部分样品的假阳性或假阴性。

底色扫描法：即在加入样品后、没有加入试剂前，对每一孔进行扫描，待反应结束后扣除每孔的底色。

紫外检测法：如果样品有自身荧光、颜色，采用紫外检测法可以消除干扰。

荧光检测法：适于样品中有颜色、紫外吸收特性的样品，对于这类样品采用荧光检测法可以纠正部分假阳性、假阴性。

3. 利用 384 孔板建立高通量模型筛选民族药物中的酶抑制剂

以黄嘌呤氧化酶抑制剂的筛选为例介绍如下：

试剂：黄嘌呤氧化酶（XO）（Sigma，自鲜牛奶提取），蛋白含量 53 mg/ml，酶活性 0.67 U/mg 蛋白，临用前离心（5000×g，4℃ 10 min），弃上清，用 0.1 M NaPPi（含 0.3 mM EDTA，pH 8.3）反应缓冲液稀释成实验所需浓度，整个过程在 4℃ 进行；黄嘌呤及别嘌醇，Sigma 产品；其他试剂均为国产分析纯。

待筛样品：中国医学科学院 & 中国协和医科大学药物研究所国家药物筛选中心样品库样品，其中化合物 29360 个，混合物样品 42400 个，按规定配制成溶液使用。

仪器：微板光度测定仪（anthos Zenyth 200rt，anthos 公司），紫外微板

(384孔，Corning公司)，自动分液器（EDR-384S，BioTec公司)。

构建方法

XO反应体系的建立及优化

将不同浓度的XO和别嘌醇加入反应缓冲液中，25℃预温15min，再加入不同浓度的黄嘌呤，25℃孵育，于不同时间测定反应体系在295nm的紫外吸光。反应载体采用384孔紫外板，反应总体积50μl。

XO抑制剂的高通量筛选

以384孔紫外板为筛选载体，用EDR-384S自动分液器进行液体转移，按照优化后的反应体系，加入各反应成分，操作步骤同酶活性测定。每孔中含：待筛样品10μl（纯品终浓度为0.02 mg/ml，粗提物终浓度为0.2 mg/ml），XO 20μl（终浓度为16.7 mu/ml，相当于0.025 mg酶蛋白/ml），黄嘌呤20μl（终浓度为0.2 mmol/l），反应总体积50μl。每板同时设模型对照、阳性对照和空白对照孔。模型对照孔及阳性对照孔分别用10μl的反应缓冲液和别嘌醇（终浓度为10μmol/l）代替样品，其他反应条件相同。空白对照孔含反应缓冲液30μl和黄嘌呤20μl（终浓度为0.2 mmol/l）。将样品和酶混合，于25℃预温15 min，然后加入黄嘌呤启动反应，25℃反应30 min，测定紫外吸光度。

根据设定的阳性标准，将初筛得到的高活性样品手工挑选出复筛，证实确有高活性，将其稀释为五个浓度，进行梯度复筛，计算IC_{50}。手工复筛及梯度复筛中，在样品加入后进行紫外检测，作为本底紫外吸收计算是予以扣除。

数据处理

将样品吸光度根据下列公式计算出酶活性抑制率：

酶活性抑制率% =（模型对照OD - 样品OD）/（模型对照OD - 空白OD）× 100%

梯度浓度复筛后，根据酶抑制率和样品浓度进行线性回归，计算出IC_{50}。

4. 模型评价及优化

4.1 反应体系的优化

实验体系中黄嘌呤采用50、100、200、400μmol/L四个不同浓度，XO 1.67-33.4 mU/ml五个不同浓度，测定吸光度 - 时间曲线。实验发现，在本反应体系中，底物本身在该测定波长有一定紫外吸收，随着底物浓度的增加，本底信号强度增加，当黄嘌呤为400μmol/l，本底信号高达0.6，此底物浓度实验终止浓度。黄嘌呤浓度为 50、100、200μmol/l，33 min 时信号本底比分别为 2.56、3.75、4.26，考虑到再增加黄嘌呤浓度，本底信号太高，而黄嘌呤 200μmol/l 时信号本底比高于其他两个浓度，故反应体系中黄嘌呤采用 200 μmol/l。

XO 吸光度 – 时间曲线结果见图 1。从图 1 中可以看出：XO 浓度为 6.68、16.7、33.4 mu/ml 时，信号窗比较大，吸光度分别在 60、30、10 min 趋于稳定。XO 为 6.68 mu/ml，63 min 时信号本底比 3.71；XO 为 16.7 mu/ml，33 min 时信号本底比 3.78；XO 为 33.4 mu/ml，13 min 时信号本底比 3.95。考虑到酶的用量以及检测时间，本实验 XO 浓度采用 16.7 mu/ml，检测时间为 30 min。在此优化条件下，信号窗比较大，信号本底比较高，能较好地反映酶的活性。

4.2 高通量筛选模型的评价

模型评价结果如表 1。在选定的优化条件下（XO 16.7 mu/ml，黄嘌呤 200μmol/l，反应时间 30 min，反应温度 25℃），板内信号本底比 3.43，信噪比 9.41，Z'因子为 0.79；在此条件下，别嘌醇的抑制率达 93.2%，说明优化的条件能满足 XO 抑制剂高通量筛选要求。日内板间 Z'因子为 0.79，别嘌醇的抑制率 88.3%-91.8%；日间板间 Z'因子为 0.78，别嘌醇的抑制率 88.3%-97.3%。模型评价结果说明日内和日间板间信号变异小，筛选模型稳定。

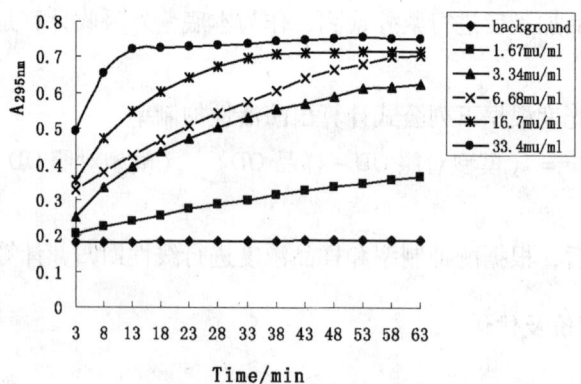

图 1 不同浓度黄嘌呤氧化酶吸光度-时间曲线. n = 5

Figure 1 Time-course of the xanthine oxidase activity. xanthine oxidase activity is assayed by ultraviolet spectrophotometry method, the concentration of xanthine oxidase is the range of 1.67 to 33.4 mU/ml, Each plotted point represents the average of five independent data points for a given contentration.

表 1　黄嘌呤氧化酶抑制剂高通量筛选模型评价．n = 5

Table 1　Evaluation results of high-throughput screening assay in xanthine oxidase inhibitor screening (n = 5)

condition	Sigal to noise	Z'factor	Inhibition percent of allopurinol 10μmol/l
Intra-plate	9.41	0.79	93.2
Inter-plate within day	-	0.79	88.3-91.8
Inter-plate besides day	-	0.78	88.3-97.3

4.3 XO 抑制剂高通量筛选结果

XO 抑制剂筛选结果如表 2、3。根据优化的实验条件，对 71760 个样品（为化合物和天然产物提取物）进行高通量筛选，根据选定标准，筛选出 27 个活性样品，命中率 0.038%。将初筛出的 27 个活性样品进行梯度复筛，得到 17 个对 XO 抑制作用有较好量-效关系的样品：化合物 7 个，组合化学样品 1 个，其他 9 个。其 IC_{50} 为：纯品 0.03 ~ 22.4 mg/L，粗品 50.5 ~ 54.0 mg/L，尤其代号为 PCC7-H4（IC_{50} 2.67×10^{-6} mol/L）和 W3631（IC_{50} 9.37×10^{-8} mol/L）的样品有较好活性，值得进一步进行结构-活性分析，以发展为高效、良好选择性的 XO 抑制剂。

表 2　黄嘌呤氧化酶抑制剂高通量筛选结果．

Table 2　Hits of xanthine oxidase inhibitor in primary screening by high-throughput screening assay

sample category	numbers	criterion	hits	hits percent
compound	11680	≧ 75%	11	0.094%
combinatorial chemistry	8240	≧ 75%	1	0.012%
others	51840	≧ 50%	15	0.029%
total	71760		27	0.038%

命中率：0.038% (27/71760)

活性化合物构成如下：

民族药物高通量筛选新技术

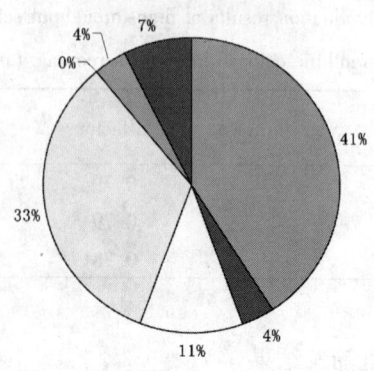

复筛活性样品构成比

表3 黄嘌呤氧化酶抑制剂高通量筛选活性样品的 IC$_{50}$

Table 3　IC$_{50}$ of Hits of xanthine oxidase inhibitor by high-throughput screening assay

code name	IC50 (mol/L)	code name	IC50 (μg/ml)
J5608	7.04×10^{-5}	W90	12.0
J11224	5.24×10^{-5}	W1942	14.6
J11225	4.18×10^{-5}	W1946	14.4
J11222	5.15×10^{-5}	W3206	10.4
J11288	7.33×10^{-5}	W3690	22.4
J17439	3.67×10^{-5}	W5242	16.4
J19421	7.08×10^{-5}	W3014	54.0
PCC7-H4	2.67×10^{-6}	DF2956	50.5
W3631	9.37×10^{-8}		

5. 模型应用情况总结和分析

XO 是含钼蛋白酶，其主要生化作用是催化次黄嘌呤及黄嘌呤生成尿酸，同时传递电子生成 O_2^- 和 H_2O_2。XO 活性异常增高是高尿酸血症及痛风主要发病机制之一，抑制其活性自然是防治该病的有效策略。最近一些研究发现该过程中产生的大量活性氧（reactive oxygen species，ROS）及尿酸参与了血管内皮、平滑肌及心肌损伤的发病机制，与心血管疾病尤其心衰密切相关，而一些动物和临床试验发现 XO 抑制剂对其有保护作用。这些实验证据表明，XO 不仅是高尿酸血症和痛风的治疗靶点，而且有可能成为心衰一个新的治疗靶点。

虽然 XO 抑制剂早在上世纪 60 年代就用于高尿酸血症及痛风慢性期治疗，但到目前仍只有一个上市药别嘌呤醇，可别嘌呤醇具有肝脏及骨髓毒性和过敏等毒副作用，限制了该病的临床用药。由上可得，发现和寻找具有新颖结构的 XO 抑制剂显得必要且很有现实意义。

药物筛选是寻找新药的重要途径，建立相应的筛选模型是药物发现的关键环节，而简单、高效的检测方法是高通量筛选的基本要求。目前，XO 活性检测方法有：利用产物尿酸生成的紫外测定法；利用其催化过程产生的超氧阴离子自由基，与电子受体及显色剂作用，生成紫红色结合物的比色法；利用其产生的过氧化氢，与 NAD^+ 或 $NADP^+$ 反应生成 $NAD(P)H$ 的紫外或荧光检测法。但基于产生的超氧阴离子自由基或过氧化氢原理的检测方法或操作过程复杂或灵敏度较低，因而不适用于高通量药物筛选。基于产物尿酸的检测方法，反应过程及检测简单，适宜于高通量药物筛选模型应用。

本筛选模型中酶为商品化的高纯度酶，有较好活性（0.67U/mg 蛋白），根据文献，对底物和酶浓度进行优化。一般情况，信号本底比大于 3，信噪比接近 10，模型才能灵敏反映样品的活性。实验显示信号本底比为 3.43，信噪比为 9.41，说明该方法能灵敏的反映酶活性。Z′因子是公认的药物筛选模型评价参数，一般认为 Z′因子大于 0.5 才可用于筛选。本筛选模型板内 Z′因子为 0.79，日内板间 Z′因子为 0.79，日间板间 Z′因子为 0.78，说明该筛选模型灵敏且稳定可靠。在此条件下，别嘌醇（10μmol/l）的抑制率为 88.3%-97.3%，也验证了模型的灵敏性及稳定性。实验证明本文建立的方法操作简便，方法稳定灵敏，符合高通量筛选要求，为大规模筛选 XO 抑制剂提供保障。

本文检测方法为紫外检测，可以消除有颜色化合物的干扰，但有些筛选样品本身可能在本实验检测波长下有一定紫外吸收，故复筛时先扫描样品的紫外吸收，计算时将本底扣除。结果表明，27 个样品有较好活性，其中 17 个样品有较好量效关系，单体化合物 IC_{50} 小于 $10^{-5}mol/L$ 或 20μg/ml，混合物 IC_{50} 为 50μg/ml 左右。这些活性化合物在结构上具有一定的特点，主要表现为具有基本的嘌呤相似结构，但又与黄嘌呤整体结构有较大差异，这种结构为进一步进行结构优化提供了重要参考信息。天然产物和中药提取物中发现一些具有抑制 XO 活性的样品，说明其中可能存在具有抑制 XO 作用的化合物，这对阐明其作用机制和进行二次开发提供了实验依据。

6. 本模型应用结果与分析

通过对筛选条件优化,建立了稳定灵敏的适用于高通量筛选的 XO 抑制剂体外筛选模型,并对来源于民族药、民间药、草药的 71760 样品进行了初筛,发现 27 个具有较好活性的活性化合物,命中率 0.038%,其中 17 个有较好量-效关系。单体化合物 IC_{50} 小于 10^{-5} mol/L 或 20 μg/ml,混合物 IC_{50} 为 50 μg/ml 左右。

参考文献

1. 朱深银,周远大,杜冠华. 防治痛风药物的研究进展[J]. 医药导报,2006,25(8): 803-806

2. Barker JF, Krishan E, Chen L, et al. Serum uric acid and cardiovascular disease: recent developments, and where do they leave us[J]. Am J Med, 2005, 118(8):816-26.

3. Berry CE, Hare JM. Xanthine oxidoreductase and cardiovascular disease: molecular mechanisms and pathophysiological implications[J]. J Physiol, 2004;555(Pt 3):589-606.

4. KITTLESON MM, HARE JM. Xanthine oxidase inhibitors: an emerging class of drugs for heart failure[J]. Eur Heart J, 2005, 26(15):1458-60.

5. HARRISON R. Structure and function of xanthine oxidoreductase: where are we now[J]. Free Radic Biol Med, 2002, 33(6):774-97.

6. KHOSLA UM, ZHARIKOV S, FINCH JL, et al. Hyperuricemia induces endothelial dysfunction[J]. Kidney Int,2005, 67(5):1739-42.

7. LANDMESSER U, SPIEKERMANN S, DIKALOV S, et al. vascular oxidative stress and endothelial dysfunction in patients with chronic heart failure: role of xanthine-oxidase and extracellular superoxide dismutase[J]. Circulation,2002, 106(24):3073-8.

8. NAUMOVA AV, CHACKO VP, OUWERKERK R, et al. Xanthine Oxidase Inhibitors Improve Energetics and Function Following Infarction in the Failing Mouse Heart[J]. Am J Physiol Heart Circ Physiol, 2006, 290(2):H837-43.

9. BENBOUBETRA M, BAGHIANI A, ATMANI D, et al. Physicochemical and kinetic properties of purified sheep's milk xanthine oxidoreductase[J]. J Dairy Sci, 2004, 87(6):1580-4.

10. ZHANG JH, CHUNG TD, OLDENBURG KR. A Simple Statistical Parameter for Use in Evaluation and Validation of High Throughput Screening Assays[J]. J Biomol Screen, 1999, 4(2): 67-73.

第二节　民族药物中受体-配体结合的高通量筛选技术

1. FP 技术介绍——以抗贫血民族药物的发现为例

部分民族药物生长在高原高寒地区，为高原居民所使用，可能含有抗贫血抗缺氧成分，特别是西藏、青海、云南、新疆等地的民族药最具研究价值。利用 FP 技术可以建立受体-配体结合率模型，从民族药样品中筛选抗贫血药物。当然能够与受体结合并不一定具有抗贫血功能，有可能结合后抑制受体的活性，只有通过后续评价才能确定是否具有激活作用。

故本实验选择一批来自于民族地区的草药提取物进行研究。共选择 2 万多个样品，这些样品主要来自于民族药、民间药，全部为植物药。其中有单体、混合物、粗提物，部分样品由新疆、西藏、云南研究机构提供。

初筛阶段得到 16 个活性样品，这些样品可以和 EPO 受体结合（激动或抑制），从初筛的结果挑选 16 个样品进行复筛，发现 2 个具有较好浓度-结合率线性关系的样品，其中一个来自于藏药，经核对样品是红景天苷。该样品需要继续评价，以确定其是否可以激动 EPO 受体。

民族药是由多种化合物组成的，特点是化合物种类多，成分复杂，机制不清，可能通过多靶点、多机制发挥作用。当民族药的化合物、组分、复合物与受体结合时，将使受体体积改变，进而引起一系列生物物理特性的改变。利用 FP 理论就可以检测样品能否与受体结合。主要原理是分子在均相溶液中自由旋转，当一个被荧光标记的分子受到一个平面偏振光所激发时，其发射光可发射到一个固定的平面，而该发射光的偏振水平与分子的旋转速度成反比。如果体系中溶液黏度和温度固定不变，则 FP 值只与分子大小成正比。大的分子在激发状态，几乎不旋转，其偏振值高；而小的分子在激发状态快速旋转则偏振值小。分子体积的变化可源于两个分子的结合或解离，分子降解，构象改变。

根据以上原理，建立稳定的高通量筛选模型，就可以针对民族药样品进行筛选。首先发现能够与 EPO 受体结合的样品，然后再确定这种结合是激活作用，还是拮抗作用。

体外药物高通量筛选是高通量筛选最常用形式，速度和效率明显优于常规筛选。高通量筛选（High Throughput Screening, HTS）技术是目前发现新药先导化合物的重要途径。其技术包括荧光检测技术、可见光检测技术、紫外检测技术、红外检测技术等。其中荧光检测方法具有灵敏度高、方法简便的优点，常用于进行高通量筛选，目前应用于 HTS 的荧光技术包括均相时间分辨荧光分析法（Homogeneous Time Resolved Fluorescence，HTRF）、荧光关联谱法（Fluorescence Correlation Spectroscopy，FCS）、荧光共振能量传递分析法（Fluorescence Resonance Energy Transfer，FRET）、荧光偏振分析法（Fluorescence Polarization，FP）。

法国科学家 Perrin 在 1926 年最先提出 FP 理论，其主要原理是分子在均相溶液中自由旋转，当一个被荧光标记的分子受到一个平面偏振光所激发时，其发射光可发射到一个固定的平面，而该发射光的偏振水平与分子的旋转速度成反比。一个分子的偏振值与分子的旋转松弛时间或旋转 68.5° 所需时间成正比，旋转松弛时间（θ）与溶液黏度（η）、绝对温度（T）、分子体积（V）、气体常数（R）有关，即：$\theta = 3\eta V/RT$。

如果体系中溶液黏度和温度固定不变，则 FP 值只与分子大小成正比。大的分子在激发状态，几乎不旋转，其偏振值高；而小的分子在激发状态快速旋转则偏振值小。分子体积的变化可源于两个分子的结合或解离，分子降解，构象改变。

例如，贫血是一种常见症状，除了造血系统出现了障碍外，很多疾病也常导致贫血。在我国，贫血患者的比例非常高，目前市场上治疗贫血的药很少。促红细胞生成素（Erythropoietin，EPO）为目前治疗贫血最常见的药物，但 EPO 生产成本高，加重了患者负担。且长期使用往往能导致血稠，出现血栓、人体激素分泌紊乱及高血压等疾病，且剂型单一，因此人们一直在寻找 EPO 功能的类似物，但现在没有成功的报道。

2. 抗贫血民族药物高通量筛选所需实验材料

2.1 样品：来自于动物：8~12 周龄的 BALB/c 雌性小鼠：购自中国医学科学院动物研究所

2.2 FVA 病毒：中国协和医科大学章静波教授馈赠，于 -70℃ 保存、备用

2.3 主要试剂及其配制

1）EPO，日本麒麟公司产品

2）环磷酰胺，上海华联制药有限公司产品

3) 1640 培养基，Gibico 产品；标准胎牛血清（FBS），Hyclone 产品
4) DMSO，北京益利精细化工品有限公司产品
5) Triton X-100，Sigma 产品；
6) 牛血清白蛋白（BSA）购自北京欣经科生物技术有限公司
7) 青霉素、链霉素，华北制药有限公司产品
8) PMSF，Leupeptin，aprotinin，均购自华美生物技术公司
9) 聚蔗糖（Ficoll），购自北京欣经科生物技术有限公司
10) 泛影葡胺（Urografin），购自北京欣经科生物技术有限公司
11) Na_3VO_4，考马斯亮蓝 G250，均购自北京鼎国生物技术发展中心
12) EDTA，购自北京鼎国生物技术发展中心

2.4 主要实验仪器

1) MCO-15AC 二氧化碳培养箱，日本三洋公司
2) AIR TECH 超净工作台，苏净集团安泰公司
3) DYY-III8、DDY-5 型电泳仪，北京六一仪器厂
4) DYY-III3A 型电泳槽，北京六一仪器厂
5) SDS-PAGE 电泳装置，BioRad 公司产品
6) 电转移装置，BioRad 公司产品
7) DK-98-1 型电热恒温水浴锅，天津市泰斯特仪器有限公司
8) 电热恒温鼓风干燥箱，湖北省黄石市医疗器械厂
9) 3F-I 型多功能微量高速离心机，北京市医用离心机厂
10) DL-4000B 冷冻离心机，上海安亭科学仪器厂
11) 涡旋混合器，江苏海门麒麟仪器厂
12) FGEN02TD PCR 仪，TECHNE
13) Spectra Max M5 酶标仪，Molecular Devices 公司
14) OLYPUS 1*71 荧光显微镜
15) 倒置显微镜，重庆光学仪器厂
16) Fluostar microplate reader（BMG 公司，德国）
17) 显微镜，日本 Olympas 公司
18) SCP70H 超速低温离心机日本 HITACHI 公司

3. 筛选模型构建

3.1 建立模型

将感染该病毒13~15天的小鼠断颈处死后，浸入75%酒精30秒消毒。迅速用毛细管从小鼠眼球采血（每只小鼠可采血约0.2ml左右）或从心脏采血（最多0.8 ml左右），1750×g，离心10分钟，用尖吸管吸取上层淡黄血清，将得到的血清分装后，储存于-70℃备用（切勿反复冻融，这样容易使病毒活性降低）。用时以无菌生理盐水将其1∶30稀释后注射。

以8~12周龄BALB/C小鼠为实验对象。从小鼠尾静脉注射0.2ml用生理盐水稀释（1∶30）的病毒血清；给予另一只小鼠注射同等量体积的生理盐水作为对照。常规饲养13~15天，用Ficoll-Urografin分离液从实验小鼠的脾细胞分离出原红细胞。

细胞分离液Ficoll-Urografin的配制：

甲液：9%的聚蔗糖（Ficoll）的制备

称Ficoll粉9g，加入双蒸水100ml，用磁力搅拌器搅拌，直至充分溶解成透明悬液。

乙液：33.9%的泛影葡胺（Urografin）的制备取60%的Urografin 20ml加入双蒸水15.38ml，混匀。

A、1.077分层液的配制：

取甲液76.5ml，乙液35.38ml（约2.16∶1），混匀后用1.050~1.100的密度计测其比重，若比重高于1.078，则加入适量的甲液，若比重低于1.076，则加适量乙液。

B、1.070分层的配制：

方法基本同上，配制时略提高甲乙两液的比例，用密度计测其比重，并加入适量的甲液或乙液进行调整。

分离FVA细胞

将0.2 ml（1∶30倍稀释）含诱发贫血病毒（FVA）的小鼠血清（FVA病毒由中国协和医科大学章静波教授赠送）经尾静脉注射到8~10周龄的BALB/c雌性小鼠。15天后断颈处死，无菌条件下取出脾脏，在无血清培养基中洗3次并剪碎、用80目和200目钢网过滤，去除结缔组织后，将收集到的脾单细胞悬液平铺在Ficoll-Urografin分层液（1.070）的液面上，并使细胞悬液与 Ficoll-Urografin 分层液体积之比为 2：1 左右，1750×g 离心 25 分钟，用尖吸管吸取位于两层液体交界面处的单个核细胞，吸取的细胞为 FVA 细胞。

制备含 EPOR 的膜溶液

将分离出的 FVA 细胞，800×g 离心 5 分钟，弃上清，加提前预冷的缓冲液（25mM HEPES，100mM NaCl，pH7.4，1% triton X-100，0.1mM Na_3VO_4，1mM PMSF，1μg/ml Leupeptin and 1μg/ml Aprotinin）。冰上超声破碎细胞，匀浆，600×g 离心，10 分钟。分别收集上清和弃沉淀（沉淀主要为未破的细胞，细胞核）。将收集的上清进行 48000×g 离心 30min，4℃，弃上清，留沉淀。用预冷的缓冲液重悬沉淀（溶液为膜蛋白的粗提物）。用考马斯亮蓝法确定膜蛋白的浓度（使其终浓度为 1~4 mg/ml），储于-70℃。

EPO 的标记

将在碱性缓冲溶液透析过夜的 EPO（日本麒麟公司）与 FITC 混合进行标记，标记充分后，将未结合的 FITC 透析出，并计算荧光素和蛋白的结合比率，计算公式为：$F/P = \dfrac{2.87 \times A_{495}}{A_{280} - 0.35 \times A_{495}}$

F/P 值为 2~4 基本上合乎要求。

FVA 细胞膜含 EPOR

将标记好的 EPO 加入 FVA 细胞，37℃孵育 1 小时，收集细胞并用 PBS 洗三次，然后滴在载片上，盖上盖片。在荧光显微镜下分别用可见光和荧光观察。

优化反应体系（n=10）

在 Costar 黑 96 孔板的孔中加入 5μl 上述提取的膜溶液，然后分别加入不同浓度的 145μl FITC-EPO。使 FITC-EPO 的终浓度为 10^{-12}M、10^{-11}M、10^{-10}M、10^{-9}M、10^{-8}M、10^{-7}M、10^{-6}M，37℃，共孵育 1 小时，上机读板（BMG PHERAstar），绘制曲线。

竞争结合实验（n=10）

在 Costar 黑 96 孔板中，加入 5μl 提取的膜溶液，然后加入 145μl 的 10^{-9}M FITC-EPO，37℃，孵育 1 小时，然后加入 10μl 不同浓度的未标记的 EPO（终浓度分别为 10^{-12}M、10^{-11}M、10^{-10}M、10^{-9}M、10^{-8}M、10^{-7}M、10^{-6}M）（筛选时加入样品）。共孵育 1.5 小时，上机读板。

不同浓度的 triton X-100 对结合实验的影响（n=10）

在 Costar 黑 96 孔板中,加入 5μl 提取的膜溶液(含 triton X-100,V$_{triton X-100}$/V$_{total}$:0%,0.25%,0.5%,1%),然后加入 145μl 的 10^{-9}M FITC-EPO,37℃,共孵育 1 小时,上机读板。

不同浓度的 DMSO 对竞争结合实验的影响(n = 10)

在 Costar 黑 96 孔板中,加入 5μl 提取的膜溶液,然后加入 145μl 的 10^{-9}M FITC-EPO,37℃,共孵育 1 小时,然后加入 10μl 不同浓度的未标记的 EPO(终浓度分别为 10^{-12}M、10^{-11}M、10^{-10}M、10^{-9}M、10^{-8}M、10^{-7}M、10^{-6}M)和 DMSO(终浓度分别为 0%,0.5%,1%,2.5%,5%)共孵育 1.5 小时,上机读板。

FP 方法的评估

Z'值法是评估高通量筛选的一种重要方法。以 FP 法进行高通量筛选的 Z'值可根据以下公式计算:

$$Z' = 1 - \frac{(3 \times \sigma_{free}) + (3 \times \sigma_{bound})}{(mP_{bound} - mP_{free})}$$

mP$_{bound}$,(σ$_{bound}$ 分别为受体和标记配体结合时的偏振值及其方差;mP$_{free}$,σ$_{free}$ 分别为未标记配体充分竞争结合受体时的偏振值及其方差。

Z'因子主要用来评价实验方法的准确性和稳定性,可以用来评估实验方法的优劣,Z'因子值介于 1 和 -1 之间,如果 Z'值较大,则说明实验方法较好,适合于进行高通量筛选;反之则说明方法本身不太好,需要进一步的改进和优化。一般 Z' > 0.5 时,被认为是一个比较理想的方法,可以接受。

3.2 筛选样品的评价

3.2.1 贫血模型 1

C57 小鼠 18~20g,分 6 组,模型组,正常组,阳性组,低剂量组,中剂量组,高剂量组。每组 10 只。

除正常组给生理盐水外,其它组连续腹腔注射环磷酰胺 3 天,每天 80 mg/kg。后分别给低剂量组,中剂量组,高剂量组灌胃,J6308 剂量分别为 2 mg/kg,4 mg/kg,8 mg/kg。阳性组给 EPO,剂量为 3000 U/kg。正常组和模型组小鼠给等量的生理盐水。连续 7 天,第 8 天取血测量。

3.2.2 贫血模型 2

昆明小鼠 18~20g,分 6 组,模型组,正常组,阳性组,低剂量组,中剂量组,高剂量组。每组 10 只。

除正常组给生理盐水外，模型组，阳性组及给药组小鼠分别于给药第 2 天、第 5 天皮下注射乙酰苯肼 20 mg/kg、40 mg/kg，从第 5 日起，每日腹腔注射环磷酰胺 40 mg/kg，连续 4 天。对照组小鼠同时注射等容量生理盐水。低剂量组，中剂量组，高剂量组，分别给 J6308，剂量分别为 2 mg/kg，4 mg/kg，8 mg/kg。阳性组给 EPO 剂量 3000U/kg。连续 7 天，第 8 天取血分析。

3.2.3 应激性贫血模型 3 的建立（见后）

4. 高通量筛选模型的应用结果

4.1 EPOR 配体高通量筛选模型的建立和样品筛选

4.1.1 FVA 细胞膜含 EPOR

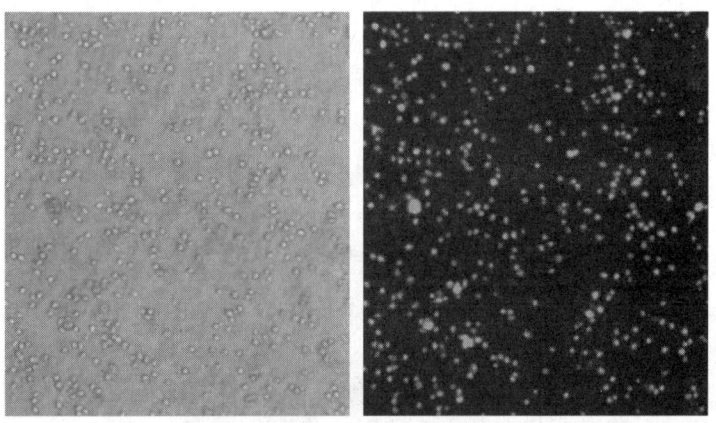

Fig. 3 (a) Cells observed at visible light (×10)

Fig. 3 (b) Cells observed at fluorescent light (×10)

从 Fig. 3 (a) and Fig. 3 (b) 可以看出几乎所有的细胞都能结合 FITC-EPO，被激发时发荧光。FVA 细胞膜上含有 EPO 受体，FVA 细胞是个理想的细胞模型。

4.1.2 优化反应体系

从 Fig. 4 中，可以看出随着 FITC-EPO 的浓度的增加，FP 值逐渐增加，当 FITC-EPO 的浓度为 10^{-9}M 时，FP 值达到饱和。

4.1.3 竞争结合实验

从 Fig. 5 中，可以看出随着 non-labeled EPO 浓度的增加，FP 值不断减小。

从 Fig. 6 图中可以看出 0%～1% triton X-100 对实验结果没有明显的影响。

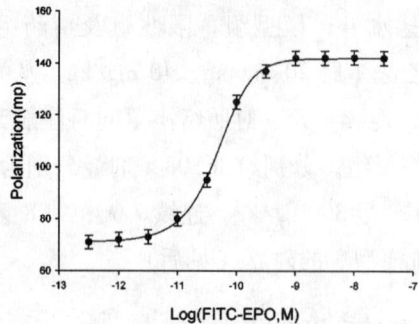

Fig. 4　Binding of different concentration FITC-EPO and same concentration receptor

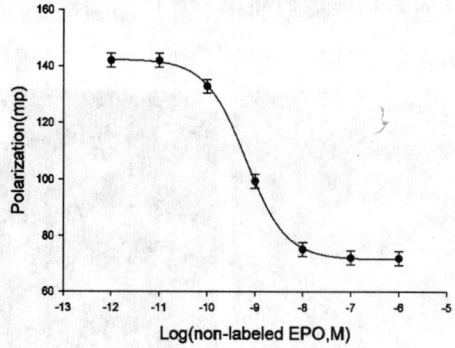

Fig. 5　The competitive binding of non-labeled EPO and receptor against FITC-EPO

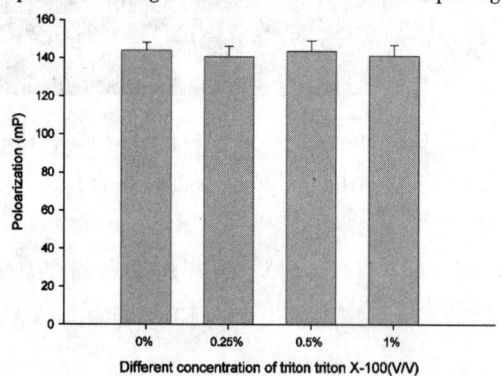

Fig. 6　The affection of different concentration of triton X-100s on FP assay

4.1.4 不同浓度的 DMSO 对竞争结合实验的影响

从 Fig.7 图中可以看出随着 DMSO 的浓度增高，对实验结果影响虽有所升高，但影响不是很明显。

4.1.5 FP 方法的评估

通过对 160 孔数据的分析和计算，$Z' = 0.78$。从 Z' 值来看，FP 为一种精确

第四章 民族药物高通量筛选新技术的实践

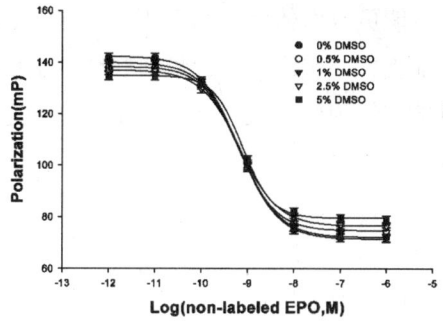

Fig. 7　The affection of different concentration of DMSO on competitive binding of unlabeled EPO

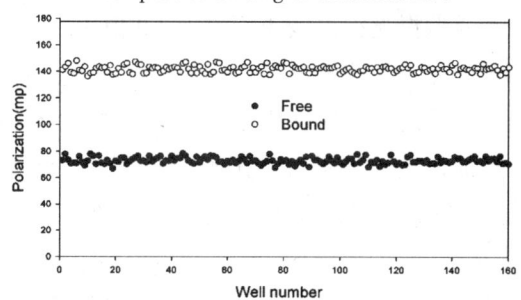

Fig. 8　The evaluation of Fluorescence Polarization (FP) assay

度较高、稳定性较好的高通量筛选方法。

4.2 筛选样品的评价

4.2.1 贫血模型1

环磷酰胺致小鼠贫血是一种常用方法。造模结果是模型组小鼠的红细胞数,血红蛋白含量和红细胞压积明显小于正常组($^*P<0.05$),说明环磷酰胺造模成功。J6308各剂量组小鼠血液内的红细胞计数数,血红蛋白含量和红细胞压积同模型组相比没有明显差异;EPO组小鼠血液内的红细胞数,血红蛋白含量和红细胞压积同模型组相比有明显差异($^*P<0.05$)。

4.2.2 贫血模型2

模型组小鼠血液内的红细胞数,血红蛋白含量和红细胞压积明显小于正常组($^*P<0.05$, $^{**}P<0.01$),说明环磷酰胺结合乙酰苯肼造模成功。环磷酰胺结合乙酰苯肼造贫血模型是近年来出现的一种新的方法。乙酰苯肼能较专一地对红细胞有缓慢性的氧化性损伤作用,最终造成血液中红细胞溶血,红细胞数明显减少,网织红细胞病理性代偿增高。环磷酰胺则通过对造血系统的抑制

造成贫血。两者结合，能更全面体现贫血状况。从实验结果来看，J6308 各剂量组小鼠血液内的红细胞数，血红蛋白含量和红细胞压积同模型组相比没有明显差异；EPO 组小鼠的红细胞数，血红蛋白含量和红细胞压积同模型组相比有明显差异（$^*P<0.05$）。

5 模型讨论

荧光偏振分析实验中，如果用荧光物质标记生物分子，当分子之间由于结合或解离，生物大分子降解等相互作用时，分子的体积或分子量发生变化，从而引起荧光偏振值的变化。荧光标记的小分子在均相体系里处于高速旋转状态，平面偏振光和垂直偏振光相差较小，因而 FP 值小；非标记大分子的旋转速度，大大小于标记小分子的速度。当小分子和大分子发生特异性结合后，复合物的旋转速度与大分子的旋转速度相比变化不明显，而远远低于荧光标记小分子的旋转速度，平面偏振光与垂直偏振光相差较大，导致偏振值显著升高，所以 FP 适合分析很多分子之间的相互作用。包括受体—配体，抗原—抗体，蛋白——DNA 结合等。

荧光偏振分析法是一种独特的方法，由于该方法不需分离游离和结合的示踪物，而且所有测定均在溶液中进行，因此可以达到真正的平衡，比较接近生理情况。此外 FP 测定不污染标本，可以重复试验，因而具有快速、简单和准确等特点。目前国外有大量用 FP 进行高通量筛选的报道，国内还未见报道。

我们实验室建立了用 FP 方法高通量筛选 EPOR 配体的筛选模型。首先用 FITC 标记 EPO，此时 FP 值小，然后加入从 FVA 细胞提取含 EPOR 的细胞膜，充分结合后，FP 值变大，最后加入筛选的样品去竞争结合受体配体复合物，如果能释放出 FITC-EPO，则 FP 值变小，如图 9 所示：

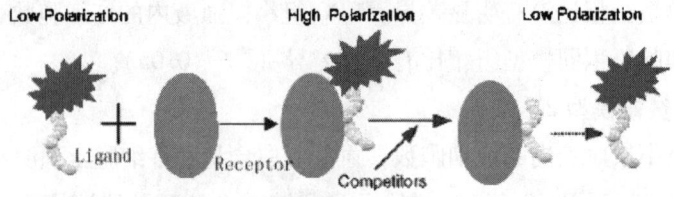

Fig. 9 Schematic diagram of screening samples by FP method

选择高表达 EPOR 的细胞是建立 FP 方法筛选 EPOR 配体的关键，本文作者先后采用过 MEL 细胞株和 K562 细胞株,但它们的细胞膜提取物同 FITC-EPO 结合后,FP 的值升高幅度不大,实验结果不太理想,后采用中国协和医科大学章静波教授惠赠的 FVA 病毒,经尾静脉注射 BALB/c 小鼠,13-15 天后,取出脾脏,分离出 FVA 细胞,提取其细胞膜并将其与 FITC-EPO 进行结合实验。实验结果表明,FP 的值升高幅度较大。FITC-EPO 同 FVA 细胞共孵育结合实验也表明,绝大多数 FVA 细胞膜上存在 EPOR,FVA 细胞是一个较理想的细胞。

反应体系中膜受体太少,则结合后信号变化小,不灵敏;膜受体多,则往往会造成背景信号强,导致信噪比下降。参考大量的相关文献和我们的实验,在 Costor 黑 96 板每一孔加入 $5\mu l$ 浓度为 1 mg/ml 的膜提取物,然后分别加入不同浓度的 FITC-EPO (终浓度为 10^{-13}M、10^{-12}M、10^{-11}M、10^{-9}M、10^{-8}M、10^{-7}M、10^{-6}M),结果显示 10^{-9}M FITC 趋于饱和。反应体系中,如果 FITC-EPO 浓度小于 10^{-9}M,则溶液中存在未结合的 EPOR;如果 FITC-EPO 浓度大于 10^{-9}M,则会导致试剂浪费,因此 10^{-9}M FITC-EPO 为一个较优的标记配体浓度。

筛选的样品都是用 DMSO 溶解的。分析 DMSO 对竞争结合实验的影响至关重要,实验中,分别选择 0%、0.5%、1%、2.5%、5%(V/V)五个浓度的 DMSO 来进行实验,发现随着 DMSO 的浓度增高,对实验结果影响虽有所升高,但影响不是很明显,这提示着在反应体系中加入样品体积不能过大。

一种实验方法是否适合进行高通量筛选,它的灵敏度和稳定性至关重要。Z 因子值是以检测信号平均值的 3 倍标准差来计算的,Z 因子即约 99.73% 可信区间作为活性化合物的"命中区间"(hit limit)而计算的。Z 因子不仅考虑了活性化合物的"命中"数,而且涉及到了假阴性与假阳性数,所以 Z 因子非常适合于评价所有 HTS 实验,包括用 FP 进行的 HTS。Z'值位于 1 和 -1 之间。如果 Z'值大则实验方法可靠,反之,则说明该实验方法不可靠,需要进一步的改进和优化。一般认为 Z' > 0.5,为比较理想的方法。本实验方法的 Z' = 0.78,故可认为是一种非常可靠的高通量筛选方法。

我们用此方法筛选了二万多个样品,挑出结果较好的 16 个样品进行复筛,复筛出了一个较好的结果(J6308)。

环磷酰胺(cyclophosphamide,CP)是烷化剂,临床上常用的抗肿瘤药物和免疫抑制剂,在体内经肝代谢产生活性产物磷酰胺芥(phosphoramide mustard,PM)和丙烯醛(acrolein,AC),对增殖周期中各期细胞均有杀灭作用,具有细胞毒作用。注射环磷酰胺是导致动物贫血一种常见的方法。从模型1的实验结果来看，模型组小鼠血液内红细胞数目，血红蛋白含量和红细胞压积均低于正常组，说明用环磷酰胺造模成功。从图中结果可知，低剂量组、中剂量组和高剂量组小鼠的红细胞数目，血红蛋白含量和红细胞压积同模型组相比虽有所升高，但没有统计学意义。从模型2的实验结果来看，模型组小鼠血液内红细胞数目，血红蛋白含量和红细胞压积均明显低于正常组，说明用环磷酰胺结合乙酰苯肼造模成功。从模型2的实验结果可知，低剂量组、中剂量组和高剂量组小鼠的红细胞数目，血红蛋白含量和红细胞压积同模型组相比虽有所升高，但没有统计学意义。实验中采用两个机理不同的贫血模型来评价J6308对改善小鼠贫血的效果，但发现J6308改善小鼠贫血效果不太明显。

结论和分析：体外高通量筛选得到的特色样品J6308对改善环磷酰胺及环磷酰胺结合乙酰苯肼所致的小鼠贫血没有显著作用。可能原因是：抗贫血评价的模型选择不当，对于该模型的贫血情况没有逆转，通过增加模型和动物数量可能发现药效；每组动物数量偏少，导致统计学的结果未必能够真实反应药效；样品问题，如初筛、复筛时是冷冻室样品，可能活性较好，而评价时用的是冷藏室样品和再合成样品，导致样品及其质量改变；数据库管理问题，计算机管理和样品库管理出现错误，常见的有横排、竖排、S排的样品进入数据库时出现错误，该问题很容易出现，需要核对原始记录、加强数据库管理。

参考文献

1. 杜冠华. 高通量筛选[M]. 化学和工业出版社, 2002, 71-82.

2. 王金华, 韩光亮, 张天泰, 杜冠华. 基于FP法的EPOR配体高通量筛选模型[J]. 中国药理学通报, 2006, 22:114-117.

3. Owicki J C. 2000. Fluorescence Polarization and anisotropy in high throughput screeing: Perspectives and Primer[J]. J Biomol Screen, 5:297-306.

4. Koury M J, Sawyer S T, Bondurant M C, 1984. Splenic Erythroblasts in Anemia-Inducing Friend Disease: A Source of Cells for studies of Erythropoietin-Mediated Differentiation[J]. Journal of Cellular Physiology, 121:526-532.

5. Wang J H, Ka W B, Sun D. G, et al. 2002. Biophysical and biorheology studies on the precursor cell at different stages[J]. Science in China (series C), 45:421-428.

6. Wang J. H, Ka W. B, Tang Z. Y, et al. 2003. Reheological studies on precursor cells at different stage in mice[J]. Clinical Hemorheology and Microcirculation, 29:63-69.

7. Michael A, David H, Barbara C. 2002. A Homogeneous High throughput nonradioactive method for measurement of functional activity of Gs-Coupled receptors in membranes[J]. J Biomol Screen, 7:35-44.

8. Alison H, Sarah C, Dougal B et al. 2003. Miniaturization of Fluorescence Polarization receptor-binding assays using CyDye-Labeled ligands[J]. J Biomol Screen, 8:410-420.

9. Martin R, Ulrich H, Keith J. M, et al. 2001. Single-Molecule detection technologies in miniaturized high throughput screening: Binding assays for G Protein Coupled receptors using fluorescence intensity distribution analysis and fluorescence anisotropy[J]. J Biomol Screen, 6:29-37.

10. Lin SQ, Bock CL, Gardner DB. 2002. High-Throughput Fluorescent Polarization assay for nuclear receptor binding utilizing crude receptor extract[J]. Analytical Biochemistry, 300:15-21.

11. Dubowchik G M., Ditta J L, Herbst J J, et al. 2000. Fluoresceinated FKBP12 ligands for a High-Throughput Fluorescence Polarization assay[J]. Bioorganic & Medicinal Chemistry Letters, 10:559-562.

12. Banks P, Gosselin M. 2000. Homogeneous high-throughput screening of G protein-coupled receptors using fluorescence polarization[J]. Application Note, 8:257-263

13. Richard B, Diggle T, Terrett, J et al. 2003. Competitive assay formats for high-throughput affinity arrays[J]. J Biomol Screen, 8:257-263

14. Bollini S, Herbst J J, Gaughan G T, et al. 2002. High-Throughput Fluorescence Polarization method for identification of FKBP12 ligands[J]. J Biomol Screen,7:526-530.

15. Banks P and Harvey M. 2002. Considerations for using Fluorescence Polarization in the screening of G Protein-Coupled receptors[J]. J Biomol Screen, 7:111-117.

16. Zhang J H, Chung D Y, Oldenburg K R. 1999. A simple statistical parameter for use in evaluation and validation of high throughput screening assay[J]. J Biomol Screen,4:67-73.

17. Burke T J, Loniello K R, Beebe J A, et al. 2003. Development and application of Fluorescence Polarizaiton assay in drug discovery[J]. Combinatorial Chemistry & High Throughput Screeing, 6:183-194.

18. Prystay L, Gagne A, Kasila P, et al. 2001. Homogeneous cell-based Fluorescence Polarization assay for the direct detection of cAMP[J]. J Biomol Screen,6:77-82.

19. ElliottS, Lorenzini T, Yanagihara D,et al. 1996. Activation of the erythropoietin receptor by bivalent anti-EPO re-ceptorantibodies[J]. J Biol Chem, 271(90):24691-2

第三节 利用细胞模型筛选民族药物中的促神经干细胞活性化合物

1. 筛选促神经干细胞增殖民族药物的意义

1.1 筛选促神经干细胞增殖民族药物的理论基础

原代培养的细胞用于筛选,利用96孔板技术虽然可以高效率的筛选活性样品,但其通量与速度受到限制,故不适于海量样品的大规模筛选。适于一种或几种民族药提取分离的样品的简单筛选,数量不宜超过1000种。现在以抗退行性病变民族药物的筛选为例,介绍这种模型的构建和应用。

民族药和草药中可能存在抗神经退行性病变及神经坏死的成分。神经退行性病变,以神经元的退变与消失为主要病理变化,包括帕金森病(Parkinson's disease, PD)、阿尔采末病(Alzheimer's disease, AD)、血管性痴呆(Vasclu-ardementia, VD)、亨廷顿病(Huntingten disease, HD)病等。据统计,神经退行性疾病在西方国家是导致死亡的第三大病因,仅次于心脏病和癌症,给个人、家庭和社会带来沉重负担。另外,脑溢血、脑血管梗塞、新生儿脑性瘫痪、脊髓灰质炎后遗症等,均与神经细胞的损伤和坏死有关。

目前对神经退行性病变和神经坏死缺乏特效疗法。公认的治疗策略有抗氧化应激、调节有关酶活性、锻炼和理疗、补充营养等。神经干细胞移植用于治疗这类疾病已经成为一个研究热点,给患者带来康复的希望。

目前通过神经干细胞移植治疗神经退行性病变和脑外伤是一个研究热点,但该疗法尚有难以解决的问题:移植细胞不易成活、易成瘤、新生细胞难以穿透疤痕组织、难以定向分化、新旧细胞间不易联系等。本课题组认为通过药物促进原位神经干细胞的增殖和分化是一个新的策略,新策略具有神经干细胞移植不可比拟的优点:原位干细胞具有更适宜的生长环境、新生神经细胞不必穿透疤痕组织、新旧细胞间易于建立联系、不诱发肿瘤等。

神经退行性病变和脑梗后遗症的特征性病理变化是神经元死亡和消失,目前尚无特效疗法。目前的干细胞移植疗法存在不足:移植的干细胞不易成活、易成瘤、新旧神经细胞不能建立突触联系等。促进中枢原位神经干细胞的增殖、调节其定向分化是一个更好的治疗策略。为了筛选促神经干细胞增殖药物,从新生大鼠脑皮层培养了神经干细胞。神经干细胞形态、功能正常,可以传代、增殖、可以分化成神经元。用传代的神经干细胞建立了筛选模型，并对该筛选模型进行评价。结果发现该模型稳定，可用于药物筛选和药物评价。对中国医学科学院&国家药物筛选中心的多样性样品库的样品进行筛选，发现了一个活性样品，样品编号CNUW。

新治疗策略所用药物可能要具备几个特点：药物分子量小、药物易透过血-脑屏障、多药物联合应用、多靶点发挥作用、药物可能含有复杂的成分。鉴于民族药、草药的特点，我们可以从民族药等宝库中进行高通量筛选，也许会有新的突破。

1.2 神经干细胞疗法的研究现状

干细胞是一类具有自我更新和分化潜能的细胞，包括胚胎干细胞和成体干细胞两大类。在组织学上，干细胞包括造血干细胞、神经干细胞等。干细胞的发育受多种内在机制和微环境因素的影响。目前人类胚胎干细胞已可成功地在体外培养，成体干细胞可以横向分化为其他类型的细胞和组织，为干细胞的广泛应用提供了基础。

其中，神经干细胞是未分化的神经细胞，存在于胚胎和成熟脑中，具有自我复制和多向分化能力。神经退行性疾病时，干细胞增殖慢于神经元的死亡速度。神经干细胞可以生成神经前体细胞和神经胶质前体细胞，再由这些细胞向神经细胞、星形胶质细胞以及少突胶质细胞分化。

目前，通过神经干细胞移植治疗神经退行性病变和脑外伤是一个有前景的疗法，但这个疗法仍处在研究阶段，大面积应用于临床还有很多技术难题需要解决。该疗法尚有难以克服的难点如移植细胞不易成活、易成瘤、新生细胞难以穿透疤痕组织、难以定向分化、新旧细胞间不易联系等。因此有必要研究其他可行的方法，本课题认为通过促进原位神经干细胞的增殖和分化是一个新的选择，有必要投入精力认真研究，解决一系列问题如小分子有效药物的筛选、分化和增殖的调控。

1.3 寻找新的疗法和药物有重要意义

成人的中枢神经系统也存在干细胞，有可能通过药物促进神经干细胞增殖并诱导其分化成神经前体细胞和神经元、神经胶质细胞、血管内皮细胞，有助于针对性治疗神经退行性病变或神经系统损伤。通过对体内NSC的研究发现，在成年脑的室管膜下区、海马齿状回、嗅球、纹状体区及脊髓等部位存在着有干细胞特性的细胞群。这些有分化潜能的干细胞通常处于"静止"状态，只有在某些特殊因素作用下或者受到损伤刺激时才被激活,重新进入细胞增殖周期,并进一步分化为特定功能的神经细胞。

近年来研究发现:在脑缺血、脑梗死及脑外伤等刺激因素的作用下,海马区的 NSCs 可以进一步增殖、分化,但是分化的方向尚有争议。

用药物调节神经干细胞的增殖和定向分化可能成为治疗或预防神经退行性病变的新策略。新治疗策略需要合适的药物为治疗基础,药物可能要具备以下几个条件:药物分子量小、易透过血-脑屏障、多药物联合应用、多靶点发挥作用、多分子发挥作用。寻找有效药物,调节人体中枢神经系统中固有的神经干细胞或移植的神经干细胞合理复制和定向分化有重要意义。

以上这种新的治疗策略具有神经干细胞移植不可比拟的优势:原位干细胞具有更适宜的生长环境、新生神经细胞不必穿透疤痕组织、新旧细胞间易于建立联系、不诱发肿瘤等。但目前还没有理想的药物用于这个治疗策略,有必要筛选促进神经干细胞增殖的先导化合物,为新策略提供治疗基础。在反向药理学的指导下,定向筛选成为发现新药的重要手段。反向药理学是相对于传统药理学而言的,它从药效或靶点出发寻找药物。这种模式的最大优势是可以从药物作用的靶点水平出发,大规模的筛选药物,高效率的发现新药。利用药物作用靶点进行药物筛选,已成功研发出大批临床用药。如:血管紧张素转换酶抑制剂卡托普利、依那普利、赖诺普利等降血压药物;肾上腺素受体拮抗剂普萘洛尔、阿替洛尔等,并经过进一步的研究而成为临床应用的抗心律失常药。如下图所示:

传统药理学:	反向药理学:
动物模型	药物作用分子靶点
↓	↓
药效学筛选	大量的民族药、中药、化合物
↓	↓
几种民族药、中药提取物	作用机理研究
↓	↓
分子细胞水平研究	药效学评价
↓	↓
作用机理研究	动物模型评价
↓	↓
药物的开发研究	药物的开发研究

本课题准备利用细胞水平的药物筛选模型，结合虚拟筛选的结果，从民族药多样性样品库中寻找潜在的先导药物。

1.4 利用细胞水平的药物筛选技术寻找促神经干细胞增殖的化合物

药物筛选就是应用适当的方法，对可以作为药用的物质（在药物筛选中成为样品）的生物活性和药理作用进行检测，根据检测结果评价某一物质的药用价值，为新药研究提供可靠的实验依据。药物筛选是新药研究的最初过程和关键步骤，目的是发现新药。它属于药理学的一个领域。现代的药物筛选特别是高通量筛选和高信息筛选的理论基础是反向药理学，反向药理学是相对于传统药理学而言的。高通量筛选、高信息筛选的理论基础是从药效或靶点出发寻找药物。这种模式的最大优势是可以从药物作用的靶点水平出发，大规模的筛选药物，高效率的发现新药。

目前，随着计算机技术、生物芯片技术、组合化学合成、组合生物合成技术的发展，药物筛选技术的发展更加快速。筛选技术多种多样，包括动物水平、细胞水平和分子水平的常规筛选技术和高通量筛选、高信息筛选等。高通量筛选（High throughput screening，HTS）的定义是运用微量化实验技术和自动化技术，快速研究样品的生物学活性或药理学活性。高通量药物筛选是应用药理学、生物化学、分子生物学及细胞生物学、计算机科学、药物化学等多个学科知识的一种药物筛选体系。高通量药物筛选模型主要建立在分子和细胞水平，特别是分子水平筛选模型使用最多，筛选的靶点包括受体、酶、离子通道等。

高信息筛选，又称高内涵筛选（High content screening，HCS），是高通量筛选技术的发展，高信息药物筛选实际上就是相对于高通量药物筛选结果单一而发展起来的一项新技术，其筛选结果多样化，也可以更好的解决药物研发过程中的假阳性等问题。高信息药物筛选模型主要建立在细胞水平，通过观察样品对固定或动态细胞的形态、生长、分化、迁移、凋亡、代谢及信号转导等多个功能的作用，涉及的靶点包括细胞的膜受体、胞内成分、细胞器等，从多个角度分析样品的作用，最终确定样品的活性和可能的毒性。最近逐渐认识到，高信息药物筛选实际上是样品制备、自动化分析设备、数据处理软件、配套检测试剂、信息学等多方面技术整合的结果，特别是电子荧光显微镜和荧光试剂对高信息药物筛选方法的建立起到重要作用。与传统的细胞成像系统相比，高信息药物筛选使用的细胞成像系统要求完全自动化，能够适应固定细胞或细胞动态过程中多靶点成像分析。高信息药物筛选方法在药物发现过程中有许多优势，其中最显著的一个优点就是降低筛选成本。为降低筛选成本，进行了多方面的尝试，包括降低筛选体积、筛选样品混合、多靶点多指标平行检测等。

多样性样品库来自于民族药、中药、民间药、合成化合物。样品包括混合物、单体等，为了减少工作量、提高准确性，首先通过虚拟筛得到 200 个样品。将这些样品进一步在细胞水平进行筛选和验证，用 FITC 标记的抗巢蛋白（Nestin）抗体对干细胞进行标记和辉度比较，考察样品对神经干细胞增殖的影响，且细胞水平的研究可提前发现样品的毒性。提前评价毒性有利于提前发现样品毒性，防止后期研发资金的浪费。

2. 实验材料

2.1 实验动物

Wistar 大鼠，一日龄，SPF 级，雌雄不拘，由中国医学科学院实验动物研究所提供，合格证号 SCXK 京 2004-0001。

2.2 主要试剂及其配制

1）DMEM/F12 培养基，Sigma 公司产品；标准胎牛血清（FBS），Hyclone 产品；

2）B27 添加剂，Invitrogen 公司生产，购于北京泽平科技有限公司；重组牛碱性成纤维生长因子（bFGF）由珠海亿胜生物制药有限公司生产；

3）DMSO，北京益利精细化工有限公司产品；

4）牛血清白蛋白（BSA），购自北京欣经科生物技术有限公司；

5）青霉素、链霉素，华北制药有限公司产品；

6）琼脂糖，购于北京欣经科试剂有限公司（西班牙产）；

7）Hochest33258，购于北京中杉生物有限公司；

8）兔抗鼠巢蛋白（Nestin）抗体，购于武汉博士德生物工程公司；

9）FITC-羊抗兔 IgG 二抗，购于北京中杉生物有限公司；

10）CY3-兔抗羊 IgG，购于北京中杉生物有限公司；

11）鼠神经生长因子（NGF），武汉健特生物技术有限公司生产。

2.3 主要实验仪器

1）MCO-15AC 二氧化碳培养箱，日本三洋公司；

2）AIR TECH 超净工作台；

3）无菌工作台，苏净集团安泰公司；

4）超净水仪，美国 Beckman couler Inc.；

5）离心机，美国 Beckman couler Inc.；

6）DYY-III3A 型电泳槽，北京六一仪器厂；

7）SDS-PAGE 电泳装置，BioRad 公司产品；

8）电转移装置，BioRad 公司产品；

9）DK-98-1 型电热恒温水浴锅，天津市泰斯特仪器有限公司；

10）电热恒温鼓风干燥箱，湖北省黄石市医疗器械厂；

11）3F-I 型多功能微量高速离心机，北京市医用离心机厂；

12）涡旋混合器，江苏海门麒麟仪器厂；

13）FGEN02TD PCR 仪，TECHNE；

14）Spectra Max M5 酶标仪，美国 Molecular Devices 公司；

15）OLYMPUS IX71 倒置荧光显微镜；

16）全自动高信息筛选仪，Molecular Device 公司。

3. 筛选方法

3.1 神经干细胞的原代培养和传代

一日龄新生 Wistar 大鼠，以 75% 乙醇浸泡灭菌，腹腔麻醉后于无菌工作台中断头处死，取大脑置于 4℃ D-Hank's 液中，剔除小血管和脑膜。取皮层置盛有 4℃ D-Hank's 液的平皿中，用 D-Hank's 液洗 3 次，以减少红细胞、上皮细胞等杂细胞。

冰上操作，在青霉素小瓶中将脑皮层组织剪成泥状，加培养基 2 ml。用机械法使细胞分散，先后用 10 ml 吸管、1 ml 吸头、0.2 ml 吸头各吹打 5 次。200 目筛过滤，800 rpm 离心 5 min，弃上清。

然后加入 DMEM/F12（1:1）（含 2% B27，50 ng/ml bFGF）培养液（含青、链霉素），轻轻吹打悬浮细胞。

取 10 μl 细胞悬液加入到 90 μl 0.4% 台盼蓝染液中，2 min 后计数拒染的活细胞，调整细胞最终密度约为 10^5 个/ml，取细胞悬液接种于未包被的 25ml 培养瓶中，5 ml 每瓶。

第 3 天可见神经干细胞克隆，由 4-8 个细胞组成，5 d 可见神经球由数百个细胞组成，7-8 d 大量神经球贴壁并开始分化。

第6天传代，震荡培养液后转移到离心管中，800 rpm，离心5 min，吸弃上清，用培养液悬浮沉淀，用200微升枪头吹吸10次，使细胞分散，台盼蓝染色计数活细胞，调整到10^5个/ml种植到25 cm^2培养瓶中，5 ml/瓶。或直接种植到透明底黑色96孔板中用于筛选，每孔100μl。（DMEM/F12，2% B27，50 ng/ml bFGF，双抗生素）培养基。以后每4天换50%培养液，培养5-6天可见典型的干细胞克隆球。

3.2 筛选模型的建立

模型建立包括神经干细胞的种植、给药、细胞免疫荧光标记、计数、分析等方面，按以下步骤操作：

（1）将培养的干细胞克隆球转移到离心管，机械分散，离心，用培养基重悬，培养基为DMEM/F12，2% B27，bFGF 20 ng/ml，双抗生素。

（2）细胞浓度调整到105个/ml，接种于96孔板内，每孔100 ml。

（3）神经干细胞生长良好并贴壁后，孔中加入阳性药物NGF，终浓度分别为200、100、50、25、12.5、6.25、0 ng/ml，37℃共孵育3天，抗Nestine抗体染色计数，自动化高信息筛选仪，绘制曲线。每个梯度做2个复孔，用于计算平均值作为一例，实验重复5次，n=5。结果见本节Fig. 3。

（4）鼠神经生长因子（NGF）作为阳性药。其他孔加入待筛样品或等体积PBS，第1列和第12列不用于实验，第2列前4行加入阳性药，第2列后4行为阴性对照，每个样品均做2个复孔，读取辉度，阳性对照孔、阴性对照孔、样品孔均计算平均值作为指标。

（5）加药后第4天测试，荧光检测步骤：

- 测试前弃去培养基，96孔板中加入3.7%的甲醛固定10 min；
- PBS冲洗2次，每次5min；0.1% TritonX-100洗一次，10%小牛血清孵育1h；
- 与一抗孵育1h（一抗用PBS稀释，含0.1% TritonX-100，含1%血清白蛋白）；
- PBS冲洗3次，每次5min（不含TritonX-100）；
- 与荧光标记的二抗孵育1h，PBS冲洗3次，每次5min；
- 用Molecular Device全自动高信息筛选仪对FITC的绿色荧光进行读取和分析。

（6）神经干细胞增殖率的计算：增殖率=（（样品孔辉度-对照孔辉度）/

对照孔辉度)×100%。

3.3 样品中 DMSO 对实验的影响

黑色 Costar 96 孔板种植的神经干细胞生长和贴壁良好后,细胞孔中加入 DMSO 和 NGF,37℃培养 3 天,然后加入 NGF,终浓度 50ng/ml)和 DMSO(终浓度分别为 0%,0.5%,1%,2.5%,5%),培养 3 天,Hochest 33258 染色后,用自动化高信息筛选仪计数。每个浓度做两个复孔,计算辉度平均值,实验重复 5 次,n = 5。

3.4 数据处理

数据用 $\overline{X} \pm SD$ 表示,输入 SPSS10.0 进行统计学处理,对数据进行正态性检验和方差齐性检验,本节数据为正态分布,方差齐,采用 LSD 单因素方差分析,显著性标准为 $P < 0.05$。

4. 民族药筛选结果

4.1 神经干细胞的培养和传代的结果

培养 3 天后出现典型的神经干细胞克隆球,第 4 天开始有干细胞分化现象,有神经元和胶质细胞组成的突起出现,从克隆球向外延伸。第 7 天克隆球形成放射状突起,突起所占面积远远超过克隆球所占面积。第 8 天干细胞分化的神经元和胶质细胞形成网状。Nestin 染色显示,培养 3 天的克隆球由 Nestine 阳性细胞组成,培养 10 天后用 NSE 抗体鉴定有大量神经元生成,阳性运动神经元呈绿色荧光。

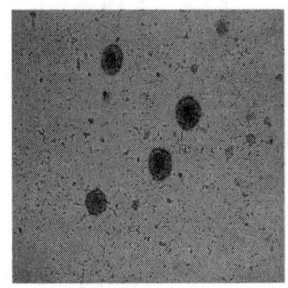 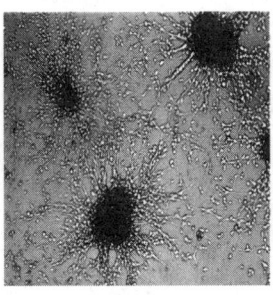 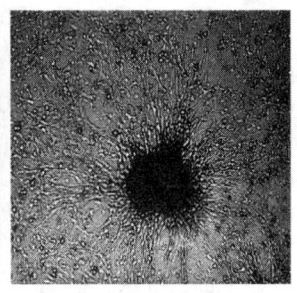

A   B   C

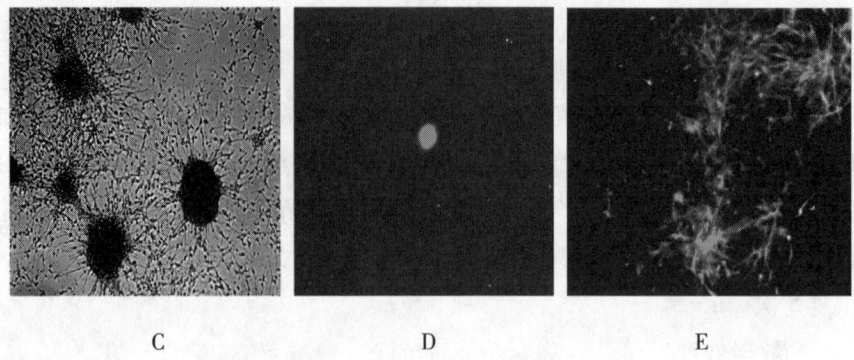

　　　　　C　　　　　　　　　D　　　　　　　　　E

Fig. 1　The morphous and verification of the nerve stem cells
cultured from newborn rat (200 ×)

A：In the 4th day the NSCs proliferated to clone ball；B：The NSCs differentiated in the 6th day；C：The NSCs differentiated like shooting in the 7th day；D：The differentiated nerve cells and glial cells connected like a net；E：The NSCs clone stained by Nestin-FITC in the 3th day；F：The differentiated nerve cells stained by NSE-FITC in the 10th day. The nerve cells green fluorescent.

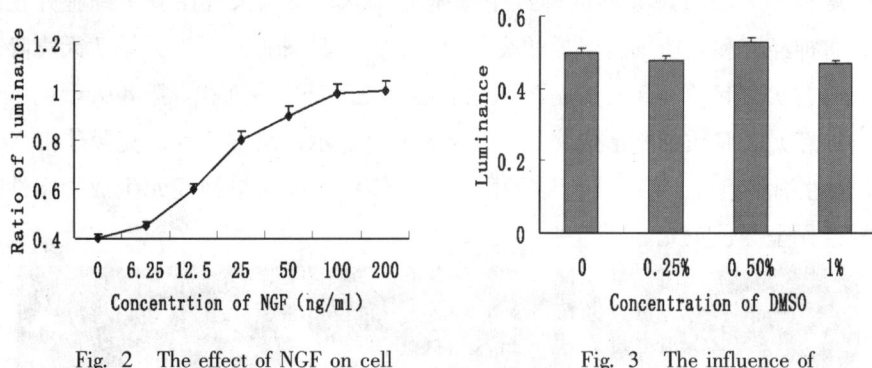

Fig. 2　The effect of NGF on cell number ($\bar{X} \pm SD$, n = 5)

Fig. 3　The influence of DMSO ($\bar{X} \pm SD$, n = 5)

4.2 保护神经干细胞的化合物的筛选模型的建立、优化、稳定性评价

如 Fig. 2 所示，随着 NGF 的增加，荧光辉度逐渐增加，剂量-辉度曲线接近 S 型，NGF 在 12.5-100 ng/ml 之间接近线性，辉度信号变化较快，筛选时 NGF 的终浓度选择 20 ng/ml。

模型评价结果如 Tab. 1。在选定的优化条件下（DMEM/F12，2% B27，50 ng/ml bFGF，孵育时间 3 天，反应温度 37℃），用阳性药鼠神经生长因子进行评价,不做复孔,比较板内信噪比。比较板内、日内板间、日间板间 Z'因子。信噪比 8.82,Z'因子为 0.71,Z'因子 > 0.5 说明模型比较稳定;在此条件下,增殖率达 63.1%,说明优化的条件能满足筛选要求。日内板间 Z'因子为 0.69,增殖率为 61.2-67.4%;日间板间 Z'因子为 0.66,增殖率为 61.2-67.2。模型评价结果说明日内和日间板间信号变异小,筛选模型稳定。

Tab. 1 The evaluated results of the screening model (n = 5)

Condition	Sigal to noise	Z'factor	Improve percent (%)
Intra-plate	8.82	0.71	63.1
Inter-plate within day	\	0.69	61.2-67.4
Inter-plate besides day	\	0.66	61.2-67.2

4.3 民族药物样品中 DMSO 对模型中荧光辉度的影响

因民族药混合物样品在溶解过程中必须加入微量 DMSO,否则不能制备溶液。这些 DMSO 是否影响筛选结果是实验成功的重要因素,必须进行评价才能排除 DMSO 岁这些民族药化合物样品的影响。结果如 Fig.3 所示,微孔板中 DMSO 终浓度在 0-1% 之间对细胞数量和荧光辉度没有明显的影响。样品 C 浓度含有 DMSO 为 1%,所以在微孔板中被稀释后含有微量的 DMSO 对筛选结果没有明显影响。

4.4 筛选结果

取虚拟筛选得到的样品 200 个,运用该模型进行筛选,得到 1 个活性样品,属于多肽或小分子蛋白质,与睫状神经营养因子功能类似,代号 CUNW,其促增殖率为 35%。

5. 该模型用于民族药物筛选的讨论

为了从民族药样品中发现促神经干细胞的药物,在虚拟筛选的基础上,重点针对民族药样品进行筛选,该模型有重要应用价值。同时该模型也可以用于中药、西药、兽药研究领域。

干细胞是一类具有自我更新和分化潜能的细胞。它包括胚胎干细胞和成体干细胞。干细胞发育受多种内在机制和微环境因素的影响,成体干细胞可以横向分化为其他类型的细胞和组织,为干细胞的广泛应用提供了基础。

神经干细胞(NSC)具有高度自我更新能力,能分化为神经元、星形胶质细胞和少突胶质细胞的神经前体细胞。神经干细胞的研究仍处于初级阶段。在治疗退行性神经疾病方面，促进中枢原位神经干细胞增殖和分化具有重要意义，研究和寻找促进其增殖和分化的药物有重要意义。

本研究从Wistar大鼠的大脑皮层培养成功了神经干细胞，并且成功进行传代。经鉴定传代前后均为神经干细胞，且干细胞可以分化为神经元，具有分化潜能。

Hochest 33258是一种嗜DNA的荧光染料，它与DNA发生特异性结合后，在荧光显微镜发蓝色荧光，可清楚地显示核的形态、大小及核质的密度。可监测样品的毒性，本研究用Hochest33258对神经干细胞进行染色，用于细胞计数，同时考察了样品对干细胞是否具有毒性作用。

本研究成功培养典型的神经干细胞，利用传代的神经干细胞建立药物筛选模型。该模型有一定应用价值。用这个模型对部分样品进行了细胞水平的筛选，同时观察其活性和毒性，类似于高信息筛选，结果可靠但速度较慢，实验发现了一个促进NSC增殖的样品（CUNW）。下一步将选择肥胖动物模型，采用外周给药方式，对神经、减肥、糖尿病等方面的药理活性进行研究。

参考文献

1. Lopez-Toledano, M. A. and M. L. Shelanski. Neurogenic effect of beta-amyloid peptide in the development of neural stem cells[J]. J Neurosci, 2004, 24(23): 5439-44.

2. Sugaya K. Possibly use of autologous stem cell therapies for Alzheimer's disease[J]. Curr Alzheimer Res, 2005, 2(3): 367-376.

3. Martens DJ, Seaberg RM, Vanderkooy D. In vivo infusions of exogenous growth factors into the fourth ventricle of the adult mouse brain increase the proliferation of neural progenitors around the fourth ventricle and the central canal of the spinal cord[J]. EurJ Neurosci, 2002, 16: 1045-1057.

4. Frielingsdorf H, Schwarz K, Brundin P, Mohapel P. No evidence for new dopaminergic neurons in the adult mammalian substantia nigra[J]. Proc Natl Acad Sci USA, 2004, 101(27): 10177-82.

5. Ronald McKay. Stem cells in the central nervous system[J]. Science, 1997, 276: 66.

6. Takagi Y, Nozaki K, Takahashi J, Yodoi J, Ishikawa M, Hashimoto N, Proliferation of neuronal precursor cells in the dentate gyrus is accelerated after transient forebrain ischemia in mice[J]. Brain Res, 1999, 831(1-2): 283-7.

7. Gao F., Du GH. Application of chemical arrays in screening elastase inhibitors[J]. Comb Chem High Throughput Screen, 2006,9(5):381-8.

8. Zhang J. H, Chung D. Y., Oldenburg K R. A simple statistical parameter for use in evaluation and validation of high throughput screening assay[J]. J Biomol Screen, 1999,4:67-73.

9. 杜冠华. 药物的高通量筛选[M]. 北京:化学工业出版社,2002,51-99.

10. Watt JA, Bone S, Pressler M, Cranston HJ, Paden CM. Ciliary neurotrophic factor is expressed in the magnocellular neurosecretory system of the rat in vivo: Evidence for injury- and activity-induced up-regulation[J]. Exp Neurol, 2006,197:206-214.

11. 胡小令,吕诚,温蔚. 新生大鼠海马神经干细胞的分离培养和鉴定[J]. 江西医学院学报,2006,46(5):1-7.

12. Diamandis P, Wildenhain J, Clarke ID, Sacher AG, Graham J, Bellows DS, Ling EK, Ward RJ, Jamieson LG, Tyers M, Dirks PB. Chemical genetics reveals a complex functional ground state of neural stem cells[J]. Nat Chem Biol., 2007,3(5):268-73.

13. Lim DA, Huang YC, Alvarez-Buylla A. The adult neural stem cell niche: lessons for future neural cell replacement strategies[J]. Neurosurg Clin N Am., 2007,18(1):81-92,Review.

第四节 虚拟筛选与高信息筛选相结合发现民族药物

1. 核受体激动剂的筛选的意义

本实验以核受体为靶点,从民族药样品中筛选核受体(nuclear receptors, NRs)激动剂。虚拟筛选要求样品必须是分子结构明确的样品,否则无法进行虚拟筛选的建模、构效分析、评分等研究。

本实验选择山葡萄根、葡萄籽、艾纳香、马槟榔、金铁锁、粗榧、松萝、通关藤、滇丹参、藜芦、松叶蕨、扁担藤、天麻、杜仲、厚朴、黄柏、茯苓、栀子、木瓜、乌梅、桔梗、石斛、天冬等民族药来源的单体(精制样品)。同时借助组合化学、药物化学手段,将部分单体制备成二聚体、三聚体、四聚体、五聚体等新结构,希望新结构出现更好的活性。

据统计,目前约有500个药物靶点已经成功用于药物的研究和开发,其中靶向受体是迄今为止开发最成功的一类药物靶点,有关药物所占比例60%以上。核受体也属于受体范畴,是一类能与DNA应答元件结合的配体依赖性激活的转录调控因子超家族。所有核受体的结构具有共同特征,即均具有序列相对保守的 DNA 结合域(DBD)和高度保守的 C 末端的配体结合域(LBD),且二者具有独立生物学功能。迄今为止,已发现的哺乳动物核受体超家族成员有 200 多个,已发现并命名的人类核受体家族共有 48 个成员。

异二聚体型核受体与相应的配体及其辅调节因子相互作用,调控相关靶基因的协调表达,从而在机体的生长发育、新陈代谢、细胞分化及体内许多生理过程中发挥重要作用。正是由于异二聚体型核受体的重要生理功能,确认其作为药物靶点的研究备受关注。现有研究表明,异源二聚体型核受体在代谢紊乱性疾病中可能发挥重要作用,人类许多疾病如心脑血管疾病、骨质疏松、皮肤病,肥胖,炎症,生殖系统疾病、神经退行性疾病和癌症等的发生均与异源二聚体型核受体功能和调控异常有关。但是异源二聚体型核受体亚家族可能在体内形成复杂的调控网络,作为药物靶点,其相互协同在病理状态下发挥作用的许多机制还有待进一步阐明。

维甲酸受体(RARs)是维甲酸类物质的内源性感受器,介导生物体内维甲酸类物质的转录调控。维甲酸类化合物(retinoids)是包括维甲酸、维胺酸、维胺酯、天然和人工合成维生素 A 及其衍生物等物质的统称。维甲酸类物质通过激活维甲酸受体调节一系列人体必要的生理过程,包括胚胎发育、分化和器官形成,细胞增殖、分化、凋亡和再生,信号转导级联和代谢稳态。

维甲酸作为经典的异二聚体型核受体,其受体激动剂已成功用于疾病治疗。维甲酸受体转录调控的分子机制现已阐明,RAR 与 RXR 形成异源二聚体并与在靶基因启动子区的特异 DNA 相应元件 RARE 结合,发挥配体依赖的转录调节作用(RAREs 具有多态性,它是以 5(DR5)个,1 个(DR1)或两个(DR2)核苷酸相隔的特定基序 5′-PuG(G/T)TCA 的特定正向重复序列与特异性配体结合)。在无 RAR 激动剂时,RAR-RXR 异源二聚体募集共抑制子蛋白 NCoR or SMRT 及其他相关因子如组蛋白去乙酰化酶(HDACs)或 DNA-甲基转移酶形成共抑制子复合物导致无活性状态的染色质结构固缩,从而抑制转录。当维甲类激动剂和 RAR 结合后诱导构象变化,导致共抑制子复合物解离而促进受体募集一个或多个共激活子,如 SRC-1/ GRIP-1/ ACTR,CBP/p300,和 DRIP/TRAP,形成共激活子复合物,导致靶基因激活。

RAR 受体共有三个亚型,RARα(NR1B1),RARβ(NR1B2)和 RARγ(NR1B3),三种亚型的组织分布不同,RARα 主要分布在造血组织;RARβ 的分布以脑和生殖系统为主;RARγ则分布在皮肤以及软骨组织。RARα是由Pierre Chambon和Ron Evans在1987年首次发现。这三个亚型位于不同的基因座,三者的主要区别在于N-端区域的不同,特别是N-端配体结合域helix3序列的不同,造成三个亚型的RAR与共抑制子结合能力的不同,导致信号转导和转录激活特性的差别,造成组织表达特异性和生物调节方式的不同,发挥各自不同且相互交叉的生理功能。这也为开发针对不同疾病特异的RAR亚型调节剂提供了理论基础,如RARγ是在皮肤中表达量最高的RAR表型;RARβ在癌症演进过程中经常表现为缺失或表达沉默,被认为是肿瘤抑制因子,RARβ选择性激动剂具有肿瘤抑制作用的潜力。如RARβ/γ选择性激动剂他佐罗汀(tazarotene, AGN190168)临床上用于银屑病的治疗。由于急性早幼粒细胞白血病(APL)的病因为人RARα和早幼粒细胞白血病蛋白(promyelocyte leukemia protein, PML)基因染色体转位互换导致RARα和PML信号调控通路的改变引起的疾病,可用RARa受体激动剂对APL进行特异性治疗。

维甲酸类化合物目前在临床应用广泛:1)治疗多种皮肤病如角化性皮肤病、牛皮癣、银屑病、痤疮、光老化皮肤病、蕈样霉菌病等;2)提高机体免疫功能,用于自身免疫性疾病的治疗;3)用于癌的预防和治疗癌前病变,如口腔粘膜白斑、喉乳头状瘤、发育不良症等;4)治疗一些恶性肿瘤,包括乳腺癌、皮肤癌、宫颈癌、白血病,肺癌等。特别是全反式维甲酸(ATRA) 9-顺式维甲酸可以预防,以及诱导分化治疗急性早幼粒细胞白血病(APL),使得肿瘤分化诱导剂的寻找已经成为肿瘤治疗学研究的热点之一,同时维甲酸类化合物的构效学与药理学研究也得到广泛重视。

尽管维甲酸类化合物已有很好的治疗效果,但其中有些化合物可影响脂类代谢或有骨骼毒性,并可产生皮肤刺激和致畸等不良反应;此外,维甲酸类化合物还存在水溶性差、给药靶向性不好等问题。这些限制了其进一步的临床应用。因此国内外大量研究都在致力于寻找高效而低毒、特异性好的RAR调节治疗药物。

我们拟以经典的异二聚体型核受体RAR为研究对象,选择特异性较强的RARβ和RARγ为研究靶点,采用计算机辅助设计和高通量筛选相结合的技术手段,发现新的RAR配基药物,建立并应用基于细胞的高信息筛选(HCS)体系,评价和验证所筛选活性化合物的作用,最后采用NB4细胞系对活性化合物进行诱导分化机制的研究,以寻找高效、低毒、特异性强的维甲酸受体激活剂。

2. 材料和方法

2.1 材料

2.1.1 菌种和细胞

E. coli, Top 10, genetype [F-, mcrA, Δ (mrr-hsdRMS-mcrBC), φ80ΔlacZΔM15, ΔlacX74, deoR, recA1, AraD139, Δ(ara, leu)7697, galU, galK, λ-, rpsL(streptomycin), endA1, nupG], 由中国医学科学院药物研究所生物合成室惠赠

pEAK12-RARE-EGFP 整合细胞株由中国医学科学院基础所蒋澄宇教授实验室惠赠

NB4 急性早幼粒白血病细胞株由本室保存

2.1.2 试剂及溶液

A. 高纯度质粒大提试剂盒(HighPure Plasmid kit)DP116, 北京 TIANGEN；

B. 油红 O, AMRESCO 0684, 北京经科宏达；

C. 9-顺式维甲酸(9-cis-Retinoic acid, 9-CRA), sigma R4643, USA；

9-顺式维甲酸使用 10 mM DMSO 储液(1 mg 干粉溶于 333μl DMSO 中)，先稀释 100 倍，使终浓度为 100μM，再 10 倍稀释 16 个浓度；

D. 活性化合物配置

7672 使用 1 mg/ml 储备液，先稀释 20 倍，使终浓度为 50μg/mL（约 150μM），再 10 倍稀释 16 个梯度；

7666 使用 1 mg/ml 储备液，先稀释 20 倍，使终浓度为 50μg /mL，再 10 倍稀释 8 个梯度；

E. PE 标记鼠抗人 CD11b, LHA0115p, 深圳晶美；

F. FITC 标记鼠抗人 CD33, LHA0331F, 深圳晶美；

G. 荧光特异核染料 Hoescht 33258. ,H1398, Molecular Probe, Invitrogen, 用无菌培养液配成 10 mM 储液，用时稀释 10000 倍使用；

H. Propidium idodide(PI), P21493, Molecular Probe, Invitrogen, 用无菌培养液配制成 2 mg/ml 储液，用时稀释 100-200 倍；

2.1.3 培养基

A. DMEM, RPMI1640 细胞培养基, Gibco/Invitrogen (Carlsbad, CA)；B. 进口胎牛血清(FBS), Hyclone (Logan, UT)；

2.1.4 设备和耗材

A. Allegra™ X-22R Centrifuge,Beckman,USA；

B. Spectra Max M5 酶标仪,Molecular Devices,USA；

C. GENIUS PCR 仪,TECHNE,UK；

D. T9-GD-78 紫外透射仪,上海天呈科技有限公司；

E. LAS-3000 Imaging System,Fujifilm,Japan；

F. 奥林巴斯荧光倒置显微镜(Olympus,Tokyo,Japan)；

G. Zeiss (Carl Zeiss,Oberkochen,Germany)；

H. KineticScanII 高信息系统,Cellomics,USA；

I. MetaXpress 高信息系统,Molecular Devices,USA；

J. Sterile Black 96-well View Plates,Perkin-Elmer (Wellesley,MA)；

K. 流式细胞仪,FACSCalibur,BD,USA；

2.2 维甲酸受体激动剂药物筛选策略

本部分研究拟以经典的异二聚体型核受体 RAR 为研究药物靶点,应用计算机辅助设计结合先进的高信息筛选技术作为研发手段,并对筛选得到的活性化合物进行分子水平的药理活性评价,以期寻找高效、低毒的小分子 RAR 激动剂先导化合物。具体策略为:首先建立计算机辅助设计的虚拟筛选体系,排除筛选中心样品库无活性化合物,根据打分结果,筛选出目标化合物;其次,针对 RAR 特点,建立基于细胞水平的高信息筛选平台,评价虚拟筛选所得到目标化合物的实际生物活性,并同时对化合物的毒性进行初步评价;最后对活性较高的化合物进行生物活性再评价和分子机制研究。

2.3 RAR 高信息筛选(High content screening,HCS)体系的建立

2.3.1 RAR HCS 筛选用细胞株的构建背景

RAR 高信息模型中评价化合物对 RAR 激活作用的程度大小用绿色荧光蛋白来定量。绿色荧光蛋白(GFP)是细胞应用较多的报告基因,尤其适于活体细胞检测,因此被称为生物传感蛋白,它的优点是具有自发绿色荧光,不需其它的底物和辅因子且荧光稳定,另外 GFP 与其它蛋白嵌合,不影响其自身荧光特性。GFP 及其变体(增强型 GFP),作为报告基因适用于实时动态研究体内或细胞水平的蛋白定位和转位,蛋白的降解,蛋白-蛋白的相互作用,细胞骨架动力学,细胞周期,并可检测目的基因表达变化。

HCS 构建成功的重要因素是细胞系的选择和细胞的制备。RAR 细胞株构

建的具体方法为人工合成维甲酸受体的特异性DNA应答元件RARE的序列(8个串联的RARE序列),与野生型绿色荧光蛋白改构后的增强型绿色荧光蛋白(EGFP)的全长编码基因连接,插入pEAK12表达载体。再将载体整合入人胚肾HEK293细胞的染色体,筛选其中敏感而稳定的细胞株,即可作为高信息筛选用报告基因系统细胞株。

2.3.2 RAR配基HCS筛选体系的建立

RAR高信息筛选体系拟采用三个通道同时染色,W1通道采用Hochest 33258荧光染料(Ex 350/Em 461);W2通道检测绿色荧光(E_x494/E_m519);W3通道采用PI染料。

HCS具体操作步骤如下:采用构建的HEK293稳定转染细胞系,细胞数控制在8,000-10,000个/孔,铺于高粘附性黑色底部透明的无菌96-孔细胞培养板中,加入不同浓度梯度药物处理,设置不同孵育时间,检测前加入定量的核染料Hochest33258和PI,37℃孵育染色30分钟后,将标记好的细胞置于KineticScanII(Cellomics)和MetaXpress(MD)高信息筛选仪,每孔可同时对三个通道进行筛选和图像捕获,分析软件直接对细胞进行数据定量分析。

2.4 活性化合物的药理活性评价和分子作用机制研究

对活性化合物的药理活性评价主要是利用RAR受体激动剂对急性早幼粒白血病细胞的诱导分化作用。

选择经高信息筛选确定对RAR有较好激动作用的化合物7672,以早幼粒白血病NB4细胞系为研究细胞,研究7672对NB4细胞的诱导分化作用。并以文献报道的9-顺式维甲酸(9-cis-Retinoid acid,9-CRA)作为阳性对照药物。NB4细胞是具有t(P15;P17)染色体异常,形成PML/RARα融合基因的早幼粒细胞白血病细胞系,而急性早幼粒细胞白血病(APL)以异常的早幼粒细胞无限增殖伴分化受阻为特点,形成PML/RARα融合基因,RARα被认为与APL的发病关系最为密切。

通过实验研究7672对NB4细胞的诱导分化作用,所观察指标为细胞形态、细胞周期动力学、细胞表面白细胞分化抗原表达。

2.4.1 细胞形态变化的观察

将NB4细胞按常规悬浮细胞培养法于RPMI1640(含10%胎牛血清)培养基中培养至对数生长期,按台盼蓝拒染法进行活细胞计数,使活细胞数达到95-100%,并将细胞以1.5×10^5个/mL细胞数接种于96孔板,37℃,5% CO_2

培养箱中培养24 h后,加入不同浓度的化合物诱导4-6天,以9-CRA作为阳性对照,DMSO作为空白对照。在光学显微镜下观察化合物诱导后细胞形态变化。

2.4.2 细胞周期动力学改变的测定

制备含20% FBS、浓度为4×10^6个/ml的NB4细胞悬液,各取3 ml加入到培养瓶中,并加入0.01μM,0.1μM和1μM三个不同浓度梯度的药物(9-CRA和7672),37°C,5% CO_2孵箱中孵育四天。将细胞转移至10 ml离心管中,1000 rpm×5 min离心,台盼蓝拒染法计数细胞浓度。分别取1×10^6个细胞,置于1.5 ml Eppendorf管中,台式离心机3000 rpm×30 s离心,并用1 ml PBS以相同速度洗一次。去上清,加入0.3 ml含10% FBS的PBS,混匀,加入0.7ml无水乙醇-20℃固定24 h。3000 rpm×30 s离心,并用1 ml PBS以相同速度洗两次。去上清,加入0.2 ml RNase,混匀,37°C水浴30 min。加入0.3 ml 100μg/ml PI(碘化丙啶)(使PI终浓度为40μg/ml),室温避光20 min,送流式细胞仪(FACSCalibur,BD,USA)进行检测。

2.4.3 细胞表面分化抗原CD11b和CD33流式细胞术检测方法

取2×10^5细胞,离心后,加入50μl PBS,5μl荧光标记的鼠抗人CD11b和CD33单抗,避光,室温下孵育45分钟,离心去上清后,PBS清洗,流式细胞仪检测。

具体实验步骤:

制备含20% FBS、浓度为4×10^6 cells/ml的NB4细胞悬液,各取3ml加入到培养瓶中,并加入0.01μM,0.1μM和1μM三个不同浓度的药物(阳性对照药物9-顺式维甲酸和活性化合物7672),37°C,5% CO_2孵箱中孵育48 h。将细胞转移至10 ml离心管中,1000 rpm×5 min离心,台盼蓝拒染法计数细胞浓度。分别取10^6个细胞,置于1.5 ml Eppendorf管中,台式离心机3000 rpm×30 sec离心,并用1 ml PBS以相同速度洗一次。去上清,设置测定用对照,第1管为不加荧光标记抗体的裸细胞对照,第2管单加PE-antiCD11b,第3管单加FITC-antiCD33,第4、5、6管为同时加入PE-antiCD4和FITC-antiCD8的空白对照(control),其它为阳性对照组和活性化合物处理组,设置三个平行,将各管于4°C避光作用45 min。最后用含2% FBS的PBS洗涤细胞3次,弃上清,加入1%多聚甲醛0.4ml/管固定。用流式细胞仪分析CD11b、CD33细胞的百分比荧光强度。

3. 结果

3.1 靶向维甲酸受体的虚拟筛选结果

首先用 Sybyl 软件创建容量为 20000 个（为实体样品）的化合物三维小分子数据库，加入电荷，并存为能被分子对接 FLEX X 程序识别的 mol2 格式数据库，并且为验证该程序的有效性，在数据库中加入 RXRa 天然配体 9-CRA 的结构信息；

其次，利用结构生物学和生物信息学知识通过如下网址查询 PBD 蛋白质三维数据库：

1）http：//pdb.life.nthu.edu.tw/pdb-bin/pdbmain

2）http：//www.rcsb.org/pdb/home

找到 RAR 配体结合域蛋白数据库文件 1XAP（RARβ-LBD）和 3LBD（RARγ-LBD），通过理性药物设计（Rational drug design）Tripos 7.0 软件包中分子对接软件 FLEX X 进行对接打分，并结合预测配体空间位阻影响的软件 FLEX S 打分结果，从已构建的配体数据库中筛选出与天然配基 9-CRA 相比打分相对较高，排名在前的 26 个化合物，作为后续的高信息筛选的复筛样品，选择的化合物号见 Tab.1。

虚拟筛选结果显示，综合两个软件筛选结果排名在前的化合物，以 7672 的打分最高，其对 1XAP（RARβ-LBD）模型打分为-12.0，对 3LBD（RARγ-LBD）模型打分为-22.4。而阳性化合物 9-CRA 对 1XAP（RARβ-LBD）打分为-10.2，对 3LBD（RARγ-LBD）为-11.7。

因此下一步以 7672 结构作为参考，从筛选中心化合物实体库中选择符合 7672 基本骨架特征的化合物，共得到 23 个具有相似特征性结构的化合物，也作为后续的高信息筛选的筛选样品，化合物号见 Tab.2。

Tab. 1 The hits of virtual screening on RAR agonists

5941	8157	10716	13750	20226
7672	8158	10718	14082	20462
7729	8168	10872	16095	
7739	10020	12087	18381	
7740	10045	12344	20224	
7743	10525	12652	20225	

Tab. 2 The structual analogs of 7672

5583	7284	7295	12833	20402
5600	7287	7666	12837	20842
6284	7290	12638	12838	20895
6285	7291	12639	12844	
6808	7292	12832	14719	

3.2 RAR 配基 HCS 筛选体系的建立和评价

3.2.1 细胞系的构建和细胞制备

HCS 构建成功的重要因素是细胞系的选择和细胞的制备，贴壁细胞是相对理想的，但是对于悬浮或半悬浮细胞，也是可以通过处理使细胞尽可能贴于微孔板底部用于 HCS 体系。实验中采用如下途径解决细胞贴壁问题：采用高粘附性能的细胞培养板；尽可能减少试剂的加入，清洗步骤，并加入离心步骤以减少细胞的损失。

本研究采用已整合有 RARE 和 EGFP 基因的 HEK293 细胞株作为高信息筛选用细胞株，采用高粘附性能的黑色透底细胞培养板进行细胞培养。当有 RAR 相应配体存在时，可与细胞内源存在的受体结合，然后特异性结合于 DNA 应答元件 RARE，同时刺激绿色荧光蛋白的表达，使细胞发出绿色荧光。通过绿色荧光有或无的变化以及荧光强度的变化，作为筛选检测指标，寻找可激活 RAR 的高活性、低毒性化合物。

3.2.2 高信息筛选前预实验

采用 M5 酶标仪（Molecular Devices，MD）检测阳性对照药物刺激细胞后 GFP 的表达情况，即测定 GFP 的荧光强度，评价细胞的荧光强度是否可反映药物的浓度依赖性关系。用 M5 检测仪分别检测活细胞和加入细胞裂解液（含 Triton X-100）裂解后的细胞的荧光强度，荧光检测波长 $Ex = 485$ nm, $Em = 509$

nm。结果发现在 Olympus 荧光倒置显微镜下显示有很好浓度依赖关系的图像结果，但在 M5 上读值没有区别，说明酶标仪不适用于 GFP 表达的荧光强度定量测定。(结果略)

3.2.3 RAR 配基 HCS 筛选方法的建立

RAR 高信息筛选体系采用三个通道同时染色，W1 通道采用 Hochest 33258 荧光染料 (Ex350/Em461)，可透过细胞膜，与染色体 DNA 特异结合，标记细胞核呈蓝色，可以直接反映细胞数目、核形态变化等多个方面的信息；W2 通道检测 EGFP 绿色荧光 (Ex494/Em519)，在 RAR 相应配体或激活 RAR 信号通路的化合物存在并与细胞作用后，可刺激细胞表达绿色荧光蛋白，可检测到绿色荧光；W3 通道采用 PI 染料，为细胞中检测细胞毒作用常用染料，对于细胞膜有损伤的晚期凋亡和细胞特异染色，显示红色荧光，其红色荧光变化与细胞毒性有关。通过结果可以直接分析样品的细胞毒性是否损害了细胞核 DNA。

3.2.4 RAR HCS 体系的验证

按照前述方法 (2.3.2)，采用阳性对照药物 9-CRA 在 Cellomics KineticScanII HCS 仪器上进行体系验证。细胞加入不同浓度阳性对照 9-CRA 处理，在 37℃，5% 细胞培养条件下，分别培养 24、48、72 h，动态观察表达 EGFP 的细胞数和 EGFP 的表达水平，即绿色荧光强度的变化。将处理后的活细胞置于 KineticScanII (Cellomics HCS) 仪器中，首先选择 9 个视野下的细胞群自动获取图像，根据 RAR 受体的要求，从 KineticScan 系统分析软件所列出的参数中选择需要的参数，对图像进行自动化数据分析。经 KineticScan HCS 系统检测，阳性对照可诱导 GFP 的表达，在胞浆中可检测到均匀的绿色荧光，且不同浓度的阳性药物处理下，显示绿色荧光细胞的数量和强度可呈现一定的浓度依赖关系，且红色荧光强度的多少也可反映其细胞毒作用。细胞用不同浓度阳性对照化合物处理后，通过三个通道各自捕获的图像，以及三个通道叠加图像进行分析，结果见 Fig1。阳性对照的量效关系曲线和不同孵育时间下绿色荧光蛋白表达量随时间变化的结果见 Fig.2，高信息系统三个通道选择的参数如下所示，每个通道参数所得数据结果如 Tab.3 所示。

结果分析见下：

W1 (第一通道) 所选参数如下所示，主要目的是通过核染色对细胞进行计数，确定每孔中细胞密度和均匀度，一般 HCS 要求细胞尽量均匀，Valid CellCount Ch1 中记录的数值最好在 100-500 之间，RAR 体系该通道分析结果见

第四章 民族药物高通量筛选新技术的实践

Tab. 3B，满足要求（以一次检测分析结果为例）。

Feature：1、CellCount Per Field Ch1

2、Valid Cell Count Ch1

3、MEAN_ Object Total Inten Ch1

3、MEAN_ Object Avg Inten Ch1

W2（第二通道）所选参数如上所示．，分析结果中应用的主要参数为绿色荧光蛋白的平均密度（MEAN_ TargetAvgIntenCh2），其值可通过第二通道记录的参数总荧光密度数值（MEAN_ TargetTotalIntenCh2）与第一通道所得有效的细胞计数（Valid CellCount Ch1）的比值得到。结果见 Tab. 3。

W3（第三通道）主要检测为 PI 的总平均荧光密度和平均荧光密度。

Tab. 3A-H The data analysis from the images on Cellomics KineticScanII HCS system.

A：

Feature: CellCountPerField			(Ch1)							
	1	2	3	4	5	6	7	8	9	10
A					304	291	307	359	281	229
B					332	326	313	334	305	295
C					301	292	317	330	218	254
D					287	314	265	347	297	328
E					305	331	311	305	307	319
F					321	292	311	303	287	312
G					315	334	295	315	359	338
H					293	272	310	312	288	293

B：

Feature: ValidCellCount (Ch1)										
	1	2	3	4	5	6	7	8	9	10
A					304	291	307	359	281	229
B					332	326	313	334	305	295
C					301	292	317	330	218	254
D					287	314	265	347	297	328
E					305	331	311	305	307	319
F					321	292	311	303	287	312
G					315	334	295	315	359	338
H					293	272	310	312	288	293

C:

Feature: MEAN_ Object AvgIntenCh1

	1	2	3	4	5	6	7	8	9	10
A					632.38	642.16	689.05	611.64	689.25	645.76
B					633.25	643.52	667.08	541.45	563.12	559.32
C					679.45	490.84	665.4	446.99	483.19	441.64
D					501.43	521.66	461.14	428.71	440.57	530.14
E					490.12	483.41	517.43	399.92	449.81	510.74
F					493.54	491.08	496.91	406.79	464.34	417.28
G					497.88	490.87	492.38	503.99	502.02	516.38
H					610.79	640.87	595.28	573.35	670.14	624.53

D:

Feature: MEAN_ Object TotalIntenCh1

	1	2	3	4	5	6	7	8	9	10
A					167843	174094	195309	161371	221027	182437
B					165747	177786	183295	139700	162906	156466
C					189365	136320	181965	118374	147781	119132
D					138768	145052	125374	115124	115755	159135
E					140875	123226	148511	105083	115992	144376
F					125346	126476	133702	105514	129409	120187
G					126036	139231	115937	142499	131438	149657
H					173297	180106	156873	157975	198316	175654

E:

Feature: MEAN Target TotalIntenCh2

	1	2	3	4	5	6	7	8	9	10
A					232703	244842	232657	18967	24344	10467
B					397882	408107	447097	5533	3694	3764
C					385778	271012	395460	2690	3179	3087
D					239728	257241	224773	2885	2995	3122
E					181609	186707	206573	2715	2896	3069
F					126622	134708	143780	2778	3217	2608
G					62568	54530	70622	3462	3298	3165
H					24749	29127	30494	3721	4195	4140

F：

Feature：MEAN_ Target AvgIntenCh2									
	1	2	3	4	5	6	7	8	9	10
A					367.9	381.3	337.7	29.54	35.32	16.21
B					628.3	634.2	670.2	10.22	6.56	6.73
C					567.8	552.1	594.3	6.02	6.58	6.99
D					478.1	493.1	487.4	6.73	6.8	5.89
E					370.5	386.2	399.2	6.79	6.44	6.01
F					256.6	274.3	289.4	6.83	6.93	6.25
G					125.7	111.1	143.4	6.87	6.57	6.13
H					40.52	45.45	51.23	6.49	6.26	6.63

G：

Feature：MEAN_ Target TotalIntenCh3									
	1	2	3	4	5	6	7	8	9	10
A					14899.3	13032.7	10966.6	1278.1	1072.1	1113.2
B					5690.3	5529.7	5419.9	1087.5	1300	1099.3
C					4746.1	4908.9	4696.1	1223.4	1296.7	1209.2
D					4217.4	4318.8	4196.9	1883.2	1227.6	1665.7
E					3033.2	2991.5	2947.2	890.36	1176	1213.4
F					2769.8	2938.5	2655.7	1487.5	1732.5	1543.6
G					2549.9	3074.8	3218.9	1596.3	954.9	1100.2
H					1767.3	2302	1509.6	1396.4	1338.7	1229.8

H：

Feature：MEAN_ Target AvgIntenCh3									
	1	2	3	4	5	6	7	8	9	10
A					99.45	141.18	136.75	41.07	39.86	44.16
B					71.65	79.02	74.54	40.71	45.56	42.73
C					50.85	68.11	56.75	48.87	39.88	47.84
D					65.82	53.45	69.25	40.53	39.12	40.23
E					45.67	40.71	40.25	41.45	41.76	42.56
F					41.87	44.81	51.08	38.58	41.28	40.65
G					63.62	59.62	40.11	43.25	40.99	40.33
H					51.66	39.73	43.46	42.67	44.36	39.79

上表中二通道参数 MEAN_ TargetAvgIntenCh2 显示的为软件分析得到的绿色荧光蛋白的平均荧光强度的结果。通过加入不同浓度的 9-CRA，第二通道平均荧光密度可随化合物浓度呈现浓度依赖关系，验证了 HCS 系统的可靠性，

民族药物高通量筛选新技术

并且该通道检测灵敏度高,最低可检测到 1 nM 9-CRA 的荧光强度。通过数据,还可用来绘制化合物的量效关系曲线。

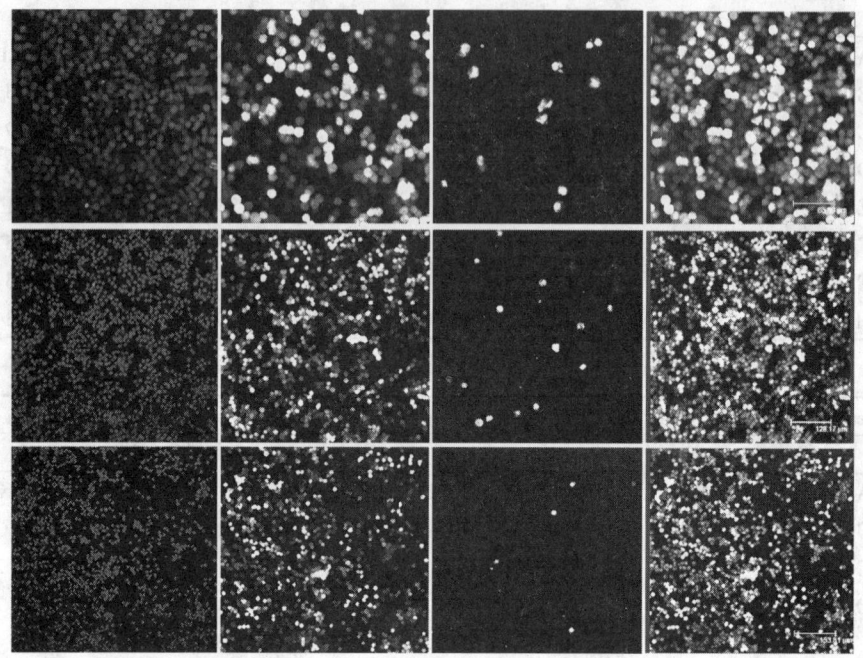

Fig1. The different visible fluorescent-based images on Cellomics KineticScaniI HCS plate reader when the cell line was treated with 9-CRA of different concentration. A-D. 9-CRA 100μM treated (10×); B., E-F 9-CRA 100μM (4×) treated C. I-L 9-CRA 1μM (4×)

Feature:MEAN_ TargetTotalIntenCh3 分析的为三通道下的总荧光强度,为 PI 的红色荧光,用来评价细胞毒作用,其也显示一定的浓度依赖关系。而 Feature:MEAN_ TargetAvgIntenCh3 为三通道下的平均荧光强度,由于 PI 着色的细胞占细胞总数的量相对较小,而算法中细胞数为核计数中的细胞数,不是 PI 着色的细胞数,平均荧光强度变化不明显。因此采用该系统对细胞毒的分析应结合捕获图像和三通道的总荧光强度进行分析。

图中显示在 Cellomics KineticScaniI HCS 系统中捕获的不同浓度的阳性化合物在三个通道的图像,蓝色为 1 通道细胞核染色,绿色为 2 通道绿色荧光,反映绿色荧光蛋白的表达,红色为 3 通道,PI 染色,显示细胞毒作用,A 图显示阳性化合物 100μM 浓度下,有毒性,PI 红色染色明显,显示此剂量对细胞具有细胞毒作用,而绿色荧光代表化合物作为 RAR 激动剂可诱导绿色荧光蛋白的表达;B 图为低倍下,细胞在与 A 相同药物浓度处理下,可见 PI 红色染色明显，显示此剂量的明显的细胞毒作用；C 图显示强的绿色荧光，红色染色少，说明该剂量的阳性化合物诱导表达绿色荧光蛋白作用强而细胞毒作用小。

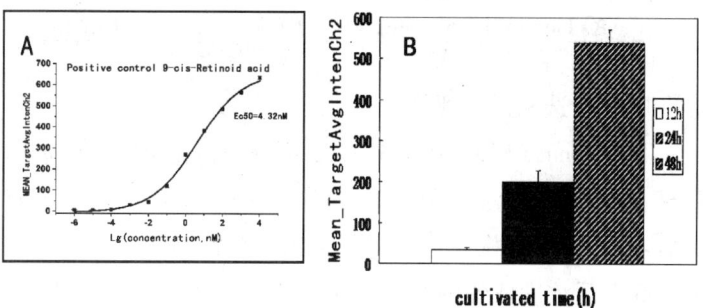

Fig. 2A Dose dependent curve of compound on Cellomics HCS system. B. 9-CRA induced expression of GFP with different cultivate time.

结果显示，9-CRA 的 EC_{50} 为 4.39 nM。经阳性对照验证，该 HCS 系统稳定可靠，灵敏度高，在 1 nM 的 9-CRA 存在的情况下，仍可明显检测到维甲酸诱导绿色荧光的存在。通过对孵育时间的摸索，48-72 h 后，模型荧光表达稳定，可用于高信息筛选。

3.2.5 RAR HCS 系统的评价

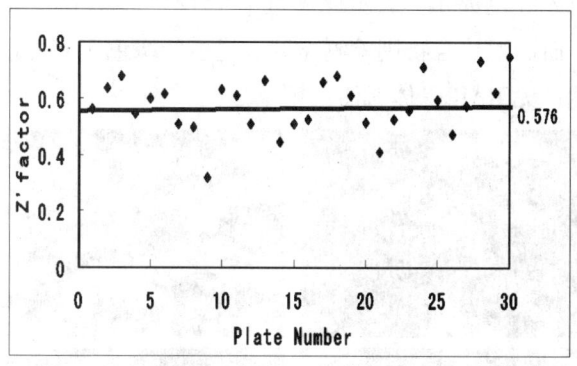

Fig. 3 The Z′ factors of the HCS model in different plates

Z′因子是普遍用于评价高通量（HTS）实验的参数指标，从理论上讲，Z′因子 >0.4，则可说明该 HTS 方法可行，结果可靠，一般要求 Z′因子在 0.5-1，选择已测定的 96-孔板结果中的任意三十板进行 Z′因子计算，选择 10 μM 阳性对照 9-顺式维甲酸为对照，不加药只加空白培养基的为空白，除一板 Z′factor <0.4 外，其余均大于 0.4，符合高通量筛选的要求，证明该系统的稳定性和

结果的可靠性，Z'因子结果见 Fig. 3

该系统 Z'因子的计算公式为：

$$Z' = \frac{(AVGcontrol-3SDcontrol) - (AVGblank+3SDblank)}{(AVGcontrol- AVGblank)}$$

3.3 化合物的 HCS 筛选和活性评价

3.3.1 应用 Cellomics KineticScanII HCS 系统进行化合物的筛选和活性评价

采用已建立的 HCS 方法应用 Cellomics KineticScanII HCS 系统对从虚拟筛选得到的化合物和 7672 结构类似物进行了筛选和活性评价。结果表明，化合物 7672 和 7666 显示浓度依赖的诱导绿色荧光表达的作用，具有 RAR 激活作用，不同剂量活性化合物 7672 处理的细胞在 Cellomics KineticScanII HCS 三个通道的叠加图像如 Fig. 4 所示。通过 Cellomics KineticScanII HCS 系统中第二通道数据分析结果，得到活性化合物 7672、7666 的量效关系曲线以及通过 Origin 5.0 软件曲线拟合得到半数有效剂量（EC_{50}）值。结果如 Fig. 5 所示。在 50 μg/mL7672 高浓度下，细胞显示细胞毒作用，有红色荧光；中等剂量下显示绿色荧光明显，红色荧光少，表示绿色荧光蛋白表达量高，化合物具有 RAR 受体激活作用，而细胞毒作用小；7672 低剂量下，只有少量细胞显示绿色荧光，且荧光较弱，也无红色荧光，表示此剂量下 7672 浓度较低，无法诱导绿色荧光蛋白的表达。而阴性化合物则检测不到 2 通道的绿色荧光，显示其不诱导绿色荧光蛋白表达，无 RAR 受体激活作用。

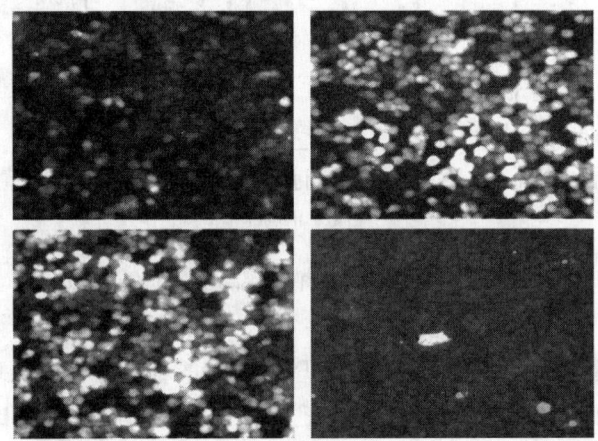

Fig. 4　The different visible fluorescent-based image on Cellomics KineticScanII HCS plate reader when the cell line was treated with positive and negative compound. positive compound is 7672.

第四章 民族药物高通量筛选新技术的实践

A. Low dose of positive compound
B. Middle dose of positive compound
C. High dose of positive compound
D. Negative compound

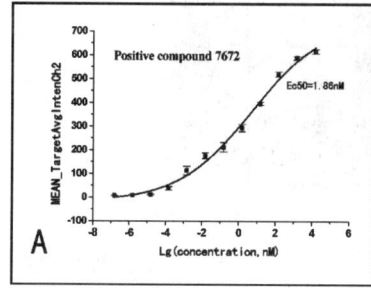
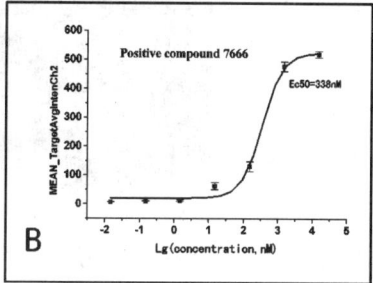

Fig. 5 Dose dependent curve of compound on Cellomics HCS system. A. 7672, B. 7666

上图中,7672、7666 显示了较好的剂量依赖关系,Ec50 分别为 1.89 nM 和 339 nM。7672 显示比阳性对照更低的 EC_{50} 值。

3.3.2 应用 MetaXpress(MD)HCS 系统进行化合物的筛选和活性评价

为了验证模型的稳定性,本实验又应用 MetaXpress(MD)系统对从虚拟筛选得到的化合物和 7672 结构类似物进行了筛选和活性评价。MetaXpress(MD)96 孔板 HCS 体系进行筛选的图像结果如 Fig. 6 所示,9-CRA 和 7672 处理的细胞的呈剂量依赖关系的图像结果如 Fig. 7 和 Fig. 8

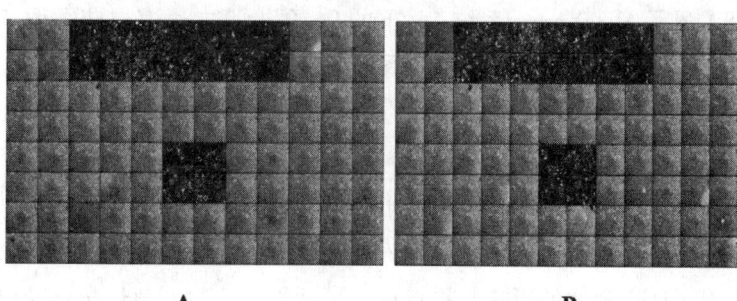

Fig. 6A the HCS image of 96-well plate from W2 at 10 × visual field
Fig. 6B the HCS image of 96-well plate from W1 and W2 at 10 × visual field

Fig. 6 所示为 MetaXpress 系统第二通道捕获图像结果,第一列和第二列为阳性对照 9-顺式维甲酸处理的细胞图像,为上下二个平行,呈现好的浓度依赖关系和对药物的敏感性。显示绿色小点为活性化合物,每个化合物设置两个浓度,两个平行 Fig. 7 为与 Fig. 6 同一 96 孔板,在.第一通道和第二通道捕获图

像叠加的结果，中间显示绿色和蓝色小点的为筛选活性化合物。

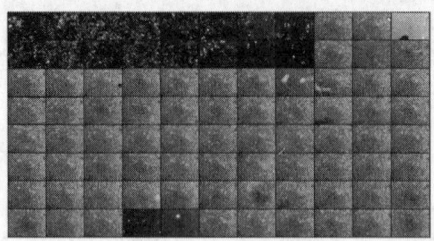

Fig. 7 The dosedependent HCS image of 9CRA from W2 at 10 × visual field

Fig. 7 显示为 MetaXpress 系统 10× 下的 96-孔板第二通道捕获图像，用于分析阳性对照药物的量效关系。绿色荧光蛋白表达量随药物刺激浓度的减少而显示出表达荧光蛋白的细胞数减少和荧光强度降低。

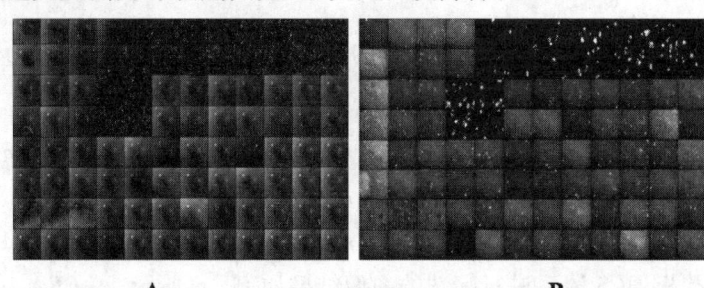

Fig. 8A the dosedependent HCS image of 7672 from W2 at 4 × visual field
Fig. 8B the dosedependent HCS image of 7672 from W2 at 20 × visual field

Fig. 8A 显示 MetaXpress 系统 4× 下的 96 孔板第二通道捕获图像，第一列和第二列上下平行，化合物 7672 可诱导浓度依赖性的绿色荧光蛋白的表达，量效关系明显。中间显示绿色小点的为筛选活性化合物 7666。Fig. 8B 为与 Fig. 8A 同一 96 孔板，20× 下。

3.4 活性化合物的药理作用机制研究

通过研究化合物对 NB4 细胞形态，细胞周期动力学和白细胞表面分化抗原 CD11b 和 CD33 表达的影响，重点评价了活性化合物对急性早幼粒白血病细胞的诱导分化作用。

3.4.1 化合物对细胞形态变化的影响

化合物若诱导急性早幼粒白血病细胞分化，会导致细胞形态发生明显变化。本实验中观察了化合物处理 NB4 细胞后对 NB4 细胞形态的影响。经阳性对照 9CRA 和阳性化合物 7672 诱导 NB4 细胞四天后，7672 在 1μM 浓度条件下，细胞形态发生明显变化，在 100、200 和 400 倍目镜下观察，正常细胞为圆形，诱导后成肾型或马蹄型且有部分贴壁。作用6天后，上述变化更趋明显。9CRA在0.1μM和1μM浓度条件下，与空白细胞相比，镜下均可观察到明显的细胞形态变化，且在1μM下显示明显细胞毒。

3.4.2 化合物对细胞周期动力学的改变

药物诱导急性早幼粒白细胞系NB4细胞分化，会导致细胞周期动力学的改变，本实验观察不同浓度化合物（7672和9-CRA）诱导细胞四天后，对细胞周期动力学的影响。

结果显示，加药空白对照组细胞周期各时相的分布与早幼粒细胞的细胞周期特征一致，主要处于S期。但细胞经0.01μM，0.1μM和1μM药物作用4天后，细胞周期动力学发生明显改变。9-CRA组和化合物7672组均表现为细胞阻断在G1期，特征为随作用时间延长，G1期细胞数量逐渐增加，S期比例明显下降，而G1/S的比值明显增大。阳性药物和7672处理后可见明显的G1-S期阻滞，并呈较好的剂量依赖关系。且1μM的9-CRA出现明显的亚二倍体峰，显示对细胞的毒性作用。

3.4.3 化合物对细胞表面分化抗原CD33和CD11b的变化的影响

文献报道在10^{-6}mol/L浓度条件下，NB4细胞经维甲酸类药物作用2天后，能明显提高细胞白细胞表面分化抗原CD11b的表达。而CD33表达在药物作用2天时改变不明显，但4天时显著下降，本实验仍选择不同浓度7672处理4天后，用流式细胞仪检测7672对白细胞表面分化抗原CD11b和CD33表达的影响。

流式检测结果显示，经9-CRA和化合物7672诱导后，细胞符合早幼粒细胞分化的白细胞表面分化抗原变化。药物诱导四天后，白细胞表面分化抗原CD33表达随药物浓度的增加而下降，而CD11b则随药物浓度增加而表达量明显增加，具有好的剂量依赖关系，进一步从分子水平指征的改变证实了7672对NB4细胞的诱导分化作用，且结果显示在相同诱导浓度下，7672对CD33表达的影响要大于阳性对照9-CRA，提示其对NB4细胞诱导分化能力强于阳性对照9-CRA，可能是由于其对RAR受体激活作用强于9-CRA，另外，结果显示阳性对照9-CRA在1μM浓度条件下，对细胞生长有明显的抑制作用，显示细胞毒作用，这一点在细胞周期测定实验结果中也可看出，而7672在1μM浓度条件下未见明显的细胞毒作用。

Tab. 4 The effect of 7672 on Changing Cell cycle kinetic

Treatment of NB4(μM)	G0-G1(%)	S(%)	G2-M(%)	Apoptosis(%)	G0-G1/S
Control	37.46 ± 0.29	52.34 ± 0.29	10.20 ± 0.56	3.09 ± 0.26	71.57 ± 0.22
9-cis-RA ±0.01	48.41 ± 3.11	39.16 ± 1.96	12.44 ± 1.15	1.12 ± 0.89	123.64 ± 14.15**
9-cis-RA ±0.1	57.58 ± 1.22	30.36 ± 1.67	12.06 ± 0.53	1.88 ± 0.05	189.69 ± 14.67**
9-cis-RA ±1	60.53 ± 0.75	27.24 ± 0.51	12.23 ± 0.44	13.26 ± 10.63	222.18 ± 6.55**
7672 ± 0.01	37.93 ± 2.13	49.60 ± 1.80	12.47 ± 0.42	5.17 ± 4.45	76.46 ± 7.04
7672 ± 0.1	57.50 ± 5.73	28.54 ± 5.05	13.97 ± 0.81	6.43 ± 3.56	201.51 ± 59.77*
7672 ± 1	65.38 ± 1.48	21.41 ± 0.30	13.21 ± 1.23	2.60 ± 0.32	305.37 ± 10.82**

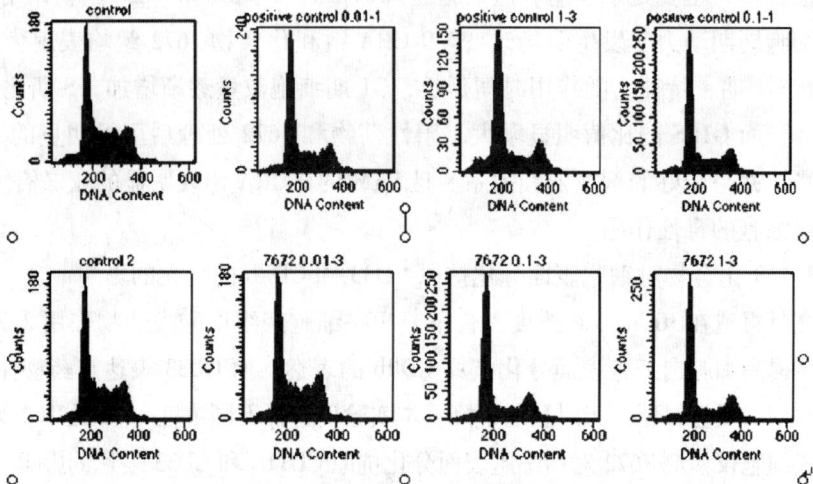

Fig. 9 Cell cycle detection by Flow cytometer

Tab. 5 The effect of 7672 on CD11b and CD33 expression detected by FCS

Treatment of NB4 cells	CD33-FITC	CD11b-PE
Control	13.29 ± 0.35	4.19 ± 0.19
9-cis-Retinoid acid 0.1 μM	12.37 ± 0.65*	12.72 ± 1.14**
9-cis-Retinoid acid 1 μM	15.17 ± 0.87	10.73 ± 0.52**
7672 0.01 μM	12.43 ± 0.63	5.06 ± 0.46*
7672 0.1 μM	11.33 ± 0.11	14.77 ± 1.52**
7672 1 μM	10.09 ± 0.88**	16.06 ± 1.58**

4. 讨论

综合本部分研究结果可得到如下结论：

(1) 本研究建立的 RAR 激动剂 HCS 筛选平台，通过阳性化合物 9-CRA 对体系的验证和 Z'因子计算，符合高通量筛选体系要求，说明 HCS 系统稳定，数据可靠。该平台操作简便，直观，灵敏度高，并可在评价化合物有效性，膜透过性的同时评价化合物的细胞毒性。可以用于筛选民族药物。

(2) 通过虚拟筛选得到的民族药化合物 7672 和结构类似物 7666 在高信息筛选中仍显示活性，EC50 分别为 1.89 nM 和 339 nM，其中 7672 在虚拟筛选中打分最高，在 HCS 筛选中也显示较好活性，其 EC50 优于 9-CRA，且只有在大于 50 μg/ml 浓度时才显示出细胞毒作用。结果也证实了核受体药物研发中虚拟筛选的应用具可行性。

(3) 7672 在进一步的药理活性评价中仍具有很好的诱导 NB4 细胞分化作用，其对细胞形态变化，细胞周期动力学改变和白细胞表面分化抗原表达情况的变化，均符合早幼粒白细胞分化的典型特征，且具有很好的剂量依赖效应，尤其是对细胞周期动力学改变方面的特性具有优于 9-顺式维甲酸的趋势，7672 可作为新一代的 RAR 受体激活剂进行开发，用于相关疾病治疗。

随着生命科学领域的迅速发展，使得潜在的药物作用靶点数目和有待筛选的化合物数目显著增多。这些进展为民族药的高通量筛选的发展提供了良好的条件，同时也对高通量筛选的效率和质量提出了更高的要求，不仅需要更大的筛选规模，同时也要求筛选体系和筛选模型的检测技术能够更快速、全面真实的反映被筛样品的生物活性特征。

实验中尝试了运用虚拟（*in silico*）筛选→高信息细胞筛选（HCS）体外筛选模式，并进一步结合细胞水平的药理活性评价，成功应用于寻找高活性、低毒性的 RAR 受体激动剂先导化合物，从容量为 20000 的化合物库中得到了具有确定 RAR 受体激动活性的化合物 7672 和 7666。根据 RAR 受体激动剂诱导肿瘤细胞诱导分化的特性，设计实验对 7672 进行药理活性评价，进一步确证了 7672 作为 RAR 受体激动剂的活性，证实了采用的 RAR 高通量筛选模式的可行性，7672 可作为新一代 RAR 受体激活药物进行开发。

与传统的核受体细胞水平评价方法相比，本实验中建立的 RAR 受体的高信息筛选平台，从图像的捕获、分析到量化结果的输出，储存，其高信息筛选的直观，动态，多通道，多指标和数据自动化分析的优点充分显示，另外该模型还可完成三维立体细胞动态观察。HCS 体系中一通道核染料的使用不仅可对细胞进行计数，同时还可评价化合物对细胞核的形态，大小以及核内荧光强度的影响，二通道评价表达绿色荧光蛋白的细胞数目和相对的绿色荧光强度大小，可反映化合物的诱导活力的大小，因为绿色荧光蛋白是活体细胞表达的，也可对细胞活力进行评价，三通道是典型的只对晚期凋亡和死亡细胞染色的PI，是常用的细胞毒评价染料，也是流式细胞周期分析中常用的染料，通过该RAR高信息体系的建立，可在一次筛选中同时对化合物的活性，膜透过性，细胞毒进行评价。

高信息的细胞水平筛选方法的出现，为民族药中关键创新药物的发现带来了新的生机，使得创新药物发现进入一个更深的层次。多细胞靶点和多细胞类型的 Multiplexed HCS 已成为当今细胞水平筛选技术的主流，如利用 Multiplexed HCS 建立系统细胞生物学信息体系将使药物的功能性研究更加深入，显著缩短早期的药物发现过程，缩短整个药筛周期，促进民族新药的研发。

通过本实验，从民族特色药物中发现了3个具有极高活性的分子，其中一个化合物的 EC50 为 1.89 nM，极具研究前景。更有意义的是其中2个活性分子分别为二聚体和四聚体，提示化合物单体的多聚体可能是新药发现的宝库。

参考文献

1. 杜冠华．高通量药物筛选技术进展与新药开发策略[J]．中国新药杂志，2002，11(1):31-36.

2. 李韶菁,杜冠华．细胞水平的高通量药物筛选技术研究进展[J]，中国药学杂志，2008，43(2):84-87.

3. 刘庆山．促神经干细胞增殖化合物的筛选及药理学评价．中国知网博士学位论文，2007,9, 12.

4. James FT and Leonard PF. Nuclear receptors as drug targets in metabolic diseases: new approaches to therapy[J]. Trends Endocrinol Metab, 2006, 17(7):284-290

5. Robinson-Rechavi M, Carpentier AS, Duffraisse M, Laudet V. How many nuclear hormone receptors are there in the human genome? [J]. Trends Genet. 2001, 17:554-6

6. Aranda A, Pascual A. Nuclear hormone receptors and gene expression[J]. PhysiolRev, 2001, 81:1269 -1304

7. Evans RM. The nuclear receptor superfamily: a rosetta stone for physiology[J]. Mol Endocrino, 2005,19:1429-38

8. Handschin C, Meyer UA. Induction of drug metabolism: the role of nuclear receptors[J]. Pharmacol Rev, 2003, 55:649-73

第四章　民族药物高通量筛选新技术的实践

9. Moore JT, Collins JL, Pearce KH. The nuclear receptor superfamily and drug discovery[J]. Chem Med Chem 2006, 1:504-23

10. Robinson-Rechavi M, Escriva Garcia H, Laudet V. The nuclear receptor superfamily[J]. J Cell Sci,2003, 16:585-586

11. Pierre C. A decade of molecular biology of retinoic acid receptors[J]. FASEB J. 1996, 10:940-954

12. Lei M,de Th H. Retinoids and retinoic acid receptor in cancer[J]. EJC Supplements 2003, 1(2):13-18

13. James F. Tobin and Leonard P. Freedman. Nuclear receptors as drug targets in metabolic diseases: new approaches to therapy[J]. Trends Endocrinol Metab, 2006, 17(7):284-290

14. Mangelsdorf DJ, Thummel C, Beato M,et al. The nuclear receptor superfamily: the second decade[J]. Cell 1995, 83:835-9

15. Zhu J, Chu HY,el al. Effect of retinoic acid isomers on proliferation, differentiation and PML relocatization in the APL cell line NB4 Leukemia[J], 1995, 9:302-309

16. Andres Sirulnik,Ari Melnick,Arthur Zelent et,al. Molecular pathogenesis of acute promyelocytic leukaemia and APL variants[J]. Best Pract Res Clin Haematol. 2003, 16(3):387-408A.

17. Monitoring PML-RARalpha in acute promyelocytic leukemia. Curr Oncol Rep[J]. 2003, 5(5): 391-8

18. Serain Hcroato. Applications for retinoids in canctr therapy[J]. Semin Hematol,1994, 31(suppl 5):1-13

19. Warrell RP Jr. a trial of 9-cis-retinoic acid, a pan retinoid/rexinoid agonist, showed upregulation of retinoic acid receptorα (RAR-α), a potentially important intermediate marker of response in lung cancer premalignancy[J]. Clinl Cancer Res,2004, 10:4249 -4253

20. Steven R Green K. Fluorescent protein(GFP): application in cell-based assays for drug discovery[J]. DDT,1999, 4(7):304-311,

21. Nandini VH. Live cell imaging in anticancer drug development[J]. Curr Drug Discov, 2004, 29-32

22. Laura A H,Caroline CS,Fausto A, et. al. Retinoids in chemoprevetion and differentiation therapy[J]. J Immunol,2006,209:598 – 603

23. Lanotte M,Martin-Thouvenin V,Najman S, et al. NB4 maturation inducible cellline with t(15:17) marker isolatedfrom a human acute promy elocyte leukemia(M3)[J]. Blood,1991, 77(5): 1080-1086

24. Seungtaek L and Bonnie J. Howell. High-Content Screening: Emerging Hardware and Soft-

ware Technologies[J]. Methods Enzymol,2006, 414:468-83.

第五节 酶蛋白荧光筛选芯片的药物筛选模型的应用

1. 荧光筛选芯片与民族药物筛选理论与实践

本筛选模型的对象是民族药来源的样品库，鉴于芯片技术尚处于初级阶段，成本较高、速度偏慢，本实验室不能进行大规模筛选。故挑选民族特色样品5000个。包括单体、粗提物、快速分离样品等。维药中有麝香、龙涎香、海狸香、黛衣草、丁香、豆蔻和荜芨等芳香性药物，还有马钱子、曼陀罗、天仙子、骆驼蓬等性峻毒烈的药物。藏药样品均来自于《月王药诊》、《晶珠本草》、《四部医典》所载药材，包括：伞梗虎耳草、耳草、囊距翠雀、船形乌头、喜马拉雅紫茉莉、纤毛婆婆纳、水柏枝、翼首草、毛瓣绿绒蒿、蓝石草、乌奴龙胆、山莨菪、樟牙菜、青稞、熊胆、牦牛酥油和糌粑等。见血飞、十大功劳、鱼腥草、银花、虎杖、桔梗、续断、草乌、天南星、苦参、白茅根、土大黄、艾纳香、马槟榔、金铁锁、粗榧、松萝、通关藤、滇丹参、藜芦、松叶蕨、扁担藤、紫金莲、白花蛇舌草等属于苗药。

本模型以糜酶为靶点，糜酶是多种疾病的治疗药物的靶点，如治疗动脉粥样硬化和动脉瘤、肺血管疾病、心脏肥大与心力衰竭、心肌梗塞、高血压等疾病的新药，这类药物以糜酶为靶点。

糜酶是一种糖蛋白，有两个可能的糖基化位点（Asn-X-Ser/Thr），可能分别位于 Asn^{59} 和 Asn^{82}，现在已经证明 Asn^{59} 位点是糖基化位点，N-连接聚糖的分子量大约为人糜酶分子质量的1/10，两条糖链以三个二硫键进行连接。人糜酶的去糖基化不影响底物特异性，但会降低稳定性。定位于肝磷脂上的糜酶可以抵制并降解内源性抑制剂，如 α_1-antitrypsin。

糜酶属于一种内肽酶，在活性位点侧旁有两个6链桶状结构。它对P1位置有较高要求，偏爱于苯丙氨酸、酪氨酸、亮氨酸或色氨酸，但对其它位置无特殊要求。晶体结构显示人糜酶的S1亚位点含有一个深的缝隙，内部为疏水性，可以容纳一个芳香侧链，相对于糜蛋白酶来说，糜酶对底物特异性的要求更高。糜酶可以分为两类：α-chymase 和 β-chymase。α-chymase 广泛存在于哺乳动物体内，人、猴、狒狒和狗只含 α-chymase，其它动物体内均含有 β-chymase。β-chymase 主要存在于啮齿动物体内，目前发现，除小鼠 MCP-5、大鼠 MCP-3 及仓鼠糜酶 2 外，在啮齿动物体内存在的主要为 β-chymase。α-chymase 是一种高效的血管紧张素转化酶，主要功能是选择性水解血管紧张素 I（Ang I）的 Phe8-His9，将其转化为具有生物活性的 Ang II。而 β-chymase 选择性较小，既作用于 Tyr4-Ile5，也作用于 Phe8-His9，最终结果是将 Ang I 转化为无活性的肽片段（Fig. 1），但现在也有研究表明，有些 β-chymase 也具有 Ang II 转化活性，如仓鼠糜酶-1。

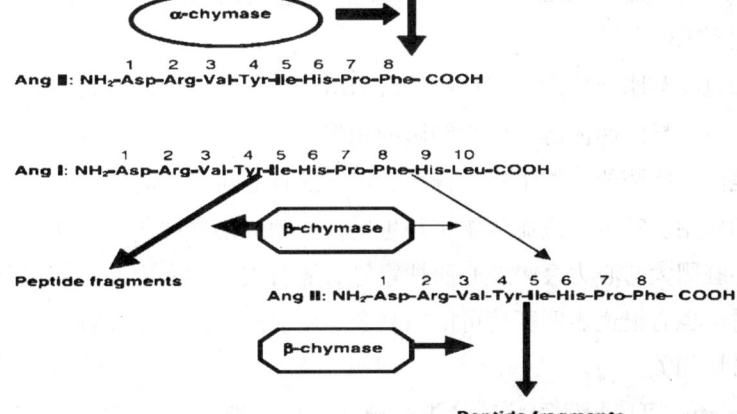

Fig. 1 Effect of chymases on Ang I（引自中国医学科学院高峰博士学位论文，2006）

糜酶广泛分布于人体内，在皮肤和左心室等组织中分布较为丰富，据报道在皮肤中含量可达每克组织中含 1.2～1.5 ng 蛋白，在其它组织如扁桃腺等组织中也有分布，但不存在于血浆中。在血管中，糜酶主要定位于血管外膜，而 ACE 主要定位于血管内膜。

糜酶在人体内有广泛的生物学作用。它参与血管活性肽的加工，除催化 Ang I 形成 Ang II 外，还水解大内皮素 1，产生 31 个氨基酸的内皮素 1（ET-11-31），并在 ECE（ET converting enzyme）的作用下转化为 ET-11-21，作用于 ETA 受体而产生心血管效应。人糜酶能从培养的人上皮和内皮细胞的细胞外基质释放 TGF-β，显示糜酶可能通过 TGF-β 途径介导心脏纤维化。糜酶也激活

MMP-9、MMP-2 和 MMP-1，降解细胞外基质，参与组织重构。糜酶激活细胞因子前体 CTAP-III 和 IL-1β，产生 SCF（stem cell factor）的可溶性活性形式，刺激肥大细胞的化学粘附、增殖和分化，增强了这些细胞的作用。另外，也有报道糜酶参与激活的皮肤肥大细胞产生的细胞因子 IL-5、IL-6、IL-13、TNF-α 的降解，但 GM-CSF 可抵制这种降解作用。

最近的研究还表明，糜酶可以水解肝细胞生物因子（Hepatocyte growth factor，HGF），中止离散因子（scatter factor）活性而抑制 HGF 的作用。同时，糜酶的水解位点位于 Leu480，与组织蛋白酶 G 和中性粒弹性蛋白酶切割位点相近，存在于 α 链上连接 α 链和 β 链的半胱氨酸的 N 端，产生的 α 链 N 端和四个 kringle 结构域（NK4）部分是 HGF 活性的天然拮抗剂，因此，糜酶从两方面抑制了 HGF 活性。

糜酶也参与脂质代谢，它可以降解 HDL3 的载脂蛋白，抑制胆固醇从泡沫细胞的外流，导致胆固醇在巨噬细胞的积聚。

正是由于糜酶的上述生物学作用，使糜酶在心血管疾病的发生与发展中具有重要的作用。它可促进血管增殖与生成，在动脉粥样硬化和动脉瘤、肺血管疾病、心脏肥大与心力衰竭、心肌梗塞等心血管疾病的发生发展中具有重要作用。同时，也有报道表明糜酶可能与衰老、硬皮病、遗传性过敏症等疾病的发生发展密切相关。

Tranilast：可以预防冠状动脉粥样硬化，也可抑制冠状动脉粥样硬化的发展。在血管损伤的动物模型中，也已经观察到 Tranilast 抑制糜酶 mRNA 水平的升高和新生内膜的增厚，抑制了血管的增殖。

糜酶抑制剂：现在应用的糜酶抑制剂主要分为肽类和非肽类两类。

Suc-Val-Pro-PheP（OPh)$_2$：在人血浆中的半衰期为 20h，可以抑制纤连蛋白、胶原 I、III 水平的增长，使内膜增厚减少 64%。

SUN-C8257：3-[（3-amino-4-carboxy）phenylsulfonyl]-7-chloroquinazoline-2,4（1H,3H）-dione，抑制人糜酶和仓鼠糜酶的 IC$_{50}$ 值分别为 310 nm 和 680 nm。同时，它也抑制人组织蛋白酶 G，IC$_{50}$ 值为 5.5μM。它可降低仓鼠增长的糜酶水平，但对动脉的 ACE 水平及 Ang II 形成活性均无明显影响。它也可降低动脉的脂质沉积，但不影响体重、血压、血浆 LDL-胆固醇和血浆 Ang II 水平，是一种颇具前景的抗动脉粥样硬化药物。

NK3201：2-（5-formylamino-6-oxo-2-phenyl-1,6-dihydropyrimidine-1-yl）-

第四章 民族药物高通量筛选新技术的实践

N-［｛3,4-dioxo-1-phenyl-7-(2-pyridyloxy)｝-2-heptyl］acetamide，抑制人、狗和仓鼠糜酶的 IC_{50} 值分别为 2.5、1.2、28nM。它几乎不抑制其它类型丝氨酸蛋白酶的活性如类胰蛋白酶、凝血酶、弹性蛋白酶、纤溶酶、纤溶酶原激活酶的活性。它可以降低糜酶活性，抑制血管增殖。在球囊损伤之前给予 NK3201，可以降低损伤动脉中增长的糜酶活性，降低新生内膜增厚程度，但对照组动脉的糜酶活性无明显影响，也不影响动物的平均血压以及血浆肾素、ACE 和 Ang Ⅱ 的水平。NK3201 也明显抑制狗动静脉内瘘狭窄模型中出现的糜酶表达增加，Ang Ⅱ、AT1、TGF-β 阳性区增高及新生内膜形成。

BCEAB：4-［1-［［bis-(4-methyl-phenyl)-methy］-carbamoyl］-3-(2-ethoxy-benzyl)-4-oxo-azetidine-2-yloxy］-benzoic acid，抑制人糜酶的 IC_{50} 值为 5.4 nM，但它不抑制血管紧张素转化酶、弹性蛋白酶及类胰蛋白酶的活性。同步给药可以抑制 bFGF 诱导的血管生成，减轻局部血流的增长，降低增长的糜酶活性和 VEGF mRNA 水平。

TY-51184：2-［4-(5-Fluoro-3-methylbenzothiophen-2-yl) sulfonamido-3-metha-nesul-fonylphenyl］oxazole-4-carboxylicacid，抑制人、狗、仓鼠糜酶的 IC_{50} 值分别为 37、58 和 128nM，但它的浓度即使达到 100μM 也不会抑制组织蛋白酶 C 的浓度。

TEIE548：抑制人和仓鼠糜酶的 IC_{50} 值分别为 6.2 和 30.6nM。

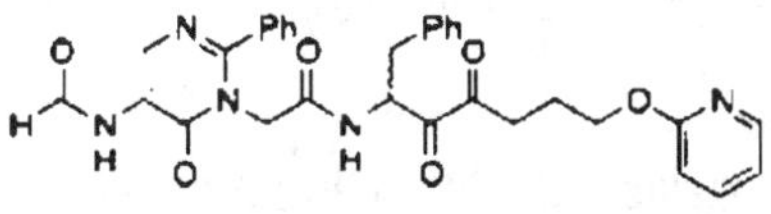

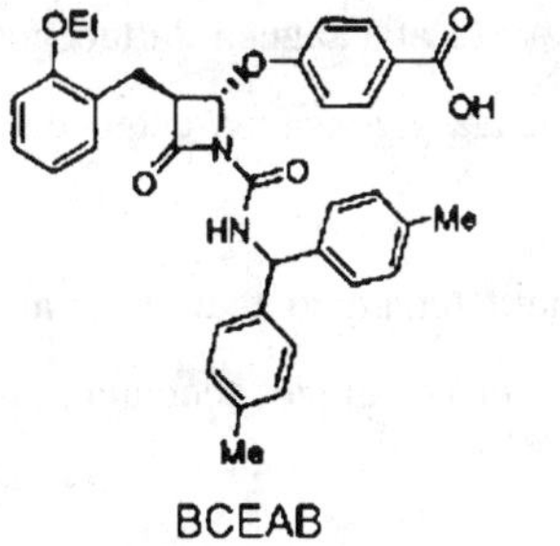

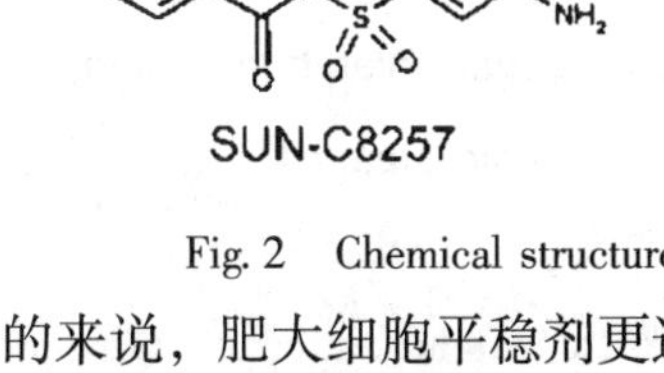

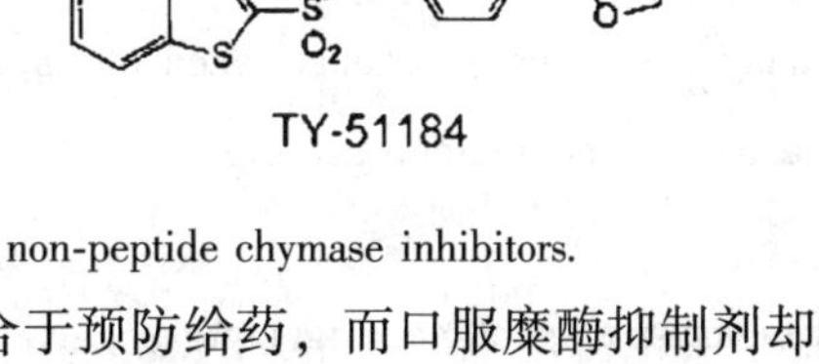

Fig. 2 Chemical structure of non-peptide chymase inhibitors.

总的来说，肥大细胞平稳剂更适合于预防给药，而口服糜酶抑制剂却不受此限制。目前，虽然在临床前实验中已经取得了很好的结果，但仍没有一种药物已经成功应用于临床。为发展新的有效的糜酶抑制剂，我们克隆、表达了糜酶，并准备应用于抑制剂的筛选。

目前，人糜酶已经成功表达在甲醇酵母（pichia pastoris）、埃希氏菌属大肠杆菌（Escherichia coli）、枯草杆菌（Bacillus subtilis）、杆状病毒（baculovirus）、COS1 细胞、Sf9 昆虫细胞、CHO 细胞中。另外，也有关于其它种属如狗心脏糜酶的克隆与表达的报道。

由于人心脏与大血管不易取材，我们选择了仓鼠心脏作为取材组织。仓鼠 chymase-2 属于 α-chymase，同时，它的碱基序列与人的同源性达到了 79.4%（Fig. 3），蛋白序列同源性达到了 72.1%（Fig. 4），正由于人与仓鼠糜酶结构与功能的相似性，大多数关于糜酶抑制剂的药理研究都使用仓鼠完成。目前，没有关于仓鼠心脏 chymase-2 的体外重组表达的报道，我们根据文献报道的仓鼠心脏 chymase-2 的序列，对其序列进行了克隆（Fig. 5）。由于糖基化对糜酶活性具有重要的意义，糖基化的损失会影响蛋白的三维结构的折叠，但在当前的表达系统中，只能在 CHO、Cos、Sf9 等。

人：atgctgcttc ttcctctccc cctgctgctc tttctcttgt gctccagagc tgaagctggg gagatcatcg

仓鼠：atgcttcttc ctgccctccg tctgctgctc tttctcctgg gctccagcgc cgaggctggc aagatcatcg

ggggcacaga atgcaagcca cattcccgcc cctacatggc ctacctggaa attgtaactt ccaacggtcc

gaggcacaga gtgcagacca catgcccgcc cctacatggc ctatctggaa attgtcactc ccgagaatca

ctcaaaattt tgtggtggtt tccttataag acggaacttt gtgctgacgg ctgctcattg tgcaggaagg

cctgtcagct tgcagtggct tcctgataag acgaaacttt gtgatgactg ctgcgcactg tgcaggaagg

tctataacag tcacccttgg agcccataac ataacagagg aagaagacac atggcagaag cttgaggtta

tctataacag tcctcctagg agcccacaac aaaaaggtaa aagaagacac gtggcagaag cttgaggttg

taaagcaatt ccgtcatcca aaatataaca cttctactct tcaccacgat atcatgttac taaagttgaa

aaaagcaatt ccctcatcca aaatatgatg accgtttggt tctcaatgac atcatgctac tgaagttgaa

ggagaaagcc agcctgaccc tggctgtggg gacactcccc ttcccatcac aattcaactt tgtcccacct

第四章 民族药物高通量筛选新技术的实践

ggagaaagcc aacctaaccc taggcgtggg aaccctccca atctcagcca aatcaaactc catcccacct

gggagaatgt gccgggtggc tggctgggga agaacaggtg tgttgaagcc gggctcagac actctgcaag
gggagggtgt gccgggcagt tggctggggc cgaacaaatg tgaatgaacc accctcggac actctgcaag

aggtgaagct gagactcatg gatccccagg cctgcagcca cttcagagac tttgaccaca atcttcagct
aggtgaagat gagaatcttg gatccccaag cctgcaaaca cttcgaggat tttcaccagg aacccagct

gtgtgtgggc aatcccagga agacaaaatc tgcatttaag ggagactctg ggggccctct tctgtgtgct
gtgtgtgggc aatcccaaga agattcgaaa tgtatacaag ggagactctg gaggacctct cctgtgtgct

ggggtggccc agggcatcgt atcctatgga cggtcggatg caaagccccc tgctgtcttc acccgaatct
gggatagccc aaggcatcgc atcctatgta cttcggaatg caaagccccc ttctgtcttc accagaatct

cccattaccg gccctggatc aaccagatcc tgcaggcaaa ttaa
cccattaccg gccctggatc aataagatct tgagggagaa ttaa

Fig. 3 Difference of gene sequence between human and hamster prochymase.

```
人：   1    MLLLPLPLLL  FLLCSRAEAG  EIIGGTECKP  HSRPYMAYLE  IVTSNGPSKF
仓鼠： 1    MLLPALRLLL  FLLGSSAEAG  KIIGGTECRP  HARPYMAYLE  IVTPENHLSA

       51   CGGFLIRRNF  VLTAAHCAGR  SITVTLGAHN  ITEEEDTWQK  LEVIKQFRHP
       51   CSGFLIRRNF  VMTAAHCAGR  SITVLLGAHN  KKVKEDTWQK  LEVEKQFPHP

       101  KYNTSTLHHD  IMLLKLKEKA  SLTLAVGTLP  FPSQFNFVPP  GRMCRVAGWG
       101  KYDDRLVLND  IMLLKLKEKA  NLTLGVGTLP  ISAKSNSIPP  GRVCRAVGWG

       151  RTGVLKPGSD  TLQEVKLRLM  DPQACSHFRD  FDHNLQLCVG  NPRKTKSAFK
       151  RTNVNEPPSD  TLQEVKMRIL  DPQACKHFED  FHQEPQLCVG  NPKKIRNVYK

       201  GDSGGPLLCA  GVAQGIVSYG  RSDAKPPAVF  TRISHYRPWI  NQILQAN
       201  GDSGGPLLCA  GIAQGIASYV  LRNAKPPSVF  TRISHYRPWI  NKILREN
```

Fig. 4 Difference of protein sequence between human and hamster prochymase.

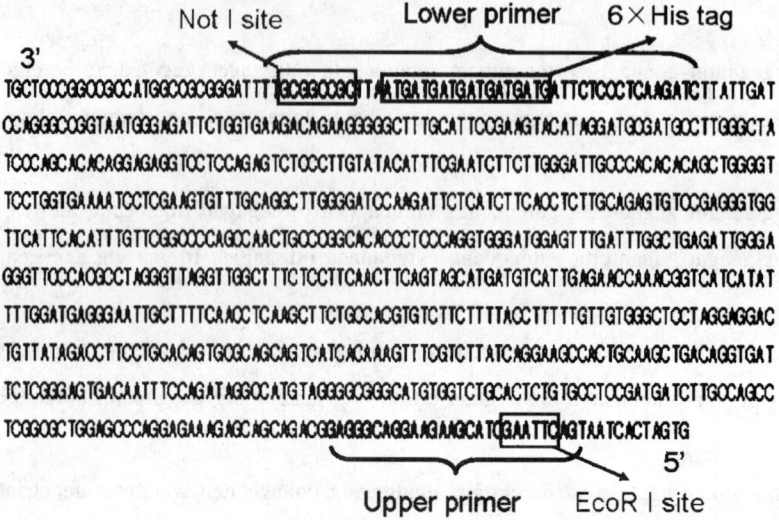

Fig. 5 Design of amplified product.

真核表达体系中才能看到糜酶的成熟糖基化，为保证蛋白的正常糖基化，我们选择了 CHO 细胞作为真核表达载体进行了糜酶的表达和特性化，并对其活性进行了分析，表达载体的构建见 Fig. 6。总体流程如下：

RNA 提取：从仓鼠心脏组织提取 mRNA；

逆转录：mRNA→cDNA；

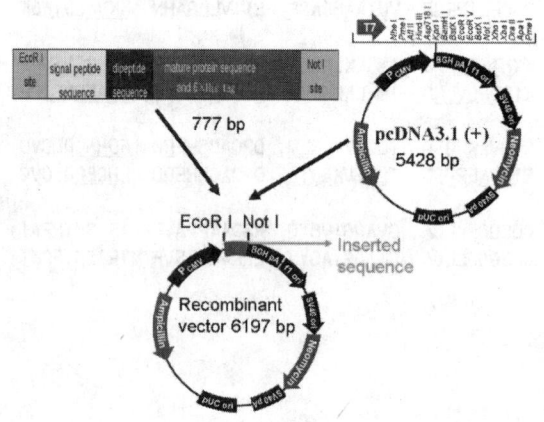

Fig. 6 Schematic of expression vector construction.

PCR：在引物中引入 Not I 和 EcoR I 特异识别序列（使用 DNAssist 2.2 进

行分析，目的 DNA 中不含有 Not Ⅰ 和 EcoR Ⅰ 酶切位点，而表达质粒含有此二酶的酶切位点）以使于表达质粒构建，同时，在引物中引入 6×His 尾序列以便于蛋白的纯化；

与扩增载体连接：与 pGEM T 载体连接，转化入 E. Coli Top10 中，铺板于固相琼脂培养基上进行蓝白斑筛选，挑选阳性白克隆，扩增，测序，提取质粒；

双酶切：使用 Not Ⅰ 和 EcoR Ⅰ 分别酶切连接产物及真核表达载体 pcDNA3.1(+)；

表达质粒构建：使用连接酶连接双酶切产生的粘性末端，转化，铺板于固相琼脂培养基上，挑取克隆，扩增，提取质粒，酶切鉴定阳性克隆；

转染：提取阳性克隆质粒 DNA，使用脂质体 Lipofect 2000 将其转染入 CHO 细胞；

阳性克隆筛选：由于表达质粒 pcDNA3.1+ 含有 G418 抗性基因，使用高浓度 G418 进行阳性克隆筛选，取单克隆阳性细胞进行扩增，使用 G418 维持筛选；

鉴定：提取细胞 mRNA，使用 RT-PCR 进行表达鉴定，裂解细胞，提取总蛋白，使用 SDS-PAGE 和 Western blot 进行表达鉴定；

蛋白纯化：使用细胞裂解液裂解细胞，提取总蛋白，硫酸铵沉淀，重溶，以浓缩蛋白使用 Ni-NTA agarose 进行蛋白纯化；

蛋白定量：使用 Brad ford 法对纯化蛋白进行蛋白定量；

鉴定：使用 Western Blot 对纯化蛋白组分进行鉴定；

活性分析：使用荧光底物进行活性分析。

1.1 仓鼠心脏糜酶 2 的克隆及 RNA 提取

1.1.1 实验材料

仪器：Allegra™ X-22R Centrifuge, Beckman；MS2 Minishaker, 广州；DYY-Ⅲ TB 型转移电泳仪, 北京六一仪器厂；Spectra Max M5 酶标仪, Molecular Devices 公司；T9-GD-78 紫外透射仪, 上海天呈科技有限公司。

试剂：Trizol 购自 Invitrogen 公司；DEPC 购自 sigma 公司；DL2000 Marker、6×Loading Buffer 购自大连宝生物工程有限公司；Tris 购自 Amresco 公司；其它分析纯级化学试剂均购自北京北化精细化学品有限责任公司。

实验动物：叙利亚金黄地鼠，雄性，体重 120 g，购自北京维通利华实验动物技术有限公司。

1.1.2 实验准备

枪头及 EPP 管的处理：配制 0.1% DEPC 水，浸泡枪头及 EP 管，过夜，甩干，60℃烘干，备用；实验用 DEPC 水高压后使用；

5×TBE 电泳缓冲液的配制：54 g Tris，27.5 g 硼酸，20 ml 0.5 M EDTA (pH 8.0)，加入双蒸去离子水至 1000ml，用时稀释 10 倍，配制成 0.5×TBE 工作液，电泳和配制凝胶用；

1.3 实验方法

RNA 提取

使用 Trizol 试剂抽提总 RNA，操作如下：

仓鼠心脏 200 mg

↓

加 2 mlTrizol

↓

匀浆，转至 EP 管，每管 1 ml

颠倒混匀 10 下，室温 5 min

↓

每管加入氯仿 0.2 ml

↓

颠倒混匀 15 秒，室温 10 min

↓

4℃，12000 g 离心 10 min

↓

转上层水相于另一 EP 管中

↓

加 0.5 ml 异丙醇，混匀室温 10 min

↓

4℃，12000 g 离心，10 min

↓

弃上清

↓

加冰预冷的75%乙醇（用DEPC水配）1ml，充分涡旋振荡

↓

4℃，7500 g离心，5 min

↓

弃上清，风干

↓

溶于DEPC水中至20 μl，-70 ℃保存备用

RNA电泳

配制1%琼脂糖凝胶（使用DEPC水配制电泳缓冲液），上样，80V电压电泳，半小时后置紫外透射仪中观察，摄像。

吸收光谱测定

吸取1 μlRNA样品，加入1000 μl双蒸水，取200 μl置96孔UV板中，分别测定OD_{260}和OD_{280}值。

1.1.4 实验结果

从电泳结果中可清晰看到18s RNA与28s RNA条带，说明RNA已被有效提取（Fig.7）；同时，从Tab.1中可以看出，2号样品的OD_{260}/OD_{280}值大于1.9，说明提取的RNA纯度较高。

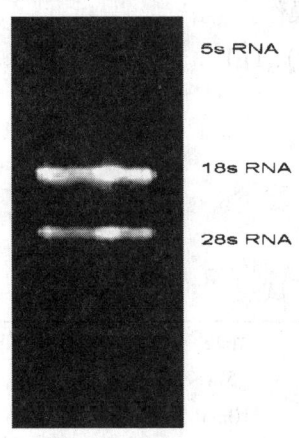

Fig. 7 Total RNA extracted from hamster heart.

Tab. 1　Measurement of OD_{280} values

样品号	OD_{260}	OD_{280}	OD_{260}/OD_{280}	原样品浓度（$\mu g/\mu l$）
1	0.066	0.039	1.69	2.64
2	0.332	0.174	1.91	13.28

1.2 RT-PCR

1.2.1 实验材料

仪器：FGEN02TD PCR仪，TECHNE；DK-98-1型电热恒温水浴锅，天津市泰斯特仪器有限公司；DYY-Ⅲ TB型转移电泳仪，北京六一仪器厂；T9-GD-78紫外透射仪，上海天呈科技有限公司。

试剂：Oligo（dT）$_{15}$、AMV Reverse Transcriptase Promega、RNasin inhibitor均购自Promega公司；dNTP购自Pharmacia公司；上游引物和下游引物由北京奥科生物技术有限责任公司合成，Upper Primer：5′ACT GAA TTC GAT GCT TCT TCC TGC CCT C 3′，Lower Primer：5′TTG CGG CCG CTT AAT GAT GAT GAT GAT GAT GAT TCT GCC TCA AGA TCT TAT TGA TC 3′；LA-Taq polymerase、DL2000 Marker、6×Loading Buffer和PCR产物回收试剂盒购自大连宝生物工程有限公司；其它化学试剂均购自北京北化精细化学品有限责任公司。

1.2.2 实验方法

反转录：

按如下所列流程进行操作。

RNA 4μl + Oligo（dT）$_{15}$ 1μl

↓

混匀，70℃孵育5min

↓

冰水浴5min，稍离心

↓加入以下试剂

试剂	浓度	体积（μl）	终浓度
AMV buffer	5×	8	1×
dNTP	10mM	2	0.5mM
RNase inhibitor	40U/μl	1	1U
AMV	10U	2	0.5U

↓

去离子双蒸水加至总体系40μl

↓

42℃水浴 60 min

↓

95℃灭活 5 min，-20℃保存备用

PCR：

按下表所示反应体系操作。

PCR 反应条件：95℃（变性）5min
　　　　　　　95℃（变性）45s
　　　　　　　68℃（退火及延伸）1min45s ⎬ 30 cycles
　　　　　　　72℃（延伸）10min

电泳鉴定

配制1%琼脂糖凝胶30ml，上样5μl样品，110V电压，40min后，取出胶块，置紫外透射仪中观察，摄像。

试剂	浓度	体积（μl）	终浓度
Taq Buffer	10 ×	5	1 ×
$MgCl_2$	25 mM	1	2 mM
dNTP	10 mM	1	200 μM
上游引物	10 pmol/μl	2.5	10 pmol
下游引物	10 pmol/μl	2.5	10 pmol

试剂	浓度	体积（μl）	终浓度
cDNA 模板		2	
Taq 酶	2.5 U/μl	2	2.5 U/μl
加去离子双蒸水至50μl			

PCR 产物回收

按 PCR 产物回收试剂盒说明书要求进行操作。

2.3 实验结果

从 PCR 产物的电泳图中可以看出，在 750bp 前方，样品出现清晰条带（Fig. 8）。

民族药物高通量筛选新技术

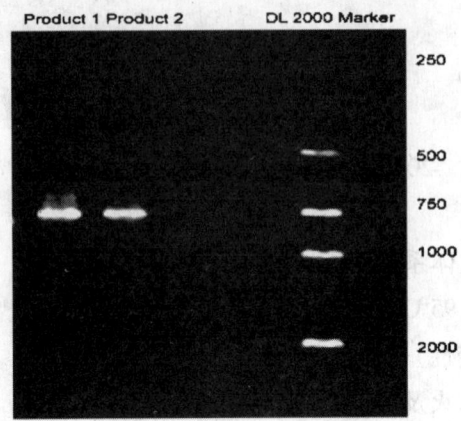

Fig. 8 Amplification of DNA by the Polymerase Chain Reaction.
（引自中国医学科学院高峰博士学位论文）

1.3 T-A 连接

1.3.1 实验材料

仪器：Allegra™ X-22R Centrifuge，Beckman；ZD-85 气浴恒温振荡器，江苏省金坛市荣华仪器制造厂。

试剂：pGEM-T vector system 购自 Promega 公司；酵母提取物、胰蛋白胨购自 DXOID LTD. BAINGSTOKE HAMPSHIRE，England；琼脂购自 BBI 公司；IPTG 和 X-Gal 均购自 Amresco 公司；Amp 购自 Merck 公司；二甲基甲酰胺购自北京化学试剂公司；其它分析纯级化学试剂均购自北京北化精细化学品有限责任公司。菌种：E. Coli Top-10 菌种，由中国医学科学院药物研究所生物合成室惠赠。

1.3.2 实验准备

LB 培养基的配制

   胰蛋白胨 10g

   酵母提取物 5g

   NaCl   10g

加 900 ml 双蒸水，5M NaOH 调整 pH 值至 7.0，加双蒸水至 1000 ml，高压蒸汽灭菌 20min，保存于 4℃备用；

LB 平板的制备

LB 培养液配制完成以后，向 1000 ml 培养液中加入 15g 琼脂，高压蒸汽灭菌 20min，降温后置恒温箱中 52℃恒温孵育；

空白平板：在超净台中，取培养基 30 ml 直接铺于直径 9cm 培养皿中，待培养基凝固后，于 4℃ 倒置保存备用；

Amp 平板：向 100 ml 降温至 52℃ 培养基中加入 100μl 100 mg/ml Amp，混匀，于超净台中向每个无菌 9cm 培养皿中倾入 30 ml，凝固后于 4℃ 倒置保存备用；

蓝白板筛选用平板：向 100 ml 降温至 52℃ 培养基中加入 100μl 100 mg/ml Amp，230μl 200 mg/ml IPTG（溶于生理盐水中，过滤灭菌，保存于-20℃），1320μl 20 mg/ml X-gal（溶于二甲基甲酰胺中，避光保存于-20℃），混匀，于超净台中向每个无菌 9cm 培养皿中倾入 30 ml，凝固后于 4℃ 倒置保存备用。

1.3.3 实验方法

1.3.3.1 连接

连接体系如下表所示，混匀后，室温孵育 1h，4℃ 孵育过夜。

1.3.3.2 感受态大肠杆菌的制备

（1）挑取大肠杆菌 Top-10 单克隆，置于已含有 3 ml 培养基的试管内，37℃ 振摇过夜，次日取菌液 1 ml 接种至含有 100 ml LB 培养基的三角烧瓶中，37℃ 剧烈振摇 3h，OD 260 为 0.34，取出烧瓶，置冰浴 10min；

	标准反应（μl）	阳性对照（μl）	阴性对照（μl）
2 × Buffer	5	5	5
pGEM-T	1	1	1
PCR 产物	2	—	—

	标准反应（μl）	阳性对照（μl）	阴性对照（μl）
插入 DNA 对照	—	2	—
T4 DNA ligase	1	1	1
ddH2O	1	1	3

（2）将菌液转移至冰预冷 50 ml 无菌离心管中；

（3）4℃ 离心，4000rpm 离心 10min 回收细胞；

（4）弃去培养液，将管倒置于滤纸上 1min，以使最后残留的培养液流尽；

（5）加用冰预冷的 0.1M $CaCl_2$ 10 ml 重悬菌体，置冰浴 30min；

（6）4℃ 离心，4000rpm 离心 10min 回收细胞，弃去培养液，将管倒置于滤纸上 1min；

(7) 加入 3 ml 用冰预冷的 0.1M 高压灭菌 CaCl₂ 轻柔重悬菌体;

(8) 置 4℃ 冰箱 12 小时，即可应用于转化。

1.3.3.3 转化

(1) 无菌状态下取新鲜感受态细胞 200μl 置于无菌离心管中;

(2) 取各连接体系产物各 10μl，置感受态细胞管中，另加一管只有感受态大肠杆菌，轻轻旋转以混合内容物，在冰上放置 30min;

(3) 42℃ 热休克 90s，不要摇动离心管;

(4) 快速将离心管转移到冰浴中，使细胞冷却 90s;

(5) 每管加无抗生素的普通 LB 培养基 800μl，37℃ 摇床温和振摇 45min，使细菌复苏;

(6) 用无菌弯头玻璃铺菌器将 200μl 菌液铺于含 Amp、IPTG、X-gal 的琼脂平板表面，37℃ 平放 20min 直到液体被吸收，倒置培养，进行蓝白斑筛选。

(7) 挑取单克隆白斑，置于 LB 培养基中振摇扩增，取 1 ml 用于测序。

1.3.4 实验结果

蓝白斑筛选结果见 Fig.9。标准反应和阳性对照显示了清晰的蓝白斑，而背景对照只产生了白斑，而只加入感受态大肠杆菌的空白对照中无菌落生长。测序报告显示，扩增出的目的序列与文献报道完全一致，我们设计增加的酶切位点及组氨酸尾序列完全正确 (Fig.10)。

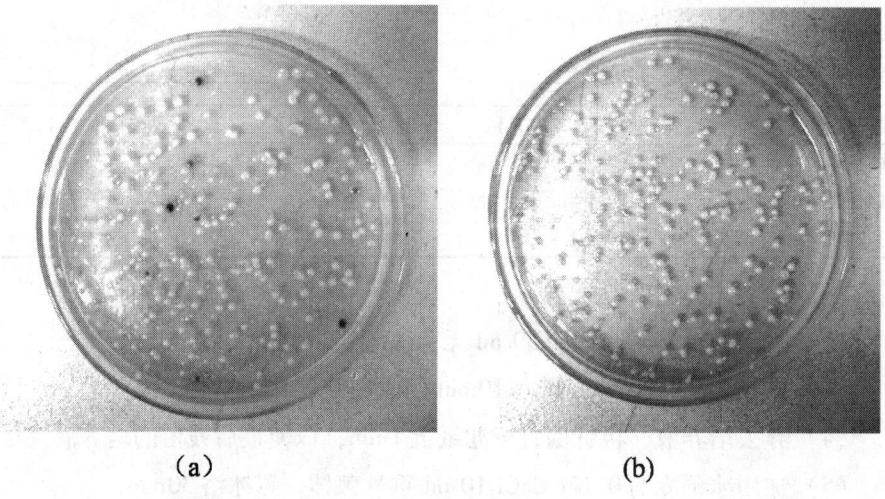

(a)   (b)

Fig. 9 White/blue screening of TA cloning. (a) standard reaction. (b) negative control.

1.4 T-A 连接产物的提取

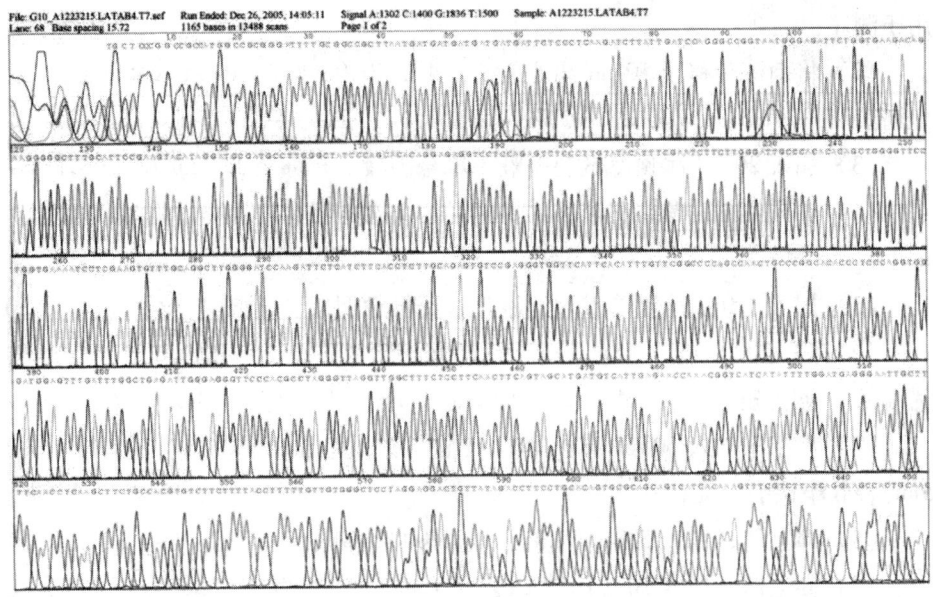

Fig. 10 Sequence of amplified fragment.

1.4.1 实验材料

1.4.1.1 仪器：Allegra™ X-22R Centrifuge，Beckman；MS2 Minishaker，广州；ZD-85 气浴恒温振荡器，江苏省金坛市荣华仪器制造厂。

1.4.1.2 试剂：酚-氯仿购自上海生工生物工程有限公司；RNase A 购自 Sigma 公司；其它分析纯级化学试剂购自北京北化精细化学品有限责任公司。

1.4.2 实验准备

1.4.2.1 碱裂解液Ⅰ：25 mM Tris（pH 8.0），10 mM EDTA（pH8.0），配制 100 ml，高压蒸汽灭菌 15min，4℃保存备用；

1.4.2.2 碱裂解液Ⅱ：配制 10M NaOH，使用前稀释成 0.2M，用此溶液配制 1% SDS（W/V），现用现配制，室温下使用；

1.4.2.3 碱裂解液Ⅲ：7.5M 乙酸铵：称取乙酸铵 29 克，加入 ddH$_2$O 25 ml，即为 50 ml 体系。保存于 4℃，用时置于冰浴中；

1.4.2.4 10×TE（pH8.0）配制：100mM Tris，10mM EDTA，pH 值调至 8.0，配制 100 ml。

1.4.3 实验方法

（1）挑取蓝白斑中白色单克隆，转移至含 40 ml LB 培养基（加入 40μl 100 mg/ml Amp）的三角烧瓶中，恒温振荡仪中于 37℃振摇 10h，取 1 ml 菌液

用于测序;

(2) 将菌液转移至50 ml离心管中,4℃ 3000g离心10min收集细菌,弃上清;

(3) 加入200μl冰预冷碱裂解液Ⅰ重悬菌液,转移至1.5 ml EP管中;

(4) 加入400μl碱裂解液Ⅱ,快速颠倒5次,混合内容物,将离心管置于冰上;

(5) 加入300μl冰预冷碱裂解液Ⅲ,反复颠倒数次,混匀,置冰上5min;

(6) 4℃ 20000g离心5min,转移600μl上清至另一离心管,加入等体积酚-氯仿,剧烈震荡混合,4℃ 20000g离心2min,转移水相,重复一次;

(7) 水相中加入600μl异丙醇,剧烈震荡,室温放置2min。20000g离心5min,收集核酸沉淀;

(8) 弃上清,加入500μl 70%乙醇,20000g离心2 min;

(9) 弃上清,加入100μl RNA酶(10 mg/ml)溶解核酸30min。

(10) 100μl氯仿抽提,剧烈震荡,20000g离心6min;

(11) 每管中加入20μl(1/10体积)3M乙酸钠,再加入500μl(2.5倍体积)冰预冷无水乙醇,置-20℃放置45min;

(12) 4℃ 20000g离心10min,弃上清,可见白色沉淀;

(13) 加入500μl冰预冷70%乙醇清洗沉淀,4℃ 20000g离心3min;

(14) 弃上清,晾干,加入20μl TE溶解。

2. 酶蛋白芯片制备中的DNA重组方法

为了制作酶蛋白芯片,首先通过分子生物学制备活性酶蛋白,该部分与常规分子生物学研究类似,具体制备过程如下:

2.1 双酶切产生粘性末端

2.1.1 实验材料

仪器:WGP-400隔水式电热恒温培养箱,上海安亭科学仪器厂;DYY-ⅢTB型转移电泳仪,北京六一仪器厂;T9-GD-78紫外透射仪,上海天呈科技有限公司;Allegra™ X-22R Centrifuge,Beckman。

试剂:NotⅠ,EcoRⅠ购自大连宝生物工程有限公司,pcDNA 3.1 (+)真核表达载体由中国医学科学院药物研究所生物合成室惠赠,其它分析纯级化学试剂均购自北京北化精细化学品有限公司。

2.1.2 实验方法

Not I 酶切：

取 T-A 连接的质粒 DNA 及空白 pcDNA 3.1（+）质粒，酶切体系如下（总体系60μl）：

	T-A 产物（μl）	pcDNA 3.1（+）（μl）
Not I	3	3
10×H Buffer	6	6
0.1% BSA	6	6
0.1% Triton-X	6	6
T-A 产物	6	—
pcDNA 3.1（+）	—	3
ddH$_2$O	33	36

37℃恒温孵育箱中孵育2h。

酶切产物回收

（1）取酶切产物60μl，加入40μl灭菌水（增加体系以减小损失），100μl氯仿抽提，4℃ 20000g 离心3min；

（2）转移水相至另一洁净EP管中，加入10μl 3M乙酸钠，加入275μl冰预冷无水乙醇，置-20℃冰箱中放置45min；

（3）4℃ 20000g离心10min，弃上清；

（4）加入500μl冰预冷70%乙醇，4℃ 20000g 离心3min，弃上清，晾干；

（5）加入10μl TE溶解。

EcoR I 酶切：

取 Not I 酶切回收产物，酶切体系如下（总体系60μl）：

	T-A 产物（μl）	pcDNA 3.1（+）（μl）
Not I	3	3
10×H Buffer	6	6
回收 Not I 单酶切产物	10	10
ddH$_2$O	41	41

37℃恒温孵育箱中孵育3h。

2.1.3 电泳鉴定

配制1%琼脂糖凝胶，上样2μl，120V电压电泳45min后，取出于紫外透射仪中观察，摄像。

DNA 回收

在紫外灯下切下目的条带胶块，按 PCR 产物回收试剂盒说明书要求进行操作。

2.1.4 实验结果

从电泳图中可以看出，双酶切以后产生的条带与目的条带大小一致（Fig. 11）。

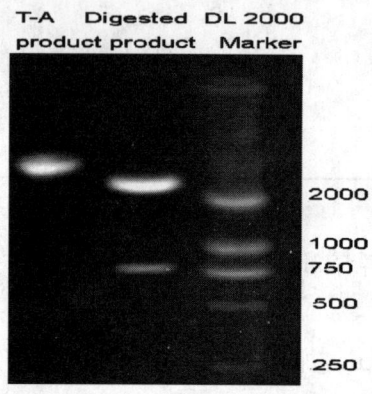

Fig. 11 Release of targeted DNA from T-A product.

2.2 DNA 重组

2.2.1 实验材料

2.2.1.1 仪器：Allegra™ X-22R Centrifuge，Beckman；ZD-85 气浴恒温振荡器，江苏省金坛市荣华仪器制造厂；DYY-Ⅲ TB 型转移电泳仪，北京六一仪器厂；

2.2.1.2 试剂：T4 DNA 连接酶购自大连宝生物工程有限公司；其它化学试剂购自北京北化精细化学品有限公司。

2.2.2 实验方法

2.2.2.1 连接

在微型离心管中制备下列连接反应体系（25μl 体系）：

试剂	加入量（μl）
10 × T4 DNA Ligase Buffer	2.5
目的 DNA 酶切片段	8
pcDNA 3.1（+）酶切片段	2
T4 DNA Ligase	1
ddH2O	11.5

16℃过夜反应。

2.2.2.2 转化

操作同前，最后将菌液铺于含 Amp 的平板上。

2.2.2.3 扩增

挑取单克隆转移至含有 40 ml LB 培养基的三角烧瓶中，共 8 个克隆分置于 8 瓶中，放置于 37℃恒温振荡仪中，振荡过夜。

2.2.2.4 质粒提取

操作同前，每克隆保留 1 ml 菌液。

2.2.2.5 双酶切

取 4 个克隆所提取的质粒进行双酶切，操作同前。

2.2.2.6 电泳鉴定

配制 1% 琼脂糖凝胶，上样 2μl，120V 电压电泳 45min 后，取出于紫外透射仪中观察，摄像。

2.2.2.7 扩增

挑选含有目的 DNA 片段的质粒，以原保留菌液扩增，测序。

2.2.2.8 质粒提取

操作同前。

2.2.3 实验结果

Fig.12 显示，我们所选择的 4 个克隆均含有目的片段。

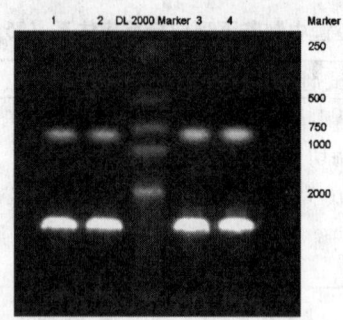

Fig. 12 Release of targeted DNA from recombinant expression vector.

2.3 质粒纯化过程

2.3.1 实验材料

2.3.1.1 仪器：Allegra™ X-22R Centrifuge，Beckman。

2.3.1.2 试剂：氯化锂购自北京新华化学试剂厂；PEG8000 购自奇华盛生物技术有限公司，Japan 分装；其它化学试剂购自北京北化精细化学品有限责任公司。

2.3.2 实验准备

2.3.2.1 5M 氯化锂溶液的配制：称取 21.2g 氯化锂，加水至 100 ml；

2.3.2.2 PEG-MgCl$_2$ 溶液的配制：称取 40g PEG-8000，加水搅拌溶解，加入 0.61g MgCl$_2$·6H$_2$O，定容至 100 ml；

2.3.3 实验方法

（1）取 300μl 提取质粒，于 1.5 ml EP 管中加入 300μl 冰浴冷的氯化锂溶液，混匀，4℃ 12000g 离心 10min；

（2）取上清，加入 300μl 异丙醇，混匀，12000g 离心 10min；

（3）弃上清，加入 400μl 70% 乙醇清洗，吸干；

（4）加入 300μl 1 mg/ml RNaseA（溶于 TE 中，pH8.0），溶解 30min；

（5）加入 300μl 酚-氯仿，剧烈震荡，4℃ 20000g 离心 2min，转移水相至新 EP 管中；

（6）加入 300μl 氯仿，剧烈震荡，4℃ 20000g 离心 6min，转移水相至新 EP 管中；

（7）加入 30μl（1/10 体积）3M 乙酸钠，再加入 750μl（2.5 倍体积）冰预冷无水乙醇，置-20℃ 放置 45min；

（8）4℃ 20000g 离心 10min，弃上清，可见白色沉淀；

(9) 加入 500μl 冰预冷 70% 乙醇清洗沉淀，4℃ 20000g 离心 3min；

(10) 弃上清，加入 1 ml 灭菌水溶解沉淀，加入 0.5 ml PEG-MgCl$_2$ 溶液；

(11) 室温放置 10min，20000g 离心 20min；

(12) 400μl 70% 乙醇重悬，20000g 离心 5min；

(13) 50μl TE（pH8.0）溶解，保存于-20℃。

3. 制备活性酶蛋白的技术示例

3.1 转染

3.1.1 实验材料

3.1.1.1 试剂：DMEM 培养基及胎牛血清购自 Sigma 公司；Lipofect 2000 购自 Invitrogen 公司。

3.1.1.2 细胞系：本室保存的 CHO-K1 细胞系。

3.1.2 实验方法

（1）在 6 孔板中接种生长状况良好的 CHO 细胞，2×10^5 细胞/孔，于 37℃ CO$_2$ 培养箱中培养 24 小时，到细胞 80% 汇片；

（2）在灭菌 EP 管中配制 DNA/脂质复合物如下：稀释约 2μg 质粒 DNA 到 100μl 无血清 DMEM 培养基中；同时稀释 20μl 阳离子脂质于 100μl 无血清 DMEM 培养基中，然后将二者混合，轻轻混匀。在室温下孵育 40min，使 DNA 与阳离子脂质结合；

（3）吸去细胞的原培养基，用 2 ml 无血清 DMEM 培养基洗细胞一次，在每一个孔中加入 0.8 ml 无血清 DMEM 培养基，然后逐滴加入上述 DNA/脂质体复合物，并使之均匀分布。于 37℃ CO$_2$ 培养箱中培养 5h；

（4）每孔中加入 1 ml 含 20% 胎牛血清的 DMEM 完全培养基，置 37℃ CO$_2$ 培养箱中再培养 24 小时；

（5）吸去 DNA/脂质体复合物的 DMEM 完全培养基，每孔加入 2 ml 新鲜的含 10% 胎牛血清的 DMEM 完全培养基，再培养 48 小时，使细胞生长接近融合。

3.2 G418 筛选和分离转染的细胞

3.2.1 实验材料

试剂：G418 购自 Merck 公司；DMEM、胰蛋白酶、MTT 购自 Gibco 公司；其它分析纯级化学试剂购自北京北化化学试剂有限公司。

3.2.2 实验方法

(1) G418 浓度的确定

取无菌 24 孔板，每孔中加入已稀释的 CHO 细胞（1×10^5/ml）2 ml，依次加入不同量 100 mg/ml G418（0.22μm 滤膜过滤除菌），使其终浓度分别为 200、400、600、800、1000、1200、1400μg/ml，置 37℃ CO_2 培养箱中培养 12 天后，MTT 染色，544nm 波长处测定各孔光密度，最终确定使用 700μg/ml G418 进行筛选。

(2) 待细胞生长接近融合时，弃培养基，按 1：6 传代至 6 孔板中，置 37℃ CO_2 培养箱中培养过夜；同时，将未转染的细胞同样处理作为对照；

(3) 用含 700μg/ml G418 的选择培养基进行筛选；

(4) 5 天时，未转染细胞大部分已死亡，将转染细胞更换一次选择培养基，G418 浓度维持 700μg/ml，12 天后，可见有 G418 抗性克隆形成；

(5) 在倒置显微镜下，将已形成克隆的培养皿用记号笔在待挑取的克隆位置作好标记；

(6) 在超净台内，取 24 孔培养板每孔加入 2 ml G418 选择培养基，并弃去待挑取克隆的培养皿中的培养基，用灭菌 PBS 洗一次；

(7) 用新的无菌的 200μl 微量吸头蘸取 8μl 胰蛋白酶消化液，在所标记的克隆位置处，轻轻吸打 5s，然后将含有挑取克隆细胞的消化液转移至 24 孔培养板的一个孔的培养基中；

(8) 镜下观察确认克隆细胞已转移至 24 孔培养板后，再进行其他克隆的转移工作，方法同上；

(9) 将已移入克隆细胞的 24 孔培养板，置 37℃ CO_2 培养箱中培养；

(10) 待细胞长满后，用 0.25% 的胰蛋白酶液消化，并将消化下来的细胞转移至 6 孔培养板中继续培养。待细胞长满后，分入培养瓶中扩大培养。

3.2.3 实验结果

从 Fig. 13 中可以看出，700μg/ml 的 G418 即可以完全杀死正常细胞。

4. 转染细胞的鉴定

4.1 转染细胞的 RT-PCR 鉴定

4.1.1 实验材料

仪器：FGEN02TD PCR 仪，TECHNE；DK-98-1 型电热恒温水浴锅，天津

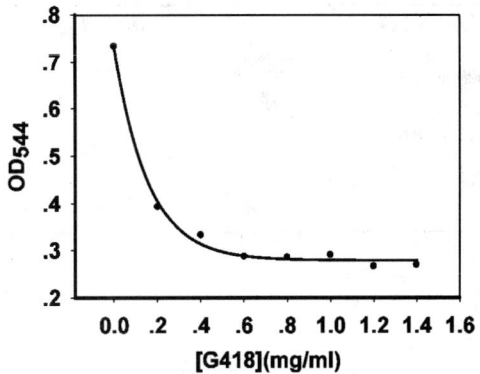

Fig. 13 Cytotoxic effect of G418.

市泰斯特仪器有限公司。

试剂：GAPDH 引物由上海生物工程有限公司合成，Upper primer：5'GCC AAA AGG GTC ATC ATC TC 3'，Lower primer：5'GGC CAT CCA CAG TCT TCT 3'。

4.1.2 实验方法

RNA 提取

分别取 5×10^6 个正常细胞与转染细胞，使用 1 ml Trizol 提取总 RNA，吹打至澄清，后面操作方法同前组织 RNA 提取。

逆转录

操作同前。

PCR

PCR 体系中加入内标 GAPDH，分别对转染及未转染细胞逆转录产物进行扩增，体系（50μl）如下表所示。

电泳鉴定

配制 1% 琼脂糖凝胶，上样 5μl，120V 电压电泳 45min 后，取出于紫外透射仪中观察，摄像。

试剂		体积（μl）
10 × buffer		5
dNTP 混合物（10mM）		4
目标条带引物	上游	2
	下游	2

试剂		体积（μl）
内参照引物	上游	1
	下游	1
cDNA		2
Taq 酶		1
水		32

4.1.3 实验结果

从电泳结果可以看出，未转染细胞未扩增出目的条带，而转染细胞含有明显的目标条带，说明糜酶已在转染细胞中有效表达（Fig. 14）。

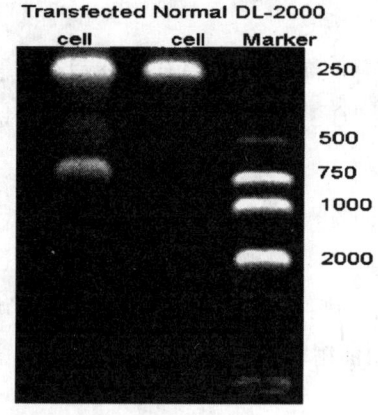

Fig. 14 Amplification of DNA by the Polymerase Chain Reaction.

4.2 转染细胞的 SDS-PAGE 鉴定

4.2.1 实验材料

仪器：DYY-Ⅲ TB 型转移电泳仪，北京六一仪器厂；WGP-400 隔水式电热恒温培养箱，上海安亭科学仪器厂；Allegra™X-22R Centrifuge，Beckman。

试剂：NP-40 购自 Fluca 公司；甘氨酸、PMSF、Aprotinin、Leupetin 购自 Amresco 公司；DTT 购自 FMC 公司；丙烯酰胺、甲叉丙烯酰胺、β-巯基乙醇、过硫酸铵、TEMED，购自 Merck 公司；考马斯亮蓝 R-250 购自 Sigma 公司；BPB，购自上海试剂三厂；其它分析纯级化学试剂购自北京北化精细化学品有限公司。

4.2.2 实验准备

细胞裂解液的配制：Tris 50mM，NaCl 150mM，1% NP40，EDTA 1mM。临

用时新鲜加入蛋白酶抑制剂及 DTT，使其终浓度为 100μg/ml PMSF，100mM DTT，1μg/ml Aprotinin，1μg/ml Leupetin；

20 mg/ml PMSF 的配制：使用异丙醇将 PMSF 配制成 20 mg/ml 溶液，-20℃保存；

1 mg/ml Aprotinin 的配制：使用 0.01M PBS（pH8.0）配制成 1 mg/ml，分装，-20℃保存；

1 mg/ml Leupetin 的配制：使用双蒸水配制成 1 mg/ml，分装，-20℃保存；

30% 丙烯酰胺贮液的配制：丙烯酰胺 30g，甲叉双丙烯酰胺 0.8g，溶于去离子水至 100 ml，过滤，装入棕色瓶中，4℃保存；

DTT：0.01M pH 5.2 乙酸钠溶液配制成 1M DTT 母液，-20℃保存；

5×电泳缓冲液的配制：Tris 15.1g，甘氨酸 94g，加入 50 ml 10% SDS，加双蒸水至 1000 ml，用时稀释 5 倍；

脱色液的配制：甲醇：水：乙酸 = 5：4：1；

染色液的配制：用脱色液配制成 0.25% 考马斯亮蓝 R-250 蛋白染色液；

4×SDS Loading buffer 的配制（30 ml）：

组分	加入量
1M Tris-Cl（pH6.8）	7.2 ml
甘油	12 ml
SDS	2.4g
BPB	0.072g
β-巯基乙醇	0.9%（终浓度）
	总体积：30 ml

分离胶配制（12%）：

组分	加入量（ml）
H_2O	9.9
丙烯酰胺贮存液	12

组分	加入量（ml）
1.5 M Tris（pH8.8）	7.5
10% SDS	0.3
10% APS	0.3
TEMED	0.012
	总体积：30 ml

浓缩胶配制（5%）：

组分	加入量（ml）
H_2O	6.8
丙烯酰胺贮存液	1.7
0.5 M Tris（pH6.8）	1.25
10% SDS	0.1
10% APS	0.1
TEMED	0.01
	总体积：10 ml

4.2.3 实验方法

（1）样品的制备：分别取未转染 CHO 细胞及转染扩增细胞（分取从 4 个克隆扩增的细胞进行电泳），灭菌 PBS（pH7.2）冲洗两次，0.125%胰酶消化，4℃ 1000rpm 离心 10min；

（2）弃上清，加入细胞裂解液（1 ml/1×10^{7}细胞），4℃裂解 1.5h；

（3）取细胞裂解液，4℃ 10000g 离心 10min；

（4）取细胞裂解上清，上样 30μl，80v 电压电泳，当条带进入分离胶后，电压改为 130v；

（5）电泳完成后，小心取出凝胶，置于染色液中染色过夜；

（6）使用脱色液进行脱色，中间更换几次脱色液，直到将本底洗脱干净。

4.2.4 实验结果

电泳结果显示表达量较低（Fig.15），各克隆间表达量无明显差异，选择第一个克隆细胞继续扩增。

4.3 转染细胞的 Western Blot 鉴定

4.3.1 实验材料

仪器：WGP-400 隔水式电热恒温培养箱，上海安亭科学仪器厂；Allegra^{TM} X-22R Centrifuge，Beckman；TS-92 型万向摇床，江苏海门市麒麟医用仪器厂。

试剂：His·Tag 小鼠单克隆抗体（IgG1），购自 Merck 公司；辣根酶标记山羊抗小鼠 IgG，中杉分装，美国；PVDF 膜购自 Amersham 公司；脱脂奶粉购自 Becton Dickinson 公司；吐温 20 购自浙江省龙游县化工试剂厂；ECL 显色液购自普利莱基因技术有限公司；其它分析纯级化学试剂均购自北京北化精细化学品有限责任公司。

4.3.2 实验准备

第四章 民族药物高通量筛选新技术的实践

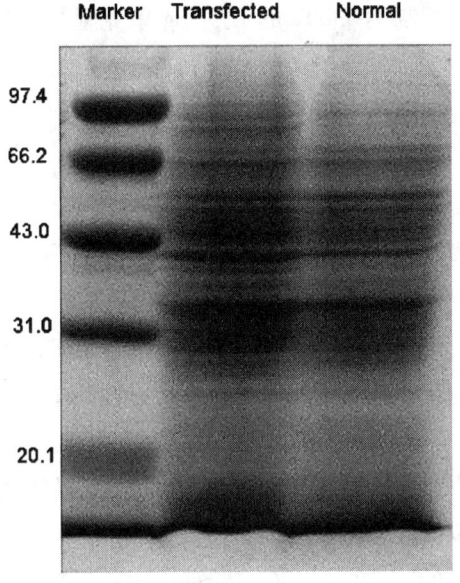

Fig. 15 SDS-PAGE analysis of prochymase expression in CHO cells.

（1）蛋白裂解液配制：同前；

（2）转移缓冲液的配制：甘氨酸 2.9g，Tris 5.8g，SDS 0.37g，甲醇 200 ml，双蒸水配制成 1L，pH8.3；

（3）TNT 缓冲液的配制：10mM Tris，150mM NaCl，0.1%（v/v）Tween-20，pH8.0；

（4）TBS 缓冲液的配制：10mM Tris，150mM NaCl，pH8.0；

（5）封闭液的配制：使用 TBS 缓冲液配制 3% 脱脂奶粉溶液作为封闭液；

（6）His-Tag 小鼠单克隆抗体：3μg 溶于 15μl 灭菌水，用时稀释 3000 倍。

4.3.3 实验方法

（1）细胞样品处理同前，共操作五个样品，依次为：正常细胞裂解液、转染细胞裂解液、转染细胞裂解液 30% 硫酸铵沉淀重溶、转染细胞裂解液 75% 硫酸铵沉淀重溶、转染细胞裂解液 75% 硫酸铵沉淀上清；

（2）蛋白电泳同前，每孔上样 20μl；

（3）电泳结束后，将胶取出，使用甲醇预先浸泡好的 PVDF 膜进行转膜，电流 200mA，时间 2 h；

（4）将膜取出，使用封闭液封闭 1 h；

（5）使用 TNT 溶液清洗膜三次，每次 1min；

(6) 使用封闭液配制 1：3000 的 His-Tag 单克隆抗体溶液，与 PVDF 膜一起温育过夜；

(7) 剪开封闭袋，取出 PVDF 膜，于万向摇床上使用 TNT 溶液清洗 3 次，每次 3min；

(8) 使用 TBS 溶液配制 1：5000 抗小鼠抗体溶液，与 PVDF 膜一起温育 2 h；

(9) 取出膜，于万向摇床上使用 TNT 溶液清洗 3 次，每次 5min；

(10) 用保鲜膜包裹 PVDF 膜，于暗室中曝光 5min，先后放置于显影液和定影液中，最后放置于水中清洗，观察有无特异性条带。

4.3.4 实验结果

Western blot 结果显示，转染细胞表达了含有组氨酸尾的原糜酶蛋白，而标记蛋白主要在 30% 硫酸铵饱和度时被沉淀（Fig. 16）。

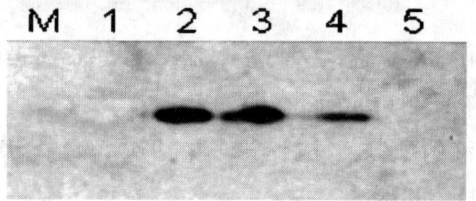

Fig. 16 Western blot analysis of prochymase expression in CHO cells.

5. 蛋白的纯化与鉴定

5.1 蛋白纯化

5.1.1 实验材料

仪器：Allegra™ X-22R Centrifuge, Beckman；Spectra Max M5 酶标仪, Molecular Devices 公司；

试剂：Ni-NTA His·tag resin 购自 Novagen 公司，其它分析纯级化学试剂购自北京北化精细化学品有限责任公司。

5.1.2 实验准备

结合缓冲液的配制：300mM NaCl, 50mM 磷酸钠缓冲液（46.6mM $Na_2HPO_4·12H_2O$, 3.4mM $NaH_2PO_4·2H_2O$），10mM 咪唑，pH8.0；

冲洗缓冲液的配制：300mM NaCl, 50mM 磷酸钠缓冲液（46.6mM $Na_2HPO_4·12H_2O$, 3.4mM $NaH_2PO_4·2H_2O$），20mM 咪唑，pH8.0；

洗脱缓冲液的配制：300mM NaCl，50mM 磷酸钠缓冲液（46.6mM 的 $Na_2HPO_4 \cdot 12H_2O$，3.4mM 的 $NaH_2PO_4 \cdot 2H_2O$），250mM 咪唑，pH8.0；

5.1.3 实验方法

（1）样品处理：取6瓶转染扩增细胞，消化、离心、细胞裂解、离心（步骤同前，细胞总数约为 $6×10^7$，使用未加蛋白抑制剂的裂解液），取裂解液上清；另取一瓶已于使用前一天更换为无血清培养基的细胞，取细胞培养上清；取一瓶含血清培养基的正常培养转染细胞，取上清；

（2）取细胞裂解液上清8 ml，于4℃冰浴，缓慢加入硫酸铵1.312g，边入边搅拌，使溶液达到30%硫酸铵饱和度；

（3）12000g 离心 12min，取沉淀加入结合缓冲液溶解；上清转移至小烧杯中，继续于4℃缓慢加入硫酸铵2.28g，使溶液达到75%硫酸铵饱和度；

（4）12000g 离心 12min，取沉淀加入结合缓冲液溶解；

（5）将两部分结合缓冲液混合，放置备用；

（6）取蛋白纯化柱，加入5 ml Ni-NTA Agarose 树脂，待其自然沉降，加入5个柱体积4℃保存50%乙醇冲洗；

（7）乙醇冲洗后，加入5个柱体积冰水，冲洗；

（8）加入10个柱体积结合缓冲液平衡蛋白纯化柱，调整流速为1.5 ml/min；

（9）取蛋白样品上柱，加入5个柱体积的结合缓冲液平衡柱；

（10）加入5个柱体积的冲洗缓冲液冲洗柱；

（11）加入洗脱缓冲液进行蛋白洗脱，用预先制冷EP管接洗脱液，共接20管，每管约1.3 ml；

（12）每管蛋白样品取100μl，加入紫外板中，280nm 波长处测定吸收。

5.1.4 实验结果

从纯化蛋白的 OD_{280} 值可以看出，1～4号管的 OD 值明显高于其它管，说明蛋白包括原糜酶蛋白可能存在于前四管中（Tab. 2）。

Tab. 2 Quantification of protein concentrations

No.	1	2	3	4	5	6	7	8	9	10
OD280	0.33	0.38	0.26	0.13	0.03	0.06	0.05	0.04	0.05	0.03
No.	11	12	13	14	15	16	17	18	19	20
OD280	0.04	0.02	0.05	0.02	0.04	0.03	0.02	0.02	0.02	0.02

5.2 电泳鉴定

5.2.1 实验材料

仪器：DYY-Ⅲ TB 型转移电泳仪，北京六一仪器厂；WGP-400 隔水式电热恒温培养箱，上海安亭科学仪器厂；Allegra™ X-22R Centrifuge，Beckman。

试剂：来源同前。

5.2.2 实验方法

由于 1~5 号样品 OD280 值较高，对这五号样品进行电泳鉴定，20μl 上样，电泳操作同前。

5.2.3 实验结果：

由于电泳结果较淡，不能清晰确定目的蛋白，为进一步进行鉴定，我们进行了 Western-blot 分析。

5.3 Western blot 鉴定

5.3.1 实验材料

仪器：WGP-400 隔水式电热恒温培养箱，上海安亭科学仪器厂；Allegra™ X-22R Centrifuge，Beckman；TS-92 型万向摇床，江苏海门市麒麟医用仪器厂。

试剂：His·Tag 小鼠单克隆抗体（IgG1），购自 Merck 公司；辣根酶标记山羊抗小鼠 IgG，中杉分装，美国；PVDF 膜购自 Amersham 公司；脱脂奶粉购自 Becton Dickinson 公司；吐温 20 购自浙江省龙游县化工试剂厂；ECL 显色液购自普利莱基因技术有限公司；其它分析纯级化学试剂均购自北京北化精细化学品有限责任公司。

5.3.2 实验方法

（1）蛋白电泳同前，每孔上样 20μl，共上样九个样品，依次为纯化的 1~9 号管；

（2）Western blot 操作同前。

5.3.3 实验结果

从结果中可以看出，组氨酸标记的原糜酶主要存在于第四管中，前几管蛋白含量虽高，可能为杂蛋白（Fig. 17）。

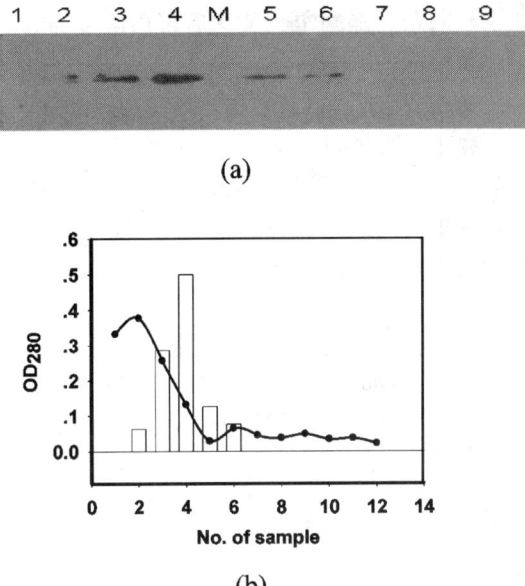

Fig. 17 Purification of prochymase. (a) Western blot analysis of prochymase purification. (b) Line: Gel filtration chromatographic column absorbency trace. Bar: Quantification of prochymase concentrations in various eppendoff tubes by analyzing western-blot image.

5.4 纯化蛋白的定量（Brad ford 法）

5.4.1 实验材料

仪器：Spectra Max M5 酶标仪，Molecular Devices 公司；

试剂：考马斯亮蓝 G250 购自 Fluka 公司；磷酸购自吉林省军区化工厂；BSA 购自 Sigma 公司；其它分析纯级化学试剂购自北京北化精细化学品有限责任公司。

5.4.2 实验准备

Brad ford 工作液的配制：考马斯亮蓝 G250 10mg，95%乙醇 5 ml，85%磷酸 10 ml，加入双蒸水至 100 ml。

5.4.3 实验方法

（1）配制不同浓度 BSA 溶液，依次为 50、100、150、200μg/ml；

（2）取 96 孔板，每孔中加入 200μl 工作液，各孔中依次加入 20μl 不同浓度 BSA 标准液及待测样品溶液，混匀，静置 2min，在 595nm 处测定各孔吸光度，绘制标准曲线（Fig. 18），并计算样品蛋白浓度。

5.4.4 实验结果

标准曲线如 Fig. 18 所示。经测定，纯化后蛋白浓度为 0.134 mg/ml。

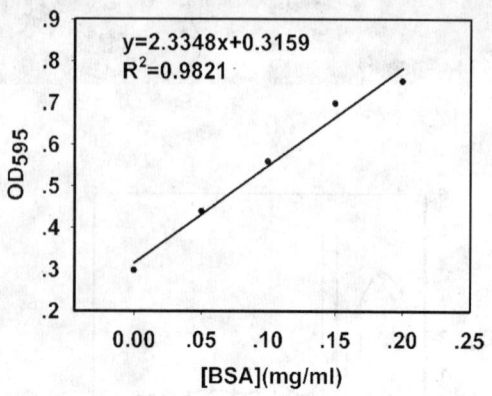

Fig. 18 Standard curve of BSA.

6. 酶活性的测定

6.1 测活所需的实验材料

6.1.1 仪器：Spectra Max M5 酶标仪，Molecular Devices 公司；Allegra™ X-22R Centrifuge，Beckman。

6.1.2 试剂：Suc-Leu-Leu-Val-Tyr-AMC、Cathepsin C 和 Chymostatin 购自 Sigma 公司；截留量 10KD 的超滤离心管（4 ml）购自 Millipore 公司；Triton X-100 购自 Farco 公司；ACES 购自 Sigma 公司；其它化学试剂购自北京北化精细化学品有限责任公司。

6.2 测活准备

糜酶激活缓冲液的配制：50mM ACES 缓冲液，140mM NaCl，pH 6.5；临用时加入终浓度为 2mM 的 DTT；

糜酶反应缓冲液：20mM Tris-HCl，50 mM NaCl，Triton X-100 0.02%，pH 8.6；

5 mg/ml 荧光底物的配制：取荧光底物 1mg，溶于 200μl DMSO 中；

10U/ml Cathepsin C 的配制：取 10U Cathepsin C，溶于 1 ml 双蒸灭菌水；

5 mg/ml Chymostatin 的配制：取 Chymostatin 1mg，溶于 200μl DMSO 中。

6.3 测活方法

（1）取纯化蛋白第四组分 1 ml，加入 4 ml 激活缓冲液，20 μl Cathepsin C，

终浓度 2 mM 的 DTT，37℃孵育 3 h；

（2）取 1 ml 激活液，置超滤离心管中，3200 g 离心力离心 30 min，剩余约 40 μl 蛋白样品；

（3）吸取 5μl 浓缩蛋白液，加入 2μl 荧光底物，33μl 反应缓冲液，测定不同时间荧光强度；取 0.5μl Cathepsin C，加入 2μl 荧光底物，37.5μl 反应缓冲液，测定不同时间荧光强度；取 5μl 浓缩蛋白液，加入 2μl Chymostatin 溶液，2μl 荧光底物，31μl 反应缓冲液，测定不同时间荧光强度（Ex：370nm，Em：460nm）。

6.4 实验结果

结果见 Fig. 19。从图中可以看出，蛋白对于荧光底物有很强的活性，而 DPPI 对底物活性很小，几乎不会对蛋白的活性测定产生影响。

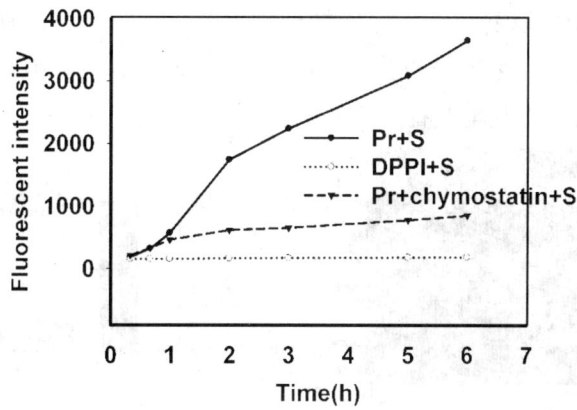

Fig. 19 Time-dependent curve of purified protein activity.

7. 使用芯片技术进行酶活性分析

7.1 实验材料

仪器：Allegra™ X-22R Centrifuge，Beckman；DY-2003 生物芯片点样仪，中国电工研究所；IX71S1F 荧光显微镜，Olympus Optical Co. LTD.

试剂：Suc-Leu-Leu-Val-Tyr-AMC、Cathepsin C 和 Chymostatin 购自 Sigma 公司；

截留量 10KD 的超滤离心管（4 ml）购自 Millipore 公司；Triton X-100 购自 Farco 公司；ACES 购自 Sigma 公司；其它化学试剂购自北京北化精细化学品有

限责任公司。

7.2 实验方法

(1) 取 5×10^6 细胞,裂解,30%硫酸铵饱和度沉淀蛋白,重溶,Cathepsin C 激活,10kD 截留量超滤管离心,使用反应缓冲液稀释至 200μl;

(2) 取琼脂糖处理玻片,在 1cm×0.8cm 分隔栏内均匀铺入 25μl 蛋白,晾干,50mM Tris-Cl (pH8.6) 冲洗,晾干,点入 0.2 mg/ml 荧光底物,沉积三次;同时操作抑制剂组,首先点样 1 mg/ml Chymostatin,沉积二次,然后点入 0.2 mg/ml 荧光底物,沉积三次;将荧光底物直接点样于未铺蛋白琼脂糖上,作为空白对照。点样针直径为 300μm,点样间距为 800μm。37℃保湿孵育 2h 后,使用荧光显微镜观察,拍照,并使用 Image-pro Express 软件进行分析。

7.3 实验结果

从 Fig.20 中可以看出,在琼脂糖处理玻片上,可以很好地保持酶活性,催化底物的裂解,产生较强的荧光,但 Chymostatin 可以抑制酶对底物的裂解作用,而空白对照组基本上看不到荧光。

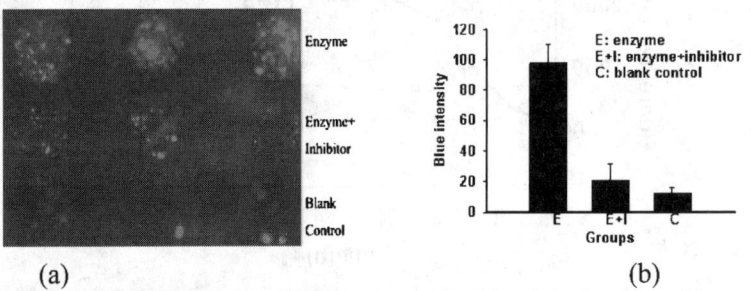

Fig.20 Analysis of enzymatic activity on the agarose-coated slide. (a) An enlarged image obtained at 2 h. (b) Inhibitory effect of chymostatin on enzymatic activity.

8. 讨论

许多实验和临床结果显示糜酶在心血管系统疾病和心脏、肾和肺纤维化之后引起的慢性炎症中有重要的作用,新的糜酶抑制剂的发现在疾病治疗及糜酶的病理生理作用研究中具有重要的意义。为研究糜酶特性及筛选其抑制剂,我们表达了仓鼠心脏糜酶-2。由于直接表达成熟酶在表达和纯化过程中易被其它蛋白酶降解,在实验过程中我们表达的是原糜酶,在完成转染细胞的筛选与扩增后,我们分别使用 RT-PCR、SDS-PAGE 及 Western blot 对蛋白表达进行了鉴定,从结果中可以看出,相对于空白对照组细胞而言,转染细胞已开始有效表达糜酶，但表达量并不是很高。由于重组表达蛋白中含有组氨酸尾，使用 Ni-NTA His·tag resin 可以对表达蛋白进行纯化，纯化后蛋白浓度经测定为 0.134 mg/ml，但由于蛋白洗脱较快，纯化蛋白液中可能含有其它杂蛋白，适当降低洗脱液中咪唑浓度，延长糜酶蛋白洗脱时间可能会使纯化结果更佳。在表达完成之后，为测定表达蛋白活性，首先使用 Cathepsin C 对表达蛋白进行了激活，并通过一个特异性荧光底物测定了酶活性，从结果中可以看出，纯化蛋白的活性并不很高，但浓缩后的高浓度蛋白可以迅速催化底物的裂解，产生很强的荧光信号。由于激活过程中使用了 Cathepsin C，会造成蛋白污染，但由于加入量低（4μg/ml），不会对蛋白量造成明显影响，从 Cathepsin C 对照组也可以看出，Cathepsin C 对丝氨酸蛋白酶底物无明显活性，并不干扰蛋白的活性测定。

在本研究中，使用的抗体并不是仓鼠心脏糜酶的特异性抗体，而是使用的组氨酸标签特异性单抗。目前，没有仓鼠心脏糜酶的体外重组表达报道，也没有商品化的仓鼠心脏糜酶特异性抗体可以得到，而通过动物免疫获得抗体需要一定的时间，所以，我们选择了组氨酸标签特异性单抗进行蛋白的特异性分析，由于其特异性较好，也可以说明一定问题，同时，通过 RT-PCR 确认了蛋白的有效表达，扩增出的目的条带与表达蛋白条带的大小基本一致，SDS-PAGE 实验结果也显示，表达蛋白的条带大小与文献报道基本一致，显示了目的蛋白的完全表达。

在完成仓鼠心脏糜酶的重组表达、鉴定及活性分析后，我们通过酶蛋白芯片技术验证了酶活性。结果显示琼脂糖包被玻片可以很好地保持酶活性，Chymostatin 可以明显抑制其作用，说明第一部分中所建立的芯片筛选平台可以同样适用于糜酶抑制剂的筛选。

相对于显色芯片而言，使用荧光底物可以大大提高方法的灵敏度，减少试剂的用量，当前，荧光技术在芯片方法中的应用已比较成熟，使用荧光技术进行芯片检测的最大缺点是基质的自发荧光会影响结果的分析与检测，降低信噪比，但使用琼脂糖做为基质可产生很低的自发荧光背景，同时，由于本方法是使用蛋白进行直接铺板，可以省去常用的封闭步骤（常用不同浓度的 BSA 进行封闭），简化了操作过程。

参考文献

1. Lindstedt L, Lee M, Kovanen PT. Chymase bound to heparin is resistant to its natural in-

hibitors and capable of proteolyzing high density lipoproteins in aortic intimal fluid[J]. Atherosclerosis,2001, 155: 87-97.

2. Reiling KK, Krucinski J, Miercke LJ, Raymond WW, Caughey GH, Stroud RM. Structure of human pro-chymase: a model for the activating transition of granule-associated proteases[J]. Biochemistry 2003, 42(9): 2616-24.

3. Caughey GH, Raymond WW, Wolters PJ. Angiotensin II generation by mast cell a- and h-chymases[J]. Biochim Biophys Acta. 2000, 1480: 245 57.

4. Sanker S, Chandrasekharan UM, Wilk D, Glynias MJ, Karnik SS, Husain A. Distinct multisite synergistic interactions determine substrate specificities of human chymase and rat chymase-1 for angiotensin II formation and degradation[J]. J Biol Chem. 1997, 272(5): 2963-8.

5. Shiota N, Fukamizu A, Okunishi H, Takai S, Murakami K, Miyazaki M. Cloning of the gene and cDNA for hamster chymase 2, and expression of chymase 1, chymase 2 and angiotensin-converting enzyme in the terminal stage of cardiomyopathic hearts[J]. Biochem J. 1998, 333 (Pt 2): 417-24.

6. Urata H, Strobel F, Ganten D. Widespread tissue distribution of human chymase[J]. J Hypertens. 1994, 12: S17 822.

7. Borland JA, Kelsall C, Yacoub MH, Chester AH. Expression, localisation and function of ACE and chymase in normal and atherosclerotic human coronary arteries[J]. Vascul Pharmacol. 2005, 42(3): 99-108.

8. Fecteau MH, Honore JC, Plante M, Labonte J, Rae GA, D'Orleans-Juste P. Endothelin-1 (1-31) is an intermediate in the production of endothelin-1 after big endothelin-1 administration in vivo[J]. Hypertension 2005, 46(1): 87-92.

9. Taipale J, Lohi J, Saarinen J, Kovanen PT, Keski-Oja J. Human mast cell chymase and leukocyte elastase release latent transforming growth factor-beta 1 from the extracellular matrix of cultured human epithelial and endothelial cells[J]. J Biol Chem. 1995, 270(9): 4689-96.

10. Tchougounova E, Lundequist A, Fajardo I, Winberg JO, Abrink M, Pejler G. A key role for mast cell chymase in the activation of pro-matrix metalloprotease-9 and pro-matrix metalloprotease-2[J]. J Biol Chem. 2005, 280(10): 9291-6.

11. Leskinen MJ, Lindstedt KA, Wang Y, Kovanen PT. Mast cell chymase induced smooth muscle cell apoptosis by a mechanism involving fibronectin degradation and disruption of focal adhesions[J]. Arterioscler Thromb Vasc Biol. 2003, 23: 238 - 43.

12. Harvey TJ, Hooper JD, Myers SA, Stephenson SA, Ashworth LK, Clements JA. Tissue-specific expression patterns and fine mapping of the human kallikrein (KLK) locus on proximal

19q13. 4[J]. J Biol Chem. 2000, 275(48): 37397-406.

13. Zhao W, Oskeritzian CA, Pozez AL, Schwartz LB. Cytokine production by skin-derived mast cells: endogenous proteases are responsible for degradation of cytokines[J]. J Immunol. 2005, 175(4): 2635-42.

14. Raymond WW, Cruz AC, Caughey GH. Mast cell and neutrophil peptidases attack an inactivation segment in hepatocyte growth factor to generate NK4-like antagonists[J]. J Biol Chem. 2006, 281(3): 1489-94.

15. Guo C, Ju H, Leung D, Massaeli H, Shi M, Rabinovitch M. A novel vascular smooth muscle chymase is upregulated in hypertensive rats[J]. J Clin Invest. 2001, 107: 703-15.

16. Nishimoto M, Takai S, Kim S, et al. Significance of chymase-dependent angiotensin II-forming pathway in the development of vascular proliferation[J]. Circulation 2001, 104: 1274-9.

17. Katada J, Muramatsu M, Hayashi I, Tsutsumi M, Konishi Y, Majima M. Significance of vascular endothelial cell growth factor up-regulation mediated via a chymase-angiotensin-dependent pathway during angiogenesis in hamster sponge granulomas[J]. J Pharmacol Exp Ther. 2002, 302(3): 949-56.

18. Ibaraki T, Muramatsu M, Takai S, Jin D, Maruyama H, Orino T, Katsumata T, Miyazaki M. The relationship of tryptase- and chymase-positive mast cells to angiogenesis in stage I non-small cell lung cancer[J]. Eur J Cardiothorac Surg. 2005, 28(4): 617-21.

19. Russo A, Russo G, Peticca M, Pietropaolo C, Di Rosa M, Iuvone T. Inhibition of granuloma-associated angiogenesis by controlling mast cell mediator release: role of mast cell protease-5 [J]. Br J Pharmacol. 2005, 145(1): 24-33.

20. Uehara Y, Urata H, Ideishi M, Arakawa K, Saku K. Chymase inhibition suppresses high-cholesterol diet-induced lipid accumulation in the hamster aorta[J]. Cardiovasc Res 2002, 55: 870 6.

21. Nishimoto M, Takai S, Fukumoto H, Tsunemi K, Yuda A, Sawada Y, Yamada M, Jin D, Sakaguchi M, Nishimoto Y, Sasaki S, Miyazaki M. Increased local angiotensin II formation in aneurysmal aorta[J]. Life Sci. 2002, 71(18): 2195-205.

22. Izawa A, Suzuki J, Takahashi W, Amano J, Isobe M. Tranilast inhibits cardiac allograft vasculopathy in association with p21(Waf1/Cip1) expression on cardiac transplantation model[J]. Arterioscler Thromb Vasc Biol. 2001, 21: 1172-8.

23. Matsumoto T, Wada A, Tsutamoto T, Ohnishi M, Isono T, Kinoshita M. Chymase inhibition prevents cardiac fibrosis and improves diastolic dysfunction in the progression of heart failure [J]. Circulation 2003, 107(20): 2555-8.

24. Jin D, Takai S, Yamada M, Sakaguchi M, Kamoshita K, Ishida K, Sukenaga Y, Miyazaki M. Impact of chymase inhibitor on cardiac function and survival after myocardial infarction[J]. Cardiovasc Res. 2003, 60(2): 413-20.

25. Hoshino F, Urata H, Inoue Y, Saito Y, Yahiro E, Ideishi M, Arakawa K, Saku K. Chymase inhibitor improves survival in hamsters with myocardial infarction[J]. J Cardiovasc Pharmacol. 2003, 41(Suppl 1): S11-8.

26. Jin D, Takai S, Sakaguchi M, Okamoto Y, Muramatsu M, Miyazaki M. An antiarrhythmic effect of a chymase inhibitor after myocardial infarction[J]. J Pharmacol Exp Ther. 2004, 309(2): 490-7.

27. Wang M, Takagi G, Asai K, et al. Aging increases aortic MMP-2 activity in nonhuman primates[J]. Hypertension 2003, 41: 1308-16.

28. Shiota N, Kakizoe E, Shimoura K, Tanaka T, Okunishi H. Effect of mast cell chymase inhibitor on the development of scleroderma in tight-skin mice[J]. Br J Pharmacol. 2005, 145(4): 424-31.

29. Saito H. Role of mast cell proteases in tissue remodeling[J]. Chem Immunol Allergy 2005, 87: 80-4.

30. Weidinger S, Rummler L, Klopp N, Wagenpfeil S, Baurecht HJ, Fischer G, Holle R, Gauger A, Schafer T, Jakob T, Ollert M, Behrendt H, Wichmann HE, Ring J, Illig T. Association study of mast cell chymase polymorphisms with atopy[J]. Allergy 2005, 60(10): 1256-61.

31. Sharma S, Rajan UM, Kumar A, Soni A, Ghosh B. A novel (TG)n(GA)m repeat polymorphism 254 bp downstream of the mast cell chymase (CMA1) gene is associated with atopic asthma and total serum IgE levels[J]. J Hum Genet. 2005, 50(6): 276-82.

32. Saiura A, Sata M, Hirata Y, Nagai R, Makuuchi M. Tranilast inhibits transplant-associated coronary arteriosclerosis in a murine model of cardiac transplantation[J]. Eur J Pharmacol. 2001, 433: 163-8.

33. Jin D, Ueda H, Takai S, Okamoto Y, Muramatsu M, Sakaguchi M, Shibahara N, Katsuoka Y, Miyazaki M. Effect of chymase inhibition on the arteriovenous fistula stenosis in dogs[J]. J Am Soc Nephrol. 2005, 16(4): 1024-34.

34. Muramatsu M, Yamada M, Takai S, Miyazaki M. Suppression of basic fibroblast growth factor-induced angiogenesis by a specific chymase inhibitor, BCEAB, through the chymase-angiotensin-dependent pathway in hamster sponge granulomas[J]. Br J Pharmacol. 2002, 137: 554-60.

35. Takai S, Jin D, Sakaguchi M, Miyazaki M. A single treatment with a specific chymase inhibitor, TY-51184, prevents vascular proliferation in canine grafted veins[J]. J Pharmacol Sci.

2004, 94(4): 443-8.

36. Takai S, Jin D, Muramatsu M, Okamoto Y, Miyazaki M. Therapeutic applications of chymase inhibitors in cardiovascular diseases and fibrosis[J]. Eur J Pharmacol. 2004, 501(1-3): 1-8.

37. Lockhart BE, Vencill JR, Felix CM, Johnson DA. Recombinant human mast-cell chymase: an improved procedure for expression in Pichia pastoris and purification of the highly active enzyme[J]. Biotechno App Biochem. 2005, 41(Pt 1): 89-95.

38. 高峰. 药物筛选酶蛋白芯片的设计和制备[J], 中国知网博士学位论文, 2006, 9(10): 77-90.

第六节 民族药物代谢诱导剂的体外高通量筛选技术平台的建设

1. 民族药物代谢诱导剂筛选属于 ADMET 高通量筛选范畴

药物被人体吸收后的代谢特性与药效关系密切，如果代谢过快不仅浪费药物，也会导致血药浓度太低，达不到治疗效果。

民族药的体内代谢酶之一是 CYP450 酶体系，CYP450 是人体内代谢清除药物等外源物的主要代谢酶，对于保护机体免受外源物毒性起到重要作用。同样，核受体介导的 CYP450 诱导表达也是一种机体的反馈性保护反应，但在当前联合用药被普遍应用的状况下，这种保护性反应却会造成药物与药物的代谢性相互作用。因此，在药物的发现及开发的早期阶段及早地预测化合物的这种代谢性质，及时阻止可诱导 CYP450 的化合物进入开发阶段或进行选择性开发，将可以大大减少临床上发生药物代谢性相互作用的几率，从而增加患者用药的安全性，同时也可以提高药物开发的成功率，降低开发成本。

利用原代肝细胞进行检测是对于化合物诱导 CYP450 性质进行评价时最常用的方法，同时也是最为可靠且与体内结果最一致的体外评价方法。但人原代肝细胞难以获得且细胞经冻存后不利于实验研究，因此经常采用大鼠原代肝细胞代替人原代肝细胞进行研究，但由于不同种属间诱导相同 CYP450 的化合物有较大区别，因此，可能在研究过程中遗漏那些不能诱导鼠 CYP450 但却可以

民族药物高通量筛选新技术

诱导人 CYP450 表达的化合物。由于在 20 世纪 90 年代发现 CYP450 的诱导主要是由多个核受体介导的,因此化合物激动核受体的能力可以反映其诱导 CYP450 的能力,基于此原理的筛选方法成为评价药物诱导 CYP450 的重要方法。共转染报告基因系统即为基于此原理的重要方法之一,例如将孕烷受体 (Pregnane X Receptor, PXR) 表达质粒和荧光酶或碱性磷酸酶的报道质粒共转染于真核细胞株中,在报道质粒的上游含有 PXR 反应元件(重复 DR3 基序),外源性配体结合 PXR 后,将激活报道基因的表达,由此可成功地建立一种基于 CYP450 诱导机制的活性检测系统。利用地塞米松、利福平等药物研究表明,其检测系统与传统的肝细胞培养有很好的一致性,是检测药物和其他外源物诱导 CYP3A4 活性的可靠手段。原代肝细胞及报告基因的方法在应用时需培养大量细胞,操作比较繁琐,因此作为评价化合物诱导 CYP450 性质的方法并不能适应目前样品库中样品数目快速增长的趋势。

PXR-亲近闪烁检测法(Scintillation Proximity Assay, SPA)是一种检测化合物与 PXR 配体结合域亲和力的新方法。首先异源表达并纯化人 PXR 全长或 LBD,然后将 PXR 与能激发产生冷光的特制圆球微粒相混合,这些圆球的外层包被有连接分子,能高容量地结合 PXR 受体,之后加入放射性同位素标记的高亲和力 PXR 配体 $[^3H]$ SR12813,$[^3H]$ SR12813 与 PXR 特异性结合,在近距离释放射线能量激发产生冷光,继而被探测器所监测,不能特异性结合的小分子,其标记同位素所发出的射线能量大部分被水溶液散射,而不足以激发产生冷光。这一方法在实验过程中无需分离步骤,可连续观测,适用于自动化操作和高通量药物筛选。但此方法对仪器设备要求较高,消耗昂贵,且需要处理放射性污染物,无法得到广泛推广。

近年发现 CYP450 的诱导是由多种核受体介导的,而化合物与核受体结合的能力可反映其诱导 CYP450 的能力,因此我们拟克隆表达核受体 PXR,并采用荧光偏振技术建立评价化合物诱导 CYP450 性质高通量方法。荧光偏振 (Fluorescence Polarization, FP) 是近几年被广泛用于 HTS 的检测方法之一,FP 方法是一种均相反应体系,具有快速、简单、灵敏的特点,操作过程中不用过滤和分离,不使用放射性物质等优势。由于偏振值与荧光标记分子的大小密切相关,该方法可用于分析 DNA-蛋白、蛋白-蛋白、蛋白-小分子等之间的相互作用,因此 FP 检测技术在新药的研究中具有天然的优势。

2. 材料和方法

2.1 材料

2.1.1 菌种

E. coli, Top 10, genetype [F-, mcrA, Δ (mrr-hsdRMS-mcrBC), φ80ΔlacZΔM15, ΔlacX74, deoR, recA1, AraD139, Δ (ara, leu) 7697, galU, galK, λ-, rpsL (streptomycin), endA1, nupG], 由中国医学科学院药物研究所生物合成室惠赠；

E. coli, Bl21 (DE3) [F- *ompT hsdS*$_B$ (r$_B$- m$_B$-) *gal dcm*λ (DE3)], Novagen, USA

2.1.2 载体

pGEM-T vector, Promega, Madison, WI, USA；

pET-32a vector, Novagen, USA。

2.1.3 试剂及溶液

A. DEPC, Sigma-Aldrich Co., USA；

B. Trizol, invitrogen, San Diego, CA, USA；

C. 琼脂糖, BD Biosciences, San Jose, CA, USA；

D. SuperScript III Reverse Transcriptase, Invitrogen, San Diego, CA, USA；

E. Agarose Gel DNA Purification Kit, TaKaRa, 大连；

F. IPTG 及 X-gal, Promega, USA；

G. Ex 及 LA Taq DNA 聚合酶、限制性内切酶及 DNA Marker, TaKaRa, 大连；

H. T4 DNA 连接酶, Invitrogen；

I. 质粒提取溶液

Solution I：50 mM 葡萄糖, 25 mM Tris-HCl (pH 8.0), 10 mM EDTA (pH 8.0)

Solution II：0.2 M NaOH, 1% (w/v) SDS

Solution III：3 M 乙酸钠 (pH 5.2), 2 M 乙酸；

J. 30% 丙烯酰胺贮液的配制：丙烯酰胺 (Merck, Germany) 30g, 甲叉双丙烯酰胺 (Merck, Germany) 1 g, 溶于去离子水至 100 ml, 装入棕色瓶中, 室温保存；

K. 1×Tris-甘氨酸电泳缓冲液：25 mM Tris，192 mM 甘氨酸（pH 8.3），0.1%（w/v）SDS；

L. 1（SD 凝胶上样缓冲液：50 mM Tris-HCl（pH 6.8），5% 巯基乙醇，2%（w/v）SDS，0.1% 溴酚蓝，10%（v/v）甘油；

M. 考马斯亮蓝染色液及脱色液

染色液：250 mg 考马斯亮蓝 R-250 溶于 100 ml 下述脱色液中

脱色液：乙醇 500 ml，冰乙酸 100 ml，蒸馏水 400 ml；

M. 转移缓冲液：48 mM Tris，39 mM 甘氨酸，0.037% SDS，20% 甲醇；

O. TBS 缓冲液：25 mM Tris-HCl，150 mM NaCl，pH 7.5；

P. TBST 缓冲液：含 0.1% Tween 20 的 TBS 缓冲液；

Q. 封闭液：含 5%（w/v）脱脂奶粉（BD Biosciences，USA）的 TBS 缓冲液；

R. PVDF 膜，Amersham Biosciences；

S. His-Tag monoclonal antibody，Novagen，USA；

T. PXR（H-160）Polyclonal Antibody，Santa Cruz Biothchnology Inc.，USA；

U. 辣根过氧化物酶标记二抗（羊抗小鼠及羊抗兔 Ig G），Merck，Germany；

V. Enhanced Chemiluminescence（ECL）Detection regent，Pierce，USA；

W. Protein Purification Buffer under Denaturing Conditions：

①8×Binding Buffer（8×= 4 M NaCl，160 mM Tris-HCl，40 mM imidazole，6 M guanidine-HCl，pH 7.9）；

②8×Wash Buffer（8×= 4 M NaCl，160 mM imidazole，160 mM Tris-HCl，6 M guanidine-HCl，pH 7.9）；

③4×Elute Buffer（4×= 4 M imidazole，2 M NaCl，80 mM Tris-HCl，6 M guanidine-HCl，pH 7.9）；

④4×Strip Buffer（4×= 2 M NaCl，400 mM EDTA，80 mM Tris-HCl，pH 7.9）；

⑤8×Charge Buffer（8×= 400 mM NiSO$_4$）；

2.1.4 培养基

A. LB 液体培养基

Bactopeptone（Difco，Detroit，MI，USA）　　　　10 g

| yeast extract（Difco, Detroit, MI, USA） | 5 g |
| NaCl | 10 g |

加900 ml双蒸水，5M NaOH调整pH值至7.0，加双蒸水至1000 ml，在15 psi下高压蒸汽灭菌20 min，保存于4°C备用。

B. 含有琼脂的LB培养基及LB平板

LB培养液配制完成以后，向1000 ml培养液中加入15g琼脂，在15 psi下高压蒸汽灭菌20min，在无菌环境中，取培养基30 ml直接铺于直径9 cm培养皿中，待培养基凝固后，于4°C倒置保存备用；

氨苄抗性LB平板：将含有琼脂的LB培养基高压灭菌后降温至50～60°C，加入0.1%（v/v）的100 mg/ml Amp（Merck, Germany），之后铺板；

蓝白斑筛选用平板：将含有琼脂的LB培养基高压灭菌后降温至50～60°C，加入1‰（v/v）的100 mg/ml Amp，1‰（v/v）24 mg/ml IPTG（溶于蒸馏水中，0.22 μm滤膜过滤除菌，保存于-20°C（Merck, Germany），2‰（v/v）20 mg/ml X-gal（溶于二甲基甲酰胺中，避光保存于-20°C（Amersco Inc., USA），混匀，之后铺板。

2.1.5 设备

A. Allegra™ X-22R Centrifuge, Beckman, USA；

B. Spectra Max M5酶标仪, Molecular Devices, USA；

C. GENIUS PCR仪, TECHNE, UK；

D. T9-GD-78紫外透射仪，上海天呈科技有限公司；

E. 超声波细胞破碎机，SONPULS2070型，探头MS70, VS70T, BANDELIN, Germany；

F. 蛋白电泳仪及转膜仪, Bio-Rad, CA, USA；

G. LAS-3000 Imaging System, Fujifilm, Japan.

2.2 人PXR异源表达方案设计

本研究拟建立一种评价化合物与人核受体PXR结合能力的筛选方法，用以判断化合物是否具有诱导人CYP3A4表达的能力。在研究过程中需要大量纯度较高的PXR，因此建立一个PXR高表达的异源克隆表达体系是实验的必要条件之一。

人PXR全长为434个氨基酸，其两个保守区DBD及LBD的长度分别为67（Cys[41]～Met[107]）和294（Gln[141]～Ser[434]）个氨基酸（Fig. 1）。由于LBD功能相

对独立，不受 DBD 影响，因此研究其配体结合性质时可以只用受体的 LBD。

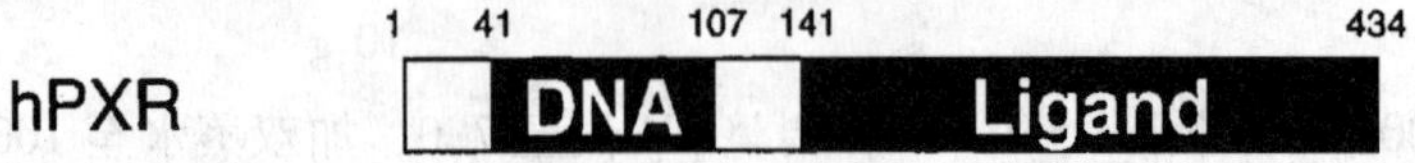

```
         1   41       107 141                        434
hPXR        [   DNA   ]   [       Ligand           ]
```

Figure 1. Human nuclear receptor PXR amino acid sequence.

有研究者曾用 E. coli 表达 PXR 的 LBD，但发现所表达蛋白的溶解性很差，无法用于配体受体结合研究。为了增加表达蛋白的可溶性，通常两个基因之间的融合表达能更快地解决这些问题。用这种方式，目的基因被引入某个高表达蛋白序列（fusion tag）的 3′末端，比如 6x His-Tag、β-半乳糖苷酶融合蛋白和 trpE 融合蛋白、谷胱甘肽 S-转移酶（GST）融合蛋白以及硫氧还蛋白（Trx）融合蛋白等。通过这样的手段，可以得到可溶性较高的受体蛋白，避免包涵体形成带来的问题，并且有助于目的蛋白的分离纯化。因此，我们拟采用 pET 系列载体，应用大肠杆菌 BL21 表达 PXR-LBD 与 Trx 的融合蛋白，以期得到溶解性较好且具有活性的核受体。

受体蛋白基因可以从 GenBank 等数据库得到有关信息，尤其是 mRNA（cDNA）和蛋白质一级结构的信息。通过直接从组织或细胞中制备和纯化受体的 mRNA，以所得的 mRNA 在逆转录酶的作用下得到其 cDNA。然后对所获得的 cDNA 进行 PCR，以获得大量的扩增模板。将克隆的重组 DNA 分子导入原核细胞进行表达，最终通过分离纯化获得目的蛋白质。

取人肝脏组织，提取总 RNA。逆转录及扩增反应后，得到 885 bp 的目的基因片段。将 PCR 产物纯化，连接到 pGEM-T 载体，于 E. coli 中扩增。经测序鉴定正确后，用 BamH I 和 XhoI 双酶切，连接到 pET-32a（Novagen, USA）中转化到 BL21（DE3）细胞中，筛选出转化子，并通过酶切鉴定。大肠杆菌中进行蛋白质的表达及纯化。重组的 PXR 蛋白使用 Ni-NTA 纯化。整个质粒构建过程如下（Fig. 2）：

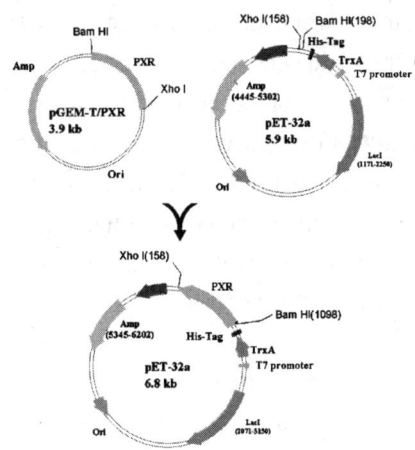

gure 2 Construction of prokaryotic expression vector of human PXR-LBD.

2.3 人PXR序列分析及引物设计
2.3.1 人PXR基因序列分析

从Genebank检索到人PXR完整mRNA序列如下图（AF061056, Homo sapiens orphan nuclear receptor PXR mRNA, complete cds. CDS：304~1608. Fig. 3.）。其中下划线部分为PXR-LBD的基因序列，经Primer 5.0分析没有 *Bam*H I 及 *Xho*I 酶切位点。

```
  1 TGAAATATAG GTGAGAGACA AGATTGTCTC ATATCCGGGG AAATCATAAC CTATGACTAG
 61 GACGGGAAGA GGAAGCACTG CCTTTACTTC AGTGGGAATC TCGGCCTCAG CCTGCAAGCC
121 AAGTGTTCAC AGTGAGAAAA GCAAGAGAAT AAGCTAATAC TCCTGTCCTG AACAAGGCAG
181 CGGCTCCTTG GTAAAGCTAC TCCTTGATCG ATCCTTTGCA CCGGATTGTT CAAAGTGGAC
241 CCCAGGGGAG AAGTCGGAGC AAAGAACTTA CCACCAAGCA GTCCAAGAGG CCCAGAAGCA
301 AACCTGGAGG TGAGACCCAA AGAAAGCTGG AACCATGCTG ACTTTGTACA CTGTGAGGAC
361 ACAGAGTCTG TTCCTGGAAA GCCCAGTGTC AACGCAGATG AGGAAGTCGG AGGTCCCCAA
421 ATCTGCCGTG TATGTGGGGA CAAGGCCACT GGCTATCACT TCAATGTCAT GACATGTGAA
481 GGATGCAAGG GCTTTTTTCAG GAGGGCCATG AAACGCAACG CCCGGCTGAG GTGCCCCTTC
541 CGGAAGGGCG CCTGCGAGAT CACCCGGAAG ACCCGGCGAC AGTGCCAGGC CTGCCGCCTG
601 CGCAAGTGCC TGGAGAGCGG CATGAAGAAG GAGATGATCA TGTCCGACGA GGCCGTGGAG
661 GAGAGGCGGG CCTTGATCAA GCGGAAGAAA AGTGAACGGA CAGGGACTCA GCCACTGGGA
721 GTGCAGGGGC TGACAGAGGA GCAGCGGATG ATGATCAGGG AGCTGATGGA CGCTCAGATG
781 AAAACCTTTG ACACTACCTT CTCCCATTTC AAGAATTTCC GGCTGCCAGG GGTGCTTAGC
841 AGTGGCTGCG AGTTGCCAGA GTCTCTGCAG GCCCCATCGA GGGAAGAAGC TGCCAAGTGG
```

267

```
901  AGCCAGGTCC GGAAAGATCT GTGCTCTTTG AAGGTCTCTC TGCAGCTGCG GGGGGAGGAT
961  GGCAGTGTCT GGAACTACAA ACCCCCAGCC GACAGTGGCG GGAAAGAGAT CTTCTCCCTG
1021 CTGCCCCACA TGGCTGACAT GTCAACCTAC ATGTTCAAAG GCATCATCAG CTTTGCCAAA
1081 GTCATCTCCT ACTTCAGGGA CTTGCCCATC GAGGACCAGA TCTCCCTGCT GAAGGGGGCC
1141 GCTTTCGAGC TGTGTCAACT GAGATTCAAC ACAGTGTTCA ACGCGGAGAC TGGAACCTGG
1201 GAGTGTGGCC GGCTGTCCTA CTGCTTGGAA GACACTGCAG GTGGCTTCCA GCAACTTCTA
1261 CTGGAGCCCA TGCTGAAATT CCACTACATG CTGAAGAAGC TGCAGCTGCA TGAGGAGGAG
1321 TATGTGCTGA TGCAGGCCAT CTCCCTCTTC TCCCAGACC GCCCAGGTGT GCTGCAGCAC
1381 CGCGTGGTGG ACCAGCTGCA GGAGCAATTC GCCATTACTC TGAAGTCCTA CATTGAATGC
1441 AATCGGCCCC AGCCTGCTCA TAGGTTCTTG TTCCTGAAGA TCATGGCTAT GCTCACCGAG
1501 CTCCGCAGCA TCAATGCTCA GCACACCCAG CGGCTGCTGC GCATCCAGGA CATACACCCC
1561 TTTGCTACGC CCCTCATGCA GGAGTTGTTC GGCATCACAG GTAGCTGAGC GGCTGCCCTT
1621 GGGTGACACC TCCGAGAGGC AGCCAGACCC AGAGCCCTCT GAGCCGCCAC TCCCGGGCCA
1681 AGACAGATGG ACACTGCCAA GAGCCGACAA TGCCCTGCTG GCCTGTCTCC CTAGGGAATT
1741 CCTGCTATGA CAGCTGGCTA GCATTCCTCA GGAAGGACAT GGGTGCCCCC CACCCCCAGT
1801 TCAGTCTGTA GGGAGTGAAG CCACAGACTC TTACGTGGAG AGTGCACTGA CCTGTAGGTC
1861 AGGACCATCA GAGAGGCAAG GTTGCCCTTT CCTTTTAAAA GGCCCTGTGG TCTGGGGAGA
1921 AATCCCTCAG ATCCCACTAA AGTGTCAAGG TGTGGAAGGG ACCAAGCGAC CAAGGATAGG
1981 CCATCTGGGG TCTATGCCCA CATACCCACG TTTGTTCGCT TCCTGAGTCT TTTCATTGCT
2041 ACCTCTAATA GTCCTGTCTC CCACTTCCCA CTCGTTCCCC TCCTCTTCCG AGCTGCTTTG
2101 TGGGCTCCAG GCCTGTACTC ATCGGCAGGT GCATGAGTAT CTGTGG
```

Figure 3. Homo sapiens orphan nuclear receptor PXR mRNA sequence.

2.3.2 引物设计及制备过程

Sense (5'-G<u>GGATCC</u>CAGGGGCTGACAGAGGAGCAGCGGA-3')，下划线部分为 *Bam*H I 酶切位点。

Anti-sense (5'-C<u>CTCGAG</u>TCAGCTACCTGTGATGCCGAAC-3')，下划线部分为 *Xho*I 酶切位点。

引物由上海生工生物工程技术服务有限公司合成。

2.4 人肝组织 cDNA 及 PXR-LBD 基因的制备：RT-PCR

2.4.1 实验材料的准备

A. 塑料制品：包括枪头、eppendorf 管等。

配制 0.1% DEPC (v/v) (Sigma-Aldrich Co., USA)，将塑料制品逐个浸泡其中，其中小枪头需要吸管打入 DEPC 水，过夜，然后于 15 psi 高压蒸汽灭菌 20 min，再烤干备用。同时将剩余 DEPC 水高压灭菌，用于配制其他试剂。

B. 玻璃制品：包括匀浆器、研钵、离心管等。

泡酸过夜，用双蒸水洗净后包锡纸于 180°C 烘烤 5 小时，备用。

2.4.2 人肝组织总 RNA 提取

从中国协和医科大学肿瘤医院病理科获得人肝脏组织，使用 Trizol（invitrogen, San Diego, CA, USA）抽提总 RNA，操作如下：

人肝脏组织 200 mg
↓
加 2 mlTrizol
↓
匀浆，转至 Eppendorf 管，每管 1 ml
↓
颠倒混匀 10 下，室温 5 min
↓
每管加入氯仿 0.2 ml
↓
颠倒混匀 15 秒，室温 10 min
↓
4°C，12000 × g 离心 10 min
↓
转上层水相于另一 Eppendorf 管中
↓
加 0.5 ml 异丙醇，混匀室温 10 min
↓
4°C，12000 × g 离心，10 min
↓
弃上清
↓
加冰预冷的 75% 乙醇（用 DEPC 水配）1 ml，充分涡旋振荡
↓
4°C，7500 × g 离心，5 min
↓

弃上清，风干
↓
溶于20μl DEPC 水中，-70°C 保存备用

2.4.3 RNA 鉴定

A. 电泳

取 RNA 进行琼脂糖（BD Biosciences, San Jose, CA, USA）凝胶电泳，观察 rRNA 5S、18S、28S 比值的变化，正常情况下 28S：18S = 2：1。mRNA 大部分泳动速度介于 18S 和 28S 之间。所以，如果 28S：18S = 2：1，就表明 mRNA 片段较为完整。

B. 紫外分光法

核酸的最大吸收波长是 260 nm，其 OD_{260}/OD_{280} 比值相对固定，DNA 的比值为 1.8，RNA 的比值为 2.0。蛋白质的最大吸收波长 280 nm，因此，可以通过测定在 260 nm 和 280 nm 的紫外线吸收值的比值（A_{260}/A_{280}）估计核酸的纯度。

吸取 1μl RNA 样品，用灭菌 DEPC 水稀释后，置 96 孔 UV 板中，分别测定 OD_{260} 和 OD_{280} 值。

2.4.4 PXR-LBD cDNA 第一条链的合成

使用反转录酶（SuperScript III Reverse Transcriptase, Invitrogen, San Diego, CA, USA）对所提取的 RNA 进行反转录，以合成 cDNA 第一条链。按以下步骤操作：

A. 于无 RNase 的 PCR 管中加入下列试剂：

0.5 μg（1μl）随机引物（Promega, Madison, WI, USA）

1 μl（10 mM）dNTP（Promega, Madison, WI, USA）

1 μg（2μl）肝总 RNA

加入灭菌的 DEPC 水 9μl 而使终体积为 13μl。

B. 将 PCR 管于 65°C 保温 5 min，立即置冰上 3 min。

C. 将 PCR 管短暂离心以使内容物汇集到管底。

D. 在 PCR 管中加入下列试剂：

4μl 5X First-Strand Buffer

1μl 0.1 M DTT（Merck, Germany）

1μl RNasin RNase Inhibitor（40 units/μl）（Promega, Madison, WI, USA）

1μl of SuperScript III RT (200 units/μl)

将内容物混匀，置室温下 5 min，之后于 50°C 保温 60 min。反应完毕后于 70°C 加热 15 min，以终止反应。加入 1μl（2 units）RNase H 37°C 消化 20 min 以除去与 cDNA 结合的 mRNA，从而得到 cDNA 第一条链，-20°C 保存备用。

2.4.5 目的基因片段 PXR-LBD cDNA 的 PCR 扩增

反应体系为：

First strand cDNA	2μl
Sense primer (10 (M)	1μl
Anti-sense primer (10 (M)	1μl
10 × PCR buffer	5μl
2.5 mM dNTP mix	4μl
LA Taq (5 unit/μl) (TaKaRa，大连)	1μl
ddH$_2$O 36μl	总体积为 50μl

PCR 反应条件为：94°C 预变性 4 min，94°C 变性 40 s，55°C 退火 40 s，72°C 延伸 1 min，30 个循环后，72°C 延伸 10 min，4°C 保温。PCR 产物以 1.0% 的琼脂糖凝胶电泳检测。

2.4.6 PCR 产物的回收

使用 Agarose Gel DNA Purification Kit (TaKaRa，大连) 对 PCR 产物进行纯化回收，用一干净的刀片切下含有目的 DNA 条带的凝胶条（≤100 mg），将凝胶条转移至微量离心管中，加入 300μl DR-I Binding Buffer，75°C 振荡水浴 6 min，至凝胶完全溶解后，加入 DR-I Binding Buffer 量 1/2 体积量 DR-II Binding Buffer，均匀混合。将胶液转移到 Spin Column 中，8000 × g 离心 1 min。以 500μl Rinse A wash solution 洗涤 Spin Column，以 700μl Rinse B wash solution 再次洗涤 Spin Column，10000 × g 离心 1 min 彻底去掉 wash solution，将 Spin Column 放入一个新的离心管中，加入 30μl Elution buffer，室温放置 2 min，10000 × g 离心 1 min，离心管中的液体即为回收的 DNA 片段，-20°C 保存备用。

2.5 T-A 克隆

2.5.1 PCR 产物与 T 载体的连接

将扩增得到的 PXR-LBD 片段与 pGEM-T vector (Promega, Madison, WI, USA) 用 Ligation Buffer 进行连接，反应体系如下：

2X Rapid Ligation Buffer, T4 DNA Ligase　　　　　　　　　　　5μl

pGEM-T Vector (50ng)	1μl
PCR product	3μl
T4 DNA Ligase (3 Weiss units/μl)	1 μl
Deionized water up to a final volume of	10μl

将内容物混合均匀，短暂离心，置室温下 1 h，然后于 4°C 反应过夜。

2.5.2 转化及蓝白斑筛选

2.5.2.1 大肠杆菌感受态制备

A. 挑取 Top10 大肠杆菌（由生物合成室程克棣教授组赠送）单克隆，置于已含有 5 ml 培养基的培养管内，37°C 振摇（160 rpm）过夜活化，次日取菌液 1 ml 接种于含有 100 ml LB 培养基的三角培养瓶中，37°C 振摇培养 2~3 h，至 OD_{600} 为 0.6，取出培养瓶，冰浴 10 min；

B. 将菌液转移至冰预冷 50 ml 无菌离心管中，于 4°C 4000 rpm 离心 10 min，弃去上层培养液，将管倒置于滤纸上 1 min，以使最后残留的培养液流尽；

C. 加入 15 ml 冰预冷的 0.1 M $CaCl_2$ 重悬菌体，冰浴 10 min；

D. 4°C，4000 rpm 离心 10 min，弃去上清液；

E. 加入 3 ml 冰预冷的 0.1 M 高压灭菌 $CaCl_2$，轻轻重悬菌体，取 200 μl 用于转化，在剩余细胞中加入终浓度为 15% 的甘油，贮存于 -80°C。

2.5.2.2 转化及蓝白斑筛选

A. 将上述的连接产物加入到 200μl 新鲜制备的感受态细胞中，冰浴 30 min；

B. 42°C 热激活 90 s，迅速置于冰浴中 2 min。

C. 加入 800 μl 无抗生素的 LB 培养基，37°C 振摇（150 rpm）复苏培养 1.5 h；

D. 8000 rpm 离心 1 min，将菌甩到底部，加 200（l 液体 LB 培养基重悬菌体；

E. 细菌接种，将 200 μl 细菌悬液涂布于含有 IPTG 及 X-gal 的蓝白斑筛选用 LB 培养基平板表面，倒置平板于 37°C 培养 12-16 小时；

F. 将平板放置于 4°C 数小时，充分显色。

2.5.2.3 转化及蓝白斑筛选

A. 挑取白色较小单克隆菌斑，接种于 10 ml 含有 100μg/ml Amp 的 LB 培养基中，37°C 振摇（180 rpm）培养过夜；

B. 取 2μl 菌液进行 PCR 鉴定，PCR 反应体系与 cDNA 的 PCR 扩增条件相同；

C. 取 1 ml 菌液进行测序，测序反应由 Invitrogen 中国英洁公司完成。

2.6 表达载体的构建及转化

2.6.1 pGEM-T/PXR-LBD 质粒提取

A. 将测序后证明序列正确的菌种接种于 50 ml LB 培养基（含 100μg/ml Amp）中，37°C 振摇培养过夜；

B. 将菌液分装入 1.5 ml eppendorf 管中，4°C 下 12000 × g 离心 30 秒。弃上清，将管倒置于卫生纸上数分钟，使液体流尽。

C. 菌体沉淀重悬浮于 100μl 溶液 I 中，需剧烈振荡，室温下放置 5 min。

D. 加入新配制的溶液 II 200μl，盖紧管口，快速温和颠倒 eppendorf 管数次，以混匀内容物，冰浴 5 min。

E. 加入 150μl 预冷的溶液 III，盖紧管口，并倒置离心管，温和振荡 10 秒，使沉淀混匀，冰浴 5 min，4°C 下 12000 × g 离心 10 min。

F. 上清液移入干净 eppendorf 管中，加入等体积的酚/氯仿（1∶1），振荡混匀，4°C 下 12000 × g 离心 5 min。

G. 将水相移入干净 eppendorf 管中，加入 2 倍体积的无水乙醇，振荡混匀后置-20°C 冰箱中 20 min，然后 4°C 下 12000 × g 离心 10 min。

H. 弃上清，将管口敞开倒置于滤纸上使所有液体流出，加入 1 ml 70% 乙醇洗沉淀一次，4°C 下 12000 × g 离心 5 min。

I. 吸除上清液，将管倒置于滤纸上使液体流尽，室温干燥 10 min。

J. 将沉淀溶于 20μl TE 缓冲液（pH 8.0，含 20μg/ml RNaseA）中，储于-20°C。

2.6.2 pGEM-T/PXR-LBD 质粒和 pET-32a 质粒双酶切及连接

A. 酶切反应体系如下：

10 × K buffer	2μl
pGEM-T/PXR 或 pET-32a	3μl（0.5μg）
*Bam*H I	1 μl
*Xho*I	1 μl
ddH$_2$O	up to 20μl

酶切产物经 1.0% 琼脂糖凝胶电泳后，分别回收 900 bp 和 5.9 kb 目的片段。

B. PXR-LBD cDNA 与 pET-32a 的连接，反应如下：

2 × ligation buffer	5 μl
50 ng/μl PXR-LBD cDNA	2 μl
100 ng/μl pET-32a vector fragment	2 μl
T4 DNA ligase (3 Weiss units/μl)	1 μl

16°C 过夜反应。

2.6.3 转化

制备 BL21（DE3）*E. coli* 感受态（方法同前），将上述连接产物转化感受态细胞，将转化后复苏的细胞铺于 Amp 平板，37°C 倒置培养 12~16 h，挑取单克隆菌斑接种于 Amp 抗性的 LB 培养基中，振荡培养，取菌液由 Invitrogen 中国英洁公司测序鉴定。

2.7 蛋白诱导表达

A. 将测序后证实序列正确菌种按 1‰ 接种于 10 ml LB（含 Amp 100 μg/ml）中，37°C 过夜培养，将未插入目的基因的 pET-32a 质粒转化 BL21（DE3），作为对照。

B. 按 1:100 比例将活化的菌液转接于 300 ml LB 培养基（含 Amp 100 μg/ml），37°C 振荡（200 rpm）培养 3 h，OD_{600} 至 0.6~0.8。

C. 取部分菌液作为未诱导的对照组，余下的加入 IPTG 诱导剂至终浓度分别为 0.1 mM、0.3 mM、0.5 mM、0.7 mM 及 1.0 mM 作为实验组，两组于 30°C 振荡培养 3 h。

D. 分别取菌体 1 ml，12000 × g 离心 30 s 收获沉淀，用 100 μl 蛋白上样缓冲液重悬，混匀，煮沸 5 min。12000 × g 离心 1 min，取上清作为样品，进行 SDS-PAGE 及 Western Blotting 分析。

2.8 蛋白 SDS-PAGE 及 Western-Blotting 分析

2.8.1 SDS-PAGE

A. 清洗并安装玻璃板，灌注丙烯酰胺凝胶；

分离胶

H_2O	4.9 ml
30% 丙烯酰胺贮存液	6.0 ml

1.5 M Tris（pH 6.8）	3.8 ml
10% SDS（Sigma-Aldrich Co.，USA）	0.15 ml
10% APS（Merck，Germany）	0.15 ml
TEMED（Merck，Germany）	0.006 ml

积层胶

H_2O	6.8 ml
30%丙烯酰胺贮存液	1.7 ml
1.0 M Tris（pH 8.8）	1.25 ml
10% SDS（Sigma-Aldrich Co.，USA）	0.1 ml
10% APS（Merck，Germany）	0.1 ml
TEMED（Merck，Germany）	0.01 ml

B. 将上述 E. coli 细胞裂解液蛋白样品上样 30μl，同时用两块胶进行相同的电泳，先用 80 V 电压电泳，当条带进入分离胶后，电压改为 130 V，直至溴酚蓝刚好跑出分离胶底部后关闭电源；

C. 电泳完成后，小心取出凝胶，在凝胶下部第一个上样槽的位置切去一角以标注凝胶的方位，切去浓缩胶部分，将其中一块凝胶浸泡于考马斯亮蓝染色液中，置于平缓摇的平台上室温染色 4 h，另一块凝胶用于 Western Blotting；

D. 将凝胶浸于脱色液中脱色 4~8 h，中间更换 3 次脱色液。

2.8.2 Western Blotting（His-Tag Monoclonal Antibody）分析

A. 准备 6 张滤纸和 1 张 PVDF 膜，将电转夹海绵垫上垫三层滤纸，用玻璃棒除去里面的气泡；

B. 剥下上述凝胶盖于滤纸上，与滤纸对齐，轻轻用玻璃棒除去气泡，将切好的 PVDF 膜浸于甲醇中 1 min，之后用转膜缓冲液平衡 5 min，将膜盖于胶上，并除气泡。在膜上盖 3 张滤纸并除去气泡，盖上另一个海绵垫合起夹子；

C. 用 200 mA 电流转膜 2 h；

D. 将膜移至含有含 5%脱脂奶粉的 TBS 封闭液中，4℃下摇动封闭 2 h；

E. 将一抗（His-Tag monoclonal antibody）用封闭液按 1:3000 稀释至浓度为 0.15 μg/ml，与 PVDF 膜于 4℃下孵育过夜；

F. 用 TBST 在室温下于脱色摇床上洗膜 3 次，每次 10 min；

G. 将二抗（山羊抗小鼠）用 TBST 稀释 1:5000，室温下于脱色摇床孵育 1 h；

H. 用 TBST 在室温下于脱色摇床上洗 2 次，每次 10 min，再用 TBS 洗一次，10 min；

I. 在 PVDF 膜上加上 ECL 检测试剂，用 LAS-3000 Imaging System（Fujifilm）检测化学发光。

2.9 PXR-LBD 蛋白的纯化与鉴定

2.9.1 使用 His·Bind Kits（Novagen，USA）对蛋白进行纯化

A. 根据上述蛋白诱导表达方法优化结果，用 0.3 mM IPTG 于 30°C 诱导 PXR-LBD 蛋白表达；

B. 10000 × g 离心 10 min 收集菌体，尽可能弃去上清液，将菌体沉淀重悬于冰预冷的 1X Binding Buffer（不含 Guanidian-HCl，每 100 ml 的培养基所收集的菌体重悬于 10 ml Binding Buffer），使用超声细胞破碎仪（BANDELIN）MS70 探头在冰浴上用 80% 功率超声破碎细胞，每次 30 秒，间隔 30 秒冷却，共 9 个循环。15000 × g 离心 20 min，将上清及沉淀同时进行 SDS-PAGE，发现仅在沉淀中存在诱导表达的分子量约为 51 KD 的蛋白，因此在诱导表达过程中蛋白形成了包涵体，所以按如下步骤采用在变性条件下从包涵体中纯化含 His-Tag 的蛋白；

C. 离心收集菌体后将每 100 ml 菌液所收集的菌体重悬于 40 ml 冰预冷的 1X Binding Buffer（不含 Guanidian-HCl），短暂超声，用 60% 功率超声破碎细胞，每次 10 秒，间隔 20 秒冷却，共 6 个循环；

D. 5000 × g 离心 15 min，收集包涵体沉淀，弃去上清中溶解的蛋白；

E. 将每 100 ml 菌液所收集的包涵体重悬于 20 ml 冰预冷的 1X Binding Buffer（不含 Guanidian-HCl），重复上述操作；

F. 将每 100 ml 菌液所收集的包涵体重悬于 5 ml 冰预冷含 6 M Guanidian-HCl 的 1X Binding Buffer 中，于冰浴上搅拌孵育 1 h，至包涵体溶解，16000 × g 离心 30 min，弃去不溶物；

G. 取蛋白纯化柱，加入 5 ml His-Bind Resin（含 50% 树脂），待其自然沉降，依次用 3 vol 蒸馏水、5 vol 1X Charge Buffer 及 3 vol 1X Binding Buffer，使 Ni 结合于树脂并平衡蛋白纯化柱；

H. 将上述变性溶解的蛋白样品上柱，流速维持在 10 vol/h；

I. 加入 10 vol 的 1X Binding Buffer 冲洗柱；

J. 加入 6 vol 的 1X Wash Buffer 冲洗柱；

K. 加入 6 vol 的 1X Elution Buffer 开始洗脱蛋白，将洗脱液分管收集，共收集 5 管，每管约 3 ml；

L. 将每管蛋白样品进行 SDS-PAGE，取部分洗脱样品加入紫外板中，280nm 波长处测定吸收以检测蛋白含量。

2.9.2 变性蛋白的复性

A. 在上述通过变性而纯化的蛋白洗脱液中按 1:3（v/v）逐滴缓慢加入复性液（20 mM Tris-Cl，pH 7.5，250 mM NaCl，2.5 mM EDTA，5 mM β-mercaptoethanol，and 5% glycerol），并于冰浴中不断搅拌，使原蛋白溶液中的 Guanidian-HCl 浓度缓慢稀释到 1.5 M；

B. 将稀释后的蛋白置于复性液中（1:50，v/v）在 4°C 下透析 24 h，中间换透析液 3 次，透析完成后，10000 × g 离心 15 min，弃去不溶物，上清加入甘油使其终浓度达到 10%，保存于-40°C；

2.9.3 纯化蛋白的 Western-Blotting 鉴定

A. 将 His-tag 柱纯化的样品进行 SDS-PAGE，至溴酚蓝刚刚跑出凝胶前沿，停止电泳；

B. 卸胶，切下目的泳道，蒸馏水洗 5 min，电转缓冲液平衡 5 min；

C. PVDF 膜用 100% 甲醇浸润 1 min，电转缓冲液平衡 5 min；

D. 安装转膜装置，进行电转，200 mA 恒流转膜 2 h；

E. 4°C 下 5% 脱脂奶粉摇动封闭 3 h；

F. 4°C 下单抗孵育过夜，TBST 洗膜 3 次，每次 10 min；

G. 二抗孵育 1 h，TBS 洗膜 3 次，每次 10 min；

H. ECL 显色。

2.10 PXR 激动剂高通量筛选方法的建立

2.10.1 原理

荧光偏振是指荧光分子受偏振光激发时发射的荧光也常为偏振光，其偏振度主要与荧光分子的旋转运动能力有关的现象。1920 年，Weigert 首先发现了荧光偏振（Fluorescence Polarization，FP，又称荧光极化）现象。之后，Perrin 于 1926 年首次对荧光偏振原理进行了阐述，他提出这个原理是基于以下现象，即当荧光分子受到偏振光激发时，如果荧光分子在激发态时仍保持静止，那么该分子发出固定偏振平面的偏振光，因此此时荧光团激发态的分布是各向异性的（Anisotropy，物理学中各向异性指沿不同方向的轴测量同一物体时会得到不同的特性值），荧光发射光谱也是各向异性的。然而，在激发态的寿命期内，分子的旋转及碰撞导致发射光偏振平面的方向发生了变化，导致各向异性减弱或消失，就称为去偏振（depolarization of fluorescence）。一般去偏振的主要原因是分子旋转运动能力的增强，这样，荧光偏振激发光谱可以提供分子的运动性（mobility）、大小（size）、形状（shape）、柔性（flexibility）以及介质的流动性（fluidity）等方面的信息。基于以上现象，Perrin对荧光偏振进行了量化，用偏振度（Polarization，P）来表示，并推导出了计算公式。

荧光分子吸收及发射光子的特点可以用其吸收跃迁矩（absorption transition moment）和发射跃迁矩（emission transition moment）来描述。对于给定的荧光分子，分子的吸收跃迁矩和发射跃迁矩的方向是固定的，决定于分子内电子跃迁的本质，也就是取决于分子结构。荧光分子在吸收的时候，由其电子结构决定，对光的偏振方向有选择性，荧光分子对偏振光的吸收概率正比于其吸收跃迁矩与激发偏振光电场强度方向之间夹角θ余弦的平方（$\cos^2\theta$），当偏振光电强方向和荧光团跃迁矩平行的时候，激发跃迁几率达到最大，垂直时则为零。与此类似，用检偏器检测到的发光强度正比于发射跃迁矩与检偏器取向之间夹角α余弦的平方（$\cos^2\alpha$）。因此当起偏器所产生的偏振光与吸收跃迁矩之间夹角为θ，发射跃迁矩与检偏器之间夹角为α时，所检测到的发光强度正比于（$\cos^2\theta$）和（$\cos^2\alpha$），实际检测时检偏器通常取平行于或垂直于起偏器的方向，由此得到的发光强度分别记作$I_\parallel$和$I_\perp$，据此偏振度（Polarization，P）定义为：$P = \dfrac{I_x - I_\perp}{I_x - I_\perp}$

Perrin指出P值的大小与荧光分子激发态寿命，荧光分子大小及溶液粘度等有关，并给出了数学计算公式，称为Perrin公式：$P = P_0 \dfrac{1}{1 + (1 - \frac{1}{3}P_0)\dfrac{PT}{V\eta}\tau}$

其中，P为偏振值（极化值）；P_0为在荧光分子朝向无规律但分子不能自由运动的溶液中的偏振值，称为本征偏振值；R为普适气体常量；T为绝对温度；V为分子体积；η为溶液粘度；τ为激发态寿命。此公式可以变换为：$\dfrac{1}{P} - \dfrac{1}{3} = (\dfrac{1}{P_0} - \dfrac{1}{3})(1 + \dfrac{3\tau}{\rho})$

其中，ρ称为旋转弛豫时间，ρ与P成正比，ρ可以表示为：$\rho = \dfrac{3\eta\eta}{RT}$

而 P_0 则可用下式表示：$\frac{1}{P_0}-\frac{1}{3}=\frac{5}{3}(\frac{2}{3\cos^2\phi-1})$

其中，φ是荧光分子的吸收跃迁距与发射跃迁距之间的夹角。当φ分别为 0o 或 90o，即两者互相平行（collinear）或垂直（orthogonal）时 P_0 值分别为 +1/2 和 -1/3。因此，偏振值 P 介于 -1/3 与 1/2 之间，其最大值小于 0.5。对于一个特定的荧光分子，φ是固定的，因此 P_0 也为固定值。那么在溶液中，P 值的大小只与旋转弛豫时间 ρ 有关。分子旋转弛豫时间与粘度、绝对温度、分子体积和气体常数有关。如果溶液粘度和体系温度固定不变，则偏振值只与分子大小成正比。而分子体积的变化可源于两个分子的结合或解离、分子降解、构象改变。如果分子很大，激发态时发生的运动极小，发射光偏振度较高；反之，如果分子较小，分子旋转或翻转速度快，发射光相对于激发光平面将去偏振化，偏振度较小。

基于以上理论基础，用荧光物质标记生物分子，当分子之间由于结合或解离，生物大分子降解等相互作用时，分子的体积或分子量发生变化，从而引起荧光团偏振值的变化。荧光标记的小分子在均相体系里处于高速旋转状态，发射光表现为去偏振，偏振值较低，而非荧光标记的大分子旋转速度远远低于荧光标记的小分子，当小分子和大分子发生特异性结合后，复合物的旋转速度远远低于荧光标记小分子的旋转速度，偏振值显著升高。所以 FP 能够被用于分析蛋白-蛋白、蛋白-配体、蛋白-DNA、抗原-抗体等的结合与解离以及生物分子的降解等。

荧光偏振特别适用于研究分子间相互作用，与传统的放射性同位素的方法相比，它更为安全可靠，不会在实验过程中对研究者造成威胁，也不会生成有害的放射性废物。此外它还具有一些独特的优势，荧光偏振是真正适用于均相体系的检测方法，实验在没有固相支持的溶液中进行，中间不含洗涤步骤，是均相检测形式的最佳解决方案；可以实时监测分子间结合/分离的变化，可用于动态分析结合/分离反应；偏振值与光密度、荧光团浓度无关，实验所需的样品量较小。因此，操作简便、快速、灵敏是荧光偏振方法的主要优势。

当核受体与激动剂结合后，其构象发生变化，从而使其与共激活子（co-activator）的亲和力增加，核受体-配体对多种共激活子募集是最终形成可与 DNA 结合的活性转录复合物的关键步骤。研究表明核受体的共激活子均含有"LXXLL"的基序，其中 L 为亮氨酸（leucine, L），而 X 为任意氨基酸，共激活子可与核受体以配体依赖性的方式相结合。我们拟用荧光分子标记含有 LXXLL 基序的小分子多肽，作为共激活子 SRC-1 的活性结构域，并用此多肽建立一种基于荧光偏振的筛选方法以筛选核受体 PXR 的配体。荧光分子标记的小分子多肽在溶液中旋转速度快，偏振值较低，当配体与 PXR 结合后开始募集共激活子多肽形成大分子复合物，偏振值明显升高。因此，可使 PXR 与多肽反应体系的偏振值升高的化合物可能为 PXR 的配体。2.10.2 荧光偏振高通量筛选方法的建立

将 FITC 标记 C 端的共激活子多肽（30 nM，氨基酸 ILRKLLQE，由上海波泰生物科技有限公司合成）与纯化的 hPXR（500 nM）及待测化合物在 200μl 的 FP buffer（150 mM NaCl, 10 mM potassium phosphate, 2 mM CHAPS, 2 mM EDTA, 1 mM DTT, pH 7.3）于黑色聚丙烯 96 孔板上振荡孵育 1 h。之后用 Spectra Max M5（Molecular Devices, USA）检测配体依赖性的共激活子募集所引起的荧光偏振值升高。以利福平（rifampicin, sigma-aldrich, USA）作为阳性化合物。

2.10.2 先导化合物的筛选

用上述方法对实验室高通量筛选平台下筛选得到的先导物（Table 1）进行评价，先导物终浓度为 20μg/ml（约 40μM），阳性化合物 rifampicin 终浓度为 10μM，振摇孵育 1 h 后检测荧光偏振值。

Table 1. Classification of Lead compounds in National Center for Pharmaceutical Screening, PUMC& CAMS by pharmacological effects

Activity	Serial number
1. Cholinesterase Inhibitor (ChEI)	6487, 6636, 6868
2. Neuro-protective Agent	7744, 16086, 17133
3. Antidepressant	6665, 6677, 11113, 11114
4. Antidiabetes Agents	17062, 18450, 18451, 18452, 15609, 15610, 15618, 15619, 15620, 15628, 15630, 15638
5. LOX-1 Receptor Inhibitor	6294, 6291, 6343, 7679, 14096, 17263
6. Advanced Glycation Endproducts	10250, 10619, 10644, 10661, 10663, 10664, 10941, 11077, 11238, 11644
7. Antineoplastic Agent	14629, 14811, 16161, 16162
8. 5-Lipoxygenase (5-LO) Inhibitor	16821, 15168, 17372, 17389, 17460, 18294
9. K Ion Channel Antagonist	12269, 12285, 12311
10. Immunosuppressive Agent	

T-Lymphocyte Transform Inhibitor	12637, 13441, 13486, 13545, 13599
B-Lymphocyte Transform Inhibitor	12656, 12815, 12817, 13514, 13527, 13530, 13556, 13560, 13569, 13570, 13575
11. Antifungal Agent	7617, 7623, 11804
12. Erythropoietin	6308
Total	70

3. 结果

3.1 总 RNA 的提取

取人肝组织 200 mg，提取总 RNA，琼脂糖电泳检查结果如 Fig. 4A 所示，28S 和 18S 条带清晰，且 28S 亮度约为 18S 的 2 倍，OD_{260}/OD_{280} 为 1.9，说明所提取的总 RNA 有较高的纯度和完整性。

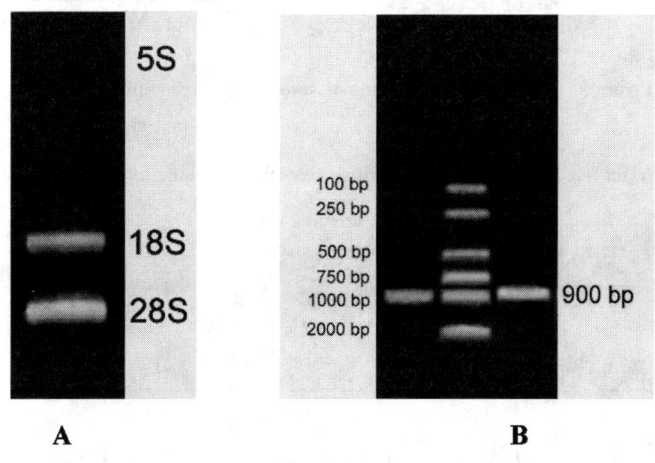

Figure 4. (A) RNA extraction from human liver. (B) PCR amplification of PXR-LBD cDNA.

3.2 PXR-LBD cDNA 的获得

以人肝组织总 RNA 为模板经 RT-PCR 获得了一条长度大约为 900～1000 bp 的特异性扩增片段（Fig. 4B），与理论值 900 bp 基本相符。

3.3 蓝白斑筛选及序列测定

将 PCR 得到的 cDNA 片段与 pGEM-T 载体连接后转化 Top10 E. coli，进行蓝白斑筛选（Fig. 5），挑白斑后，接种于 50 ml 培养基振摇培养，取 2 μl 菌液进行 PCR 鉴定，将鉴定为阳性的菌液提取质粒，并将阳性质粒用 BamH I 和 XhoI 双酶切鉴定（Fig. 6），证明目的 cDNA 片段已经连接到 pGEM-T vector

上。测序结果如图所示（Fig. 7），测序结果经拼接得到克隆全序列。

BLAST 比对分析证明，本文克隆得到 cDNA 片段与人的 PXR-LBD mRNA 具有100%的同源性（GenBank accession number NM_ 003889.2），该重组质粒命名为 pGEM-T/PXR-LBD。

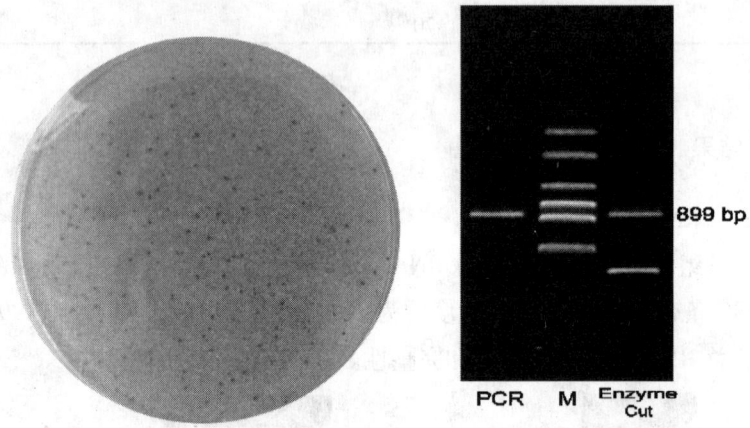

Figure 5（left）. blue/white color screening of recombinant clones.

Figure 6（right）. Indentification of positive recombinant clone by PCR and restriction enzyme

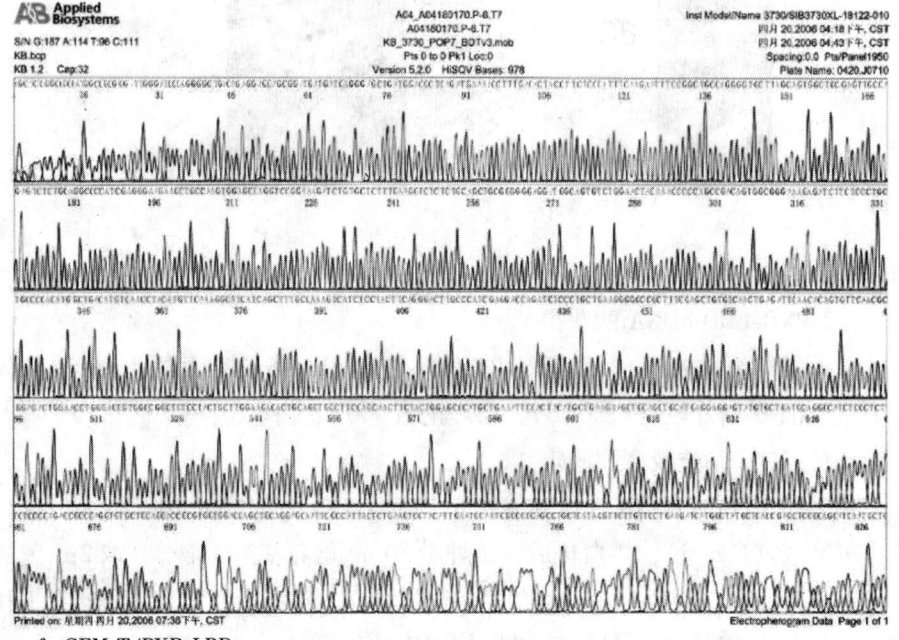

cut of pGEM-T/PXR-LBD.

第四章 民族药物高通量筛选新技术的实践

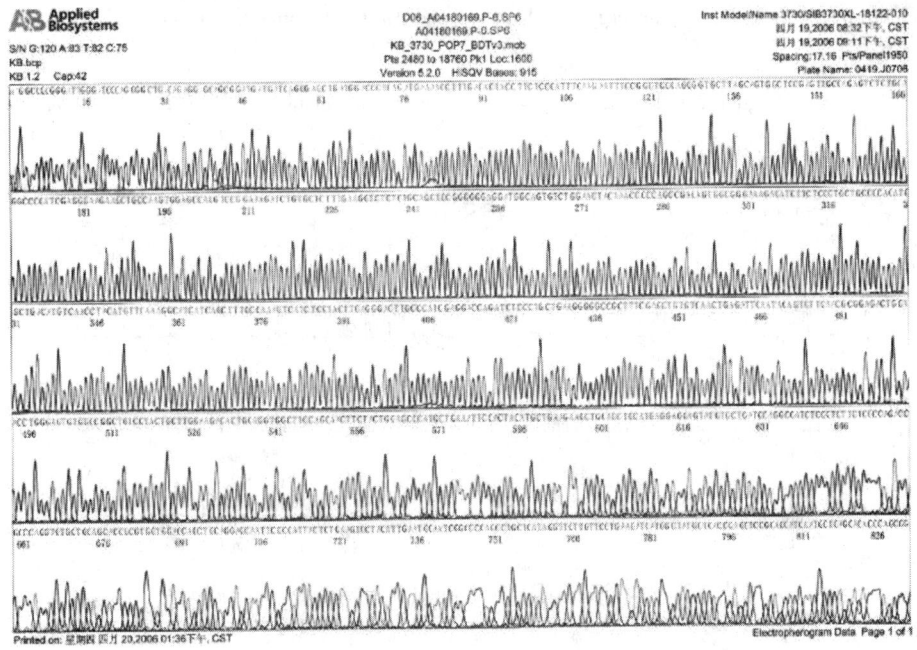

Figure 7. Cloned sequence of pGEM-T/PXR-LBD.

3.4 重组质粒 pET-32a/PXR-LBD 的构建

用 *Bam*H I 和 *Xho*I 从质粒 pGEM-T/PXR-LBD 双酶切下 PXR-LBD 基因（Fig. 8），与同样双酶切的 pET-32a 连接，构建重组表达质粒 pET-32a/PXR-LBD，将连接产物转化大肠杆菌 Top 10，筛选阳性转化子，对筛出的转化子提取质粒，用 *Bam*H I 和 *Xho*I 进行双酶切鉴定，结果如图（Fig. 9），说明 PXR-LBD 基因已经连接到表达载体 pET-32a 上，DNA 测序结果表明，PXR-LBD 基因已经正确插入表达载体，且读码框架正确（Fig. 10）。

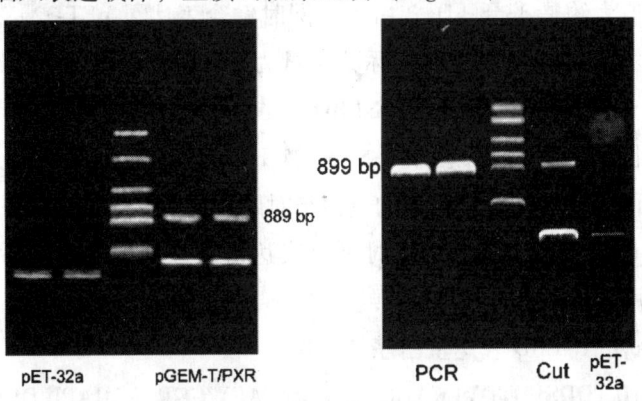

Figure 8 (left). Restriction enzyme (*Bam*H I and *Xho*I) digestion of pET-32a and pGEM-T/PXR-LBD.

Figure 9 (right). Indentification of positive recombinant clone by PCR and restriction enzyme cut of pET-32a/PXR-LBD.

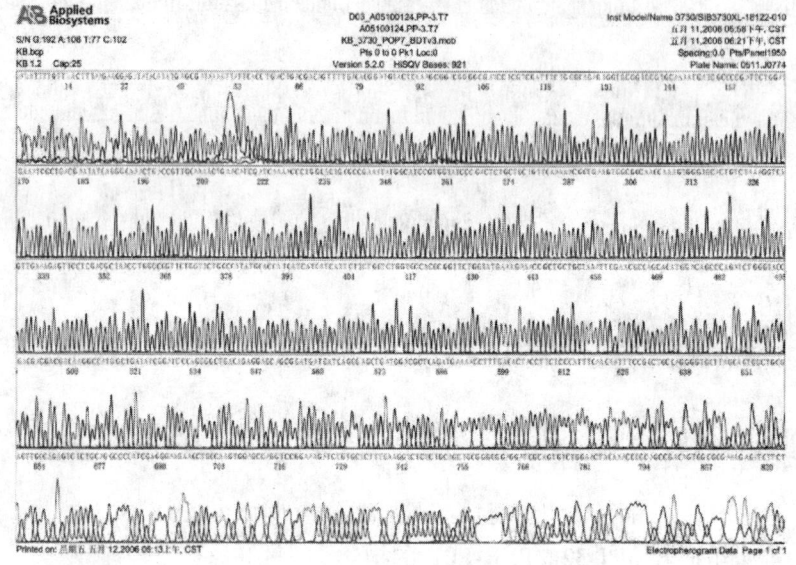

3.5 重组人 PXR-LBD 的诱导表达

取测序证实为正确的转化子，用不同浓度 IPTG 于 30°C 诱导 PXR-LBD 的表达，诱导 3 h 后对菌体作 SDS-PAGE 分析，结果如图（Fig. 11）。可以看到，在约 43 kDa 处所有 pET-32a/PXR-LBD 有一条明显大量表达的特异蛋白带，而对照（未插入 PXR-LBD 片段的 pET-32a 转化菌）则没有。人 PXR-LBD 的分子量理论计算值大约是 33.8 kDa，由于还同时融合表达了 pET-32a 载体上的 Trx 蛋白、S-tag 及 His-tag，因此其实际分子量为 51.5 kDa，蛋白的氨基酸序列如下所示，其中下划线部分为 PXR-LBD 蛋白序列。未插入 PXR-LBD 片段的 pET-32a 转化菌只表达 Trx 蛋白、S-tag 及 His-tag 等融合蛋白，分子量为 20 kDa，而 pET-32a/PXR-LBD 表达的蛋白与对照相比明显后移。从图中可以看出当诱导剂 IPTG 的浓度为 0.3 mM 时蛋白表达量较高，因此在之后进行大量诱导表达时采用 0.3 mM 的 IPTG 诱导。

pET-32a/PXR-LBD 表达蛋白序列：

MSDKIIHLTDDSFDTDVLKADGAILVDFWAEWCGPCKMIAPILDEIADEYQGKL

第四章 民族药物高通量筛选新技术的实践

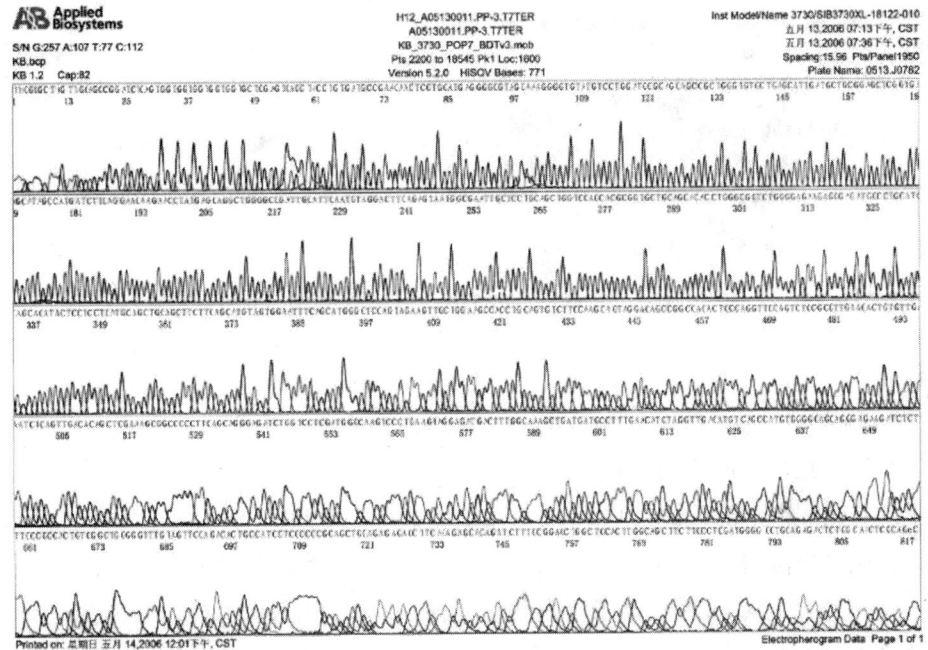

Figure 10. Cloned sequence of of pET-32a /PXR-LBD

TVAKLNIDQNPGTAPKYGIRGIPTLLLFKNGEVAATKVGALSKGQLKEFLDANLAGS
GSGHMHHHHHHSSGLVPRGSGMKETAAAKFERQHMDSPDLGTDDDDKAMADIGS
QGLTEEQRMMIRELMDAQMKTFDTTFSHFKNFRLPGVLSSGCELPESLQAPSREEAA
KWSQVRKDLCSLKVSLQLRGEDGSVWNYKPPADSGGKEIFSLLPHMADMSTYMFK
GIISFAKVISYFRDLPIEDQISLLKGAAFELCQLRFNTVFNAETGTWECGRLSYCLEDT
AGGFQQLLLEPMLKFHYMLKKLQLHEEEYVLMQAISLFSPDRPGVLQHRVVDQLQE
QFAITLKSYIECNRPQPAHRFLFLKIMAMLTELRSINAQHTQRLLRIQDIHPFATPLM
QELFGITGS

将 pET-32a/PXR-LBD 诱导表达蛋白经 SDS-PAGE 分析后，用 Anti-His-tag 抗体进行 Western Blotting 分析，检测蛋白是否正确形成了 His-tag，以利于用 His-tag 亲和层析柱进行纯化。结果表明，pET-32a/PXR-LBD 及 pET-32a 转化子经诱导表达后均正确形成了 His-tag，pET-32a/PXR-LBD 所表达的蛋白分子量较对照 pET-32a 明显增大（Fig. 12）。

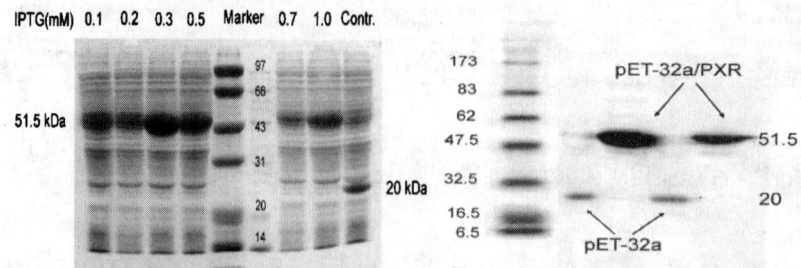

Figure 11 (left). SDS-PAGE characterization of PXR-LBD expression induced by IPTG in BL21 E. coli.

Figure 12 (right). Western Blotting analysis of the expression of PXR-LBD with His-tag by anti-His-tag antibody. （引自万方数据，中国医学科学院张斌博士学位论文）

3.6 重组人 PXR-LBD 的纯化

将诱导表达的重组人 PXR-LBD 在变性条件下用 His-Tag 亲和层析柱进行纯化，用咪唑洗脱结合的蛋白，以 OD280 监测不同管洗脱液中的蛋白洗脱量（Fig. 13），将 OD280 值高于空白的洗脱液进行 SDS-PAGE 分析，发现所洗脱的蛋白呈单一条带（Fig. 14），说明得到的蛋白纯度较高。

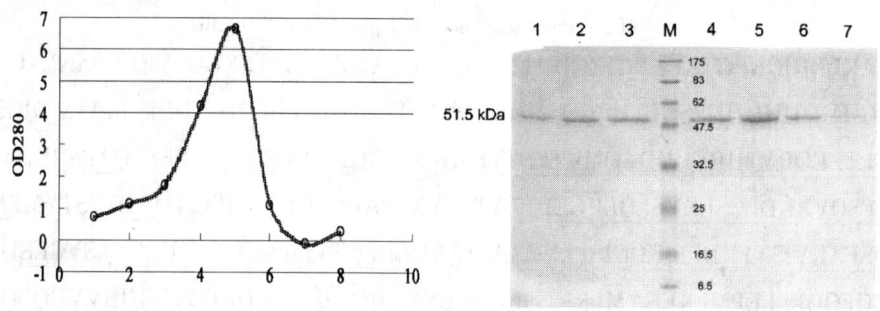

Figure 13 (left). OD280 of the elution from His-tag affinity column.

Figure 14 (right). Purification of PXR-LBD by Ni-NTA affinity column chromatography under denaturing conditions.

3.7 重组人 PXR-LBD 的鉴定

将上述用亲和层析纯化后的蛋白用菌裂解蛋白按 2.7.2 的方法进行复性，取透析复性的蛋白用 PXR-LBD 特异性的抗体（PXR (H-160), sc-25381）进行 Western Blotting 分析，以验证蛋白氨基酸序列的正确性。结果表明，诱导表达的菌裂解液及纯化的蛋白均有明显的化学发光条带，而对照（未插入 PXR-LBD 片段的 pET-32a 转化菌裂解液）则不与抗体结合，无化学发光条带（Fig.

15）。

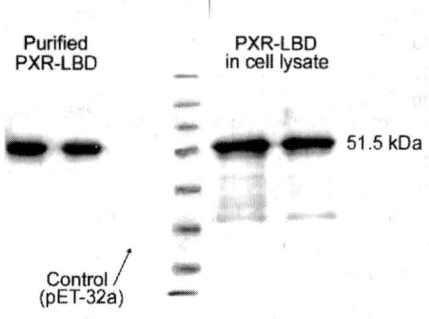

Figure 15. Western analysis of PXR-LBD expressed in *E. coli.*

3.8 PXR 激动剂高通量筛选方法的建立及先导物的评价
3.8.1 PXR 激动剂高通量筛选方法的评价

高通量筛选方法的优劣通常用 Z'因子来反映，Z'因子是一个关于信号区间和变异的指标，它已成为评估测试方法质量的主要参数。Z'因子于 1999 首次发表以来，作为一个非常有用的评估试验的统计学方法已被广泛接受。$Z' = 1 - 3 \times (SD_{sig} + SD_{back}) / (M_{sig} - M_{back})$（SD = 标准差，sig = 信号，back = 背景）。Z'因子的值是一个用于区分信号与背景群体的相对指标。Z'因子是一个没有量度的参数，其范围可以从 1 到小于 0。当 Z'因子等于零时，信号与背景开始重叠。一般而言，可以接受的 Z'因子应大于 0.4 此时 S/B 是 3，CV 是 4%。Sig/Back 越高，变异也越大。通常 CVs 必须小于 20%，尽管转化的 S/B 与较小的变异相关，但通常为了保证低于 5% 的 CVs，Sig/Back 不应低于 2。在测试方法的建立确证和高通量筛选的过程中，Z'因子有重要评估作用。

分别测定 60 个游离（500 nM hPXR, 30 nM coactivator in FP buffer）和结合（500 nM hPXR, 30 nM coactivator, 10μM rifampicin in FP buffer）时荧光基团的荧光偏振值（Fig. 16），计算 Z 因子值，评价以 FP 为检测手段的高通量筛选方法，Z 计算公式如下：$Z' = 1 - \dfrac{3\sigma\text{bound} + 3\sigma\text{free}}{\mu\text{bound} - \mu\text{free}}$

其中 μfree、μbound、σfree 及 σbound 分别表示荧光标记物在游离状态下的荧光偏振值、结合状态下的荧光偏振值、游离状态下荧光偏振值的标准差及结合状态下荧光偏振值的标准差。

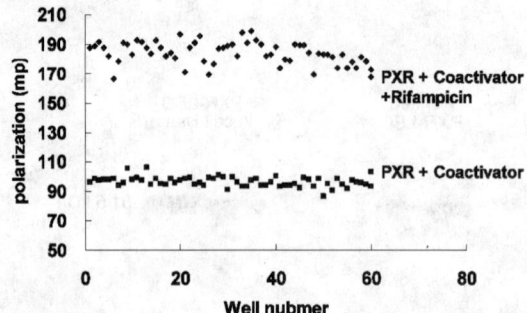

Figure 16. Polarization of free coactivators and coactivators binding to PXR. 500 nM PXR-LBD (His-tag) and 30 nM coactivator were incubated for 1 hour at room temperature in the absence (-) or presence (+) of 10μM rifampicin. The quality of the assay is represented by the Z'-factor.

实验测得 μ_{free}、μ_{bound}、σ_{free} 及 σ_{bound} 分别为 96.6、184.3、3.2 及 7.5，因此求得的 Z'因子为 0.63，符合高通量筛选的要求。

3.8.2 先导物的高通量评价结果

用上述方法对 70 个先导物进行评价，检测化合物对 PXR 及共激活子体系荧光偏振值的影响，结果如 Table 2 所示。

Table 2. Influence of lead compounds on P value of PXR and coactivator culture system in fluorescence polarization assay.

Leads	P	Leads	P	Leads	P	Leads	P
6294	110.837	10664	107.824	13530	119.951	15628	92.495
6291	156.177	10941	99.497	13545	83.471	15630	75.994
6308	128.704	11077	79.641	13556	115.857	15638	86.232
6343	110.873	11113	104.146	13560	84.939	16086	124.077
6487	112.278	11114	110.739	13569	103.729	16161	108.424
6636	111.234	11238	103.944	13570	94.903	16162	104.665
6665	98.559	11644	119.495	13575	133.658	16821	89.422
6677	136.277	11804	100.131	13599	108.404	17062	95.865
6868	114.19	12269	151.252	14096	99.91	17133	97.906
7617	114.09	12285	109.457	14629	110.149	17263	87.857
7623	92.267	12311	118.525	14811	93.939	17372	120.708
7679	107.266	12637	105.557	15168	86.805	17389	127.045
7744	92.502	12815	97.475	15609	90.482	17460	109.918
10250	94.823	12817	122.316	15610	112.225	18294	102.364
10619	139.866	13441	99.012	15618	131.116	18450	107.937
10644	132.288	13486	87.53	15619	109.709	18451	92.168

Leads	P	Leads	P	Leads	P	Leads	P
10661	132.14	13514	78.05	15620	112.7	18456	102.516
10663	133.687	13527	109.596				

其中,阳性化合物利福平使共激活子的荧光偏振值由 95 升高至 185,以此升高幅度作为 100%,加入先导物 6291 及 12269 的体系的荧光偏振值超过 140,即其升高荧光偏振值的能力为阳性化合物利福平的 50%,结果如 Fig. 17 所示。在进行复筛时发现此 2 个先导物自身可以产生荧光,因此可能干扰了荧光偏振值的检测,在与其他模型共同评价的基础上,我们可以进一步确定这 2 个化合物诱导 CYP450 的能力。

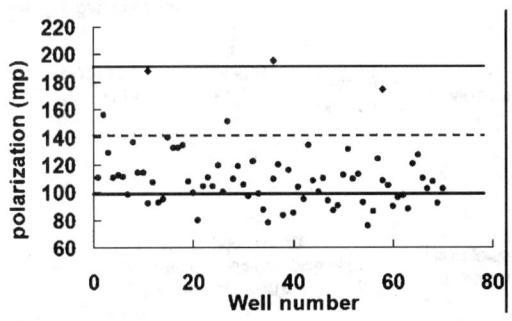

Figure 17. Lead compound profiling and characterization with the PXR coactivator fluorescence polarization assay

3.9 化合物对 CYP450 诱导作用高通量评价平台的构建

核受体是机体对内源及外源营养物、毒性物质的感受器,能通过诱导与代谢相关的基因及通路而使机体及时适应环境的变化,从而起到保护机体的作用,这些核受体被称为代谢性核受体(metabolic nuclear receptors)。其中,NR1I 亚家族的 PXR(NR1I2)及 CAR(NR1I3)作为"外源物感受器"负责机体感受外源物,包括药物、毒物等,并保护机体免受外界物质侵害,而 NR1I 亚家族的另一成员 VDR(NR1I1)则使机体及时清除毒性胆汁盐。最近的研究发现,其他的几种核受体 FXR(farnesoid X receptor),HNF4α(Hepatocyte nuclear factor 4α)也可以诱导某些药物代谢酶及转运体的表达(Fig. 18)。

除"外源物感受器"外,代谢性核受体还包括可"感受"内源性代谢物的核受体,包括 PPAR(Peroxisome Proliferator-Activated Receptor)、LXR(Liver

X Receptor)、LRH-1（Liver Receptor Homologous protein 1）、FXR（Farnesoid X Receptor），它们可以调控多种与糖、脂肪酸、甘油三脂、脂蛋白、胆固醇、胆盐代谢有关的基因，其中包括CYP450（Table 3）。

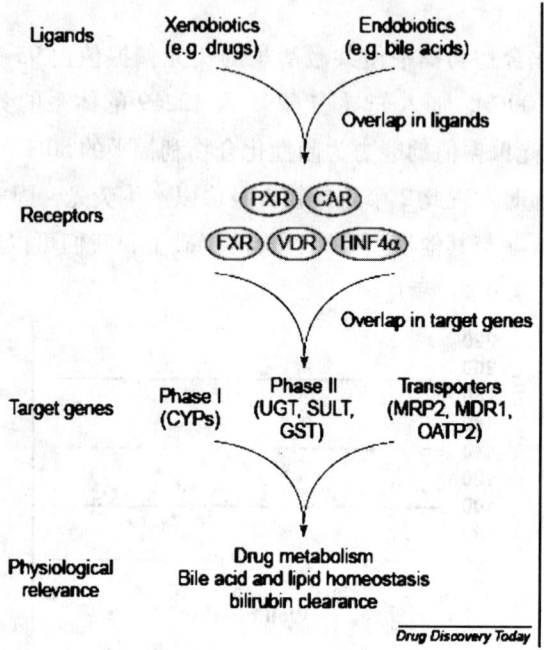

Figure 18. The complexity of mammalian xenobiotic response and its regulation by xenobiotic nuclear receptors. The activation of nuclear receptors by xenobiotic and endobiotic ligands, and subsequent regulation of phase I and phase II enzymes and drug transporters will eventually affect many physiological and pharmacological responses, such as drug metabolism and the homeostasis of bile acids, lipids and bilirubin.

共激活子是核受体调控目的基因表达所必不可少的一员，其中，SRC-1是所有代谢性核受体共用的共激活子，"LXXLL"基序是SRC-1与核受体结合的活性结构域。共激活子与核受体配体结合域之间配体依赖性的结合为我们筛选核受体的配体提供了一个非常方便的途径，我们以上所用的荧光偏振（FP）检测法正是利用此途径而发展起来的快速而又方便的方法。利用我们建立的大肠杆菌异源表达系统可以得到大量的核受体LBD或全长序列，而含有"LXX-LL"基序的多肽则可以代表共激活子，当配体与核受体LBD结合后，荧光标记的小分子多肽也与核受体结合，从而由偏振程度较低的状态变为较高状态，目前我们建立了评价化合物诱导药物代谢酶性质的方法技术平台，利用以上二者我们即可以建立起用于评价化合物诱导药物代谢酶性质的完整平台。

Table 3. CYP induction mediated by nuclear receptors

Receptors	P450 inducers	Prototypic responsive CYPs	NR-responsive elements	Representative endogenous ligands
CAR	Phenobarbital	h2B6	DR4（PBRE）[a]	Androstane metabolites[b]
		r2B1, 2B2	DR3	
		m2B10	IR6	
PXR	Dexametha-soneRifampicin, Hyperform	h3A4	DR3	Pregnenolone, corticosterone, bile acids
		r3A23	IR6	
		m3A11	DR4	
PPAR	Fibrate drugs	4A1	DR1	Linoleic acid, arachidonic acid
		4A2		
		4A3		
LXR	Cholesterol	7A1	DR4	24(S)-Hydroxycholesterol
FXR	Bile acids	7A1	IR1	Chenodeoxycholic acid
RXR	Retinoid acids	2B, 3A, 4A, 7A	All	9-cis-Retinoid acid

[a]Phenobarbital response element, [b]Inhibitory ligands

4. 诱导代谢的民族药物筛选结果与讨论

民族药能否成功，能否进入临床的关键之一是该药物的体内代谢性质如何，传统的民族药物研究是在先研究药物的活性，后评价民族药的代谢性质。传统民族药研究的缺点是前期大量投资有可能浪费。所以，采用本筛选模型，提前评价和筛选有关民族药样品有重要价值。

自上世纪50年代人们首次发现某些化合物可以加速其他化合物代谢的现象起，对于化合物诱导代谢酶机制的研究一直是药物研究领域关注的重点之一，药物代谢酶的诱导与药物的研究开发及安全应用有密切关系。

在对药物代谢酶诱导机制研究的早期，主要使用实验动物如大鼠及小鼠评价化合物诱导其他化合物代谢的能力，目前所知的大部分代谢酶诱导剂如巴比妥类化合物、3-甲基胆蒽（3-methylcholanthrene, MCA）、PCN等都是在研究早期阶段通过这种方法发现的。之后，随着所需评价的化合物逐渐增多，研究者开始使用原代培养的动物肝细胞预测化合物诱导代谢酶的能力。但由于种属间的相同药物代谢酶对诱导剂的反应性有差别，用实验动物所得到的研究结果并不能完全反应人体内的实际情况，因此，研究者逐渐使用原代人肝细胞进行实验研究。原代人肝细胞模型是所有用于研究药物代谢酶诱导的模型中与人体体内情况最为相似的，得到了广泛应用，但原代人肝细胞来源有限，是限制其应用的主要原因。

随着人类所有57个CYP450的逐步发现，对于CYP450诱导机制的认识也不断加深，首先于上世纪90年代初发现了介导2,3,7,8-四氯代二苯并二噁英（2,3,7,8-tetrachlorodibenzo-p-dioxin, TCDD）等多环芳烃化合物诱导CYP1A1表达的芳烃受体（aryl hydrocarbon receptor, AhR）并克隆了其cDNA。AhR是一个属于bHLH/PAS basic helix-loop-helix/Per-Arnt-Sim）家族的转录因子，其调控基因的机制类似于核受体。20世纪90年代末PXR的发现在药物代谢酶及转运体诱导机制的研究历史上具有里程碑式的意义，首次将此长期以来未能解释的现象与孤儿核受体联系起来。之后陆续阐明了与PXR同一核受体亚家族的CAR及VDR在药物代谢酶及转运体诱导中的作用。因此，NR 1I核受体亚家族被称为外源物感受器，其中PXR调控的CYP3A亚家族参与代谢50%的临床用药，且目前发现的PXR配体范围也最广。

基于核受体调控基因表达原理的配体评价方法以其快速、准确、特异性高等特点被迅速发展起来，主要包括报告基因的方法及利用放射性同位素进行配体-受体竞争结合分析。在报告基因系统中，PXR表达质粒既可为全长hPXR序列也可为PXR-LBD与其他转录因子如酵母转录因子GAL4-DBD的嵌合体，报道质粒表达荧光酶或碱性磷酸酶，在报道质粒的上游含有PXR反应元件（CYP3A1的重复DR3基序或CYP3A4的ER6基序）或上游激活序列（Upstream Activation Sequence, UAS）。将二种质粒共转染于真核细胞株中，外源性配体结合PXR后，将激活报道基因的表达，化合物激动核受体的能力可以反映其诱导CYP450的能力，由此可成功地建立一种基于CYP450诱导机制的活性检测系统。利用地塞米松、利福平等药物研究表明，此检测系统与传统的肝细胞培养有很好的一致性，是检测药物和其他外源物诱导CYP3A4活性的可靠手段。此外，将已知的PXR激动剂如SR12813标记放射性同位素，采用亲近闪烁检测法（Scintillation Proximity Assay, SPA）分析化合物与SR12813竞争结合PXR受体的能力。

尽管利用实验动物的体内研究方法速度较慢且存在种属差异，但对于研究调控药物代谢酶的核受体功能以及对可能诱导代谢酶表达的化合物进行活性确证来说，体内研究方法是必不可少的，而基因敲除小鼠及转基因"人源化"

小鼠（Transgenic "Humanized" Mice）成功解决了种属差异问题，并已成为进行代谢酶诱导研究的有力工具。

为了改变某个动物的基因型且能稳定遗传，科学家们经过长期探索建立了将胚胎干细胞（Embryo Stem Cell，ESC）基因打靶及胚胎移植结合起来的一套新技术—基因敲除。ESC取自小鼠胚泡（blastocyst）的内细胞层细胞，是一种多潜能的干细胞，具有能在体外培养保存又能在一定条件下发育成个体的性能。首先克隆ES细胞靶基因的同源片断。用限制性内切酶切开其外显子两端，插入一个标志/选择基因，常用新霉素磷酸转移酶基因（PGK-Neo^r）作为阳性选择基因和阳性同源重组的标志，另外在载体同源序列外围接上另一个阴性选择基因，常用单纯疱疹病毒胸腺嘧啶激酶（Herpes Simplex Virus Thymidine Kinase，HSV-TK）基因，作为非同源重组的标志和筛选基因。将载体导入ES细胞，外源基因导入ES细胞的方法有显微注射法、电击法、逆转录病毒载体法、脂质体包装法以及磷酸钙沉淀法等，之后筛选出已发生同源重组的ES细胞。筛选同源重组的ES细胞的方案有数种，如正负双向选择法（Positive and Negative Selection，PNS）、标记基因的特异位点表达法及PCR法，其中用得最多的方法首推PNS法。构建含有靶基因同源序列的载体时，在该序列的一个外显子中插上neo^{r}基因作为正选择的标志，在此序列3′端插有不含启动子HSV-tk基因作为负选择，HSV-tk基因由邻近的neo^{r}基因启动子调节。将导入重组体的ES细胞继续作体外培养，并以新霉素（G418）和致死核苷类似物GANC（gancyclovir）作双重筛选。因随机插入的DNA通常以从头至尾整合入受体细胞DNA中，HSV-tk基因产物可使GANC转变成一种有毒物质使细胞死亡。如果发生同源重组，由于tk基因在同源区之外不能整合，neo^{r}基因在同源区之内得以保留，这样受体细胞抗G418有正选择作用，对GANC无转变功能而有负选择作用，因此认为存活的细胞是与导入基因发生同源重组的。将筛选出的同源重组的细胞克隆重新注入胚泡中，再将胚泡植入假孕母鼠的子宫中发育出嵌合体小鼠。用Southern杂交来鉴定已敲除基因（即含Neo^{r}基因）的雄鼠，再用后者与同系雌鼠交配娩出基因敲除的杂合子即F1，F1近交便产生基因敲除的纯合子和杂合子（F2），经多次交配繁殖出数量众多保持基因性状稳定遗传的新品系小鼠。研究者利用上述技术建立了PXR和CAR的基因敲除小鼠以用于研究其生理及药理功能、发现新靶基因及配体等。

为解决实验动物如小鼠与人之间的种属差异问题，hPXR及hCAR人源化小鼠已被构建，用于 hPXR 及 hCAR 功能及特异性配体。首先构建含有 hPXR 及 hCAR cDNA 的载体，序列上游含有小鼠白蛋白启动子及增强子，下游含有 SV40 内含子/poly（A）。将目的基因进行受精卵原核显微注射，之后将受精卵植入假孕小鼠的输卵管内。用 PCR 法筛选出阳性转基因鼠，并用 Northern blot 分析进行鉴定。将 hPXR 或 hCAR 转基因鼠与基因敲除小鼠杂交繁育即可得到不表达 mPXR 或 mCAR 而仅表达 hPXR 或 hCAR 的人源化小鼠。

除了以上体内及体外方法，计算机模拟药效团方法（In silico）也被用于 PXR 和 CAR 配体的筛选。相对于其他核受体，PXR 的配体结合口袋比较大，因此其配体的结构具有多样性，共同点不明显，与 PXR 相比，CAR 的配体结合区较小，配体也较少。In silico 的方法将可用于辅助 PXR 及 CAR 配体的发现，预测及避免药物-药物相互作用。

为了能更加快速、简单且高通量检测大量化合物诱导 CYP450 能力，我们首次建立了基于荧光偏振 PXR-配体-共激活子结合评价方法，其理论基础为当核受体与配体结合后，其构象会发生改变，从而促进了受体与共激活子的结合。类固醇受体共激活子（Steroid Receptor Coactivator，SRC）是一个结构相关的核受体辅激活蛋白家族，包括 SRC-1，TIF2/GRIP1 及 RAC3/ACTR/pCIP/AIB-1。它们在结构和功能上有许多的共同特征：（1）均具有自主转录激活功能，在众多核受体的转录激活中具有相似性；（2）有一个含 bHLH-PAS 结构域的 N 末端区；（3）SRC 家族成员中央区均有多个含 LXXLL 核心重复序列（两侧则为极性保守残基）的高保守模体（motif），该结构介导了它们与核受体的相互作用和转录激活功能，该模体又称为亮氨酸极性结构域（Leucine-Charge Domains，LCDs）或核受体盒（Nuclear Receptor Box，NR Box）。其中，SRC-1 可与多种核受体包括 PR、ER、TR、RXR、GR、PPAR、PXR、CAR 等以配体依赖性的方式结合并增强其转录激活能力。SRC-1 含有 4 个 LXXLL 模体，含有 LXXLL 的 SRC-1 片段也可与核受体以配体依赖性的方式结合，因此当在荧光物标记的 SRC-1 片段和核受体 PXR 混合物中加入相应配体如 rifampicin 时，SRC-1 片段将由游离态变为与核受体结合态，相应会引起荧光偏振值的改变。在此均相体系中，SRC-1 片段与 PXR 的结合以配体剂量依赖性的形式增加，同时荧光偏振值也随之增加。荧光偏振方法特别适用于研究分子间相互作用，主要优势在于操作简便、快速、灵敏。此方法是将药物代谢评价与高通量筛选方法进行有机结合的首次尝试。

第四章 民族药物高通量筛选新技术的实践

利用核受体 LBD 及共激活子的 LXXLL 的基序并采用荧光偏振的方法来筛选核受体的配体,不仅适用于 PXR,而且适用于所有代谢性核受体（Table 3）。此平台的建立不仅可以对化合物诱药物代谢酶的性质进行评价,同时还可以发现用于调控与代谢相关的基因而治疗代谢性疾病的药物,PPAR 激动剂用于治疗糖尿病即为成功的例子。

Table 3. The metabolic nuclear receptors and functions

Function	Receptors
the defense against xeno- and endobiotics	PXR, CAR, HNF4
energy and glucose metabolism; fatty acid, triglyceride, and lipoprotein metabolism	PPARα, β/δ, γ
reverse cholesterol transport and cholesterol absorption	LXRα, β & LRH-1
bile acid metabolism	FXR, LXRs, LRH-1

在创新民族药物发现过程中,对于样品体内代谢性质的评价、预测及优化是必不可少的环节,而其是否诱导药物代谢酶的性质则是代谢性质中的重中之重,因为这关系到其在临床应用中是否会产生药物-药物相互作用。此外,发现更多的诱导代谢酶的民族特色药物,即外源物感受性核受体的配体,对于核受体调节代谢酶基因表达的机制研究也有很大帮助。

参考文献

1. Kliewer SA. Pregnane X receptor: predicting and preventing drug interactions[J]. Thromb Res,2005, 117:133-6; discussion 45-51.

2. Lahoz A, Gombau L, Donato MT, Castell JV, Gomez-Lechon MJ. In vitro ADME medium/high-throughput screening in drug preclinical development[J]. Mini Rev Med Chem. 2006,6: 1053-62.

3. Xie W, Uppal H, Saini SP, Mu Y, Little JM, et al. Orphan nuclear receptor-mediated xenobiotic regulation in drug metabolism[J]. Drug Discov Today. 2004,9:442-9.

4. Luo G, Guenthner T, Gan LS, Humphreys WG. CYP3A4 induction by xenobiotics: biochemistry, experimental methods and impact on drug discovery and development[J]. Curr Drug Metab. 2004,5:483-505.

5. Xu J, O'Malley BW. Molecular mechanisms and cellular biology of the steroid receptor coactivator (SRC) family in steroid receptor function[J]. Rev Endocr Metab Disord. 2002,3:185-92.

6. Luo G, Cunningham M, Kim S, Burn T, Lin J, et al. CYP3A4 induction by drugs: correlation between a pregnane X receptor reporter gene assay and CYP3A4 expression in human hepatocytes[J]. Drug Metab Dispos. 2002,30:795-804.

7. Jones SA, Moore LB, Wisely GB, Kliewer SA. 2002. Use of in vitro pregnane X receptor assays to assess CYP3A4 induction potential of drug candidates[J]. Methods Enzymol,357:161-70.

8. Kliewer SA. The nuclear pregnane X receptor regulates xenobiotic detoxification[J]. J Nutr. 2003,133:2444S-7S.

9. Gong H, Xie W. Orphan nuclear receptors, PXR and LXR: new ligands and therapeutic potential[J]. Expert Opin Ther Targets. 2004,8:49-54.

10. Goodwin B, Gauthier KC, Umetani M, Watson MA, Lochansky MI, et al. Identification of bile acid precursors as endogenous ligands for the nuclear xenobiotic pregnane X receptor[J]. Proc Natl Acad Sci USA. 2003,100:223-8.

11. Park SH, Raines RT. Fluorescence polarization assay to quantify protein-protein interactions[J]. Methods Mol Biol. 2004,261:161-6.

12. Jameson DM, Croney JC. Fluorescence polarization: past, present and future[J]. Comb Chem High Throughput Screen. 2003,6:167-73.

13. Francis GA, Fayard E, Picard F, Auwerx J. Nuclear receptors and the control of metabolism[J]. Annu Rev Physiol. 2003,65:261-311.

14. Reschly EJ, Krasowski MD. Evolution and function of the NR1I nuclear hormone receptor subfamily (VDR, PXR, and CAR) with respect to metabolism of xenobiotics and endogenous compounds[J]. Curr Drug Metab. 2006,7:349-65.

15. Dixit SG, Tirona RG, Kim RB. Beyond CAR and PXR[J]. Curr Drug Metab. 2005,6:385-97

16. Chen T, Xie W, Agler M, Banks M. Coactivators in assay design for nuclear hormone receptor drug discovery[J]. Assay Drug Dev Technol. 2003,1:835-42.

17. Conney AH. Induction of drug-metabolizing enzymes: a path to the discovery of multiple cytochromes P450[J]. Annu Rev Pharmacol Toxicol. 2003,43:1-30.

18. Sueyoshi T, Negishi M. Phenobarbital response elements of cytochrome P450 genes and nuclear receptors[J]. Annu Rev Pharmacol Toxicol. 2001,41:123-43.

19. Gomez-Lechon MJ, Donato MT, Castell JV, Jover R. Human hepatocytes in primary culture: the choice to investigate drug metabolism in man[J]. Curr Drug Metab. 2004,5:443-62

20. Venkatakrishnan K, von Moltke LL, Obach RS, Greenblatt DJ. Drug metabolism and drug

interactions: application and clinical value of in vitro models[J]. Curr Drug Metab. 2003,4:423-59.

21. Fujii-Kuriyama Y, Mimura J. Molecular mechanisms of AhR functions in the regulation of cytochrome P450 genes[J]. Biochem Biophys Res Commun. 2005,338:311-7.

22. Qatanani M, Moore DD. CAR, the continuously advancing receptor, in drug metabolism and disease[J]. Curr Drug Metab. 2005,6:329-39

23. Timsit YE, Negishi M. CAR and PXR: The xenobiotic-sensing receptors[J]. Steroids. 2007,72:231-46.

24. El-Sankary W, Gibson GG, Ayrton A, Plant N. Use of a reporter gene assay to predict and rank the potency and efficacy of CYP3A4 inducers[J]. Drug Metab Dispos. 2001,29:1499-504.

25. Honkakoski P, Jaaskelainen I, Kortelahti M, Urtti A. A novel drug-regulated gene expression system based on the nuclear receptor constitutive androstane receptor (CAR)[J]. Pharm Res. 2001,18:146-50.

26. Raucy J, Warfe L, Yueh MF, Allen SW. A cell-based reporter gene assay for determining induction of CYP3A4 in a high-volume system[J]. J Pharmacol Exp Ther. 2002,303:412-23.

27. Dai G, Wan YJ. Animal models of xenobiotic receptors[J]. Curr Drug Metab. 2005,6:341-55.

28. Gong H, Sinz MW, Feng Y, Chen T, Venkataramanan R, Xie W. Animal models of xenobiotic receptors in drug metabolism and diseases[J]. Methods Enzymol. 2005,400:598-618.

29. Xie W, Evans RM. Pharmaceutical use of mouse models humanized for the xenobiotic receptor[J]. Drug Discov Today. 2002,7:509-15.

30. Zhang J, Huang W, Chua SS, Wei P, Moore DD. Modulation of acetaminophen-induced hepatotoxicity by the xenobiotic receptor CAR[J]. Science. 2002,298:422-4.

31. LePage DF, Conlon RA. Animal models for disease: knockout, knock-in, and conditional mutant mice[J]. Methods Mol Med. 2006,129:41-67.

32. Saini SP, Mu Y, Gong H, Toma D, Uppal H, et al. Dual role of orphan nuclear receptor pregnane X receptor in bilirubin detoxification in mice[J]. Hepatology. 2005,41:497-505.

33. Staudinger JL, Goodwin B, Jones SA, Hawkins-Brown D, MacKenzie KI, et al. The nuclear receptor PXR is a lithocholic acid sensor that protects against liver toxicity[J]. Proc Natl Acad Sci USA. 2001,98:3369-74.

34. Zhang J, Huang W, Qatanani M, Evans RM, Moore DD. The constitutive androstane receptor and pregnane X receptor function coordinately to prevent bile acid-induced hepatotoxicity[J]. J Biol Chem. 2004,279:49517-22.

35. Ekins S, Erickson JA. A pharmacophore for human pregnane X receptor ligands[J]. Drug Metab Dispos. 2002,30:96-9.

36. Ekins S, Mirny L, Schuetz EG. A ligand-based approach to understanding selectivity of nuclear hormone receptors PXR, CAR, FXR, LXRalpha, and LXRbeta[J]. Pharm Res. 2002, 19:1788-800.

37. Mankowski DC, Ekins S. Prediction of human drug metabolizing enzyme induction[J]. Curr Drug Metab. 2003,4:381-91.

38. Watkins RE, Davis-Searles PR, Lambert MH, Redinbo MR. Coactivator binding promotes the specific interaction between ligand and the pregnane X receptor[J]. J Mol Biol. 2003,331:815-28.

39. Handschin C, Meyer UA. Induction of drug metabolism: the role of nuclear receptors[J]. Pharmacol Rev. 2003,55:649-73.

40. 张斌. 药物代谢动力学性质评价在新药发现及开发中的应用研究[J]. 中国知网博士学位论文数据库, 2007,09,01.

第五章 民族药物样品的活性确证及评价

第一节 藏药红景天苷抗贫血的效果及分子机制

1. 藏药红景天苷研究背景

红景天是景天科红景天属植物高山红景天（Rhodiola Sachalinensis. A. Bor.）或狭叶红景天（R. Kirilowii（Regel）Regel ［Sedum Kirilowii Regel］）的干燥全草，最早载于《四部医典》，为藏医常用药物，藏名"扫罗玛尔布"，民间用于治疗肺热咳嗽、咳血、白带、跌打损伤等疾病。西藏红景天药用植物种类甚多，有长鞭红景天、喜马红景天、圆齿红景天、全瓣红景天（圣地红景天）、背药红景天。20世纪70年代前苏联将红景天作为"适应原"样物用于宇航员、飞行员、潜水员、运动员等，以消除疲劳，增加活力。红景天有多方面的药理作用：

（1）红景天具有抗缺氧、抗疲劳方面作用，能够明显提高人体在高原地区的耐受性，也能明显延长小白鼠在低氧条件下的存活时间和在密闭低氧条件下的游泳存活时间。

（2）抗自由基及延缓衰老的作用。高山红景天能明显提高老龄小鼠SOD活性，红细胞过氧化氢酶能力，表明高山红景天不仅能阻碍生物膜的过氧化，同时减轻人体代谢过程中氧化还原反应产生的自由基对人体的损害。红景天对自由基损伤具有一定的保护作用。红景天作为一种传统抗衰老的药物，其作用与红景天的抗自由基作用密切相关。红景天还是一种很有价值的抗辐射食用植

(3) 红景天对机体的免疫系统具有调节作用。王福俤等人的研究表明，红景天对淋巴细胞免疫功能有增强作用。红景天的体外实验发现其能直接致小鼠淋巴细胞转化，具有丝裂原样作用和具有杀瘤作用。

(4) 对心血管系统的作用。红景天对心血管临床治疗有潜在的应用价值，高山红景天水煎剂静脉注射能显著拮抗去甲肾上腺素升高血压作用；并对组织胺引起的血压降低有一定回升作用。红景天苷和酮均能降低心脏前后负荷，改善心脏功能。红景天苷还可降低 ACE（血管紧张素转化酶）的合成，而 ACE 是组织局部合成血管紧张素 II 的重要限速酶，ACE 对心血管重塑及动脉粥样硬化形成有重要作用。

总之，红景天的现代药理研究表明，红景天具有广泛的药理作用，但目前关于红景天在血液系统中的研究很少。本研究主要研究红景天的有效活性成分红景天苷在血液系统中的作用及作用机理。

2. 藏药红景天苷抗贫血实验材料

2.1 主要试剂及其配制

1）细胞培养试剂

IMDM 培养基	美国 GIBCO 公司产品
胎牛血清	美国 Hyclone 公司产品
RPMI 1640	美国 Hyclone 公司产品
青霉素、链霉素	国产
DMSO	北京益利精细化工品有限公司产品

2）红景天苷（标准品，色谱纯）购于中国生物制品检定所

3）JC-1，Sigma 产品

4）CCK-8 试剂，日本同仁有限公司

5）RT-PCR 试剂

无水乙醇，95% 乙醇　　　　　　　　国产

焦碳酸二乙酯（DEPC）	北京鼎国生物技术发展中心
TRIZOL reagent	美国 GibcoBRL 公司产品
动物细胞通用型 RT-PCR 试剂盒	北京鼎国生物技术发展中心
氯仿	国产

引物合成：

Bcl-2

上游 5′ GAC TTC TCT CGT CGC TAC CGT C 3′

下游 5′ AGG GGA GCA AAG CTA CAA ACT C 3′

Bax

上游 5′ TGC TGA TGG CAA CTT CAA CTG 3′

下游 5′ GGT CCC GAA GTA GGA GAG GAG 3′

6）蛋白质印迹免疫反应（Western Blot）试剂

（1）1×PBS：140mM Nacl，2.7mM KCl，10mM Na_2HPO_4，1.8mM KH_2PO_4 调 pH 至 7.4。

（2）蛋白抽提缓冲液：20 mM Hepes（pH7.8），450mM Nacl，0.4mM EDTA，25% 甘油，0.5 mM PMSF。

（3）30% 丙烯酰胺储存液：29%（W/V）丙烯酰胺，1%（W/V）N,N-亚甲双丙烯酰胺，用去离子水配制，避光保存于棕色瓶中，4℃保存。

（4）1.5 M Tris-HCl（pH8.8）Tris 18.17g 用浓 HCl 调 pH 至 8.8，ddH_2O 定容至 100ml。

（5）0.5M Tris-HCl（pH8.8）Tris 12.1g 用浓 HCl 调 pH 至 6.8，ddH_2O 定容至 100ml。

（6）10% SDS（W/V）

（7）10% 过硫酸铵（W/V），4℃保存，一周内使用。

（8）TEMED（N,N,N′,N′-四甲基乙二胺），购自北京鼎国生物技术发展中心。

（9）电泳缓冲液（10×）：

Tris	30.0 g
Gly（甘氨酸）	141.1 g
SDS	10.0g
ddH_2O 定容至	1000.0 ml

（10）5×上样缓冲液：DTT0.77g, SDS 1g, 1M Tris-HCl（pH6.8）4 ml, 完全溶解后加入 5ml 甘油。0.05g 溴酚蓝，终体积 10 ml。

（11）固定液：

乙醇	250 ml
冰醋酸	50 ml
ddH$_2$O 定容至	500 ml

（12）染色液：

乙醇	125 ml
冰醋酸	40 ml
考马斯亮蓝	1.25 g
ddH$_2$O 定容至	1000 ml

（13）脱色液：

乙醇	250 ml
冰醋酸	80 ml
ddH$_2$O 定容至	1000 ml

（14）5×转移缓冲液（pH8.3）：Tris 碱 3.03g, 甘氨酸 14.4g, 甲醇 200 ml, 补加蒸馏水至 1000ml。

（15）5×TBS：Tris 碱 30.275g, Nacl 43.875g, 溶于 1000 ml 蒸馏水中, 浓 Hcl 调 pH 至 7.5。

（16）封闭液：脱脂奶粉 5g, 叠氮钠 0.02g, 1×TBS100 ml。

（17）TTBS：加入 0.05% Tween-20 R 1×TBS。

（18）碱性磷酸酶偶联的山羊抗小鼠 IgG-AP，购自华美生物工程公司。

（19）显色液购自普利莱公司。

7）Hoechst33342　　购自北京鼎国生物技术发展中心

8）预染蛋白 Maker　　购自普利莱公司

2.2 主要实验仪器

1）CO-15AC 二氧化碳培养箱，日本三洋公司

IR TECH 超净工作台，苏净集团安泰公司

DYY-III8、DDY-5 型电泳仪，北京六一仪器厂

DYY-III3A 型电泳槽，北京六一仪器厂

SDS-PAGE 电泳装置，BioRad 公司产品

电转移装置，BioRad 公司产品

DK-98-1 型电热恒温水浴锅，天津市泰斯特仪器有限公司，
电热恒温鼓风干燥箱，湖北省黄石市医疗器械厂

3F-I 型多功能微量高速离心机，北京市医用离心机厂

10）DL-4000B 冷冻离心机，上海安亭科学仪器厂

11）涡旋混合器，江苏海门麒麟仪器厂

12）FGEN02TD PCR 仪，TECHNE

13）Spectra Max M5 酶标仪，Molecular Devices 公司

14）OLYPUS IX71 荧光显微镜

15）倒置显微镜，重庆光学仪器厂

16）Fluostar microplate reader（BMG 公司，德国）

17）显微镜，日本 Olympas 公司

18）SCP70H 超速低温离心机，日本 HITACHI 公司

3. 藏药红景天苷对血液指标、分子生物学指标的影响

3.1 红景天苷对环磷酰胺所致的小鼠贫血的保护作用

3.1.1 动物

昆明小鼠，60 只，18~20 g，购自中国医学科学院动物研究所

3.1.2 环磷酰胺致小鼠贫血模型

60 只昆明小鼠随机分 6 组，每组 10 只。

1）模型组：连续腹腔注射环磷酰胺 3 天，每天 80 mg/kg。7 天后称体重、取血测量、取肝脏、脾脏、胸腺分别称重。

2）正常组：连续腹腔注射生理盐水 3 天。每天 80 mg/kg。7 天后称体重、取血测量、取肝脏、脾脏、胸腺分别称重。

3）阳性组：连续腹腔注射环磷酰胺 3 天，每天 80 mg/kg。连续皮下注射 EPO（剂量为 3000U/kg）7 天。7 天后称体重、取血测量、取肝脏、脾脏、胸腺分别称重。

4）低剂量组：连续腹腔注射环磷酰胺 3 天，每天 80 mg/kg。连续给红景天苷（剂量为 10 mg/kg，7 天），7 天后称体重、取血测量、取肝脏、脾脏、胸腺分别称重。

5）中剂量组：连续腹腔注射环磷酰胺 3 天，每天 80 mg/kg。连续给红景

天苷（剂量为 20 mg/kg，7 天），7 天后称体重、取血测量、取肝脏、脾脏、胸腺分别称重。

6）高剂量组：连续腹腔注射环磷酰胺 3 天，每天 80 mg/kg。连续给红景天苷（剂量为 40 mg/kg，7 天），7 天后称体重、取血测量、取肝脏、脾脏、胸腺分别称重。

3.2 环磷酰胺诱导 MEL 细胞凋亡

3.2.1 小鼠红白血病细胞（MEL）的复苏、培养和冻存

将冻存的细胞从液氮中取出，立即置于 37℃ 水浴中，摇晃冻存管，使细胞迅速溶化。将细胞转移到预先盛有 5 ml 培养液的刻度离心管中，轻轻混匀细胞悬液，室温下 1000 rpm 离心 2 分钟，弃上清。用含有 10% 胎牛血清（FBS）和双抗（青链霉素各 100U/ml）的 DMEM（高糖）培养液悬浮细胞，在 5% CO_2、100% 湿度和 37℃ 的条件下培养。每 2-3 天换液传代，使细胞密度维持在 $2 \sim 8 \times 10^5$/ml。收获对数生长期的细胞（收获前一天换培养液），计数后离心，加入配制好的冻存培养液（含 10% DMSO 和 20% FBS），冻存液中的细胞终浓度为 5×10^6/ml $\sim 1 \times 10^7$/ml，用吸管轻轻吹打使细胞均匀，然后分装入冻存管中，每个冻存管中加 1~1.5 ml。标记后放入纱布口袋中，4℃ 放置半小时，-20℃ 放置 6 小时，再转移到液氮罐口半小时后，浸入液氮中保存。

3.2.2 S9 的提取

动物断头处死前 12 h 停止饮食，但可自由饮水。首先，用 75% 酒精消毒动物皮肤，剖开腹部，在无菌条件下，取出肝脏，去除肝脏的结缔组织，用冰浴的 0.15 mol/L 氯化钾淋洗肝脏，放入盛有 0.15 mol/L 氯化钾溶液的烧杯里。按每克肝脏加入 0.15 mol/L 氯化钾溶液 3 ml，用电动匀浆器制成肝匀浆，再在低温高速离心机上，在 4℃ 条件下，以 9000 g 离心 10 min，取其上清液（S9）分装于塑料管中。每管装 2~3 ml. 储存于液氮生物容器中或-80℃ 冰箱中备用。

上述全部操作均在冰水浴中和无菌条件下进行。制备肝 S9 所用一切手术器械、器皿等，均经灭菌消毒。

3.2.3 环磷酰胺诱导 MEL 细胞凋亡

MEL 细胞生长在对数生长期，调整细胞密度在 $(2\sim 5)\times 10^6$/ml，加入环磷酰胺（Cyclophs Phamide，CP）（10μg/ml）和 S9（肝微粒体谢酶系，浓度为 20 mg/ml）10μl/ml，培养 8 小时。对照组不加入环磷酰胺和 S9。

3.2.4 荧光显微镜观察凋亡小体

Hoechst33342 1 mg/ml，PBS 1∶100 稀释

染色方法：

1）取细胞悬液，按 1∶100 加入 Hoechst33342，混匀，37℃温箱放置 5～10 分钟。

2）1000 rpm 离心 5 分钟，弃上清，加适量 PBS 重悬细胞。1000 rpm 离心 5 分钟，取少量上清。滴加到载玻片上，盖上盖玻片。用荧光显微镜观察。

3.2.5 流式细胞仪检测细胞凋亡率和凋亡峰

(1) 离心收集 5×10^6 细胞，用 PBS 洗两次（1000 rpm，5 min），弃上清。

(2) 用 1.5 ml PBS 重悬细胞，通过 5 号针头，冲入 3.5 ml 预冷的无水乙醇试管中。使之成为 70% 的乙醇溶液 5 ml，轻轻混匀后放于 4℃ 固定 18 小时以上。

(3) 收集固定的细胞，用 PBS 洗两次（1000 rpm，5 min），弃上清。

(4) 加入 0.5 ml PBS，轻轻吹起细胞，加入 Rnase A 至终浓度 50μg/ml，37℃孵育 1 小时，冰浴终止消化。

(5) 过 300 目细胞筛，将已过筛的细胞悬液吸入聚丙烯管内，加 PI 至终浓度 500μg/ml，染半小时后，调用流式细胞仪（FACScan）中的 Cellfit，观察细胞周期，调用 Lysis 分析凋亡。

3.2.5 DNA ladder 分析

1）收集细胞，用 PBS 洗涤细胞。微型离心机 4500 rpm 4℃ 5 min 收集细胞。弃上清，完全吸除管壁附着液体。

2）按比例每（1-10）$\times 10^5$ 个细胞加入 100μl 裂解液，冰上 5-10 min。振荡 10 秒。4500 rpm 4℃离心 10min。匆触动管底沉淀，将上清液转移到新的 1.5 ml 离心管。

3）加入 10μl 自备的 10%SDS 于上清液，至终浓度为 1%。

4）加入 2μl DNase-free Rnase A，混匀。37℃ 1 小时。

5）加入 2μl Proteinase K，混匀。37℃ 2 小时。

6）加入 1μl 核酸助沉剂，混匀。

7）加 12μl（1/10vol.）3M 醋酸钠，加 250μl（～2.5vol.）乙醇，混匀。-20℃孵育 30 分钟。

8）12000 rpm 4℃离心 10 min。弃上清，尽量吸除管壁附着液体。敞开管

口，室温干燥沉淀。

9）用17µl双蒸水溶解沉淀，加3µl 6×DNA凝胶上样缓冲液，震荡。取全部20µl上样1% agarose gels电泳。溴化乙啶染色，此外观察照相。

3.3 红景天苷在环磷酰胺损伤MEL细胞的保护作用

3.3.1 实验分为四组，对照组，低剂量组、中剂量组、高剂量组

1）低剂量组：细胞与红景天苷（终浓度为10^{-7} mol/L）共培养24小时后，加入环磷酰胺（Cyclophs Phamide, CP）（10µg/ml）和S9（肝微粒体代谢酶系，浓度为20 mg/ml）10µl/ml，培养8小时。

2）中剂量组：细胞与红景天苷（终浓度为10^{-6} mol/L）共培养24小时后，加入环磷酰胺（Cyclophs Phamide, CP）（10g/ml）和S9（肝微粒体代谢酶系，浓度为20mg/ml）10µl/ml，培养8小时。

高剂量组：细胞与红景天苷（终浓度为10^{-5} mol/L）共培养24小时后，加入环磷酰胺（Cyclophs Phamide, CP）（10µg/ml）和S9（肝微粒体代谢酶系，浓度为20 mg/ml）10µl/ml，培养8小时。

3.3.2 细胞增殖

收集各组细胞，将各组细胞分别加入96孔板内，每孔100µl，每组6个复孔。

1）在每个孔内加入10µl的CCK-8试剂。

2）把培养板放在培养箱内培养1-4小时。

3）在450nm波长处测定吸光度。

3.3.3 流式细胞仪检测细胞凋亡率和凋亡峰

1）离心收集$5×10^6$细胞，用PBS洗两次（1000 rpm，5 min），弃上清。

2）用1.5 ml PBS重悬细胞，通过5号针头，冲入3.5 ml预冷的无水乙醇试管中。使之成为70%的乙醇溶液5 ml，轻轻混匀后放于4℃固定18小时以上。

3）收集固定的细胞，用PBS洗两次（1000 rpm，5 min），弃上清。

4）收集固定的细胞，用PBS洗两次（1000 rpm，5 min），弃上清。

5）加入0.5 ml PBS，轻轻吹起细胞，加入Rnase A至终浓度50µg/ml，37℃孵育1小时，冰浴终止消化。

6）过300目细胞筛，将已过筛的细胞悬液吸入聚丙乙烯管内，加PI至终浓度500µg/ml，染半小时后，调用流式细胞仪（FACScan）中的Cellfit，观察

细胞周期，调用 Lysis 分析凋亡。

3.3.4 粒体膜电位（△ψ）的测定

1）收集各组细胞，保持细胞（0.5 ml PBS 中含 $5 \sim 10 \times 10^6$ 个细胞）在冰上。

2）各组分别加入 JC-1（终浓度，1μM），然后转移至37℃孵箱中，孵育15-20 min，再把细胞放回冰浴。

3）用 PBS 洗细胞两次，荧光显微镜下观察各组细胞 JC-1，并拍摄。激发光 485nm，发射光 528，590 nm。

4）用 PBS 洗细胞三次，每孔加 200μl。酶标仪读取 JC-1 单体的绿色荧光，激发波长/发射波长为 485/528 的读数（OD）和 JC-1 单体（红色荧光，激发波长/发射波长为 485/590 的读数（OD）），然后计算 $OD_{485/528}$: $OD_{485/590}$。

3.3.5 RT-PCR 反法检测 Bcl-2，Bax 在 mRNA 水平的表达

3.3.5.1 提取 RNA

1）收集 1×10^7 细胞（相当 100mg）

2）加入 TrizoL 1 ml 吹打混匀

3）12000 rpm，4℃，10 min（去掉沉淀）

4）取上清，室温放置 5 min（充分发挥作用，核酸，蛋白分离）

5）加入氯仿，按 1 ml 加 0.2 ml，剧烈振荡 15s，RT $2 \sim 3$ min。

6）12000 rpm 4℃，15 min，取上层水相。

7）加异丙醇，按 1 ml 加 0.5 ml。室温放置 10 min。

8）12000 rpm 离心 4℃，10 min（用有机溶剂才能产生沉淀）。

9）沉淀中加入 75% 乙醇，（1 ml/1 ml 比例），充分振荡。

10）7500 rpm 4℃，离心 10 min，

11）弃上清，沉淀室温晾干，加入 Rnase-free 水，-70℃ 保存。

3.3.5.2 提取 RNA 的质量鉴定

1）RNA 的完整性可通过变性琼脂糖电泳法进行鉴定。完整的 RNA 电泳时，28s（约 4.8kb）和 18s（约 1.9kb）rRNA 经 EB 染色后，两条电泳条带的显色强度近似为 2 比 1。

2）取 1μl 溶解后的 RNA 于 100μl 无菌蒸馏水中，用紫外分光光度计测在 260 nm 波长和 280 nm 波长的光密度值，按下列公式计算浓度：

RNA 浓度（μg/μl）= $OD260_{nm}$ × 核酸稀释倍数 × 50/1000

3.3.5.3 RT 反应（20μl 反应体系）

1）取 1-5μg Total RNA 于一支 0.5m 离心管中。

每次取 dNTP 2μl（浓度为 10mM），

10×PCR buffer 2μl，

$MgCl_2$ 0.8μl（浓度为 25 mM）

引物 1μl，(100 ng/μl)

酶混合液 1μl，

最后用 DEPC-ddH_2O 补足 20μl 反应。

2）室温放置 10 分钟，37℃水浴 30 分钟。

3）95℃ 5 分钟，4℃ 1~5 分钟（如果不继续做，可迅速放入-20℃长期冻存）

3.3.5.4 PCR 反应，50μl PCR 反应体系

组成：（1）RT 反应产物　　　　4-8μl

（2）溶液 10×PCR buffer　　　5μl

（3）dNTP 溶液　　　　　　　1μl

（4）目的物

上游引物　　　　　50 pmol

下游引物　　　　　50 pmol

（5）内渗物（GAPDH）

上游引物　　　　　50 pmol

下游引物　　　　　50 pmol

（6）Tag 酶　　　　1μl　　　　2U/μl

（7）DEPC 水　　　补足 50μl

3.3.6 蛋白印迹免疫反应（Western Blot）检测蛋白 Bcl-2，Bax 表达

3.3.6.1 蛋白样品制备

1）收集 1×10^7 细胞（1000 rpm，5 min），重悬于盛有 1 ml 冰冷的 PBS 溶液的 Ependorf 管中，4℃下 1000 rpm 离心 5 min。

2）弃上清，再重悬于 1 ml 冰冷的 PBS 溶液中，4℃下 1000 rpm 离心 5 min。

3）弃上清，将细胞重悬于 100μl 蛋白抽提缓冲液中，（所用抽提缓冲液的量可以根据细胞量进行调整，比如为了获得较高的蛋白浓度，可以减少缓冲液

用量)

4)将(3)中的Ependorf管分别放入液氮和37℃水浴中,反复冻融3次,每次不超过3分钟。

5)在4℃下10000 rpm离心10 min,收集上清,-20℃保存。

3.3.6.2 蛋白的SDS-聚丙烯酰胺凝胶(SDS-PAGE)电泳

安装垂直板电泳装置:

用洗洁净、清水和无水乙醇清洗两块玻璃板,晾干后安装。

制备SDS-聚丙烯酰胺凝胶:

(1)配制12%分离胶:双蒸水3.3 ml,1.5M Tris-HCL(pH8.8)2.5 ml,30%丙烯酰胺储存液(Acry/Bis)4.0 ml,10% SDS 100μl,10%过硫酸铵(APS)100μl,混匀后加入4μl TEMED,立即混匀,灌入装好的垂直板中,至距离短玻璃顶端约2cm处。检查是否有气泡,如果有,用滤纸条吸出。在胶液上面中一层双蒸水,静置,待凝胶与水的界面清晰时,说明分离胶已聚合(约30分钟),去除水相,用滤纸吸干残存的液体。

(2)配制5%浓缩胶:双蒸水1.40 ml,1.0 M Tris-HCl(pH6.8)0.25 ml,30%丙烯酰胺储存液(Acry/Bis)0.33 ml,10% SDS 20μl,10%过硫酸铵(APS)20μl,混匀后加入3μl TEMED,立即混匀,灌入垂直板中至距离短玻璃顶端插入梳子,避免产生气泡,静置。约30分钟后,胶聚合,拔去梳子,用电极缓冲液冲洗加样孔,以去除未聚合的丙烯酰胺。

(3)将凝胶固定在电泳槽中,上下槽各加入1×Tris-甘氨酸电泳缓冲液,驱除两玻璃板间凝胶底部的气泡。

样品处理及上样:

在Ependorf管中加入蛋白提取液16μl,5×上样缓冲液4μl,充分混匀,与蛋白分子量标准一起放在100℃沸水中煮5分钟后,用微量加样器上样。为了便于比较蛋白电泳结果和免疫印迹结果,采取对称加样。

电泳

将电泳装置接通电源。开始电泳时,电压为80 V,当样品进入分离胶后,将电压调到150 V。继续电泳至样品前沿抵达分离胶底部,断开电源。

3.3.6.3 蛋白质印迹免疫分析

蛋白质转膜

(1)取下胶板,小心去除一侧玻璃板,切去浓缩胶和分离胶无样品的部分，将凝胶分成两半，含分子量标准的部分用考马斯亮蓝染色。

（2）精确测量剩余胶的大小，按该尺寸剪取一张硝酸纤维素膜和两张滤纸（BioRad 专用），在转移缓冲液中将膜和滤纸浸泡 15 分钟。

（3）海绵在转移缓冲液中充分浸湿。

（4）用于转膜的凝胶放在转移缓冲液中洗涤。

（5）打开蛋白质转移槽夹板，按下列顺序依次安放：

    A. 浸湿的海绵

    B. 用转移缓冲液饱和的滤纸

    C. 凝胶

    D. 硝酸纤维素膜

    E. 用转移缓冲液饱和的滤纸

    F. 浸湿的海绵

在每放一层的时候，都要冲加转移缓冲液，小心地赶走每层之间的气泡。

（6）小心合上夹板，放转移槽中，倒入转移缓冲液，加冰块。

（7）插入电极，注意正负极的方向，将电泳仪调到 150 mA，转移 2 小时。

封闭

将转移后的硝酸纤维素膜放在 TBS 缓冲液中，漂洗 5 分钟，然后膜的正面朝上，放在装有封闭液的平皿中，室温轻摇 30 分钟。

一抗结合

将硝酸纤维素膜放入杂交袋中，封好三面，按 0.1 ml/cm^2 加入封闭液和兔抗鼠 Bcl-2，Bax 蛋白的单克隆抗体（1:400 稀释），驱赶气泡，封严杂交袋，膜的正面朝上，放在摇床上，4℃轻摇过液。

二抗结合

剪开杂交袋，取出硝酸纤维素膜，用 TTBS 漂洗 3 次，每次 5 分钟。再将膜放入杂交袋，封好三面，按 0.1 ml/cm^2 加放封闭液和碱性磷酸酶偶联的山羊抗兔 IgG（1:500 稀释），驱赶气泡，封严杂交袋，膜的正面朝上，放在摇床上，室温下轻摇 2 小时。

ECL 信号的产生和检测

混合相同体积的 reagent 1，reagent 2，建议 0.125 ml/cm^2。混合液如果不立即应用，可在冰上短时间保存 30 min。吸去膜上多余的液体，放入新容器内。蛋白面向上。将反应液直接加在蛋白面上，不要使膜干燥。室温 1 分钟。

吸去多余的检测液。曝光 3 min。

4. 红景天苷对血液、分子生物学指标的影响

4.1 红景天苷对环磷酰胺所致的小鼠贫血的保护作用

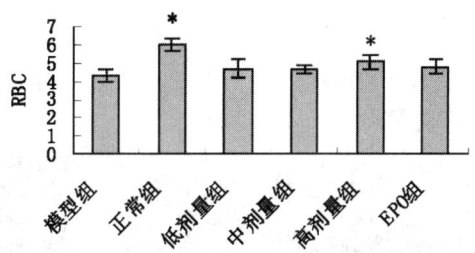

图 33　实验各组小鼠的红细胞数（$10^{12}/L$）

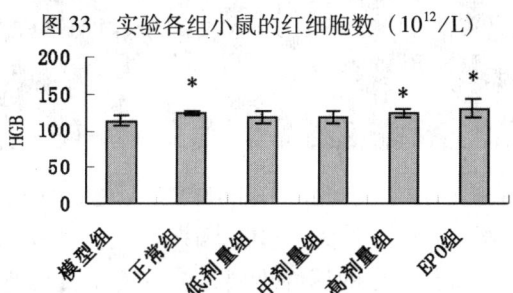

图 34　实验各组小鼠的血红蛋白含量（g/L）

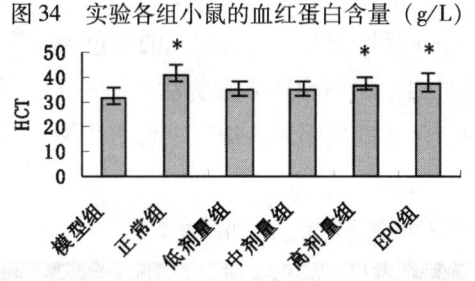

图 35　实验各组小鼠的红细胞压积（%）

环磷酰胺（Cyclophos Phamide，CP）是烷化剂，临床上常用的抗肿瘤药物和免疫抑制剂，在体内经肝代谢产生活性产物磷酰胺芥（Phosphoramide Mustard，PM），对增殖周期中各期细胞均有杀灭作用，具有细胞毒作用。注射环磷酰胺是导致动物贫血一种常见的方法。从实验结果来看，模型组小鼠红细胞数目，血红蛋白含量和红细胞压积均低于正常组，说明用环磷酰胺造模成功。从图中结果可知，低剂量组，中剂量组小鼠的红细胞数目，血红蛋白含量和红

细胞压积同模型组相比虽有所升高，但没有统计学意义。高剂量组小鼠的红细胞数目，血红蛋白含量和红细胞压积同模型组相比均有所升高，且有统计学意义。

结论：高剂量组（红景天苷，40 mg/kg）对环磷酰胺所致的小鼠贫血具有保护作用。

4.2 环磷酰胺诱导 MEL 细胞凋亡

4.2.1 荧光显微镜观察凋亡小体

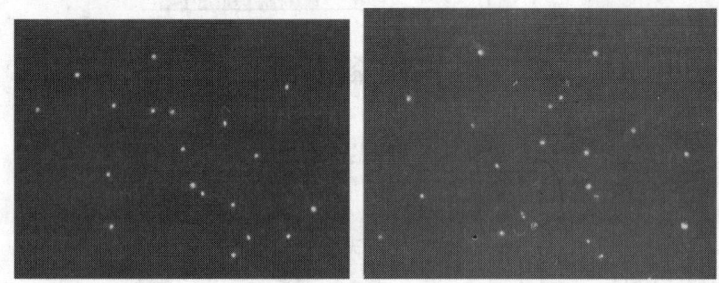

图 36（left）　对照组（Hoechst33342 染色，100×）

图 37（right）　模型组（Hoechst33342 染色，100×）

Hoechest 是 DNA 特异结合的活性染料，能进入正常细胞而对细胞没有毒性。Hoechest 与 DNA 的结合是非嵌入式的，主要结合 DNA 的 A-T 碱基区，Hoechest33342 在 340 nm 紫外激发，发射明亮的蓝色荧光。Hoechst 33342 染色实验结果表明，对照组细胞的细胞核多数为大小较一致、染色均匀的圆形核，模型组细胞细胞核中染色质发生固缩，细胞核致密浓染，形状不规则，出现核分裂，可以看到凋亡小体。

4.2.2 流式细胞仪检测细胞凋亡率和凋亡峰

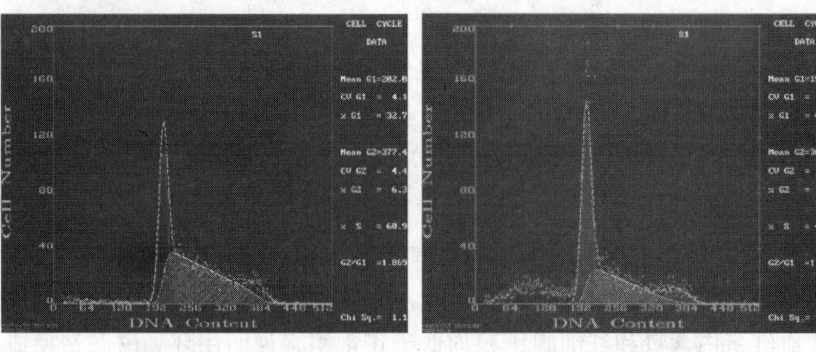

图 38 对照组　　　　　　　图 39 模型组

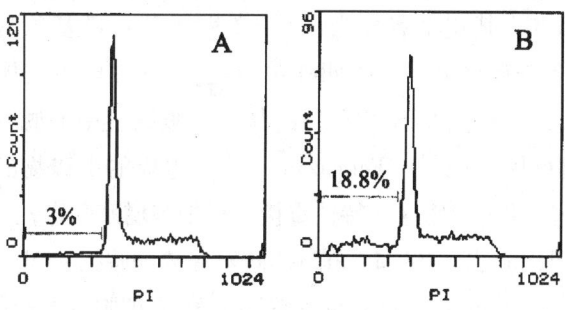

图40 对照组和模型组的凋亡率

模型组中细胞与对照组细胞相比，外于 S 期的细胞明显减少，由原来的 60.9% 降至 40.6%。细胞凋亡率明显升高，由 3% 上升为 18.8%，并出现了凋亡峰，说明细胞进入 S 期受到阻碍，进而导致细胞凋亡增加。

DNA ladder 分析

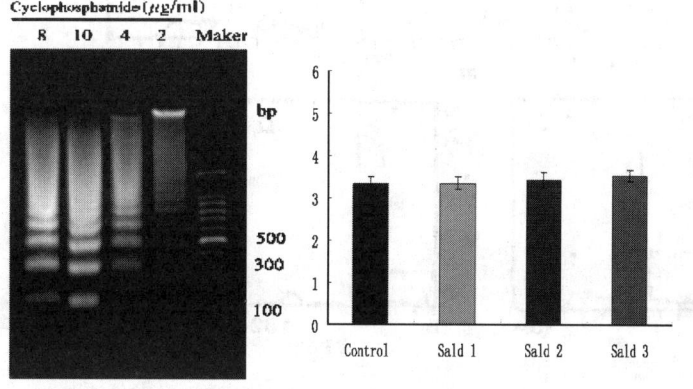

图41. 不同剂量的环磷酰胺诱导 MEL 细胞凋亡的 DNA ladder 分析

图42　CCK-8 检测细胞活力 Control：No adding salidrosideSald1：

10^{-7} M salidrosideSald2：10^{-6} M salidroside　Sald3：10^{-5} M salidroside

用 2μg/ml、4μg/ml、8μg/ml 和 10μg/ml 环磷酰胺处理细胞 8h，然后收集细胞，进行 DNA ladder 分析。电泳结果显示，随着环磷酰胺的浓度增加，DNA ladder 越明显，表明随着环磷酰胺的浓度增加，环磷酰胺诱导 MEL 细胞凋亡增加。

4.3 红景天苷在环磷酰胺损伤 MEL 细胞的保护作用

4.3.1 CCK-8 的结果：

CCK-8 试剂可用于简便而准确的细胞增殖和毒性分析。其基本原理为：该试剂中含有 WST-8 [其化学名称为：2-（2-甲氧基-4-硝基苯基）-3-（4-硝基苯基）-5-（2,4-二磺酸苯）-2H-四唑单钠盐]，它在电子载体1-甲氧基-5-甲基吩嗪嗡硫酸二酯（1-Methoxy PMS）的作用下被细胞中的脱氢酶还原为具有高度水溶性的黄色甲鐟染料（Formazan dye）。生成的甲鐟物的数量与活细胞的数量成正比，因此可利用这一特性直接进行细胞增殖和毒性分析。

从图42中可以看出，10^{-7}M salidroside 对环磷酰胺损伤 MEL 细胞的作用不明显。10^{-6}、10^{-5}M salidroside 对环磷酰胺损伤 MEL 细胞有保护作用。

4.3.2 凋亡的结果：

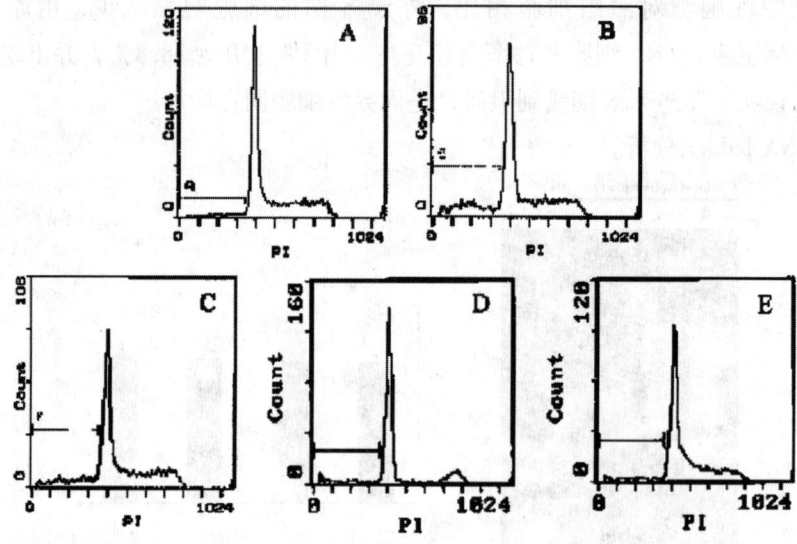

图43 细胞的凋亡率

流式细胞仪是目前分析凋亡最常用的一种方法，它检测细胞凋亡既可以定性又可以定量。从图中可以知道正常培养细胞组的凋亡率为3%，经环磷酰胺诱导但不加 salidroside 组的细胞凋亡率为 $18.35 \pm 0.64\%\%$，经环磷酰胺诱导分别加 10^{-7}M、10^{-6}M salidroside 和 10^{-5}M salidroside 组的细胞凋亡率分别模型组为 $15.55 \pm 0.92\%$，$13.05 \pm 0.78\%$，$8.21\% \pm 1.41$，这说明 10^{-7}M、10^{-6}M salidroside 和 10^{-5}M salidroside 均在一定程度减少由于环磷酰胺诱导 MEL 的凋亡率。

4.3.3 JC-1 的结果：

如图45所示，JC-1是一种独特的碳氰化合物类阳离子荧光染料，对线粒体膜的特异性要明显高于对胞浆膜的特异性。在细胞内以聚合体和单体两种不

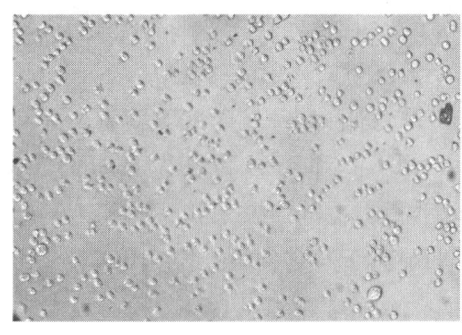 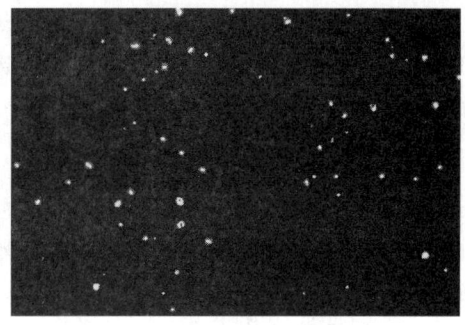

图 44（left） 光镜下的细胞（100×）

图 45（right） 荧光显微镜下细胞（100×）线粒体膜电位的分析

Control：No adding salidroside Sald1：10^{-7} M salidroside

Sald2：10^{-6} M salidroside　　Sald3：10^{-5} M salidroside

同的物理形式存在，分别处于不同的最大荧光的吸收峰。当线粒体膜电位降低时，JC-1 主要的物理存在形式为单体。在 530 nm 发射波长下产生绿色荧光；而当线粒体膜电位增高时，JC-1 主要的物理存在形式为聚集体。在 590 发射波长下产生桔红色荧光。红色/绿色荧光比值可以代表线粒体膜电位。由于 JC-1 能物异性地与线粒体内膜结合，只在线粒体膜电位崩解时才释放出来。因此，结合酶标仪检测手段，检测结果可靠，灵活性高。

从图中可以看出 10^{-5} M salidroside 组细胞线粒体的膜电位明显高于模型组细胞线粒体的膜电位。

4.3.4 RT-PCR 检测 Bcl-2，Bax 在 mRNA 水平的表达

细胞的总 RNA

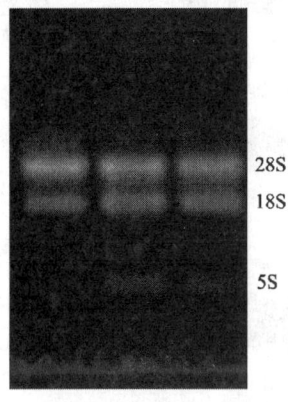

图 46　RNA 的电泳图

提取细胞的总 RNA，进行 1% 琼脂糖凝胶电泳，结果如图 44 所示，5S、18S 和 28S 三条带清晰可见，并且 18S 带与 28S 带的显色强度近似为 1∶2，说明 RNA 降解很少。取 2μg 总 RNA，逆转录合成 cDNA，以此为模板，进行 PCR 反应，其中三磷酸甘油醛脱氢酶（GAPDH）和 actin 为内参照。RT-PCR 扩出了 417bp 的 Bcl-2 片断、202bp 的 Bax 片断。电泳结果经灰度值测定显示，10^{-5}M salidroside 组 Bcl-2 基因的转录水平明显高于其它各组。各组 Bax 转录水平没有明显变化。

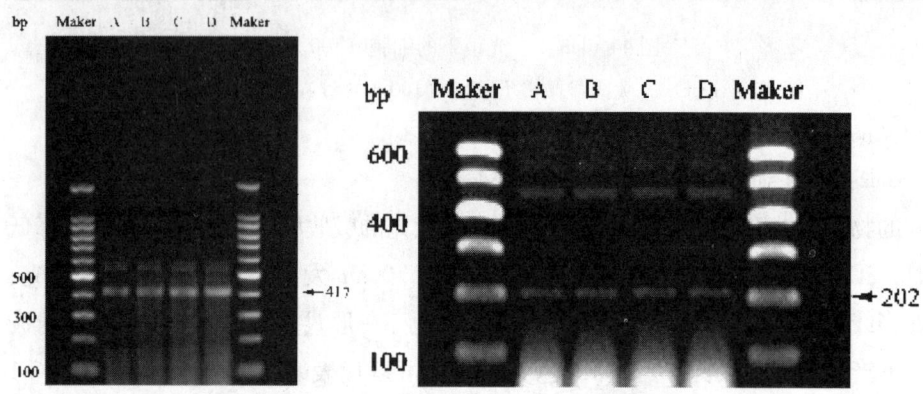

图 47　RT-PCR 扩出的 417bp Bcl-2，A：No adding salidroside；B：10^{-7}M salidroside；C：10^{-6}M salidroside；D：10^{-5}M salidroside

图 48　RT-PCR 扩出的 202bp Bax

4.3.5　Western blot 检测 Bcl-2，Bax、P53 和 cytochrome C 在的蛋白水平的表达

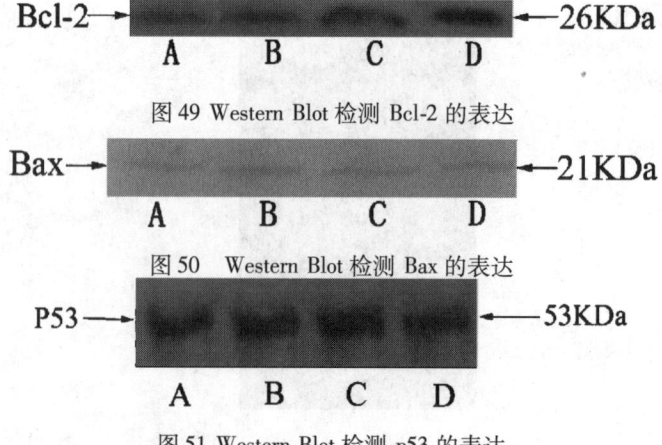

图 49　Western Blot 检测 Bcl-2 的表达

图 50　Western Blot 检测 Bax 的表达

图 51　Western Blot 检测 p53 的表达

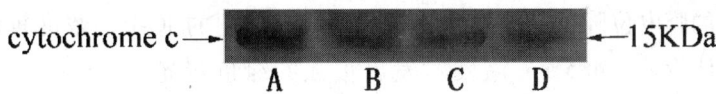

图 52 Western Blot 检测细胞质 cytochrome c 的水平

A：No adding salidroside B：10^{-7} M salidroside C：10^{-6} M salidroside D：10^{-5} M salidroside

Bcl-2 和 Bax 的 Western Blot 的结果如图 49 和图 50，从中看出各组 Bcl-2 基因在蛋白质水平的表达，D 组的 Bcl-2 高于其他组，其它各组之间没有显著差异；Bax 蛋白的表达在各组之间没有明显差异。

Western Blot 的结果如 51 和图 52，从图中看出各组 p53 基因在蛋白质水平的表达，各组 p53 基因在蛋白水平的表达没有显著差异；D 组细胞中的细胞色素 C（cytochrome C）水平明显低于其它组。

5. 藏药红景天苷抗贫血评价结果的分析

环磷酰胺（Cyclophs Phamide，CP）在肝微粒酶（细胞色素 P450 2B1 同工酶）的作用下，生成 4-hydroxy-CP，4-hydroxy-CP 不稳定，很容易分解为活化作用型的磷酰胺氮芥（phosphoramide mustard，PAM）和丙烯醛（acrolein）。PAM 进一步转化为 aziridinium ion，在 DNA 另一条链上的鸟嘌呤 N7 位置烷基化，并与在另一条链上的鸟嘌呤反应引起 DNA 交叉联结，抑制了 DNA 的合成。在加 CP 和 S9 的模型组细胞中，用 Hoechest33342 对细胞进行染色，可以观察到凋亡小体；琼脂糖电泳可见明显的 DNA ladder。流式细胞仪的分析结果表明模型组细胞的凋亡率明显高于对照组，达 18.8%。细胞周期分析，模型组细胞处在 S 期的细胞明显低于对照组，说明 MEL 细胞中加 CP 和 S9，抑制了 DNA 合成，阻滞细胞进入 S 期，进而导致细胞凋亡，综上分析，用 CP 诱导 MEL 凋亡是个成功的模型。

细胞凋亡与线粒体膜电位密切相关。线粒体膜电位是衡量线粒体功能的指标。细胞膜电位是由于细胞膜两侧离子分布的不对称而产生的。细胞凋亡过程中常伴有线粒体膜电位的下降，并且出现在核的变化之前。JC-1 是一种新型的亲脂性阳离子型的膜电位敏感荧光探针，其在膜两侧的分布了随膜电位的变化而变化。正常细胞中线粒体的膜电位高，线粒体内的 JC-1 的浓度较高，JC-1 以多聚集体存在，485 nm 激发时发出很强的红色荧光（590 nm），凋亡细胞中线粒体中的膜电位降低,即发生去极化,线粒体内的 JC-1 的浓度较低,JC-1 以单聚集体存在,485 nm 激发时发出很强的绿色荧光(528 nm),OD485/590:OD485/528 能反应线粒体膜电位大小,能反应线粒体功能和细胞状态。从我们的结果可以看出,10^{-5} M 红景天苷组的细胞线粒体膜电位同模型组相比,膜电位明显升高,线粒体功能变强,细胞状态变好;10^{-6} M、10^{-7} M 红景天苷组的细胞线粒体同模型组相比,膜电位变化不大,线粒体功能变化不大,细胞状态改善不明显。曹立莉的研究结果也表明红景天苷能够改善、维持线粒体功能作用,对细胞损伤具有保护作用。

流式细胞仪的结果显示,模型组为 $18.35 \pm 0.64\%$,10^{-5} M 红景天苷组(salidroside)的凋亡率为 $8.21\% \pm 1.41$;10^{-6} M、10^{-7} M 红景天苷组的凋亡率为 $15.55 \pm 0.92\%$ 和 $13.05 \pm 0.78\%$。10^{-5} M Salidroside 能保护环磷酰胺诱导 MEL 凋亡作用。

细胞增生和凋亡之间的平衡是多细胞生物体维持自身稳定的重要因素。细胞凋亡(Apoptosis),又称程序性细胞死亡(Programmed Cell Death),在脊椎动物和无椎动物发育过程中均起十分重要作用。凋亡的过程是细胞对生理或毒理的信号起反应,并激活细胞内一系列凋亡蛋白酶级联(Caspases)反应,导致细胞死亡,即细胞自身被清除的过程。

细胞凋亡的发生是一个多基因调控的相互作用,相互影响的复杂过程。细胞凋亡受一系列分子调控,这些调控分子包括一系列原癌基因和抑癌基因的产物,其中 Bcl-2 家族起着决定性作用。Bcl-2 和 Bax 基因是原癌基因 Bcl-2 家族中的重要成员。Bcl-2 基因是重要的抗凋亡基因之一,它通过调节线粒体膜的功能来阻止细胞凋亡。Bcl-2 基因家族的另一个成员 Bax 基因,编码一个与 Bcl-2 氨基酸高度同源的蛋白质 Bax,它与 Bcl-2 具相反的生物学功能,Bax 蛋白增加了细胞凋亡的敏感性,促进细胞凋亡。通过转基因动物和基因转染实验发现,Bcl-2 对多种因素引起细胞凋亡有明显抑制作用,而 Bax 蛋白与 Bcl-2 蛋白作用完全相反,具促进细胞凋亡作用。

Bcl-2 癌基因是在研究滤泡性淋巴瘤中的 t(14:18)染色体易位断点而被发现的,其编码的 Bcl-2 蛋白具有抑制细胞凋亡的功能。Bcl-2 蛋白是一种 26KD 的膜结合蛋白,由于其具有抑制细胞凋亡的功能,其高表达可以使死亡细胞数量减少,存活细胞数量相对增多。Bax 是 Bcl-2 家族成员之一,分子量为 21KD 蛋白。Bcl-2 可与 Bax 形成异源二聚体发挥抑制凋亡作用,而 Bax 自身可形成同源二聚体促进凋亡作用，Yang 等认为细胞对死亡信号的敏感性取决于胞内 Bcl-2/Bax 竞争性的二聚体过程。Saikumar 等发现在缺氧等凋亡诱导因素存在下，Bax 蛋白从胞质中易位到线粒体外膜上形成蛋白转运孔，线粒体膜通透性转运孔（MPTP）开放，线粒体跨膜电位（△Φm）降低或丧失，导致线粒体内 Ca^{2+} 的释放和大量存在于线粒体内膜和外膜之间的蛋白质释放于细胞浆，其中包括细胞色素 C，多种 Caspase 和凋亡诱导因子，进而细胞色素 C 和 Apaf-1，Procaspase 9 及 dATP 形成复合物（apoptosome）激活 Caspase 3，触发细胞凋亡。线粒体膜通透性转运孔（MPTP）开放，线粒体跨膜电位（△Φm）降低或丧失，导致线粒体内 Ca^{2+} 的释放和大量存在于线粒体内膜和外膜之间的蛋白质释放于细胞浆，其中包括细胞色素 C，多种 Caspase 和凋亡诱导因子，进而细胞色素 C 和 Apaf-1，Procaspase 9 及 dATP 形成复合物（apoptosome）激活 Caspase3，触发细胞凋亡。Bcl-2 则通过竞争抑制 Bax 所介导的线粒体膜蛋白通道的形成，发挥抑制凋亡作用。由此可见，细胞内 Bcl-2/Bax 比例至关重要。也有文献报道 Bcl-2 和 Bax 通过形成异源二聚体调节转录活性，两者之间的比例决定细胞的生存或死亡。

图中结果显示 10^{-5}M Salidroside 能诱导 Bcl-2 在转录水平和蛋白水平的表达；10^{-7}M、10^{-6}M 和 10^{-5}M salidroside 对 Bax 的表达几乎没有影响。

结合流式细胞仪的结果，不难发现凋亡率高的组 Bcl-2/Bax 的比例低，凋亡率低的组 Bcl-2/Bax 的比例高。我们的结果也证实了 Bcl-2/Bax 两者比例与细胞凋亡密切相关。

Bcl-2 和 p53 是两种凋亡相关基因，Bcl-2 是抑制凋亡基因，p53 是促进凋亡基因。它们在细胞凋亡的发生发展中起到重要作用。

p53 基因定位于 17p13.1，全长约 20kb，转录后形成约 2.5kbmRNA，编码 393 个氨基酸的蛋白，称 p53 蛋白，几乎所有的人体组织都有 p53 蛋白的表达。在 DNA 损伤或者其它应激刺激后，p53 蛋白迅速聚集并活化。由于在 DNA-损伤后 30 分钟就发生核内 p53 蛋白的增加，所以可以推断出转录后的机制，包括增加了的 p53mRNA 转录，在 p53 的迅速上调中发挥主要作用。

p53 蛋白的生物学功能主要包括：（1）作为细胞周期控制点（cell cycle checkpoint），参与细胞增殖周期的调控，对于有 DNA 损伤的细胞抑制 G1 期 DNA 的合成，使细胞停滞于 G1 期，促使 DNA 修复，阻止细胞进入 S 期。p53 蛋白也有 G2 期周期检测点作用。（2）诱导细胞凋亡，防止细胞癌变，通过上述两项

生物学行为，p53可抑制细胞增殖，维持基因组遗传稳定性，抑制肿瘤生长

图中结果显示各组细胞中p53基因的表达没有显著差异。10^{-5}M Salidroside处理过的细胞中Cytochrome C的含量低于其他组。10^{-6}M和10^{-7}M Salidroside处理过的细胞中Cytochrom C的含量与模型组没有显著差异。10^{-5}M Salidroside处理过的细胞中Cytochrome C的含量低与细胞中Bcl-2表达偏高密切相关，BcL-2能抑制线粒体中Cytochrome C释放在细胞质中。

环磷酰胺对细胞的毒性作用主要从两个方面，第一，在DNA的鸟嘌呤N7位置烷基化，并与另一条链的鸟嘌呤反应DNA交联，抑制了DNA合成。第二，近年来，日本学者MARIKO等人研究发现环磷酰胺能产生H_2O_2，H_2O_2进一步导致Cu（Ⅱ）介导的氧化性DNA损伤。综合我们的研究结果。10^{-5}M Salidroside能诱导MEL细胞中Bcl-2的表达，Bcl-2的表达进一步抑制cytochrome C从线粒体中释放，减少Caspase 9或下游的Caspase级联的活化，从而达到抑制凋亡作用，此外，Salidroside具有弱抗氧化作用，但高剂量的红景天苷具有一定的抗氧化作用，这也是其保护环磷酰胺诱导MEL凋亡作用的原因，同时也说明低剂量，中剂量（10^{-6}M、10^{-7}M）红景天苷作用不明显。

参考文献

1. 李刚，张述禹，赵国君．藏药红景天的药理学研究进展[J]．中国民族医药杂志，2004．3:40-42．

2. 梁江，肖荣．三羟异黄酮对环磷酰胺致神经细胞早期凋亡的干预作用研究[J]．山西医药杂志，2004．33:836-838．

3. 柳季，柳昕，唐罗生等．化疗药物诱导视网膜母细胞瘤细胞凋亡模型的建立[J]．眼科学报，1999．15:207-211．

4. 肖荣，梁江，赵海峰．叶酸配伍燃料木黄酮对神经细胞早期凋亡的影响[J]．营养学报，2004．6:438-441．

5. 刘瑛琪，李大德，楮晓雯等．利用荧光探针JC-1检测心肌细胞线粒体膜电位的改变[J]．解放军医学杂志，2002．27:716-718．

6. 马国诏，陈生弟，陆国强．白细胞介素-1β引起胶质瘤细胞U251中蛋白聚集体集体形成、活性氧含量和线粒体膜电位增高[J]．中华神经科杂志，2004．37:396-401．

7. 刘唐威，伍伟锋，冯震博等．黄氏对小鼠心肌炎细胞凋亡及bcl-2/bax基因转录的影响[J]．广西医科大学学报，2003．20:823-825．

8. Schwartz P. S, Waxman D. J. Cyclophosphamide induces theli caspase 9-dependent apopto-

sis in 9L tumor[J]. Molecular Pharmacology, 2001, 60:1268-1279.

9. Kristijan J., RokR, Hans, G. M., et al. Immunohistochemical detection of apoptosis, proliferation and inducible oxide synthase in rat urothelium damage by cyclophosphamide treatment[J]. Cell Biology Internrational, 2003. 27:863-869.

10. Takahiro Y, Billie J. N, Michael. J. K, et al. DNA repair initiated in chronic lymphocyticleukemia lymphocytes 4-Hydroperoxycyclophosphamide is inhibited by fludarabine and clofarabine[J]. Clinical Cancer Research, 2001. 7:3580-3589.

11. 车晓芳,罗颖. Bcl-2 和 Bax 调节细胞凋亡的研究[J]. 国外医学输血及血液学杂志,2001. 24:103-105.

12. Du S X, Ji S J, Ma RX, et al. Pathological observation of the affected limbs and spinal cord of experimental animal model of congenital clubfoot[J]. Chin J Exp Surg, 2003. 20:493-494.

13. 高璀乡,刘雯. 细胞核和线粒体的 P53 凋亡途径. 国外医学遗传学分册[J], 2002. 25:259-262.

14. 王靖雪,蒋利萍. P53 和淋巴系统恶性肿瘤. 国外医学儿科分册[J], 2001. 28:131-134.

15. Mariko M, Toshinari S, Kaoru M, et al. Oxidative and damage induced by a hydroperoxide derivative of cyclophosphamide[J]. Free Radical Biology and Medicine, 2004, 37:793-802.

第二节 民族药物样品 CUNW 对线粒体蛋白信号通路的影响

1. 活性样品的背景资料

我们前期的研究结果提示 CUNW 有减轻体重作用,本研究追踪和研究其减肥作用。

肥胖属于内分泌疾病,给患者带来精神和身体的巨大痛苦。它和冠心病、高血压、高脂血症、糖尿病、心脑血管意外、骨关节病、呼吸睡眠暂停的发生发展关系密切,减肥有重要意义。相对于饮食疗法、运动疗法、手术疗法等,服用药物减肥是最简便的方法,然而目前尚缺乏能够长期使用的有效药物。相对有效的减肥药物只有西布曲明、Pfizer 公司的 Lipitor、Hoffman La Roche 公司的奥利司他等,所以新型高效减肥药物的研究和发现具有重要意义。资料表明

CUNW不仅可以影响靶神经元和神经胶质细胞的分化和存活，促进损伤神经的修复，而且通过增加能量代谢和Leptin样途径减肥。目前在增加能量代谢途径方面还有很多细节不清楚，需要进一步研究。

为了进一步研究CUNW的减肥机制，采用遗传性肥胖KK-Ay小鼠模型，分别给小鼠皮下注射CUNW 3天和30天。选择体重、肾周脂肪等直观实用的指标验证其减肥作用，选择线粒体呼吸链、线粒体细胞色素 c 总含量、NRF-1、TFam、UCP-1等指标探讨其减肥的分子机制。

2. 分子生物学评价所需材料

2.1 药品、试剂

CUNW变构体，冻干粉针剂，由本实验室合成；

超级逆转录酶III和TRIzol由Invitrogen生命技术公司生产；

Taq^{TM} DNA聚合酶、buffer、DTT由日本宝生物生物公司生产（中国大连）；

核糖核酸酶抑制剂和随机引物由宝生物生物工程公司生产；

随机引物、dNTP、薄壁PCR管由宝生物生物工程公司提供；

甲状腺素（T3，3，3′，5′-triiodo-L-thyronine；98% purity）购于美国Sigma公司；

其它化学试剂为分析纯，购于北京欣经科有限责任公司。

2.2 实验仪器

PCR仪为Techne Genius PCR设备，由英国剑桥DUXFORD Techne Co. Ltd有限公司生产；

凝胶成像和辉度分析仪型号为Kodak DC120，1D数字成像系统，由美国柯达公司生产；

高速冷冻离心机，美国Beckman公司。

酶标仪，M5，美国Molecular Device（MD）。

3. 动物实验及RT-PCR、Western-blot检测基因和蛋白

3.1 动物模型

动物实验计划经过中国医学科学院 & 中国协和医科大学药物研究所动物实验伦理委员会审核批准。基因肥胖型KK-Ay小鼠（30±3 g，7周龄，雌雄不拘）55只，由中国医学科学院实验动物研究所提供，合格证号：SCXK

（京）2004-0001，SPF级，饲养于SPF动物房30天，每笼1只，饲料、垫料均高温高压消毒、饮水和清洗用水为蒸馏水。光照节律、温度、湿度由电脑自动控制，光照和黑暗12小时循环更替，温度23±2℃，湿度40-60%。

高热饲料由中国医学科学院动物研究所配制，每克热量为4.61 kcal/g。实验前动物自由进食和饮水，为了消除实验应激，实验动物和实验者每天接触，熟悉一周。小鼠随机分为5组：溶媒对照组（Veh，s.c.）、阳性对照组（Con，甲状腺素，0.3 mg/kg，s.c.）、低剂量组（CL，0.1 mg/kg CUNW，s.c.）、中剂量组（CM，0.3 mg/kg CUNW，s.c.）、高剂量组（0.9 mg/kg CUNW，s.c.）。配对成组饲养，定量提供饲料，各组大鼠摄食量相同，高热量饲料，4.61 kcal/g，给药30天，每天监测进食量和体重。

为了研究给药的短期效应，给药第四天每组取5只小鼠，戊巴比妥钠麻醉处后手术，取背部肩胛骨间的棕色脂肪组织，用于制备线粒体或进行相关检测，详见实验操作方法部分。为了研究CUNW的长期效应，给药30天后宰杀其余小鼠，检测体重和肾周脂肪重量。

3.2 用半定量RT-PCR检测核基因和线粒体基因NRF-1、TFam、UCP-1的表达

半定量RT-PCR所用引物的序列见表1，引物的序列通过软件自己设计或参考有关文献，并通过预实验中验证其有效性并找到最佳扩增条件，所有引物均在PubMed的GenBank中核实无误。PCR仪由Techne Ltd.制造（DUXFORD Cambridge England）。

Tab. 1 Primer pairs used in RT-PCR

Gene	Sequence	Product
β-actin	Forward 5_ -GTCGTACCACAGGCATTGTGATGG-3_ Reverse 5_ -GCAATGCCTGGGTACATGGTGG-3_	493 bp
UCP-1	Forward 5_ -TGTTTGGGCATTCTGGCTGAGG-3_ Reverse 5_ -TTCTGGGGCGTTTTCTGTGCT-3_	353 bp
NRF-1	Forward 5_ -CAA ACT GAA CAC ATG GCT AC-3_ Reverse 5_ -TTG AAG ACA GGG TTG GGT TT-3_	412 bp
TFam	Forward 5_ -CTGTATTCCGAAGTGTTTTTCAAG-3_ Reverse 5_ -GAATCATCCTTTGCCTCCTG-3_	410 bp

总RNA的提取和保存：

①将0.1 g组织块（小米粒大小）迅速放在预冷的Trizol中，用玻璃匀浆

器快速研磨成匀浆。冰上孵育5min,将混合物移至另一个Ep管中,用吸头吹吸几次。

②EP管中加入0.2 ml氯仿,震荡混匀,放置3 min。

③4℃,12000 g离心15 min,取上清。

④加入已经提前加入500μl异丙醇的Ep管中,-20℃沉淀20 min。

⑤4℃,12000 g离心12 min。

⑥弃上清,用75%乙醇洗2次,每次均12000 g离心5 min(可以在此步保存,2℃~8℃保存1周,-5℃~-20℃保存1年)。

⑦超净台吹风干燥15 min后,加入8μl DEPC水,即为提取的总RNA。

⑧分出2μl跑电泳,1μl测浓度。余下的部分进行RT。

所提取RNA的质量鉴定

1) RNA的完整性可通过变性琼脂糖电泳法进行鉴定。完整的RNA电泳时,28s(约4.8kb)和18s(约1.9kb)rRNA经EB染色后,两条电泳条带的显色强度近似为2比1。提取的总RNA电泳后见下图,说明提取的总RNA质量合格。

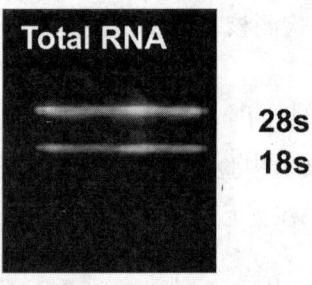

2) 取1μl溶解后的RNA于100μl无菌蒸馏水中,用SpectraMax M5型酶标仪测定260 nm波长和280 nm波长的光密度值,OD260/280的值接近2为佳。RNA浓度按下列公式计算浓度:

RNA浓度(μg/μl)= OD260 nm × 核酸稀释倍数 × 50/1000

RT反应过程:

加样顺序如下表:

RNA模板	1μl
随机引物(或基因特异性引物、Oligo(dT))	1μl
10mM dNTP	1μl
加DEPC水补足至	12μl

加热混合物到65℃ 5min，迅速置于冰上（目的是使模板充分展开）
快速短暂离心后加入：

5×buffer	4 μl
0.1M DTT	2 μl
SuperScriptTMIII	1 μl
Rnasin（RNA酶抑制剂40单位/μl）	1 μl
DEPC水补足至	20 μl

轻轻混合，（由于是随机引物，25℃孵育10分钟，以利于引物与基因粘贴，42℃孵育50分钟，70℃15分钟灭活酶。

逆转录反应获得cDNA后，需要应用PCR技术获得大量的目的基因。
在PCR管中依次加入：

模板	2 μl
10×PCR缓冲液	2.5 μl
2.5 mM dNTP	2 μl
上下游引物（10 μM）各	1 μl
2.5 U/μl Taq酶	0.5 μl
纯水补足至	25 μl

置于PCR仪中设定循环条件：

94℃，4 min	1个循环
95℃ 40 sec 52℃ 45sec 72℃ 45sec	29个循环
72℃ 7 min	1个循环

PCR产物转移到1%琼脂糖凝胶中电泳，EB染色，用凝胶成像系统对PCR产物条带进行观察和拍摄，并进行辉度定量分析。

注意防止潜在的DNA的污染，其鉴定方法是，如果直接用RNA模版进行PCR扩增，出现产物，则可以确定有DNA污染。

3.3 棕色脂肪组织线粒体制备

线粒体的制备参考Du GH等使用的方案，首先对脂肪组织称重，冰面操作，将脂肪组织剪碎，用冷的MSETB缓冲液（含甘露醇210 mM、蔗糖70 mM、EDTA 0.5 mM、Tris-HCl为10 mM、牛血清白蛋白0.2%，调整pH值至

7.4）洗净，用 MSETB 缓冲液悬浮组织，按每克组织 10 ml 的比例，玻璃匀浆器匀浆，四层纱布过滤，滤液 3000 g 离心 1.5 min，4℃。吸弃上清，沉淀重悬后 17,500g 离心 4.5 min，4℃。按 5 ml/g 组织重悬沉淀，15,500 g 离心 4.5 min。倒掉上清，沉淀即线粒体沉淀。用 SET 缓冲液（甘露醇 280 mM、EDTA 0.5mM、Tris-HCl 10 mM，pH 为 7.4）悬浮线粒体沉淀，再次 12000g 离心 5min，用 SET 缓冲液调整浓度为 10 mg/ml。

3.4 线粒体呼吸链复合酶体 IV 活性的测定

线粒体通过超声破碎，反应体积为 200μl，将线粒体蛋白加入到 Complex IV 反应缓冲液内（8.8 mM potassium phosphate buffer, pH 7.0, 0.1% reduced cytochrom C 以过量 Vc 还原至 $OD_{550}/OD_{565} > 12$），线粒体终浓度为 250μg/ml，根据 550 nm 处 cytochrome C 吸收值的变化来表示 Complex IV 的活性。

3.5 线粒体膜电位测定

Rhodamin 123 为一种特异性的荧光染料，带有正电荷，可被线粒体摄取，其摄取率与膜电位成正比。采用 BMG 96 孔板进行测定，每孔加入 150μl 膜电位反应缓冲液（150 mM 蔗糖、5mM $MgCl_2$、5mM 琥珀酸钠、2.7μM rotenone、5mM KH_2PO_4、20mM Hepes，pH 7.4）和 1mM Rhodamin 123 1μl，先用激发波长 485nm、发射波长 520nm，37℃条件下测定基础荧光值，再加入 50μl 线粒体蛋白悬液混匀，测定 Rhodamin 123 被线粒体摄取后的荧光值。以考马斯亮蓝法进行蛋白定量。计算：根据 Nernst 方程：

$\Delta\Psi = 59 \log [Rh123] in / [Rh123] out$

[Rh123] in 根据 1 mg 线粒体蛋白内基质体积为 1μl 进行计算。

反应缓冲液含 KCl 137 mM、NaCl 3.6 mM、$MgCl_2$ 0.5 mM、$CaCl_2$ 1.8 mM、Hepes 4 mM、d-glucose 1 mg/ml、MEM 1%、Rhodamin（罗丹明）123 至 1 mM、pH 7.4。反应在微孔板中进行，反应体积为 200μl，Molecular Device 酶标仪激发波长为 485 nm（ex），吸收波长为 520 nm（em），测定加入线粒体前的基础荧光值，加入线粒体后孵育 30 min，再次测定荧光值，后者减去基础荧光值得到荧光变量和线粒体膜电位正相关。

3.6 线粒体细胞色素 C 总含量的测定

细胞色素 c 是一种稳定的可溶性蛋白，分氧化型和还原型两种，在 520 nm 处还原型细胞色素 c 有最大吸收峰。线粒体超声破碎，测定总细胞色素 c 含量。采用 Costar 96 孔板进行测定，每孔加入线粒体蛋白 10μl 和 190μl 磷酸盐缓冲液，再加少量的连二亚硫酸钠，振摇后在 520 nm 处用 Spectra Max5 测定其光密度，由标准曲线计算其浓度。以考马斯亮蓝法进行蛋白定量。

3.7 数据处理

数据用 ±SD 表示，用 SPSS10.0 统计处理，对数据进行正态性检验和方差齐性检验，本节数据为正态分布，方差齐，采用 LSD 单因素方差分析，显著性标准为 $P<0.05$。

4. 动物及分子生物学评价结果

4.1 肌注 CUNW 对 KK-Ay 小鼠体重的影响

肌注 CUNW 和 T3 后，小鼠体重明显低于溶媒对照组，30 天后体重结果如下图所示，阳性对照组、低剂量组、中剂量组、高剂量组小鼠体重比溶媒对照组小鼠分别低 9.9%，5.6%，8.8% and 9.5%。

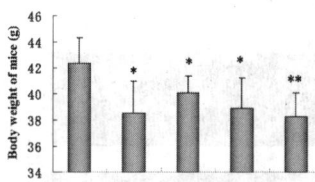

Fig. 1. The effect of 30 days treatment with CUNW on the body weights of KK-Ay mice. In all treatment groups (CL - 0.1 mg/kg/day s. c.; CM - 0.3 mg/kg/day s. c.; CH - 0.9 mg/kg/day s. c.), body weight fell significantly. The body weights of the mice treated with 0.4 mg/kg T3 for 30 days (Con, T3, 0.4 mg/kg/day s. c.) also dropped significantly. Each column represents the $\overline{X}$ ± SD of body weights of 6 mice. $*P<0.05$, $**P<0.01$ represents the significance of the difference from the control group (Veh).

4.2 CUNW 对肾周脂肪的影响

和溶媒对照组相比，肌注 CUNW 降低了肾周脂肪重量，如 Fig. 2 所示。溶媒对照组肾周脂肪重量为 1.01 ± 0.18 g，而低剂量、中剂量和高剂量组分别是 0.78 ± 0.11 g ($P<0.05$)，0.77 ± 0.10 g ($P<0.05$) and 0.70 ± 0.11 g ($P<0.01$)。

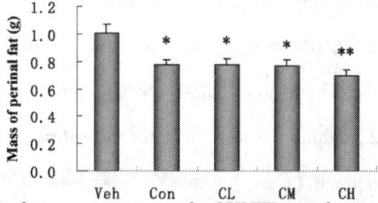

Fig. 2. The effect of 30 days treatment with CUNW on the mass of perirenal fat of KK-Ay

mice. In all treatment groups (CL - 0.1 mg/kg/day s.c.; CM - 0.3 mg/kg/day s.c.; CH - 0.9 mg/kg/day s.c.), the mass of perirenal fat fell significantly. The mass of perirenal fat of the mice treated with 0.4 mg/kg T3 for 30 days (Con) also dropped significantly. Each column represents the $\overline{X} \pm SD$ of body weights of 6 mice. $*P < 0.05$, $**P < 0.01$ represents the significance of the difference from the control (saline group (Veh)).

4.3 CUNW 对 NRF-1, TFam and UCP-1 基因表达的影响

和溶媒对照组相比，肌注 CUNW 三天后使 KK-Ay 小鼠棕色脂肪组织的 NRF-1、TFam 和 UCP-1 表达上调，如 Fig. 3 所示。A 照片：和溶媒对照组相比，NRF-1 的基因在阳性对照组、低剂量组、中剂量组、高剂量组的表达量分别增加到溶媒对照组的 2.01、1.33、2.12 和 3.31 倍；B：同样，TFam 的基因表达在 Con, CL, CM, and CH 组增加为 1.85、1.57、2.23 和 2.84 倍；B：UCP-1 的基因表达在 Con, CL, CM, and CH 组增加为 1.89、1.98、2.36 倍和 3.12 倍。

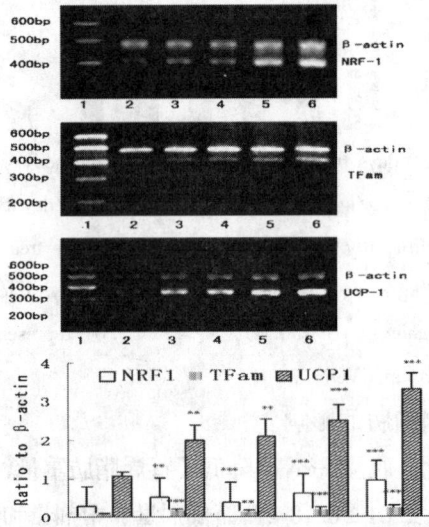

Fig. 3. The effect of 3 days treatment with CUNW on the expression of NRF-1, TFam and UCP-1 in KK-Ay mice (A, B, C and D). In all treatment groups (Con - T3 - 0.4 mg/kg/day s.c.; CL - CUNW - 0.1 mg/kg/day s.c.; CM - 0.3 mg/kg/day s.c.; CH - 0.9 mg/kg/day s.c.) the expression of NRF-1, TFam and UCP-1 are all increased than vehicle group. Lane 1, molecular mass marker; lane 2, vehicle-treated mice (Veh, saline, s.c.); lane 3, positive control T3 0.4 mg/kg/day s.c treated mice (Con,); lane 4, low dose CUNW (0.1 mg/kg/day, s.c), treated mice (CL); lane 5, medium dose CUNW (0.3 mg/kg/day, s.c), treated mice (CM);

lane 6, high dose CUNW (0.9 mg/kg/day, s.c), treated mice (CH). (D) Ratios of PCR products relative to β-actin. Each column represents the $\overline{X} \pm SD$ from 5 mice. $*P < 0.05$, $**P < 0.01$ represents the significance of the difference from the control (saline (vehicle) -treated) group (Veh, saline).

4.4 CUNW 对棕色脂肪组织的线粒体复合体 IV 活性的影响

溶媒对照组线粒体复合体 IV 的活性值为 $0.30 \pm 0.03 \mu mol/min/mg$ protein。每天皮下给药后,阳性对照组(T3)酶活性增加到 $0.36 \pm 0.04 \mu mol/min/mg$ protein;CUNW 中剂量组和高剂量组的复合体酶活性分别增加到 $0.37 \pm 0.04 \mu mol/min/mg$ protein 和 $0.38 \pm 0.04 \mu mol/min/mg$ protein),中剂量组和高剂量组的活性高于溶媒对照组,有统计学意义(Fig. 4)。

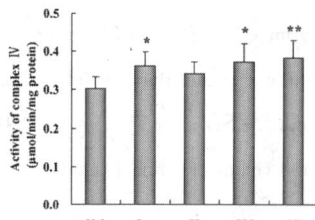

Fig. 4. The effect of 3 days treatment with CUNW on the activity of mitochondrial complex IV in brown adipose tissues of KK-Ay mice. In all treatment groups except CL (Con - T3 - 0.4 mg/kg/d; CM - 0.3 mg/kg/day s.c.; CH - 0.9 mg/kg/day s.c.), the activity of complex IV was greater than that of the saline vehicle-treated control group (Veh). Each column represents the $\overline{X} \pm SD$ SD (n = 5). $*p < 0.05$, $**p < 0.01$ represents the significance of the difference from the control (saline (vehicle) -treated) group (Veh, saline).

4.5 CUNW 对棕色脂肪组织线粒体膜电位的影响

荧光法检测发现,和溶媒对照组(Veh)相比,CUNW 的三个剂量和阳性药 T3 对线粒体膜电位没有明显影响,如 Fig. 5 所示(Fig. 5)。

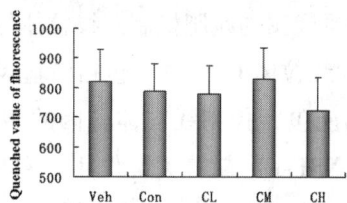

Fig. 5. Effect of CUNW on quenched value of fluorescence (marker of mitochondria membrane potential) of mitochondria in mice administered with CUNW for 3days. All mice in Veh and Con group were administered with Saline or T3 respectively for 3 days. The quenched fluorescence values in mitochondria of brown adipose tissue in CH group (CUNW, 0.1 mg/kg/day s.c.), CM

group (0.3 mg/kg/day s.c.) and CH (0.9 mg/kg/day s.c.) group had no statistics difference compared with that of vehicle group (Veh, saline). The data were presented as $\bar{X} \pm SD$ (n=5).

4.6 CUNW对棕色脂肪组织线粒体细胞色素c总含量的影响

和溶媒对照组相比，CUNW的中剂量组和高剂量组棕色脂肪组织线粒体的细胞色素 c 总含量分别增加了30%、35%，如Fig.6所示（Fig.6）。

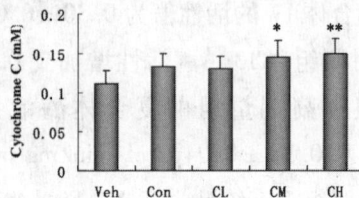

Fig. 6. The effect of 3 days treatment with CUNW on the mitochondrial content of cytochrome c in brown adipose tissues of KK-Ay mice. In CM and CH groups (CM - 0.3 mg/kg/day s.c.; CH - 0.9 mg/kg/day s.c.), the content was greater than that of the saline vehicle-treated control group (Veh). Each column represents the $\bar{X} \pm SD$ (n=5). $*P < 0.05$, $**P < 0.01$ represents the significance of the difference from the vehicle (saline (vehicle) -treated) group (Veh, saline).

5. 讨论与分析

目前已经知道，"CUNW"有促进能量代谢的作用，这种作用或活性称为神经营养因子的代谢潜能。其减肥作用在多种动物模型上得到验证，包括瘦素缺乏型的ob/ob小鼠、瘦素抵抗型的db/db小鼠、饮食肥胖型AKR/J小鼠和UCP-1缺失小鼠。"CUNW"似乎是通过调节线粒体UCP-1的含量实现减肥。但减肥具体机制仍然不清楚。目前一般认为CUNW引起的减肥作用可能是通过瘦素样途径和瘦素外途径实现的。

关于瘦素途径，已有较多研究。本研究主要针对瘦素外途径进行研究，即CUNW通过调节线粒体能量代谢的减肥机制。线粒体的生成和线粒体膜蛋白的调控基因存在于核DNA和线粒体DNA中，包括核基因、线粒体基因。核基因发挥着关键性作用，其功能包括控制线粒体基因的转录、翻译和DNA复制。有研究提示核呼吸因子（NRF-1）起着关键作用，它与DNA结合区结合，然后调节能量代谢速率、增加能量生成，使细胞对所处环境产生适应性变化。

细胞色素 C 是电子传递链的关键成分，使电子在线粒体的电子传递链的复合体III和复合体IV传递。它存在于线粒体内膜，是线粒体的标志性蛋白。线粒体UCP-1增加会导致质子漏增加，线粒体的膜电位可能会受到影响。所以我们选择了线粒体细胞色素 c 总含量和线粒体膜电位作为检测指标。

所用 KK-Ay 小鼠是一种遗传性 2 型糖尿病小鼠，特点是多食和肥胖，最后会发生 2 型糖尿病，非常适于肥胖机制的研究。

在我们的实验中，CUNW 使肾周脂肪比溶媒对照组的肾周脂肪减少 39%，对体重和肾周脂肪都有明显的减少作用。这种作用可能和多种因素有关，但至少和线粒体 UCP-1 增加、NRF-1 增加、TFam 增加有关系。UCP 家族存在于皮肤、肌肉、脂肪、中枢等组织线粒体内膜，有多种重要功能。如 UCPs 可以使质子从线粒体膜间隙到线粒体的基质，使质子梯度和 ATP 的生成解偶联，调节能量代谢、体温、自由基生成等作用。当 UCP-1 含量增加时，质子漏增加，能量消耗增加，有利于减肥。有研究证实，肥胖小鼠肝脏异位表达 UCP-1 时，能量代谢增加。

NRFs 家族调控的核基因编码的转录因子控制着线粒体基因和线粒体的生成。那些与 NRF-1、TFam 和 UCP-1 有关的核基因、线粒体基因和减肥机制有关系。NRFs 是一类调控 nDNA 和 mtDNA 转录与复制的核调节因子，包括 NRF-1 和 NRF-2 两种亚型。NRF-1 通过其 DNA 结合区结合并激活基因中的特定位点而启动转录。对呼吸链的表达以及 mtDNA 的转录与复制起重要的调节作用。NRF-1 基因转入小鼠的肌肉中细胞色素 c 的表达增加 2 倍、delta-氨基酮戊酸合成酶增加 50%。同时发现线粒体的某些蛋白含量增加，如细胞色素 c，增加了 50-60%。其他研究也发现 NRF-1 可激活 TFam、前者和过氧化物酶体增生物受体共激活-1α（PGC-1α）结合后才能发挥这种作用，以上可能是调节线粒体增生的外因及其通路。

我们在实验中发现，CUNW 提高棕色脂肪组织的 NRF-1、TFam 和 UCP-1 的表达，UCP-1 基因的上调可能由 TFam 和 NRF-1 两个基因表达增加引起的。根据我们现有知识，CUNW 通过 NRF-1、TFam 调节 UCP-1 基因表达的途径未见报道。同时发现 CUNW 增加了线粒体呼吸链复合酶 IV 和线粒体细胞色素 c 的含量。

总之，本研究发现 CUNW 可能通过上调核基因 NRF-1 的表达，上调 TFam 的基因表达，后者进入线粒体控制线粒体基因组的转录，控制某些蛋白的合成，增加了 UCP-1 的基因表达，增加 UCP-1 蛋白含量、增加线粒体呼吸链复合酶 IV 的活性、增加线粒体细胞色素 c 的含量，这是 CUNW 减肥机制的最新进展。

本研究也提示了一些需要进一步研究的问题，如 UCP-1、TFam 和 NRF-1 的上游调节因子尚不明了，过氧化物酶体增生物激活受体、PPARs、视黄醇类 X 受体（RXR）可能参与了这个调节通路。CUNW 能否成为一个有价值的减肥药物需要进一步系统研究。

6. 小结

CUNW 可以减轻肥胖小鼠的体重、减少肾周脂肪。

皮下注射 CUNW 可以提高棕色脂肪组织 NRF-1、TFam 和 UCP-1 mRNA 的表达。其中 UCP-1 基因表达的上调可能是由 TFam 和 NRF-1 两个基因表达增加引起的，该研究结果国内外未见报道，具有创新性。

CUNW 可能通过上调核基因 NRF-1 的表达，上调 TFam 的基因表达，后者进入线粒体控制线粒体基因组的转录，控制某些蛋白的合成，增加了 UCP-1 的基因表达，增加线粒体呼吸链复合酶 IV 的活性，增加线粒体细胞色素 c 的含量。

参考文献

1. 刘庆山,杜冠华．睫状神经营养因子的"代谢因子潜能"[J]．国外医学药学分册, 2006,33(2):100-103.

2. Kokoeva MV, Yin H, Flier JS. Neurogenesis in the hypothalamus of adult mice: potential role in energy balance[J]. Science, 2005, 28:310(5748):679-683.

3. Sleeman, M. W., Garcia, K., Liu, R., Murray, L., Malinova, L., Moncrieffe, M., Anderson, KG., Yancopoulos, GD., Wiegand, S. J.. Ciliary neurotrophic factor (Ax15) improves diabetic parameters and reduces SCD-1 expression in db/db mice[J]. Proc Natl Acad Sci USA, 2003, 100, 14297 14302.

4. 曹亚．实用分子生物学操作指南[M]．第一版．北京:人民卫生出版社, 2003, 59-69

5. 梁国栋．最新分子生物学实验技术[M]．北京:科学出版社, 2001,359-361.

6. Du G., Willet K., Mouithys-Mickalad, A., Sluse-Goffart, C. M., Droy-Lefaix, M. T., Sluse, F. E.. EGb 761 protects liver mitochondria against injury induced by in vitro anoxia/reoxygenation[J]. Free Radic Biol Med, 1999, 27, 596-604.

7. Sciamanna MA, Zinkel J, Fabi AY, Lee CP. Ischemic injurytorat forebrain mitochondria and cellular calcium homeostasis[J]. Biochim Biophys Acta, 1992, 1134: 223-233.

8. Emaus RK, Grunwald R, Lemasters J. Rhodamine 123 as a probe of transmembrane poten-

tial in isolated rat-liver mitochondria: spectral and metabolic properties[J]. Biochimica Biophysica Acta, 1986, 1(850): 436-448.

9. 张均田. 现代药理实验方法(第一版)[M]. 北京医科大学中国协和医科大学联合出版社,1998, 1228-1229.

10. Lambert, P. D., Anderson, K. D., Sleeman, M. W., Wong, V., Tan, J., Hijarunguru, A., Corcoran, TL., Murray, JD., Thabet, K. E., Yancopoulos, G. D., Wiegand, S. J.. Ciliary neurotrophic factor activates leptin-like pathways and reduces body weight gain, even in leptin-resistant obesity[J]. Proc Natl Acad Sci USA, 2001, 98,4652-4657.

11. Chaldakov, G. N., Fiore, M., Hristova, M. G., Aloe, L.. Metabotrophic potential of neurotrophins: implication in obesity and related diseases[J]. Med Sci Monit, 2003, 9 (10):19-21.

12. Kelleher, M. O., Myles, L. M., Al-Abri, R. K., Glasby, M. A.. The use of ciliary neurotrophic factor to promote recovery after peripheral nerve injury by delivering it at the site of the cell body[J]. Acta Neurochir (Wien), 2006, 148(1), 55-61.

13. Zvonic, S., Baugh, J. E. Jr., Arbour-Reily, P., Mynatt, RL., Stephens, JM.. Crosstalk among gp130 cytokines in adipocytes[J]. J Biol Chem, 2005, 280(40):33856-33863.

14. Bluher. S., Moschos. S., Bulen. J. Jr., Kokkotou, E., Maratos-Flier, E., Wiegand, SJ., Sleeman, M. W., Mantzoros, C. S.. Ciliary neurotrophic factorAx15 altets energy homeostasis, decreases body weights, and improves metabolic control in diet-induced obese and UCP1-DTA mice[J]. Diabetes, 2004, 53(11), 2787-2796.

15. Russell, L. K., Mansfield, C. M., Lehman, J. J., Kovacs, A., Courtois, M., Saffitz, J. E., Medeiros DM., Valencik, ML., McDonald, J. A., Kelly, D. P.. Cardiac-specific induction of the transcriptional coactivator peroxisome proliferator-actived receptory coactivator-1α promotes mitochondrial biogenesis and reversible cardiomyopathy in a developmental stage-dependent manner[J]. Circ Res, 2004,94:525 – 533.

16. Bergeron, R., Ren, JM., Cadman, KS., Moore, IK., Perret, P., Pypaert, M., Young, L. H., Semenkovich CF., Shulman GI.. Chronic activation of AMP kinase results in NRF-1 activation and mitochondrial biogenesis[J]. Am J Physiol: Endocrinol Metab, 2001, 281, E1340-E1346.

17. Andersson, U., Scarpulla, RC.. PGC-1-related coactivator, a novel, serum-inducible coactivator of nuclear respiratory factor 1-dependent transcription in mammalian cells[J]. Mol Cell Biol, 2001, 21, 3738-3749.

18. Franco, M. C., Arciuch, V. G., Peralta, J. G., Galli, S., Levisman, D., Lopez,

L. M. , Romorini, L. , Poderoso, J. J. , Carreras, M. C. . Hypothyroid phenotype is contributed by mitochondrial complex I inactivation due to translocated neuronal nitric-oxide synthase[J]. J Biol Chem, 2006, 281, 4779-4786.

19. Natalie, G. , Kristel, V. , Richard, C. , Scarpulla. Control of mitochondrial transcription specificity factors (TFB1M and TFB2M) by nuclear respiratory factors (NRF-1 and NRF-2) and PGC-1 family coactivators[J]. Mol Cell Biol, 2005, 25, 1354-66.

20. Yasushi, I. , Hideki, K. , Takehide, O. , Junta, I. , Kenji, U. Dissipating excess energy stored in the liver is a potential treatment strategy for diabetes associated with obesity[J]. Diabetes, 2005, 54, 322-332.

21. Lin J. , Puigserver, P. , Donovan, J. , Tarr, P. , Spiegelman, B. M. . Peroxisome proliferator-activated receptory coactivator 1β (PGC-1β), a novel PGC-1-related transcription coactivator associated with host cell factor[J]. J Biol Chem, 2002, 277, 1645 - 1648.

22. Baar, K. , Song, Z. , Semenkovich, CF. , Jones, TE. , Han, DH. , Nolte, LA. , Ojuka, EO. , Chen, M. , Holloszy, JO. . Skeletal muscle overexpression of nuclear respiratory factor 1 increases glucose transport capacity[J]. FASEB J, 2003, 17,1666-730.

23. Cheng, L. , Ding, G. , Qin, Q. , Xiao, Y. , Woods, D. , Chen, Y. E. , Yang, Q. Peroxisome proliferator-activated receptor delta activates fatty acid oxidation in cultured neonatal and adult cardiomyocytes[J]. Biochem Biophys Res Commun, 2004, 313, 277-286.

第三节 样品对线粒体 UCP-1 含量及分子机制的研究示例

1. 样品的研究背景

目前对肥胖及其诱发的2型糖尿病尚无理想的治疗方法和药物。如果肥胖患者出现糖尿病症状前，控制好体重，他们就不必服药治疗。肥胖或腹部肥胖、2型糖尿病、高血压、高血脂密切相关，这些症状如果出现在一个患者身上则称为代谢综合症。

上一节研究了 CUNW 的减肥机制，该样品促进 NRF-1 和线粒体 TFam 的基因表达，后者提高线粒体 UCP-1 的表达，通过促进能量代谢减肥。该机制的上游因子仍不清楚，需要设计实验进行研究。CUNW 对肥胖、能量代谢有明显的调节作用，是否对 2 型糖尿病的发生发展有预防作用也需要深入研究。

肥胖诱发 2 型糖尿病的机制尚不清楚，一般认为由以下因素启动：甘油三酯、游离脂肪酸、瘦素、PPARs 及其一些由脂质激活的转录因子。另外有些非氧化的有害代谢产物引起 NO 介导脂毒性和脂性凋亡，有关组织包括胰岛、肌肉等非脂肪组织中的神经酰胺引起的毒性作用。降低血清和胰岛组织中 FFAs 和甘油三酯水平可以使肥胖人群远离糖尿病的困扰。

研究发现，CUNW 可以提高肌肉和肝脏对胰岛素的敏感性，阻止肌肉中甘油三酯的积聚和毒性，发挥对抗脂类引起的急性胰岛素抵抗作用。这些结果提示 CUNW 可能成为治疗脂质介导的胰岛素抵抗的药物。但是其对遗传性 2 型糖尿病小鼠的影响尚不清楚。上一节的结果表明，CUNW 的减肥作用机制是促进能量代谢、提高核呼吸因子 NRF-1 的表达、进一步促进线粒体转录因子 TFam 基因的表达、后者到线粒体上调 UCP-1 的基因表达和能量代谢。UCPs 蛋白在线粒体的质子回流和 ATP 生成机制中起重要作用。另外肝脏异位表达 UCP-1 导致能量代谢提高和消瘦，体重、肝脏脂肪、胰岛素抵抗、糖尿病症状、高血脂也得到改善。

另外上调的能量代谢可能减少了胰岛素和血清中的甘油三酯、FFAs 等导致胰岛素抵抗的因子，消耗和减少胰岛和肌肉的甘油三酯对于阻止胰岛素细胞的脂毒性非常重要。

本研究的目的是 CUNW 的抗糖尿病作用及其有关机制。采用遗传性肥胖和糖尿病的 KK-Ay 小鼠，肌注给药，选择口服糖耐量、肾周脂肪、血清 FFAs、胰岛甘油三酯、线粒体呼吸链复合酶体 II、PGC-1α 和 PPARα 的基因表达都是本研究的重点内容。KK-Ay 小鼠是一种遗传性糖尿病小鼠，其中枢性瘦素发挥作用的级联机制被破坏，摄食量增加，导致饮食性肥胖和 2 型自发性糖尿病。KK-Ay 小鼠非常适于本研究，因为它们首先是非常合格的自发型糖尿病小鼠；其次，我们的研究重点是 CUNW 调节 UCP-1 和 TFam 的基因表达。

2. 药理学评价方案

2.1 材料和设备

活性样品 CUNW（CUNW）冻干粉针剂，规格、厂家、序列同上一节。
TRIzol® and SuperscriptTM III 逆转录酶，由 Invittrogen 公司提供；
TakaRa TaqTMDNA 聚合酶，由日本 TakaRa 生物技术有限公司生产（中国

大连);

核糖核酸酶抑制剂，由日本 TakaRa 生物技术有限公司生产（中国大连);

随机引物，日本 TakaRa 生物技术有限公司生产（中国大连);

胶原酶，Sigma, St. Louis, MO;

UCP-1 抗体，β-actin 抗体，sigama 公司;

Aprotinin（胃抑肽酶）、leupeptin（亮抑肽酶）、PMSF 购于北京欣经科公司;

丙烯酰胺、N, N'-亚甲双丙烯酰胺、Trisbas 购于北京欣经科公司;

甘氨酸、EDTA、EGTA 购于北京欣经科公司;

蛋白 Marke，英国 Biomed 公司;

超声破碎仪，上海医疗仪器厂;

Biolab 电泳槽，美国 Biolab 公司;

高速冷冻离心机，美国 Beckman 公司;

自动微量血糖仪，ACCU-CHEK Roche, Germany;

ECL 超敏发光液，购于北京普利莱生物技术公司;

游离脂肪酸检测试剂盒，日本 Wako Pure Chemical Inc. Ltd;

盐酸罗格列酮，由上海三维医药有限公司生产（纯度99%);

其它化学试剂为分析纯，购于北京欣经科有限责任公司和北京试剂公司。

2.2 实验动物

动物实验计划经过中国医学科学院与中国协和医科大学药物研究所伦理委员会批准。基因肥胖型 KK-Ay 小鼠（30±3 g，7周龄，雌雄不拘）55只，饲养于 SPF 动物房30天，SPF 级，每笼1只，饲料、垫料均高温高压消毒、饮水和清洗用水为蒸馏水。光照节律、温度、湿度由电脑自动控制，光照和黑暗12小时循环更替，温度23±2℃，湿度40-60%。

高热饲料由中国医学科学院动物研究所配制，每克热量为4.61kcal/g。实验前动物自由进食和饮水，为了消除实验应激，动物和实验者每天接触，熟悉一周。

小鼠平均分为5组：模型组（溶媒对照组，Veh，s.c.），阳性对照组（Con，罗西格列酮，0.4 mg/kg，s.c.）、低剂量组（CL，0.1 mg/kg CUNW，s.c.）、中剂量组（CM，0.3 mg/kg CUNW，s.c.）、高剂量组（0.9 mg/kg CUNW，s.c.）。给药30天，每天监测进食量和体重，通过分组配对饲养使各组摄食量相同。

为了研究给药的短期效应,给药第 4 天每组取 5 只小鼠,异戊巴比妥钠麻醉处后手术,取背部肩胛骨间的棕色脂肪组织,用于制备线粒体或进行相关检测,检测 PPARa、PGC-1a 等基因表达、UCP-1 蛋白含量等指标,详见实验操作方法部分。为了研究 CUNW 的长期效应,给药 30 天后,检测其余每组 6 只小鼠的口服糖耐量、血清 FFAs、胰岛甘油三酯、肾周脂肪等(具体处理见后面)。

2.3 口服糖耐量测定(OGTT)

给药 30 天后,KK-Ay 小鼠禁食 15 个小时,然后进行口服糖耐量实验。以 50% 葡萄糖溶液灌胃,每只小鼠灌葡萄糖 2.5 g/kg,在灌胃后的 0、30、60、120min 测血糖。血糖检测方法为自动微量血糖仪(ACCU-CHEK Roche, Germany)。计算每只小鼠血糖曲线下面积(AUC)。

2.4 血清游离脂肪酸测定

测定口服糖耐量后次日,宰杀小鼠,制备血清并立即保存于-40℃,用商业试剂盒(Wako Pure Chemical Inc. Ltd, Japan)测定血清 FFAs。

2.5 从棕色脂肪组织制备线粒体

粒体的制备参考 Du 和 Sciamanna 使用的方案。首先对脂肪组织称重,冰面操作,将脂肪组织剪碎,用冷的 MSETB 缓冲液(含甘露醇 210 mM、蔗糖 70 mM、EDTA0.5 mM、Tris-HCl 为 10 mM、牛血清白蛋白 0.2%,调整 pH 值至 7.4)洗净,用 MSETB 缓冲液悬浮组织,按每克组织 10 ml 的比例,玻璃匀浆器匀浆,四层纱布过滤,滤液 3000 g 离心 1.5 min,4℃。吸弃上清,沉淀重悬后 17,500g 离心 4.5 min,4℃。按 5 ml/g 组织重悬沉淀,15,500 g 离心 4.5 min。倒掉上清,沉淀即线粒体沉淀。用 SET 缓冲液(甘露醇 280 mM、EDTA0.5mM、Tris-HCl 10 mM,pH 为 7.4)悬浮线粒体沉淀,再次 12000 g 离心 5min,用 SET 缓冲液调整浓度为 10 mg/ml。线粒体蛋白用考马斯亮蓝法确定。

2.6 甘油三酯的测定

甘油三酯用生物发光法检测。胰岛 Langerhans 细胞用胶原酶消化法分离,即夹住总胆管,总胆管在十二指肠出口端,灌入含有 0.2% BSA 和胶原酶(Sigma, St. Louis, MO)的 Krebs-Ringer 碳酸盐缓冲液(KBBB)-HEPES 液 2.5 ml(129 mM NaCl, 4.8 mM KCl, 1.2 mM MgSO$_4$, 1.2 mM KH$_2$PO$_4$, 2.5 mM

CaCl$_2$, 5 mM NaHCO$_3$, and 10 mM HEPES, pH 7.4)。将胀大的胰腺在37°C中孵育3 min，用注射器吹打分散，小心用 KRBS-HEPES 液冲洗两次，手工搜集胰岛并匀浆，胰岛匀浆用氯仿/甲醇（v/v = 2/1）抽提处理。

2.7 PPARα 和 PGC-1α 基因表达的检测

检测采用半定量 RT-PCR 技术，内参和目的基因扩增在同一个薄壁 PCR 管中完成，电泳时同时上样，在同一个泳道中显示，使对比更加方便和准确。所用引物的序列见下表，引物的序列通过软件设计或参考有关文献，并通过预实验中验证其有效性并找到最佳扩增条件，所有引物均在 PubMed 的 GenBank 中核实无误。

Tab. 1 Primer pairs used in RT-PCR

Gene	Sequence	Product
β-actin	Forward: 5'-GTCGTACCACAGGCATTGTGATGG-3' Reverse: 5'-GCAATGCCTGGGTACATGGTGG-3'	493 bp
GAPDH	Forward: 5'- GCCAAAAGGGTCATCATCTC-3' Reverse: 5'- GGCCATCCACAGTCTTCT-3'	225 bp
PGC-1α	Forward: 5'-CAA TGA ATG CAG CGG TCT TA-3' Reverse: 5'-GTG TGA GGA GGG TCA TCG TT-3'	198 bp
PPARα	Forward: 5'-AAGCCATCTTCACGATGCTG-3' Reverse: 5'-TCAGAGGTCCCTGAACAGTG-3'	510 bp

备注：GAPDH － 磷酸甘油醛脱氢酶 Glyseraldehyde-3-phosphate dehydrogenase

总 RNA 的提取和保存方法：

将 100 mg 组织块（小米粒大小）迅速放在预冷的 Trizol 中快速研磨成匀浆。冰上孵育 5min，将混合物移至另一个 Ep 管中，用吸头吹吸几次，将此步的溶液冻存，可保存-60℃，一月内进行样品处理。

A. 处理时在 EP 管中加入 0.2 ml 氯仿，震荡混匀，放置 3 min。

B. 4℃ 12000 g 离心 15 min，取上清。

C. 加入已经提前加入 500μl 异丙醇的 Ep 管中，-20℃ 沉淀 20min。

D. 4℃12000 转离心 12min。

E. 弃上清，用 75% 乙醇洗 2 次，每次均 12000g 离心 5min（可以在此步保存，2℃～8℃保存 1 周，-5℃～-20℃保存 1 年）。

超净台吹风干燥 15 min 后，加入 8μlDEPC 水，即为提取的总 RNA。

为了鉴定其纯度，分出 2μl 跑电泳，要求 28S 的辉度是 18S 的 1.8 倍 2 倍，结果如右图所示，说明总 RNA 质量合格。

取 1μl 测浓度，调整浓度。余下的部分进行 RT。

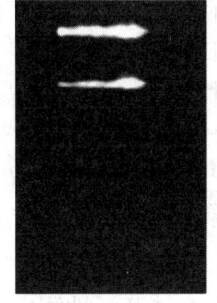

RT 反应过程：

加样顺序如下表：

RNA 模板	1μl
随机引物（或基因特异性引物或 Oligo（dT））	1μl
10mM dNTP	1μl
加 DEPC 水补足至	12μl

加热混合物到 65℃ 5 分钟，迅速置于冰上（目的是使模板充分展开）

10000 g 短暂离心后加入：

5 × buffer	4μl
0.1M DTT	2μl
SuperScript™ III	1μl
Rnasin（RNA 酶抑制剂 40 单位/μl）	1μl
DEPC 水补足至	20μl

轻轻混合，（由于是随机引物，25℃ 孵育 10 分钟，以利于引物与基因粘贴，42℃ 孵育 50 分钟，70℃ 15 分钟灭活酶。

逆转录反应获得 cDNA 后，需要应用 PCR 技术获得大量的目的基因，操作步骤如下：

在 PCR 管中依次加入：

模板	2μl
10 × PCR 缓冲液	2.5μl
2.5 mM dNTP	2μl
上下游引物（10 μM）各	1μl
2.5 U/μl Taq 酶	0.5μl
纯水补足至	25μl

置于 PCR 仪中设定循环条件如下：

94℃，4 min	1 个循环
95℃ 45sec 52℃ 45sec 72℃ 45sec	29 个循环
72℃ 7 min	1 个循环

PCR 产物转移到 1.5% 琼脂糖凝胶中电泳，EB 染色，凝胶成像系统中观察和摄像，并进行辉度定量分析。

2.8 线粒体呼吸链复合酶 II 活性的测定

酶复合体 II 活性测定（Complex II）：通过监测被 $FADH_2$ 还原的 2,6-dichlorophenolindophenol（DCPIP，2,6-二氯靛酚）量的变化来表示 Complex II 的活性。反应体积为 200 μl，将 5-10μg 线粒体蛋白加入到 Complex II 反应缓冲液内（35 mM potassium phosphate buffer（pH 7.2），5 mM $MgCl_2$，2 mM natriumazide，2 μg/ml of antimycin，65 μM ubiquinone-10，2 μg/ml of rotenone，88 mM DCPIP），混匀后加入 25 mM succinate 启动反应。根据 600 nm 处 DCPIP 吸收值的变化，表示 Complex II 的活性。DCPIP 的消光系数为 E = 21/mM/cm。

2.9 Western blotting 检测 UCP-1 蛋白含量

（1）取棕色脂肪组织，加入裂解缓冲液约 0.5 ml，样品制备：取棕色脂肪组织 0.1 g，用预冷的 PBS 在冰浴中洗 2 次，加入适当体积冰预冷的悬浮缓冲液（0.1 M NaCl，0.01 M Tris-Cl，0.001 M EDTA，1（g/ml Aprotinin，100（g/ml PMSF）中用玻璃匀浆器匀浆，裂解 15-30 min 可（冰上）。

（2）12000 rpm，20 min，4 ℃离心，收集上清，以考马斯亮蓝法测定蛋白质含量。取少量定蛋白浓度，马上分装，置于-40 ℃低温冰箱保存，2 周内使用。以上步骤均在冰上进行。上样前加入等体积的 2×SDS 凝胶加样缓冲液（100 mM Tris-HCl，200mM DTT，4% SDS，0.2% 溴酚蓝，20% 甘油），沸水浴中加热 10 分钟，用超声处理仪对 DNA 进行剪切，室温 10000 g 离心 5 min 后上样。

（3）制胶

分离胶：根据目的蛋白的分子量配制相应浓度的分离胶。

10% 分离胶配制按下表：

双蒸水	6.1 ml
30%丙烯酰胺	5 ml
1.5M Tris（PH 8.8）	3.75 ml
10% SDS	150μl
10%过硫酸胺	150μl
TEMED	8μl

4%积层胶配制如下：

双蒸水	4.51 ml
30%丙烯酰胺	1 ml
0.5M Tris（PH 6.8）	1.88 ml
10% SDS	75μl
10%过硫酸胺	75μl
TEMED	4μl

（4）调整蛋白浓度

在胶凝固的时间段里，取出待分离蛋白提取物，根据定蛋白结果，用裂解缓冲液（不用加蛋白酶抑制剂等）将浓度调为相同，一般 1 mg/ml。根据上样缓冲液倍数取适量与相同浓度的待测蛋白液混匀。蛋白 Marker 按说明溶解，取适量，与样品同步操作。提前加热水浴，将上述配好的待测蛋白样品 100℃，煮沸 4 min。冷却样品。

（5）电泳

将固定好的胶固定于 Biolab 电泳槽中，加入电泳缓冲液（配制见后面），小心去掉梳子，用微量加样器将分子量标准及样品分别上样于梳孔底部，根据梳子不同上样量不同。接通电源，（红接红，黑接黑）。恒压，积层胶 80 V（8 v/cm），分离胶 120 V（15 v/cm）。电压也可以小点。电泳至溴酚蓝前沿距胶底部约 1 cm 时停止电泳。断开电源，取下凝胶。

（6）转膜

电泳结束后，根据目的蛋白可能的位置，用刀片修剪到合适的大小，并在 Marker 起始端剪掉一个角，PVDF 膜也按此处理，记住蛋白的反正面。尺子准确量胶的长宽，根据此长宽，剪准确大小的 6 张滤纸和一张 PVDF 膜，PVDF 膜需用甲醇预先浸泡（滤纸和 NC 膜用转移缓冲液浸泡）预先浸泡。先放三层滤纸,再放胶,再放膜,再放三层滤纸。每层均需用试管等物撵除可能的气泡。稳流200 mA,进行转膜2 h。

(7) 免疫反应

封闭:用含2-5%脱脂奶粉的TTBS液封闭,室温封闭1小时。

加一抗:用含2%脱脂奶粉的TTBS液配制一抗,不同抗体滴度不同,根据说明书提供的参考用量稀释。膜与一抗在封口塑料袋中反应,或者直接滴加抗体在膜上,湿盒中进行。根据膜面积的大小配制抗体稀释液,一般用量1.5~2ml,注意排气泡。滴加于膜上可适当减量。注意勿使抗体溢出。若无特殊要求,一抗与蛋白反应1~1.5小时,室温,摇床。或者4℃过夜。然后将膜取出,TTBS液洗3次,每次5~10 min(平皿,摇床)。

加二抗:二抗用TTBS液配制和稀释。根据说明书提供的参考用量稀释,一般二抗1:2000稀释,ECL检测可降至1:5000。可在平皿中进行。二抗反应1~1.5小时,室温,摇床。后去二抗,TTBS液洗3次,每次5~10min。

(8) ECL发光法显示目的蛋白条带

按1:1比例体积混合超敏发光液的A液和B液,0.125 ml/cm^{2}均匀滴加在膜上。混合液即用即配,可在冰上短时间保存30 min。用加样器把混合液滴加到膜上,注意液体能够盖在整个膜上,防止气泡。蛋白面向上。将反应液直接加在蛋白面上。室温1分钟。放入ECL自动成像仪中自动曝光。

(9) 确定蛋白条带和分析蛋白含量

对Marker的分子量条带进行扫描记录。根据蛋白Marker条带判断目的蛋白条带,自动辉度分析仪对条带辉度进行定量分析。

Western Blotting所用试剂的配制方法如下:

1. aprotinin(胃抑肽酶):配成1mg/ml,溶于0.01M HEPES液(PH8.0)。3-5μL分装,-20℃保存。用时,1:1000稀释。

2. leupeptin(亮抑肽酶):配成1 mg/ml,溶于双蒸水。3-5μL分装,-20℃保存。用时,1:1000稀释。

3. PMSF:配成100mM(17.4 mg/ml),溶于异丙醇。10-20μL分装,-20℃保存。用时,1:100稀释。

4. 30%丙烯酰胺:

丙烯酰胺	29 g
N,N′-亚甲双丙烯酰胺	1 g
双蒸水	60ml（37℃下溶解）
补双蒸水至100ml，搅拌，至溶液透明，漏斗普通滤纸过滤	pH应不大于7.0，棕色瓶中保存

5. 电泳buffer：

Trisbase	15.1 g
甘氨酸	94 g
10% SDS贮存液	50 ml
去离子水配成1L	用时用去离子稀释5倍（可重复利用）

上样buffer：

0.5M Trisbase（pH6.8）	4ml
SDS	0.8g
2-巯基乙醇（原液）	2ml
溴酚蓝	0.04g
甘油	4ml
终体积至	10ml　　室温保存

6. 转移buffer：

甘氨酸	14.4g
Trisbase	12.1g
甲醇	200 ml
用双蒸水配制成1L，pH 8.3（大于8即可）	可重复利用

7. TTBS液：（常配制5X or 10 X贮液）

Trisbase	2.4228g
NaCl	8.766g
Tween 20	1ml
用双蒸水配成1L，pH 7.6	

8. 裂解液配制：

NaCl	4.383 g
TrisHCl	1.5142 g
EDTA	0.1861 g
EGTA	0.1902 g
加双蒸水配成	500 ml, 调 pH 至 7.6
用时现加入右侧成分	1% TritonX-100, 0.5% NP-40, 1μg/ml aprotinin, 1μg/ml leupeptin, 1 mM PMSF

2.10 数据处理

本节数据用 $\bar{X} \pm S.E.$ 表示，用 SPSS10.0 进行统计学处理，对数据进行正态性检验和方差齐性检验，本部分数据呈正态分布，方差齐，采用单因素方差分析，显著性标准为 $P < 0.05$。

3. 评价结果

3.1 CUNW 对遗传性糖尿病小鼠糖耐量的影响

结果发现 CUNW 和罗格列酮给药 30 天（Rosig）使 KK-Ay 小鼠糖耐量曲线下面积下移，阳性对照组（Con, Rosig）、低剂量组、中剂量组、高剂量组的曲线下面积比对照组小鼠减少 15%、10%、15% 和 21%。如本节 Fig.1 所示。

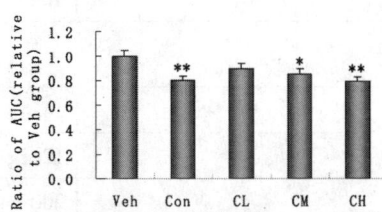

Fig.1 The effect of 30 days treatment with CUNW on the AUC of OGTT of KK-Ay mice. In Con group, CM group and CH groups (Con - Rosig - 0.4 mg.kg^{-1}.day^{-1} s.c.. CM - CUNW - 0.3 mg.kg^{-1}.day^{-1} s.c.; CH - CUNW - 0.9 mg.kg^{-1}.day^{-1} s.c.), AUC fell significantly when compared with vehicle group (Veh saline, s.c., Veh). Each column represents the $\bar{X} \pm S.E.$ of AUC of 6 mice. $*P < 0.05$, $**P < 0.01$ represents the significance of the difference from the vehicle group.

3.2 CUNW 对遗传性糖尿病小鼠肾周脂肪的影响

和空白对照组相比，CUNW 给药后，肾周脂肪明显减少，有统计学显著性（Fig 2），空白对照组肾周脂肪为 1.01 ± 0.18 g，而低剂量组、中剂量组、高剂量组分别为 0.78 ± 0.11 g（P? < 0.05），0.77 ± 0.10 g（P < 0.05）和 0.70 ± 0.11 g（P < 0.01）。

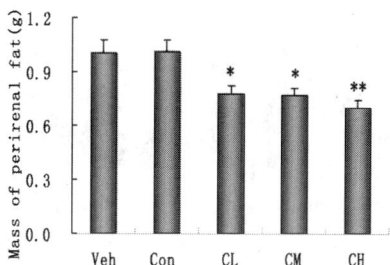

Fig. 2. The effect of 30 days treatment with CUNW on the mass of perirenal fat of KK-Ay mice. In all treatment groups (CL - 0.1 mg. kg^{-1}. day^{-1} s. c. ; CM - 0.3 mg. kg^{-1}. day^{-1} s. c. ; CH - 0.9 mg. kg^{-1}. day^{-1} s. c.), the mass of perirenal fat fell significantly when compared with Veh group. The mass of perirenal fat of the mice treated with 0.4 mg/kg Rosig for 30 days (Con) didn't drop. Each column represents the $\overline{X}$ ± S. E. of mass of perirenal of 6 mice. *P < 0.05，**P < 0.01 represents the significance of the difference from the Vehicle group (saline group (Veh))。

3.3 CUNW 对遗传性糖尿病小鼠血清游离脂肪酸的影响

和空白对照组相比，阳性对照组（Rosig, 0.3 mg/kg）、中剂量组（CUNW, 0.4mg. kg^{-1}. day^{-1}）、高剂量组（CUNW, 0.9mg. kg^{-1}. day^{-1}）的小鼠血清游离脂肪酸明显减少，分别减少 20.3%、11% and 21%，有统计学意义（Fig. 3）。

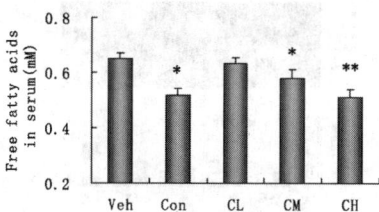

Fig. 3 The effect of 30 days treatment with CUNW on the serum FFAs of KK-Ay mice. In all treatment groups except CL group (Con - Rosig - 0.4 mg. kg^{-1}. day^{-1} s. c. , CM - 0.3 mg. kg^{-1}. day^{-1} s. c. ; CH - 0.9 mg. kg^{-1}. day^{-1} s. c.), the FFAs was lower than that of the saline vehicle-treated control group (Veh). Each column represents the $\overline{X}$ ± S. E. (n = 6). *P < 0.05，**P < 0.01 represents the significance of the difference from the Vehicle group (Veh, saline). A positive control group of mice (Con) was treated with Rosi (0.4 mg. kg^{-1}. day^{-1} s. c.)。

3.4 CUNW 对遗传性糖尿病小鼠胰岛的甘油三酯的影响

研究发现，空白对照组（溶媒组）胰岛的甘油三酯为 36.8 ± 5.1 pmol/islet，而低剂量组（CUNW, 0.1 mg. kg^{-1}. day^{-1}）、中剂量组（CUNW, 0.4

mg. kg^{-1}. day^{-1})、高剂量组（CUNW, 0.9 mg. kg^{-1}. day^{-1}）分别为 26.5 ±3.6, 24.6 ±4.3 and 19.0 ±2.5 pmol/islet（Fig. 4）。

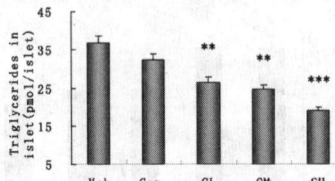

Fig. 4 The effect of 30 days treatment with CUNW on the islet TG of KK-Ay mice. In all treatment groups (CL - 0.1 mg. kg^{-1}. day^{-1} s. c. ; CM - 0.3 mg. kg^{-1}. day^{-1} s. c. ; CH - 0.9 mg. kg^{-1}. day^{-1} s. c.), islet TG fell significantly. The islet TG of the mice treated with 0.4 mg/kg Rosi for 30 days (Con, Rosig, 0.4 mg. kg^{-1}. day^{-1} s. c.) didn't drop significantly. Each column represents the $\overline{X}$ ± S. E. of islet TG of 6 mice. $**P < 0.01$, $***P < 0.001$ represents the significance of the difference from the vehicle group (Veh).

3.5 CUNW 对遗传性糖尿病小鼠棕色脂肪组织 PPARα 和 PGC-1α 的影响

和空白对照组相比，CUNW 给药 3 天后棕色脂肪组织 PPARα 和 PGC-1 的表达明显升高，CL、CM、CH 组分别为 Veh 组 1.33, 2.12 和 3.31 倍。而三个给药组的 PGC-1α 分别为 1.42, 1.55 and 3.41 倍（Fig. 5）。

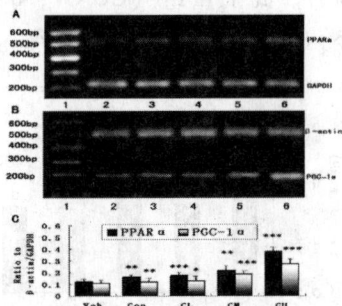

Figure 5. The effect of 3 days treatment with CUNW on the expression of PPARα and PGC-1α in KK-Ay mice (A, B, C and D). In all treatment groups (CL - CUNW - 0.1 mg. kg^{-1}. day^{-1} s. c. ; CM - 0.3 mg. kg^{-1}. day^{-1} s. c. ; CH - 0.9 mg. kg^{-1}. day^{-1} s. c. ; Con - Rosi - 0.4 mg. kg^{-1}. day^{-1} s. c.), expression of PPARα and PGC-1α genes were all increased. Lane 1, molecular mass marker; lane 2, vehicle-treated mice (Veh, saline, s. c.); lane 3, positive control Rosig treated mice; lane 4, low dose CUNW treated mice (CL); lane 5, medium dose CUNW, treated mice (CM); lane 6, high dose CUNW, treated mice (CH). (D) Ratios of PCR products relative to β-actin. Each column represents the $\overline{X}$ ± S. E. from 5 mice, n = 5. $*P < 0.05$, $**P < 0.01$ represents the significance of the difference from the vehicle group (Veh, saline).

3.6 CUNW对遗传性糖尿病小鼠棕色脂肪组织线粒体呼吸链复合体 II 的影响

和空白对照组相比，CUNW给药3天使CM、CH组的线粒体呼吸链复合体 II 活性明显增加，CM、CH 组的活性分别是 0.029 ± 0.005 和 $0.030 \pm 0.004 \mu mol/min/mg. pro.$。而空白对照为 $0.022 \pm 0.003 \mu mol/min/mg. pro.$ （Fig. 6）。

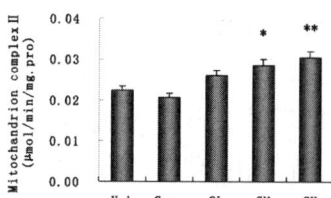

Fig. 6 The effect of 3 days treatment with CUNW on the activity of mitochondrial complex IV in brown adipose tissues of KK-Ay mice. In all treatment groups except CL group (Con - Rosi - 0.4 mg. kg^{-1}. day^{-1}; CM - CUNW - 0.3 mg. kg^{-1}. day^{-1} s. c.; CH - 0.9 mg. kg^{-1}. day^{-1} s. c.), the activity of complex II was increased than that of the saline vehicle-treated control group (Veh). Each column represents the $\overline{X} \pm S. E.$ (n = 6). $*p < 0.05$, $**p < 0.01$ represents the significance of the difference from the vehicle (saline-treated) group (Veh, saline).

3.7 CUNW 对 KK-Ay 小鼠棕色脂肪组织 UCP-1 蛋白含量的影响

和空白对照组相比，CUNW给药3天后棕色脂肪组织线粒体UCP-1明显升高，有统计学显著性（Fig. 7）。

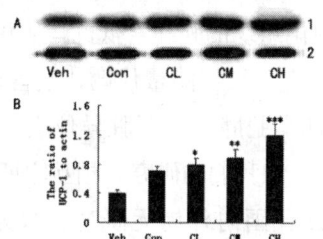

Fig. 7 The effect of 3 days treatment with CUNW on the content of UCP-1 in brown adipose tissues of KK-Ay mice. In all treatment groups (CL - CUNW - 0.1 mg. kg^{-1}. day^{-1} s. c.; CM - 0.3 mg. kg^{-1}. day^{-1} s. c.; CH - 0.9 mg. kg^{-1}. day^{-1} s. c.; Con - Rosi - 0.4 mg. kg^{-1}. day^{-1} s. c.), Content of UCP-1 were all increased. Part A: Photo of UCP-1 and β-actin. Lane 1 represents UCP-1, Lane 2 represents β-actin; Part B: Ratios of content of UCP-1 relative to β-actin protein. Each column represents the $\overline{X} \pm S. E.$ from 5 mice. $*P < 0.05$, $**P < 0.01$ represents the significance of the difference from the vehicle group (Veh, saline).

4. 药理学评价结果与讨论

CUNW 是 gp130 家族和造血因子超家族的成员，可以促进神经元的存活、调节神经元和胶质细胞的分化。目前已经知道，神经营养因子（包括 CUNW）可以增加能量代谢。后一种作用称为营养因子的代谢潜能。CUNW 可能通过调节线粒体 UCP-1 的表达和蛋白含量减轻体重、对抗和减缓肥胖引起的 2 型糖尿病，但未见其对 2 型糖尿病的作用和机制的报道，对这方面的研究有重要意义。

肾周脂肪或腹部肥胖是 2 型糖尿病的危险因素，血清 FFAs 升高是导致胰岛素抵抗的危险因素。当循环系统中 FFAs 缓慢升高时，胰岛素敏感组织中 FFAs 也逐渐增加，FFAs 的脂质中间代谢产物如神经酰胺、二酰基甘油和胰岛素抵抗呈正相关。

根据脂毒性理论，甘油三酯可导致肌肉组织胰岛素抵抗、干扰骨骼肌的糖代谢能力、对 β 细胞也有毒性作用。动物实验证明，灌注甘油三酯，急性升高 FFAs 会导致骨骼肌、肝脏等组织的胰岛素抵抗。Zucker 糖尿病肥胖大鼠的血浆非酯化型脂肪酸和甘油三酯在胰岛积聚时，β 细胞的机能下降。另外，单纯糖尿病没有出现之前，降低 β 细胞脂类堆积可以明显改善 β 细胞功能，证明甘油三酯过剩会导致 β 细胞功能下降。

有研究证实，改善血脂紊乱和肥胖/腹部肥胖是对抗 2 型糖尿病发生发展的策略。我们认为 CUNW 可以通过促进能量代谢改善了脂代谢紊乱，减少脂毒性，保护 β 细胞、改善肝脏和肌肉组织的胰岛素抵抗。从我们的实验结果看，CUNW 可提高线粒体 UCP-1 蛋白含量，加快能量代谢，改善糖耐量异常，这是本研究的创新结果。Yasushi 等也证实肥胖小鼠肝脏异位表达 UCP-1，UCP-1 提高可以提高能量代谢，改善脂代谢，和我们的研究有相互印证作用。

CUNW 调节 UCP-1 的途径国内外尚无研究，这方面的进展提示线粒体的生成和调节需要核基因组和线粒体基因组共同调节和控制。线粒体基因组只编码了线粒体少部分蛋白，即呼吸亚基等蛋白，线粒体蛋白主要有由核基因组编码，如线粒体氧化功能蛋白、生物合成功能蛋白等。所以核基因组控制着线粒体蛋白的转录、翻译和 DNA 复制。

NRF-1、PGC-1α 和 PPARα 的调节机制尚不明确，目前有一些进展。2003 年 Baar 报道小鼠肌肉中插入 NRF-1 基因后，细胞色素 c 增加 2 倍、δ 氨基酮戊酸盐合成酶增加 0.5 倍、一些呼吸亚基增加 0.5-0.6 倍。其他研究者报道，

PGC-1α 和 NRF-1 结合后上调了 TFam 的表达，这是外界刺激通过核基因调节线粒体复制的经典通路。NRFs 和 PGC-1s 家族共同完成核基因和线粒体蛋白调节因子的律动性调节。我们以前的实验发现 UCP-1 的表达受核呼吸因子 NRF-1 的调控，调控途径是 NRF-1 上调 TFam 的表达，后者到线粒体发挥调节作用。据报道 PPARα 激动剂显示出降体重和防心脏肥大作用，提示 PPARα 抗 2 型糖尿病作用。另外，PGC-1α 和雌激素受体相关受体（ERRs）结合后促进棕色脂肪组织线粒体 β 氧化。本研究也发现 CUNW 上调了 PPARα 的表达，后者上调 PGC-1α 的基因表达，PGC-1α 控制着 NRF-1 的转录和表达，其中仍然有些机制需要进一步研究。

所以 CUNW 通过核基因组调节线粒体基因组的表达，最后促进了能量代谢、对抗了 2 型糖尿病的发生发展。CUNW 调节 UCP-1 的完整通路应该是：CUNW→核 PPARα→核 PGC-1α→核 NRF-1→核 TFam→TFam 进入线粒体→UCP-1 基因表达，这个进展国内外尚未见报道。

在我们的实验中，PGC-1α 上调了 NRF-1、TFam、线粒体生成及有关蛋白合成，同时促进了能量代谢和脂代谢。所以我们认为 CUNW 可能通过复杂机制增加线粒体数量、促进线粒体酶合成、增加 FFAs 的氧化速度。

本研究发现 CUNW 使 KK-Ay 小鼠的 OGTT 的曲线下面积减少，使肾周脂肪、胰岛 TG、血清 FFAs 和体重下降，使线粒体呼吸链复合酶 II 活性高于空白对照组，使 PGC-1α 和 PPARα 表达增加。

总之，CUNW 在肥胖的遗传性糖尿病 KK-Ay 小鼠体内显示出明显的抗 2 型糖尿病作用，使 KK-Ay 小鼠的 OGTT 的曲线下面积减少，使肾周脂肪、胰岛 TG、血清 FFAs、体重下降，使线粒体呼吸链复合酶 II 活性高于空白对照组，CUNW 使 PGC-1α 和 PPARα 的表达也升高。据现有知识，这些作用是 CUNW 减肥和抗糖尿病机制的最新观点。

目前关于 CUNW 的体内调节机制还有许多问题不清楚，包括 CUNW 和其他调节因子的关系、cAMP 的作用和地位、cAMP 和 PGC-1 的关系及其调节机制。CUNW 能否成为一个理想的预防 2 型糖尿病的药物尚待深入研究。

总之，CUNW 可提高线粒体 UCP-1 蛋白含量，加快能量代谢，改善口服糖耐量异常；CUNW 上调了 PPARα 的表达，后者上调 PGC-1α 的基因表达，PGC-1α 控制着 NRF-1 的转录和表达，这是本研究的创新之处。

参考文献

1. Unger, RH. Lipotoxic diseases[J]. Annu Rev Med, 2002, 53:319-36.

2. Watt JA, Bone S, Pressler M, Cranston HJ, Paden CM. Ciliary neurotrophic factor is expressed in the magnocellular neurosecretory system of the rat in vivo: Evidence for injury- and activity-induced up-regulation[J]. Exp Neurol, 2006, 197:206-214.

3. Kelleher MO, Myles LM, Al-Abri RK, Glasby MA. The use of ciliary neurotrophic factor to promote recovery after peripheral nerve injury by delivering it at the site of the cell body. Acta Neurochir (Wien)[J], 2006, 148(1):55-61.

4. Zvonic S, Baugh J, Arbour-Reily P, Mynatt RL, Stephens JM. Cross-talk among gp130 cytokines in adipocytes[J]. J Biol Chem, 2005, 280(40):33856-33863.

5. Unger RH., Zhou YT. Lipotoxicity of beta-cells in obesity and in other causes of fatty acid spillover[J]. Diabetes, 2001, 50:S118-121.

6. Winzell MS, Svensson H, Enerback S, Ravnskjaer K, Mandrup S, Esser V, Arner P, Alves-Guerra MC, Miroux B, Sundler F, Ahren B, Holm C. Pancreatic beta-cell lipotoxicity induced by overexpression of hormone-sensitive lipase[J]. Diabetes, 2003, 52:2057-2065.

7. Matthew J, Andrea H, Graeme I, Lancaster, Mark A, Febbraio. Ciliary neurotrophic factor prevents acute lipid-induced insulin resistance by attenuating ceramide accumulation and phosphorylation of JNK in peripheral tissues[J]. Endocrinology, 2006, 147:2077-2085.

8. Bluher S, Moschos S, Bulen J, Kokkotou E, Maratos-Flier E, Wiegand SJ, Sleeman MW, Mantzoros CS. Ciliary neurotrophic factor Ax15 alters energy homeostasis, decreases body weight, and improves metabolic control in diet-induced obese and UCP1-DTA mice[J]. Diabetes, 2004, 53:2787-2796.

9. Yasushi, Hideki Katagiri, Takehide, Junta, Kenji. Dissipating excess energy stored in the liver is a potential treatment strategy for diabetes associated with obesity[J]. Diabetes, 2005;54:322-332.

10. Mracek T, Jesina P, Krivakova P, Bolehovska R, Cervinkova Z, Drahota Z, Houstek J. Time-course of hormonal induction of mitochondrial glycerophosphate dehydrogenase biogenesis in rat liver[J]. Biochim Biophys Acta, 2005, 1726:217-223.

11. Zhang B, He XL, Ding Y, Du GH. Gaultherin, a natural salicylate derivative from Gaultheria yunnanensis: towards a better non-steroidal anti-inflammatory drug[J]. Eur J Pharmacol, 2006, 530:166-171.

12. Du, G., Willet, K., Mouithys-Mickalad, A., Sluse-Goffart, C. M., Droy-Lefaix,

M. T. , Sluse, F. E. ,EGb 761 protects liver mitochondria against injury induced by in vitro anoxia/reoxygenation[J]. Free Radic Biol Med, 1999, 27:596-604.

13. Li LX, MacDonald PE. Ahn DS, Oudit GY, Backx PH, Brubaker PL. Role of phosphatidylinositol 3-kinaseγ (PI3-Kγ) in the beta-cell: Interactions with glucagon-like peptide-1[J]. Endocrinology, 2006, 147:3318-3325.

14. Eto K, Tsubamoto Y, Terauchi Y, Sugiyama T, Kishimoto T, Takahashi N, Yamauchi N, Kubota N, Murayama S, Aizawa T, Akanuma Y, Aizawa S, Kasai H, Yazaki Y, Kadowaki T: Role of NADH shuttle system in glucose-induced activation of mitochondrial metabolism and insulin secretion[J]. Science, 1999, 283:981-985.

15. Junji M, Yasuo T, Naoto K, Iseki T, Kazuhiro E, Tokuyuki Y, Kajuro K, Toshimasa Y, Junji K, Shunbun K, Mitsuhiko N, Takashi K. Pioglitazone reduces islet triglyceride content and restores impaired glucose-stimulated insulin secretion in heterozygous peroxisome proliferator - activated receptor-γ - deficient mice on a high-fat diet[J]. Diabetes, 2004, 53:2844-2854.

16. Chaldakov GN, Fiore M, Hristova MG, Aloe L. Metabotrophic potential of neurotrophins: implication in obesity and related diseases[J]. Med Sci Monit, 2003, 9:HY19-21.

17. Russell LK, Mansfield CM, Lehman JJ, Kovacs A, Courtois M, Saffitz JE, Medeiros DM, Valencik ML, McDonald JA, Kelly DP. Cardiac-specific induction of the transcriptional coactivator peroxisome proliferator-actived receptorγ coactivator-1α promotes mitochondrial biogenesis and reversible cardiomyopathy in a developmental stage-dependent manner[J]. Circulation Res, 2004, 94:525-533.

18. Pan DA, Lillioja S, Kriketos AD, Milner MR, Baur LA, Bogardus C, Jenkins AB, Storlien LH. Skeletal muscle triglyceride levels are inversely related to insulin action[J]. Diabetes, 1997, 46:983-988.

19. Itani SI, Ruderman NB, Schmieder F, Boden G. Lipid-induced insulin resistance in human muscle is associated with changes in diacylglycerol, protein kinase C, and IkappaB-alpha[J]. Diabetes, 2002;51:2005-2011.

20. Yu C, Chen Y, Cline GW, Zhang D, Zong H, Wang Y, Bergeron R, Kim JK, Cushman SW, Cooney GJ, Atcheson B, White MF, Kraegen EW, Shulman GI. Mechanism by which fatty acids inhibit insulin activation of insulin receptor substrate-1 (IRS-1)-associated phosphatidylinositol 3-kinase activity in muscle[J]. J Biol Chem, 2002, 277:50230-50236.

21. Boden G, Shulman GI. Free fatty acids in obesity and type 2 diabetes: defining their role in the development of insulin resistance and beta-cell dysfunction[J]. Eur J Clin Invest, 2002, 32 (Suppl. 3):14-23.

22. Andersson U, Scarpulla RC. PGC-1-related coactivator, a novel, serum-inducible coactivator of nuclear respiratory factor 1-dependent transcription in mammalian cells[J]. Mol Cell Biol, 2001, 21:3738-3749.

23. Franco MC, Arciuch VG, Peralta JG, Galli S, Levisman D, Lopez LM, Romorini L, Poderoso JJ, Carreras MC. Hypothyroid phenotype is contributed by mitochondrial complex I inactivation due to translocated neuronal nitric-oxide synthase[J]. J Biol Chem, 2006, 281:4779-4786.

24. Natalie G, Kristel V, Richard C, Scarpulla, Control of mitochondrial transcription specificity factors (TFB1M and TFB2M) by nuclear respiratory factors (NRF-1 and NRF-2) and PGC-1 family coactivators[J]. Mol Cell Biol, 2005, 25:1354-1366.

25. Baar K, Song Z, Semenkovich CF, Jones TE, Han DH, Nolte LA, Ojuka EO, Chen M, Holloszy JO[J]. FASEB J, 2003, 17:1666-1730.

26. Bergeron R, Yao J, Woods JW, Zycband EI, Liu C, Li Z, Adams A, Berger JP, Zhang BB, Moller DE, Doebber TW. Peroxisome proliferator-activated receptor (PPAR)-alpha agonism prevents the onset of type 2 diabetes in ZDF rats: a comparison to PPAR{gamma} agonism[J]. Endocrinology, 2006, 147(9):4252-62.

27. Cheng, L., Ding, G., Qin, Q., Xiao, Y., Woods, D., Chen, Y.E., Yang, Q. Peroxisome proliferator-activated receptor delta activates fatty acid oxidation in cultured neonatal and adult cardiomyocytes[J]. Biochem Biophys Res Commun, 2004, 313:277-286.

28. Kelly, Scarpulla. Transcriptional regulatory circuits controlling mitochondrial biogenesis and function[J]. Genes Dev, 2004, 18:357-368.

29. Schreiber S, Knutti D, Brogli K, Uhlmann T, Kralli A. The transcriptional coactivator PGC-1 regulates the expression and activity of the orphan nuclear receptor estrogen-related receptorα (ERRα)[J]. J Biol Chem, 2003, 278:9013 - 9018.

30. Liu QS, Wang QJ, Du GH, Zhu SY, Gao M, Zhang L, Zhu JM, Cao JF. CUNW reduces weight partly by regulating nuclear respiratory factor 1 and mitochondrial transcription factor A[J]. Eur J Pharmacol, 2007, 563(1-3):77-82.

31. 曹亚. 实用分子生物学操作指南(第一版)[M]. 北京:人民卫生出版社,2003, 59-69

32. 梁国栋. 最新分子生物学实验技术[M]. 北京:科学出版社,2001, 359-361.

第六章 民族新药报批（药理学部分）

前言：

在前期筛选、活性确证、分子机制研究的基础上，如果发现了活性高、毒性低、有前景、作用独特的样品，就要促进该样品向药物发展。首先确定剂型，然后按国家食品药品监督管理局的要求补充药理学研究，最后把药理学资料与毒理、药学等资料进行整合，用于临床试验报批。这里要注意的是，在此之前进行的评价和分子机制都不能用于报批资料。其原因是，以前评价使用的样品和报批使用的样品不同。另外，报批资料的内容要针对明确的疾病，不应针对某种靶点、机制或症状。

第一节 民族新药审批特点及申报资料要求

1. 民族新药审评的特殊性与统一性

民族药文化背景、发展过程、医学理论、质量标准等均有自身特点，这是其特殊性。但是民族药的目的是防病治病，和人类的生命关系密切，这是民族药和其他各类药物的相同点。其临床前研究和新药报批标准如何把握是个值得研究的课题，处理不好会影响民族药的发展或影响人类的生命安全。

国家食品药品监督管理局副局长在2007年12月18日指出：民族药在审批过程中必须要把握两条原则：一是统一性，二是特殊性。

所谓统一性，民族药首先是药，基本属性没有变，既然是药，就必须和化学药、生物药、中医药一样的对待，按照《药品管理法》的规定，依据《药品注册管理法的办法》进行审批、批准、生产和使用，因为药品的基本要求就是要安全有效，这是任何一个药品的基本出发点和根本落脚点。所以这个体系不能动摇，要把握统一性，民族药和化学药、生物药一样，安全有效是其基本出发点、根本落脚点。

所谓特殊性是指民族药是在民族药理论指导下的一种文化、一种理论、一种物质。有比较鲜明的民族区域性，也有比较特殊的民族适用性。既然有民族，就会有民族文化，自然产生出民族药。这种特殊的背景一定有其特殊的内涵，所以我们在审批过程中要做到遵循民族药的规律，体现民族药的特色，发挥民族药的优势，促进民族药的发展。如何做到既能遵循规律、又能体现特色是个重要问题。目前卫生部及国家食品药品监督管理局领导认为最好的办法是民族药人员来审批民族药，这是应该做到的。国家食品药品监督管理局在药品审批的各个机构里都有民族药审批机构。

2. 国家食品药品监督管理局对新药的安全性、真实性加大管理力度

近年国家加大了对药物研究的审查和管理，国家食品药品监督管理局制定了多种制度，严防假药出现，严防药品研究中的造假现象。特别是加大了研究现场的管理和检查，变抽检为全部检查。药品注册现场核查要点及判定标准如下。

依据《药品注册管理办法》及《药品注册现场核查及抽样程序与要求（试行）》等有关规定，针对药品研制过程的四个方面（处方工艺研究及试制，质量、稳定性研究及样品检验，药理毒理研究，临床试验），提示现场核查的重点部位和关键要素，对核查结果是否具有真实性给予判定。

2.1 处方工艺研究及试制

研究及试制条件、设备要求是：处方工艺研究现场应有与研究项目相适应的场地、设备和仪器。样品试制现场应有试制该品的全部相应设备。研制人员应从事过该项工作并与申报资料的记载一致。

原料药应有来源凭证和检验记录原件。必要时结合原料药生产企业销售情况进行核查。购入时间或供货时间应与样品试制时间对应一致。购入量应满足样品试制的需求。

样品试制量、剩余量与使用量之间的关系应对应一致。尚在进行的长期稳定性研究应有留样并有与申报资料一致的直接接触药品的内包装。必要时要求在现场利用检测仪器设备进行鉴别检验。样品的试制应有制备记录或原始批生产记录。申报批准文号所需样品的试制应在本企业生产车间内进行。样品制备

第六章 民族新药报批（药理学部分）

记录项目及其内容应齐全，如试制时间、试制过程及内容、中间体检验记录等。申报批准文号所需样品的原始批生产记录应当符合《药品生产质量管理规范》的要求。申报批准文号所需样品的原始批生产记录应与申报工艺一致。各项研究及临床试验所用样品的试制时间与批号间的关系应对应一致。处方工艺研究记录应有筛选、摸索等试验过程的具体内容。

2.2 质量、稳定性研究及样品检验

研究及检验必需的仪器设备应具备。高效液相色谱仪、分析天平等仪器应有使用记录。研制人员应从事过该项工作并与申报资料的记载一致。对照研究所用上市药品应有来源证明或记录。质量研究各项目（鉴别、检查、含量测定等）应有实验记录、实验图谱及实验方法学考察内容。质量研究实验图谱应有原始性，HPLC、GC 等具数字信号处理系统打印的图谱应有可追溯性关键信息（如带有存盘路径的图谱原始数据文件名和数据采集时间）。质量研究的原始实验图谱应真实可信（如是否存在篡改图谱的采集时间等真实信息、一图多用等现象）。稳定性研究样品批号、研究时间与样品试制时间的关系应对应一致。稳定性研究过程中各时间点的实验数据应合乎常规。

2.3 药理毒理研究

研究必需的实验条件、仪器设备及实验动物饲养环境应具备。主要仪器设备应有使用记录且内容与申报资料相一致。研究人员应从事过该项工作并与申报资料的记载一致。实验所用动物应有确切的购置凭证。实验所用动物购进数量和时间应符合实验要求。各项实验原始记录应齐全。原始记录中数据和试验日期、试验人员、试验单位等应和申报资料一致。原始图表（包括电子图表）和照片、病理切片应保存完整。

2.4 临床试验

承担临床试验的机构及相关专业应具备承担药物临床试验的资格（如资格认定或专项批文）。知情同意书的签署者应是受试者或其法定代理人、法定监护人，必要时可向受试者电话核实。

申报资料临床试验总结报告中完成临床试验的病例数与临床试验方案及实际临床试验病例数应对应一致。临床试验用药物的接收数量、使用数量及剩余数量之间的关系应对应一致。生物等效性试验的原始图谱应与测试样品和试验总结报告一致。

病例报告表（CRF）与原始资料（如：原始病历、检验原始记录、放射诊断原始记录等）应相符。

统计报告应与临床试验总结报告相符。

2.5 其他方面

委托其他机构进行的研究、试制、实验、检测等工作均应有委托合同或合作协议原件。委托机构出具的报告书或单项报告图谱应有加盖印章的原件。

委托方应保存委托工作的全部原始记录（病历除外）。如果原始记录仍保存在被委托单位的，委托方应在核查前取得全部原始记录备查。必要时应对被委托机构进行现场核查。各项研制工作的时间整体应顺接。

3. 卫生部及国家食品药品监督管理局对民族新药药理学研究的要求

3.1 概况

目前国家还没有针对民族药药理学研究的正式文件，暂时根据中药、天然药物进行管理。药理学研究分为三类，即主要药效学（Primary Pharmacodynamic）、次要药效学（Secondary Pharmacodynamic）和安全性药理学（Safety Pharmacology）。另外根据实验要求可能需要对安全性药理学进行追加和/或补充的研究（Follow-up and Supplemental Safety Pharmacology Studies）。一般药理学（general pharmacology）研究是指主要药效学作用以外广泛的药理学研究，包括次要药效学和安全性药理学的研究范畴。

主要药效学研究：与受试物期望的治疗目的相关的活性和/或作用模型的研究。

次要药效学研究：与受试物期望的治疗目的不相关的活性和/或作用模型的研究。这些研究有时认为是一般药理学的一部分。

安全性药理学研究：受试物在治疗范围或治疗范围以上剂量时，潜在的不期望出现的对生理功能的不良影响的研究。

追加的安全性药理学研究：根据药物的药理性质和化学类型，估计可能出现的不良反应。如果对已有的动物和临床试验结果产生怀疑，可能影响人的安全性，此时应做进一步追加的安全性药理学研究，即对中枢神经系统、心血管系统和呼吸系统进行深入的研究。

补充的安全性药理学研究：是评价受试药物对中枢神经系统、心血管系统和呼吸系统以外的器官功能的影响，包括对泌尿系统、自主神经系统、胃肠道系统和其它器官组织的研究。当重要系统的药理学研究未充分明显药效作用对器官系统功能的影响，或者长期毒性研究中出现明显的安全性问题时，应进行补充的安全性药理学研究。

通过一般药理学研究，可以确定受试物非期望出现药物效应的情况，它可能关系到人的安全性；评价受试物在毒理学和/或临床研究中观察到的药物不良反应和/或病理生理作用；研究所观察到的和/或推测的药物不良反应机制。

通过一般药理学研究，可为长期毒性试验设计提供参考，为临床研究和安全用药提供信息，为开发新的适应症提供信息。

3.2 一般药理学研究的基本原则

（一）试验管理

一般药理学研究中的安全性药理学一般应遵照《药物非临床研究质量管理规范》（GLP）执行。

（二）试验设计

试验设计应符合随机、对照、重复的基本原则。

3.3 一般药理学研究的基本内容

（一）受试物

一般药理学研究的受试物应能充分代表临床试验受试物和上市药品，因此受试物应采用制备工艺稳定、符合临床试用质量标准规定的样品，一般用中试样品，并注明受试物的名称、来源、批号、含量（或规格）、保存条件及配制方法等。如不采用中试样品，应有充分的理由。如果由于给药容积或给药方法限制，可采用原料药（提取物）进行试验。试验中所用溶媒或赋形剂应标明批号、规格、生产厂家。

（二）试验系统

为了获得科学有效的一般药理学信息，应选择最适合的动物或其他试验系统。选择试验系统的因素包括试验系统的药效学反应，受试物的药代动力学特点，试验动物的种属、品系、性别和年龄，试验系统的敏感度、灵敏度和重复性，以及受试物的背景资料。应说明选择特殊动物/模型和试验系统的原因。

常用的实验动物：

实验动物常用小鼠、大鼠、犬等。常用清醒动物进行试验。小鼠、大鼠应符合国家实验动物标准 II 级及其以上等级要求，犬应符合国家实验动物标准 I 级及其以上等级要求。如果使用麻醉动物，应注意麻醉药物和麻醉深度的选择。

常用的离体试验系统：

离体系统可用于支持性研究（如，研究受试物的活性特点，研究在体试验观察到的药理作用的发生机理）。常用离体试验系统主要包括：离体器官和组织、细胞、亚细胞器、受体、离子通道和酶等。

（三）样本数和对照

为了对试验数据进行科学和有意义的解释，一般药理学试验动物数和离体样本数应十分充分。每组小鼠和大鼠数一般不少于10只，犬一般不少于6只。试验设计应考虑采用合理的空白、阴性对照，必要时还应设阳性对照。

（四）给药途径

给药途径应与临床拟用途径一致。如采用不同的给药途径，应说明理由。

（五）剂量或浓度

在体研究：在体的一般药理学研究应尽量确定不良作用的量效关系和时效关系（如：不良反应的发作和反应时间），至少应设三个剂量组。低剂量组应相当于主要药效学的有效剂量，高剂量以不产生严重毒性反应为限。

离体研究：离体研究应尽量确定受试物的量效关系。受试物的上限浓度应尽可能不影响试验系统的理化性质和其他影响评价的特殊因素。

（六）给药次数和测量时间

一般应采用单次给药。如果受试药物的药理作用仅在治疗一段时间后才出现，或者非临床研究和临床试验结果出现安全性问题时，应根据这些作用合理设计一般药理学研究的给药次数。应根据受试物的药效学和药代动力学特性，选择检测一般药理学参数的时间点。

（七）观察指标

根据组织系统与生命功能的重要性，可选用相关组织系统进行一般药理学研究。一般药理学研究的目的在于研究受试物对生命功能的影响。心血管系统、呼吸系统和中枢神经系统是维持生命的重要系统，临床前一般药理学试验必须完成对这些系统的一般观察。当其他非临床试验及临床试验中观察到或推测到对人和动物可能产生某些不良反应时，应进一步追加对前面重要系统的深入研究或对其他组织系统的研究，并在申请生产许可之前完成。

一般药理学的必须观察指标——对重要生命功能系统的一般药理学研究：

根据对生命功能的重要性，观察受试物对中枢神经系统、心血管系统和呼吸系统的影响。

中枢神经系统　直接观察给药后动物的一般行为表现、姿势、步态、有无流涎、肌颤及瞳孔变化等；定性定量评价给药后动物的自发活动及机体协调能力，观察药物与睡眠阈剂量和阈下剂量戊巴比妥钠是否具有协同作用。如出现明显的中枢兴奋、抑制或其他中枢系统反应时，应进行相应的整体或离体的进一步研究。

心血管系统　测定并记录给药前后血压（包括收缩压、舒张压和平均压）、心电图（包括QT间期、PR间期、QRS波、ST段和QRS波等）和心率等的变化。治疗剂量出现明显血压或心电图改变时，应进行相应整体或离体的进一步研究。

呼吸系统　测定并记录给药前后的呼吸频率、节律和呼吸深度。治疗剂量出现明显的呼吸兴奋或抑制时，应进行相应整体或离体进一步研究。

一般药理学研究的其他观察指标——追加或补充的安全性药理学研究：

根据对中枢神经系统、心血管系统和呼吸系统的一般观察及临床研究、离体和在体试验或文献等，预知受试物可能产生某些不良反应时，应适当选择追加和补充一般药理学试验研究内容，以进一步阐明产生这些不良反应的可能原因。

下述研究项目无需一一进行研究，应在综合研究非临床和临床资料基础上，根据具体实际选择相应的研究项目。

追加的安全性药理学研究：

中枢神经系统——观察药物对行为药理、学习记忆、神经生化、视觉、听觉和/或电生理等的影响：

心血管系统——观察药物对心输出量、心肌收缩作用、血管阻力等心血管功能的影响，并探讨其作用机制。

呼吸系统——观察药物对气道阻力、肺动脉压力、血气分析、血液pH值等的影响。

补充的安全性药理学研究：

泌尿系统——观察药物对肾功能的影响，如对尿量、比重、渗透压、pH、电解质平衡、蛋白质，细胞和血生化（如尿素氮、肌酐、蛋白质）等指标的检测。

自主神经系统——观察药物对自主神经系统的影响，如与自主神经系统有关受体的结合，体内或体外对激动剂或拮抗剂的功能反应，对自主神经的直接刺激作用和对心血管反应、压力反射和心率的影响。

胃肠系统——观察药物对胃肠系统的影响，如胃液分泌量和pH、胃肠损伤、胆汁分泌、体内转运时间、体外回肠收缩的测定。

其它器官系统——在其它有关研究中尚未研究药物对下列器官系统的影响，如潜在的依赖性、骨骼肌、免疫和内分泌功能等的影响，当出于对安全性的关注时，则应考虑药物对这方面的影响。

(八) 结果及分析

应根据详细的试验记录，对结果进行定量和定性统计分析，说明具体的统计方法和选择理由，同时应注意对个体试验结果的评价。根据统计结果，分析受试物的一般药理作用，结合其他安全性试验、有效性试验及质量可控性试验结果，权衡利弊，分析受试物的开发前景。

总之，药监局对药理学研究的指导原则比较严格，内容合理。要求至少需要两种动物进行整体水平的实验，至少建立两种整体动物模型。离体器官、细胞、分子生物、生物化学水平的实验属于支持性研究。

参考文献

1. Guidance for industry:single dose acute toxicity tesing for pharmaceuticals. FDA,1996.

2. 徐叔云.药理实验方法学[M].北京:人民卫生出版社,2002.

3. 陈奇主编.中药药理研究方法学[M].北京:人民卫生出版社,1993.

4. 《中药、天然药物一般药理学研究技术指导原则》课题研究组.中药、天然药物一般药理学研究技术指导原则.2004.

5. 国家食品药品监督管理局.药品注册管理办法[M],2007.

6. 袁伯俊,王治乔.新药临床前安全性评价与实践[M].北京:军事医学科学出版社,1997.

7. Acute toxicity and eye irritancy. In:A. Wallace Hays edited, Principles and methods of toxicology[M]. Fourth edition,2001:853-916.

8. ICH S7A:Safety Pharmacology Studies for Human Pharmaceuticals[M]. 2001.

9. ICH S7B:Safety Pharmacology Studies for assessing the potential for delayed ventricular repolarization (QT interval prolongation) by Human Pharmaceuticals[M]. 2002.

第二节　药理学报批资料的一般格式

1. 概述

卫生部、国家食品药品监督管理局对报批资料的格式没有明确要求，表面上给研究者更大的自由度，实际上也给研究者撰写资料增加了难度。如何把大批研究资料组织成条理清楚、结构合理、便于评审的报批资料，是每一个研究者关心的问题。

总体而言，报批资料的撰写要目的明确、方法准确、行文条理、思路清晰、符合阅读习惯、逻辑严密、结论清楚、内容全面、证据充分。本章根据著者自己的经验提供一套药理学报批资料的格式，供读者参考。

2. 封面格式

封面一般包括以下信息：样品（制剂）中英文名称；属于报批资料的第几部分；第几号资料；受托研究机构名称；研究机构地址（受托方，所有者）；研究机构（委托方）的联系信息（名称、地址、邮编、电话）；研究机构（委托方）主要研究者姓名；试验者名单；试验起止日期；原始资料的保存地点；委托机构联系人姓名及其电话、传真、邮编。

3. 第二页格式

第二页属于"相关资料与信息"，一般包括委托单位信息和研究机构信息两部分。委托单位信息内容：委托单位的名称、地址、邮编、联系人、电话、传真、Email 等；研究机构信息：名称、地址、联系人、邮编、电话、传真、Email。

4. 第三页及正文格式要求

第三页一般是目录页，目录要精炼准确，目录中要提供以下内容的页码：摘要、目的、材料、动物、方法、主要药品试剂情况、主要仪器、实验方法、试验结果、结论、参考文献、记录保存等内容的页码。

随后开始正文，正文包括以下几个部分：首先是前言，随后是实验内容，最后是参考文献、记录保存、附录等。其中，前言是对整个药效学报批资料的总结和介绍，明确实验用的样品和实验目的、适应症等。实验内容可以按目的、项目分为几个部分，分别撰写。每个部分都应该有摘要、目的、材料、方法、结果、结论等。

为了阅读方便、思路清楚、内容全面，正文的撰写尽量类似于国内期刊杂志要求的格式。

第三节　药理学报批资料模板——以 CUNW 为例

封面格式：

注射用 CUNW 冻干粉针剂
Freeze Drying Injectable Powder of CUNW
（三）药理毒理研究资料
17．主要药效学试验资料及文献资料

注册申请机构名称：略
受托研究机构名称：略
受托研究机构主要研究者姓名：略（签名　　　　）
试验起止日期：2005 年 4 月—2006 年 1 月
注册单位联系人：略　　　　　　　电　话：略
传　真：略　　　　　　　　　　　邮　编：略

第二页推荐格式：

委托单位信息
名　称：略
地　址：略
联系人：略

| 电　话：略　　　　　传　真：略 |
| E-mail：略 |
| 研究机构信息 |
| 名　称：略 |
| 地　址：略 |
| 联系人：略 |
| 电　话/传真：略 |
| E-mail：略 |
| 研究人员 |
| 负责人：某某某（研究员） |
| 实验者：某某某（博士生） |
| 某某某（副研究员） |
| 某某某（博士生） |
| 某某某（博士生） |
| 某某某（博士生） |
| 某某某（教授） |
| 某某某（实习生） |
| 某某某（实习生） |
| 研究日期 |
| 研究起始日期：2005 年 10 月 17 日 |
| 研究完成日期：2006 年 3 月 10 日 |

目录（目录略）

正文如下：

（为了保护医药生产企业和研究单位的利益，正文的图表均略去，报批资料正文如下）

前言：

注射用 CUNW 冻干粉针剂是某某某药业有限公司的一种具有某某特点的

样品，简称某某，拟用于某某疾病。根据实验目的和要求，进行以下实验。

一、注射用 CUNW 冻干粉针剂对糖尿病外周神经的保护作用

1. 摘要

本实验采用的样品是 CUNW 注射粉针剂，观察其对糖尿病大鼠外周自发性神经损伤的作用。实验采用 STZ 诱导的大鼠糖尿病模型，肌注给药 85 天，观察各组大鼠的体重、血糖、运动神经传导速度、感觉神经传导速度、光照痛觉潜伏期、病理学改变等指标。实验发现该样品可以减轻大鼠体重、改善运动神经传导速度和感觉神经传导速度、缩短光照痛觉潜伏期、改善糖尿病大鼠坐骨神经的病理学改变，对糖尿病大鼠空腹血糖无明显影响。结果提示 CUNW 对糖尿病大鼠的外周神经自发病变有改善作用。

2. 目的

为了观察该样品对糖尿病神经损伤的保护作用，评价注射用 CUNW 对糖尿病大鼠外周神经病变的影响，为临床用药提供参考资料。

3. 材料

3.1 动物

Wistar 大鼠，SPF 级，雌雄各半，210±10 g，由中国药品食品生物制品检定所动物中心提供。饲养于中国医学科学院药物所屏障动物室，每笼 2 只，温度 22-25℃，湿度 35%-40%。按昼夜节律 24 小时自动光照调节，饲料为无菌大小鼠饲料，由中国医学科学院实验动物研究所营养部提供，经 Co^{60} 辐射灭菌处理，含粗蛋白 22%，粗脂肪 5%，粗纤维小于 6%，维生素 A14KIU/kg，维生素 E5KIU/kg，水分低于 10%，灰分低于 8%，钙为 0.8%-1.6%，磷为 0.6%-1.2%。大鼠垫料和笼具高压灭菌，每天早晚各更换 1 次，保持干燥，大鼠购进后适应性饲养一周后造糖尿病模型。

3.2 主要药品和试剂

链脲佐菌素（STZ），美国 Merck 公司生产，批号：20050206；

CUNW，本实验室提供，批号：20041206；实验前临时用无菌生理盐水配制；

注射用鼠神经生长因子（NGF），武汉海特生物制药股份有限公司生产，批号：20050301；

无菌生理盐水，石家庄四药股份有限公司生产，批号：20050405。

3.3 主要仪器

BL-420E$^+$型生物机能实验系统，由成都泰盟科技公司生产；

ZZY型光热测痛仪由中国医学科学院药物研究所研制；

Polarstar，BMG Labtechnoleies Pty. Ltd 生产；

Zenyth200型酶标仪，澳大利亚 Zenyth Co. Ltd. 公司生产；

GS-15R型低温冷冻离心机，德国 BECKMAN 公司生产；

WGP-400型隔水式电热恒温培养箱，成都科学仪器成套有限公司；

DL4000B型冷冻离心机，上海安亭科学仪器厂生产；

TGL-16G型高速冷冻离心机，上海安亭科学仪器厂生产；

PureLAB Plus 超净水仪，美国 Pall Co. Ltd. 生产。

4. 实验方法

4.1 STZ诱导大鼠糖尿病模型

STZ用柠檬酸-柠檬酸钠缓冲液配制成4%的溶液，70 mg/kg 腹腔注射，48小时后筛选空腹血糖在25-40 mM的大鼠用于糖尿病模型。

4.2 分组及处理

合格大鼠按血糖值和体重随机分组如表1所示，两周后给药，实验过程如表2所示。

表1 分组和给药方案

组别简称	组 别	给药方案	动物数
Nor	空白对照组	肌注无菌生理盐水	13
DM	模型对照组	肌注无菌生理盐水	13
Con	阳性对照组	肌注 NGF 20 μg/kg	13
CH	CUNW 大剂量组	肌注 CUNW 900 μg/kg	13
CM	CUNW 中剂量组	肌注 CUNW 300 μg/kg	13
CL	CUNW 小剂量组	肌注 CUNW 100 μg/kg	13

表 2　实验过程

时间	实验处理
-7d	大鼠适应性饲养
0 d	称重（下午）
1 d	STZ 腹腔注射
3 d	测血糖
4 d	根据血糖、体重筛选合格大鼠并随机分组
15 d	NGF 和 CUNW 肌注，称重
16 d	称重（下午），给药
16-90 d	常规给药、称重、测痛、测神经传导速度
91-100 d	称重、取材、病理学观察

4.3 坐骨神经肌肉动作电位传导速度测试

戊巴比妥钠腹腔麻醉，35 mg/kg，俯卧固定，刺激电极为双针电极，消毒后插入坐骨神经窝处坐骨神经干附近，引导电极为双针电极，消毒后插入腓肠肌肌腹，两电极相距约 30 mm。设备采用 BL-420E$^+$ 型生物机能实验系统，刺激信号选择 1 mv，0.015 ms，单刺激，扫描速度为 0.01s，10 KHz 滤波，引导信号放大 50 倍，计算神经肌肉动作电位潜伏期，传导速度计算公式为：MNCV = 刺激电极到引导电极的距离（mm）/潜伏期（ms），波形如图 1 和图 2 所示。单只动物多次重复测定的结果基本一致，动物间测定波形稳定。

4.4 感觉神经传导速度测定

引导电极为双针电极，消毒后插入腓肠肌肌腹 0.5 mm，引导信号放大 200 倍，扫描速度 0.01 s，10 KHz 滤波。刺激电极为双针电极，75% 酒精消毒，分别在腓肠肌近端和股四头肌近端刺激，刺激强度为 1.5 mv，0.15 ms，两次刺激点相距约 S（约 25 mm）。记录两个刺激点对应 F 波（如图 3 所示最后的低缓波）潜伏期 A、B，单位为 ms，计算公式为 SNCV（m/s）= 25（mm）/（潜伏期 A-潜伏期 B），结果如图 3 所示，多次重复测定的结果基本一致。

4.5 痛觉实验

将大鼠头部套入帆布套中，使其自然蹲坐在光电刺激仪上，脚掌或尾尖置于光照孔上，启动设备，开始光照时设备自动计时，大鼠感到伤害性光热刺激会收缩后肢或尾部，停止计时，记录潜伏期。

4.6 血糖测定

禁食四小时，尾尖取全血 0.3 ml，6000 rpm 离心 5 分钟，取血清用葡萄糖氧化酶法测血糖，试剂盒由中生北控公司提供，用酶标仪和 Polarstar 读取 OD 值计算血糖浓度。

4.7 大鼠解剖及病理学研究

大鼠麻醉后，自起始段 1 cm 处取左侧坐骨神经干 1 cm、同侧腓肠肌肌腹，放入 4% 中性甲醛溶液固定，HE 和甲苯胺蓝染色，封片后观察并拍照。每张骨骼肌切片分别于低倍和高倍镜下全面观察，放大 100 倍视野拍照；每个神经干切片选择上下左右对称的四个位置，在高倍镜下计数脱髓鞘的轴突数量，观察肿胀轴突、脂肪变性，高倍镜下拍照。

4.8 数据处理

数据输入 SPSS10.0，对数据进行正态性检验和方差齐性检验，采用单因素方差分析，显著性标准为 $P<0.05$。

5. 实验结果

5.1 体重

实验结果表明：和糖尿病模型组相比，NGF 组第 20 天体重无明显变化，CUNW 小、中、大三个剂量组体重均下降，$P<0.01$，有统计学意义；第 25 天 CUNW 小、中、大三个剂量组均体重明显下降，$P<0.001$；第 55 天，CUNW 大剂量组体重明显低于 DM 组，$P<0.001$；第 80 天 CUNW 大剂量组则明显低于 DM 组，$P<0.001$，小、中剂量组体重低于 DM 组，$P<0.05$。说明 CUNW 小、中、大三个剂量组有降体重作用，并呈剂量依赖性。

5.2 血糖

数据表明：除正常对照组外各组大鼠血糖明显升高，$P<0.0001$；CUNW 给药组血糖和 DM 组血糖比较无明显差异，$P>0.05$，说明 CUNW 对糖尿病大鼠空腹血糖无明显影响。

5.3 运动神经传导速度（MNCV）

结果表明：糖尿病大鼠的坐骨神经传导速度逐步下降，CUNW 中剂量和小剂量可以对抗糖尿病大鼠坐骨神经的 MNCV 的下降，以中剂量效果最佳，造模第 60 天测试发现中剂量组坐骨神经运动神经传导速度明显高于糖尿病对照组，$P<0.05$。

给药第60天各组坐骨神经的MNCV的数据表明：CUNW中剂量和小剂量可以对抗糖尿病引起的MNCV的下降，以中剂量效果最为明显，在300μg/kg剂量范围内表现出较好的量效关系，大剂量组（900μg/kg，im）作用不明显。

5.4 感觉神经传导速度（SNCV）

实验结果表明：CUNW肌注可以改善糖尿病大鼠感觉神经传导速度的下降。在给药第60天中剂量组大鼠感觉神经传导速度明显高于糖尿病对照组，$P<0.05$，有统计学意义。

5.5 后肢对光热刺激的痛觉反应潜伏期

结果显示：CUNW可以改善造模后糖尿病大鼠感觉敏感性。NGF组和CUNW中剂量组痛觉潜伏期明显小于DM组，$P<0.05$，有统计学意义。

CUNW可以使糖尿病大鼠对光热刺激反应潜伏期缩短，在300 μg/kg剂量显示出较好的疗效，与DM组相比，$P<0.05$，显示出对抗糖尿病的神经损伤作用，大剂量和小剂量也有改善趋势，但无统计学显著性，$P>0.05$。

5.6 腓肠肌病理学观察结果

取大鼠腓肠肌肌腹HE染色的病理切片观察发现各组无形态学异常，无纤维化表现，肌细胞，无变性和坏死现象，表明肌注给药方式未引起腓肠肌病变，如附录部分图10-15所示。

5.7 坐骨神经干病理学观察结果

在高倍镜下，每个视野脱髓鞘轴突计数平均值分别为：糖尿病组8.7个，NGF组为1.3个，CL组为3.1个，CM组为1.2个，CH组为4.4个。CUNW组脱髓鞘数量均低于糖尿病组，轴突肿胀现象和脂肪变性的现象少。糖尿病组大鼠坐骨神经纤维在高倍视野下表现为神经束膜不完整，髓鞘脱失现象常见，轴突有变性现象，滋养血管多见狭窄和增厚，血管内皮不完整，有炎性细胞浸润。而CUNW给药的各组坐骨神经纤维病理表现明显优于糖尿病组，髓鞘厚度均匀，偶尔见脱髓鞘现象，血管基本正常，照片见附录中图16-27。病理检查结果表明CUNW可对抗糖尿病引起的坐骨神经病理改变，维持髓鞘和神经束膜的完整性、防止轴突脱髓鞘和变性。显示出CUNW对糖尿病大鼠坐骨神经病变具有保护作用。

6. 结论

CUNW小剂量、中剂量、大剂量（100、300、900 μg/kg）肌注可以明显降低糖尿病大鼠体重，呈量效关系；

CUNW 对糖尿病大鼠空腹血糖影响不明显，NGF 20 μg/kg 肌注对高血糖大鼠空腹血糖亦无影响；

CUNW 中剂量和小剂量可以对抗糖尿病引起的运动神经传导速度的下降，在 300μg/kg 剂量范围内有明显的量效关系。

CUNW 可以对抗糖尿病大鼠感觉神经传导速度（SNCV）的下降，在 600μg/kg 剂量范围内有明显的量效关系。

中剂量 CUNW 肌注明显缩短糖尿病大鼠的痛觉反应潜伏期。

病理结果显示，CUNW 对糖尿病大鼠坐骨神经纤维有明显的保护作用，并能够保护滋养血管内皮的完整，减轻高血糖引起的血管内皮损伤。

综合以上结果，可以得到以下结论，CUNW 可以保护糖尿病模型大鼠神经功能和形态，减轻糖尿病引起的神经损伤，同时对神经滋养血管内皮细胞有一定保护作用。应用 CUNW 可以引起动物体重的降低，可能与其促进代谢有一定关系。CUNW 对高血糖大鼠的空腹血糖无明显影响。

二、注射用 CUNW 影响坐骨神经夹伤后恢复的试验

1. 摘要

本实验采用 CUNW 粉针剂，观察其促进糖尿病大鼠神经夹伤的作用。实验采用四氧嘧啶诱导的大鼠糖尿病模型，手术夹伤坐骨神经干，肌注给药，观察各组大鼠的光照痛觉潜伏期，评价其坐骨神经功能，观察病理学改变等。实验发现该样品可以改善促进坐骨神经夹伤后的愈合，改善坐骨神经功能，缩短大鼠对光照刺激的潜伏期。改善坐骨神经的病理学改变。结果提示 CUNW 对糖尿病大鼠的外周神经夹伤有促进恢复作用。

2. 目的

观察注射用 CUNW 注射液对坐骨神经夹伤恢复的影响，为临床用药提供参考资料。

3. 材料

3.1 动物

Wistar 大鼠，SPF 级，雌雄各半，230±30 g，由中国医学科学院动物所提供，动物合格证号：SCXK 京 2005-0013。饲养于中国医学科学院药物所屏障动物室，选用繁殖笼，每笼 1 只，温度 22-25℃，湿度 35%-45%。按昼夜节律 24 小时自动光照调节，饲料为无菌大小鼠饲料，由中国医学科学院实验动物研究所营养部提供，经 Co^{60} 辐射灭菌处理，含粗蛋白 22%，粗脂肪 5%，粗纤维小于 6%，维生素 A14KIU/kg，维生素 E5KIU/kg，水分低于 10%，灰分低于 8%，钙为 0.8%-1.6%，磷为 0.6%-1.2%。大鼠垫料和笼具高压灭菌，每天早晚各更换 1 次，保持干燥，大鼠购进后适应性饲养一周后造糖尿病模型。

3.2 主要药品和试剂

血糖试剂盒，中生北控生物科技股份有限公司生产，批号：20050221；

四氧嘧啶，Sigma 公司生产，批号：20050509；

CUNW，某某某 提供，批号：20050506；实验前临时用无菌生理盐水配制；

注射用鼠神经生长因子（NGF），武汉海特生物制药股份有限公司生产，批号：20050301；

无菌生理盐水，石家庄四药股份有限公司生产，批号：20050515。

3.3 主要仪器

ZZY 型光热测痛仪由中国医学科学院药物研究所研制；

Spectra Max M5 型多功能酶标仪由美国 Molecular Devices CO. LTdz 生产；

透射电子显微镜，1010 型，日本电子公司生产；

Zenyth200 型酶标仪，澳大利亚 Zenyth Co. Ltd. 公司生产；

GS-15R 型低温冷冻离心机，德国 BECKMAN 公司生产；

WGP-400 型隔水式电热恒温培养箱，成都科学仪器成套有限公司；

TGL-16G 型高速冷冻离心机，上海安亭科学仪器厂生产；

平衡板，中国医学科学院研制；

PureLAB Plus 超净水仪，美国 Pall Co. Ltd. 生产。

4. **实验方法**

4.1 STZ 诱导大鼠糖尿病模型

四氧嘧啶用无菌生理盐水配制成 5% 的溶液，尾静脉注射，120 mg/kg，72 小时后筛选空腹血糖在 20-40 mM 的大鼠用于糖尿病模型。

4.2 分组及处理

合格大鼠按血糖值和体重随机分组如表 1 所示，各组血糖和体重无统计学差异，实验过程如表 2 所示。

表 1 分组和给药方案

简称	组　别	给药方案	动物数
Nor	空白对照组	肌注模型溶液	10
DM	糖尿病对照组	假手术，肌注模型溶液	10
M	模型组	夹伤右侧坐骨神经，肌注阴性溶媒	10
Con	阳性对照组	夹伤右侧坐骨神经，肌注 NGF 20 μg/kg	10
CL	CUNW 小剂量组	夹伤右侧坐骨神经，肌注 CUNW 100 μg/kg	10
CM	CUNW 中剂量组	夹伤右侧坐骨神经，肌注 CUNW 300 μg/kg	10
CH	CUNW 大剂量组	夹伤右侧坐骨神经，肌注 CUNW 600 μg/kg	10

表 2 实验过程

时间	实验处理
-7 d	大鼠适应性饲养
0 d	称重（下午）
1 d	四氧嘧啶腹腔注射
4 d	测血糖
5 d	根据血糖、体重筛选合格大鼠并随机分组
11 d	手术操作，夹伤坐骨神经
12 d	给药，NGF、CUNW 肌注，称重
13-40 d	常规给药、称重、评价坐骨神经功能、测痛
40 d	CR-HRP 腓肠肌注射
43 d	称重、取材、病理学观察

其中 DM 组为假手术组，麻醉后暴露坐骨神经，并用黑色缝合线标记，其余各组大鼠麻醉后俯卧固定，于股骨干后侧中段切开皮肤，小心分离肌肉，暴露神经干，以 13 cm 止血钳尖端夹住神经干，力度为 3 扣，反复两次，并在夹伤处套上黑色缝合线，滴入青霉素溶液 10 U，缝合。术后密切监测大鼠状况，次日开始给药，每周进行测痛和评价坐骨神经功能。

4.3 血糖测定

大鼠禁食 4 小时，尾尖取全血 0.3 ml，于 5000 g 离心 5 分钟，取血清用葡萄糖氧化酶法测血糖，用全波长酶标仪读取 OD 值计算血糖浓度。

4.4 痛觉测定方法

将大鼠头部套入帆布套中，使其自然蹲坐在光电刺激仪上，光照孔对准后爪下方中心，启动设备，开始光照时设备自动计时，大鼠感到伤害性光热刺激会收缩后肢，停止计时，记录潜伏期。

4.5 大鼠坐骨神经功能评价

选择平衡板试验评价大鼠坐骨神经功能恢复状况，平衡板和地面夹角设定为 75 度，大鼠置于平衡板胶面上，尽量帮助大鼠抓住胶粒。观察大鼠受伤侧后爪能否自由弯曲勾住胶粒、是否有力、能否维持身体平衡，并记录大鼠力竭滑落时间，大于 180 秒按 180 秒记。

4.6 特殊染色观察神经干结构

大鼠断头处死，取夹伤侧坐骨神经干，夹伤处投入 4% 中性甲醛，Bielschowsky 银染法观察夹伤处神经纤维形态。每张切片分别于 100 倍和 400 倍全面观察，于 100 倍拍照；每个神经干切片选择上下左右对称的四个位置，在高倍镜下计数结构异常的纤维，高倍镜下拍照。夹伤处远端投入 4% 中性甲醛，半薄切片，改良甲苯胺蓝法观察夹伤远端髓鞘改变，计数异常的髓鞘数量。

4.7 电镜观察远端髓鞘结构

取夹伤处远端神经干约 3 mm 投入 2.5% 戊二醛固定，超薄切片，用日本电子公司的透射电镜分别于 2500 倍和 6000 倍观察神经干超微结构。

4.8 坐骨神经干到脊髓神经传导通路的追踪

造模后第 40 天，用微量进样器在腓肠肌注射 10% CR-HRP，每只注射 6 个点，共 10 μl。第 43 天取腰 2 至腰 3 脊髓节段。于 4% 中性甲醛固定 6 h 后切片，DAB 呈色，神经元 200 倍拍照并计数阳性细胞数量。

4.9 数据处理

数据输入 SPSS10.0，对数据进行正态性检验和方差齐性检验，采用单因素方差分析，显著性标准为 $P<0.05$。

5. 实验结果

5.1 后肢对光热刺激的痛觉反应潜伏期

结果显示：CUNW 可以改善糖尿病大鼠手术后感觉敏感性，测试结果汇总如表3，有剂量依赖性。Con 组和 CUNW 三个剂量组痛觉潜伏期明显小于 M 组，有统计学意义。

5.2 CUNW 对糖尿病大鼠机械损伤坐骨神经功能的保护作用

平衡板评价结果表明：CUNW 可以促进糖尿病大鼠坐骨神经恢复，测试结果汇总如表4。Con 组和 CUNW 各剂量组坐骨神经功能明显优于 M 组，有统计学意义。

表4 糖尿病大鼠第40天对光热刺激痛觉潜伏期（$\bar{X} \pm SD$）（略）

单因素方差分析，与 M 组比较，*** $P < 0.001$

5.3 Bielschowsky 氏银染观察夹伤处坐骨神经干形态

Nor 组神经纤维排列整齐致密，轴索连续，结构完整。DM 组神经纤维未见异常。M 组神经纤维结构紊乱，轴索连续性差。CON 组结构明显改善。CL 组神经纤维紊乱现象明显低于模型组，轴索紊乱现象明显好转。CM 组纤维较致密，鞘结构完整，偶见异常。CH 组神经纤维均匀完整，排列整齐，偶见异常，如附录中照片 5-11 所示。

5.4 改良甲苯胺蓝法观察夹伤远端髓鞘改变

半薄切片后对髓鞘染色显示，Nor 组轴突致密均匀，髓鞘较厚，近似圆形，有髓纤维和无髓纤维比例适当。DM 组坐骨神经结构未见明显异常。M 组结构紊乱，有髓纤维明显减少，髓鞘有脱失现象，血管结构异常。CON 组结构基本恢复正常，髓鞘结构基本正常，偶见脱髓现象。CL 组结构仍然紊乱，但有新生髓鞘，血管基本恢复正常。CM 组有髓纤维明显增加，形态基本正常。CH 组结构优于 M 组，基本恢复正常，如附录中图（照片）12-18 所示。

5.5 电镜观察损伤处髓鞘结构

Nor 组轴突饱满，髓鞘较厚，内涵物致密均匀，雪旺细胞结构完整，核大而清晰，内质网、线粒体等亚细胞结构无肿胀；DM 组髓鞘变薄，结构无异常，轴突饱满，结构整齐。M 组髓鞘明显较薄，弯曲，轴突萎缩现象常见，结构有紊乱或松解现象，雪旺细胞崩解。阳性对照组结构基本恢复正常，神经纤维饱满，厚度均匀；CL 组髓鞘厚度和形态基本正常，有折叠和新生现象，轴突内容物结构清楚；CM 组髓鞘结构致密均匀，雪旺细胞核染色较好，轴突结构基本正常；CH 组髓鞘致密均匀，无萎缩或退化现象，雪旺细胞内容物和核结构正常，轴突形态良好，形态饱满，如附录中照片 19-25 所示。

5.6 坐骨神经干到脊髓神经传导通路的追踪结果

NOR 组 DAB 呈色的神经元胞体大，数量多，每张照片呈色数量平均为 31±7.4，说明 CRP 逆行运输良好，神经功能基本正常。DM 组神经元胞体和 NOR 组无差异，每张照片平均为 28±7.4。M 组神经元胞体呈色的数量明显减少，每张照片平均为 2±0.4，说明 CRP 逆行运输不畅，神经纤维损伤没有恢复。CON 组呈色神经元数量明显超过模型组，每张照片平均为 20±5.4，说明逆转运功能有所恢复。CL 组每个视野为 12.7 个，CM 组为 16±2.9 个，CH 组为 22±5.1 个，照片见附录。实验结果表明 CUNW 可促进坐骨神经损伤后的修复，使神经纤维逆转运能力提高，如附录中照片所示。

6. 结论

①CUNW 三个剂量（100、300、600 ug/kg）均可以改善坐骨神经损伤后痛觉敏感性，缩短痛觉潜伏期，在 600 ug/kg 剂量范围内有明显的量效关系。

②CUNW 可以改善坐骨神经损伤后运动功能恢复，有明显的量效关系。

③银染显示：CUNW 三个剂量均可以改善坐骨神经夹伤后结构，保护远端坐骨神经。

④甲苯胺蓝染色证明：CUNW 可以保护远端神经干，维持髓鞘正常结构。

⑤电镜切片结果显示，CUNW 对糖尿病大鼠坐骨神经纤维损伤后远端神经结构有明显保护作用，促进结构恢复。

⑥神经通路追踪试验显示，CUNW 可促进坐骨神经干损伤后的修复。

综合以上结果，可以得到以下结论，CUNW 可以保护糖尿病模型大鼠夹伤后坐骨神经，促进损伤修复，改善受伤神经纤维的功能和形态。应用 CUNW 可以引起动物体重的降低，可能与其促进代谢有一定关系。CUNW 对高血糖大鼠的空腹血糖无明显影响。

三、CUNW 对原代培养大鼠神经细胞损伤的保护作用

1. 摘要

为了观察本实验室的注射用 CUNW 对原代培养的大脑皮层神经元的作用，建立了一日龄大鼠大脑皮层神经元原代培养平台，采用山梨醇造成损伤模型，观察 CUNW 对此模型神经元的保护作用。用 MTT 法和台盼蓝拒染法检测细胞存活率，发现 CUNW 对原代培养的神经元有明显的保护作用，可以提高山梨

醇损伤后的存活率。

2. **目的**

观察注射用 CUNW 注射液对神经损伤的作用,为临床用药和进一步研究提供实验依据。

3. **材料**

3.1 动物

一日龄 SD 大鼠,由中国医学科学院实验动物研究所提供,SPF 级,动物合格证号 SCXK 京 2005-0013。

3.2 药品和试剂

CUNW,本实验室提供,批号:20050507;实验前临时用无菌生理盐水配制;注射用鼠神经生长因子(NGF),武汉海特生物制药股份有限公司生产,批号:20050305;DMEM 培养基,Sigma 公司提供,批号 123k83031;胎牛血清,Hyclone 生产,批号 24811;阿糖胞苷,意大利法玛西亚制药公司,批号 5P8003-B54G004;多聚赖氨酸、胰蛋白酶均由北京舒伯伟公司提供。

3.3 主要仪器设备

MCO-15AC 型 CO_2 培养箱,日本 Sanyo 公司。

超净工作台,北京医疗设备厂。

恒温水浴,北京医疗设备厂。

Allegra X-22R 型离心机,美国 Beckman Coulter。

XTE 型连续变倍解剖显微镜,上海光学仪器厂。

4. **方法**

4.1 大鼠大脑皮层细胞原代培养

每次取一日龄大鼠 5 只,以 75% 乙醇表皮灭菌后,于无菌工作台中断头处死,取大脑,剔除脑膜和小血管。剥离皮层,置盛有 D-Hank's 液的平皿中,用 D-Hank's 液洗 3 次。

将脑皮质剪成 1 mm^3 的小块,加入 0.125% 胰蛋白酶 D-Hank's 消化液 2ml,37℃震荡孵育 10 min,加入 DMEM 完全培养液终止反应。1000 rpm 离心 5 min,弃上清。然后加入 DMEM 完全培养液,轻轻吹打分散细胞,过 200 目筛，取细胞悬液接种于多聚赖氨酸包被的96孔板中，每孔100μl，细胞密度约10^6个/ml。

次日换半量DMEM培养基（马血清和FCS各10%，青霉素100 U/ml）。三天后加阿糖胞苷至10μmol/L，24小时后换全液，去除阿糖胞苷。以后，每3天换1/2液，培养7天用于抗损伤试验，见附录图片。

4.2 细胞分组：

将经过培养得到的大鼠大脑皮层种于96孔板，细胞分为：

正常对照组（NOR，正常DMEM液培养）；

模型对照组（M，培养液中含有25 mM山梨醇）；

阳性对照组（CON，培养液中含有25 mM山梨醇和阳性药物NGF50 ng/ml）；

药物低剂量组（CL，培养液中含有山梨醇25 mM和CUNW 180 ng/ml）；

药物中剂量组（CM，培养液中含有山梨醇25 mM和CUNW 60 ng/ml）；

药物低剂量组（CH，培养液中含有山梨醇25 mM和CUNW 20 ng/ml）。

每组细胞种三个平行孔。

4.3 MTT法检测计算细胞存活率

取生长良好的细胞，弃去培养基，用无血清DMEM培养液洗两遍，然后加入无血清培养基，加入待测药物至目标浓度，加入山梨醇溶液至25 mM，于37℃、5%二氧化碳恒温培养箱继续培养。24小时后，吸去培养基，每孔加入0.04% MTT（以无血清培养基配制），孵箱内继续培养4小时后，尽可能弃去含MTT的培养基，加入DMSO 150μl/孔。在540 nm处测定各孔吸光度值。未经处理细胞的吸光度值记为细胞存活率100%，其余各组吸光度值与之相比得到各自的细胞存活率，实验重复5次。

4.4 台盼蓝拒染法计算细胞存活率

在96孔板中加入台盼蓝染液至0.04%，1 min后在400倍视野计数细胞，每孔计数中心处的视野和上下两个视野，死细胞被染成蓝色，活细胞据染，计算平均成活率，实验重复5次。

4.5 数据处理

数据输入SPSS10.0，对数据进行正态性检验和方差齐性检验，采用单因素方差分析，显著性标准为$P<0.05$。

5. 实验结果

5.1 MTT（四氮唑盐）法检测细胞存活率

实验表明：和模型组（M）相比，"CUNW" 20 ng/ml 可以促进大鼠原代培养的神经元存活，$P<0.05$；"CUNW" 60 ng/ml 和 180 ng/ml 显著提高原代代培养的神经元的存活，分别是 $P<0.01$ 和 $P<0.001$。如表 1 和图 3 所示。单因素方差分析，与 M 组比较，$^*P<0.05$，$^{**}P<0.01$，$^{***}P<0.001$。

5.2 台盼蓝拒染法观察原代培养神经元存活率

实验结果表明：NGF50 ng/ml 可以提高原代培养神经元的存活率，$P<0.05$。"CUNW" 20 ng/ml、60 ng/ml、180 ng/ml 三个剂量均可以提高原代培养神经元的存活率，有统计学意义，$P<0.01$，如表 2 和图 3 所示（略）。

6. 结论

利用原代培养大鼠皮层神经元，建立山梨醇损伤模型，MTT 检测法显示 "CUNW" 20 ng/ml、60 ng/ml、180 ng/ml 均提高神经元存活率，有明显的剂量依赖性。台盼蓝实验表明，"CUNW" 20 ng/ml、60 ng/ml、180 ng/ml 均可以提高神经元细胞存活率，有剂量依赖性。

四、CUNW 药效学实验结论

本部分把前面几个部分的实验结果列出，得到结论（具体内容略）。

五、参考文献

1. 黄波,刘学政,庞东渤.不同途径注射链脲佐菌素致大鼠糖尿病模型的研究[J].锦州医学院学报，2003，24（1）：19-21.
2. 中华人民共和国卫生部药政局."新药（西药）临床前研究指导原则汇编（药学、药理学、毒理学）"，2004。
3. 国家药品监督管理局."新药审批办法",2004。
4. 国家药品监督管理局."药品研究实验记录暂行规定",2004。
5. 张淑秀.最新药品注册实操[M],2005。

六、记录保存

除计算机或自动化仪器直接采集的数据外,其他所有在实际研究中产生的数据均记录在某某科学院实验记录本,所有记录都注明记录日期,记录的所有数据都由他人进行核查。递交最终报告时,所有原始资料交中国某某某科学院保存。

七、附录(照片)

为了保护研究者及有关生产企业的利益,本部分略去。

后　记

　　本专著是高通量药物筛选团队智慧和汗水的结晶，中国药理学会理事长、中国医学科学院杜冠华研究员在理论、技术、实验方面给予了悉心指导，美国匹兹堡大学药物研究所 Bin Jasone 博士、加拿大渥太华大学周勇博士、美国密歇根大学高峰博士、美国圣约翰医学中心王金华博士、中国医学科学院药物研究所的杨秀颖、张冉、朱深银、李韶菁、竺晓明博士给著者以无私的帮助，在此谨表感谢。更要感谢中央民族大学中国少数民族传统医学研究院院长崔箭教授、徐斯凡教授的指导和支持。

　　本专著能够出版更要感谢国家高新技术研究发展计划（863 计划）项目（2004AA273782）的资助，感谢中央民族大学中国少数民族传统医学研究院"985"工程专项资金的资助。